JN082613

ジェネリック医薬品の不都合な真実

世界的ムーブメントが引き起こした功罪

BOTTLE OF LIES
THE INSIDE STORY OF THE GENERIC DRUG BOOM

キャサリン・イーバン＝著
丹澤和比古＋寺町朋子＝訳

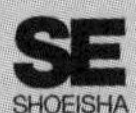

私の人生の最初にして最高の作家および編集者である
母のエリナ・フックス、父のマイケル・フィンケルシュタインへ

目次

まえがき……7
調査取材について……14
おもな登場人物と場所……16
プロローグ……26

第Ⅰ部 パラダイムシフト

第1章 先を見通した男……36
第2章 ゴールドラッシュ……46
第3章 富裕層向けスラム街……65
第4章 品質という名の言語……77
第5章 危険信号……96

第Ⅱ部 インドの興隆

第6章 自由の戦士たち……108
第7章 一日一ドル……123
第8章 物事の賢いやり方……136
第9章 特別な任務……148

第Ⅲ部 追いつ追われつのビジネス

第10章 グローバルな隠蔽工作……174
第11章 世界地図……194
第12章 製薬業界の王……208

第Ⅳ部 立証

第13章 陰から踏み出す……222
第14章 「けっしてFDAに渡してはならない」……231
第15章 「この問題はいったいどれほど大きいんだ？」……244

第16章　ダイヤモンドとルビー……265
第17章　「あなたは何もわかっちゃいない」……280

第V部　暗闇のなかの探偵たち

第18章　議会が目を覚ます……296
第19章　Xを解く……311
第20章　忍耐力の試練……326
第21章　深く暗い井戸(ジャケット)……344
第22章　六億ドルの承認申請書……362

第VI部　分水嶺

第23章　明かりのスイッチ……386
第24章　伝説のチャンピオン(ウィー・アー・ザ・チャンピオンズ)……407
第25章　ファイルの強制破壊(クラッシュ)……420
第26章　究極の試験場……440

第Ⅶ部 報い

第27章 蠅が多すぎて数えられない……462
第28章 訴訟を起こす権利……486
エピローグ……509
謝辞……529
用語集……534
訳者あとがき……542

※本文の記載内容の根拠や参考文献をまとめた「原注」については、翔泳社HPにて公開しています
左のURLにアクセスし、ページ中ほどにある「ダウンロード」のタブをクリックしてください
https://www.shoeisha.co.jp/book/detail/9784798168128

まえがき

本書は、私が解けなかった謎から生まれた。

二〇〇八年春、アメリカの公共ラジオNPRで「みんなの薬局」という番組を受け持っているジョー・グレードンから連絡を受けた。私は一〇年にわたって製薬業界の調査取材をして記事を書いてきたなかで、何度もその番組にゲスト出演していた。だが今回は、彼から助けを求められた。「みんなの薬局」には、患者たちから、使っているジェネリック医薬品〔訳注：以下、後発品とする〕が効かない、ひどい副作用があったといった深刻な苦情の声が電話やメールで寄せられているという。それらの薬は、メーカーもさまざまだったし、うつ病の薬から心臓病の薬まで種類もいろいろだったが、すべて後発品――先発品の廉価版で、先発品の特許が切れたあとに合法的に作られた薬――だった。

グレードンは、患者からの訴えをアメリカ食品医薬品局（FDA）の高官たちに転送したが、当局は、後発品は先発品と同等の薬であり、患者たちの反応は主観的なものだと主張した。だがグレードンには、FDAの反応は科学的なものというより身構えたものに思えた。後発品は、財政を健全化するため全米で不可欠なものとなっていた。後発品がなければ、政府の大規模な医療プログラム――医療保険制度改革法（オバマケア）に基づく保険制度、処方薬の費用をカバーするメディケア（高齢者向け公的医療保険）のパートD、退役軍人保健局の医療制度、アフリカなどの発展途上国への慈善活動プログラム――はどれも、税収ではまかないきれないだろう。グレードン自身、後発品の普及を長いあいだ支持していた。

だが、番組に届く苦情は説得力があり、内容が似ていた。彼は、後発品には何か重大な問題があるのだろうと思ったが、それが何なのかわからなかった。そこで、「確かな調査能力を持つ」人間に、患者たちの訴えを探ってほしいと思ったのだ。

長年、私は調査ジャーナリストとして、医薬品や公衆衛生に関する情報を取材して報告してきた。そして、先発品企業に関する記事をいち早く発表してきた。製薬企業がオピオイド（麻薬性鎮痛薬）の常習性を認識していたのに、そのリスクを隠して売り上げを伸ばそうとしていた実態を取り上げたのも、その一つだ。初めての著書『危険な投薬（Dangerous Doses）』では、謎に包まれた灰色市場（グレーマーケット）［訳注：必ずしも非合法ではないが非正規の取引がおこなわれている市場］の存在によって、卸売業者が薬を販売・転売することができる状況を暴いた。そのような取引では、薬の出どころがあいまいにされ、偽造品が医薬品の流通に入り込む。では、後発品についての私の知識はどうかと言えば、それらがアメリカにおける医薬品供給の六〇パーセント以上を占めており（今日では九〇パーセント）、先発品の価格が上昇の一途をたどるなかで、医療費の負担を抑えるために欠かせないものだということは知っていた。

私は、まさにグレードンが指し示してくれたところから調査を始めた。つまり患者たちに尋ねることからだ。二〇〇九年六月には『セルフ』誌に記事を発表し、以前には先発品を使っていて症状が安定していたのに、薬が特定の後発品に切り替わってから症状がぶり返した患者たちの経験について報告した。主治医たちは、後発品への変更による症状の再発を裏づけるデータをほとんど持っていなかったし、先発品と後発品に対する患者の反応が違う原因を明らかにするための比較試験も、重要なものはなかった。ＦＤＡは後発品企業から提出されたデータを検討し、製造工場を査察してはいたが、薬の系統的な試験はおこなっていなかった。シカゴ在住の精神科医でアメリカ精神医学会の会長でもあるネイダー・ストットランド博士は、こう話してくれた。「FDAは、後発品は大丈夫だと確信していますが、私はこう質問したいですね。では、私たちはそう確信しているのか?」

私は『セルフ』誌の記事を書くために調査をしたが、その限界に気づいた。患者が後発品を使って被害を受けたことがわかり、それによって、後発品に何か問題があるということはつかめたかもしれない。しかし、何が問題なのか? それに、たとえ後発品に何か問題があるということまでは示せたとしても、なぜ問題があるのだろうか? そのような疑問への答えが、製薬企業の研究室や製造工場、役員室にあるのはほぼ間違いないが、そのような企業の多くは海外で操業していた。アメリカで使われている後発品のざっと四〇パーセントはインド製だ。そして、先発品にせよ後発品にせよ、アメリカの薬に用いられている有効成分の実に八〇パーセントが、インドと中国で作られている。医薬品の有効成分輸入業者の一人は、こんなふうに言っていた。「海外からの製品がなければ、たった一つの薬すら作れませんよ」

最終的に、私は一つの疑問——後発品の何が悪いのか?——に答えるため、四大陸への一〇年にわたる調査取材の旅に乗り出すことになり、私たちが生きていくために必要な薬にグローバル化がどんな影響を及ぼしたのかを深く探求した。インドでは、尻込みする内部告発者を探し出し、製薬工場を訪ね、政府関係者を取材訪問した。中国では、情報提供者に会おうと奮闘していたときに、政府から尾行され、携帯電話を盗聴された。さらに、私が滞在していたホテルのロビーで治安当局担当官が英字新聞を持って座っている写真が、私の携帯電話のホーム画面に送りつけられた。それは紛れもなく次のような警告メッセージだった。われわれはおまえを監視している。メキシコの首都メキシコシティでは、ある後発品企業の製造工場に勤めていた内部告発者が、社内でのやり取りを記録した大量の文書をバーでそっと手渡してくれた。ガーナでは、医師や科学者が病院や研究室で面会してくれた。アイルランドのコーク県にある製造工場では、アメリカで特に売れ行きのよい薬の一つであるコレステロール低下薬〔脂質異常症治療薬〕のリピトールの製造現場を見た。

私はいくつかの薬を世界中で追跡し、点と点を結んで全体像を把握しようとした。患者はどんな苦情を訴えたのか？　ＦＤＡ査察官は何を見つけたのか？　規制当局はどんな措置を取ったのか？　製薬企業はどんな主張をしたのか？　製薬企業の最高経営責任者（ＣＥＯ）はどんな決断をしたのか？　犯罪捜査官はどんな証拠を発見したのか？　私は情報を得るため、何千点もの社内文書や法執行機関の記録、ＦＤＡの査察報告書、ＦＤＡ内部での連絡の記録を調べた。それらの山が、私のオフィスに積み上がった。

調査取材によって、私は迷路のように入り組んだ、あるグローバルなごまかしの仕組みへと導かれた。二〇一三年、私は『フォーチュン』誌のアメリカのウェブサイトに、インド最大の後発品企業で起きた不正行為に関する一万ワードの記事を発表した。その記事では、その企業が、自社の後発品が先発品と生物学的に同等だと見せかける虚偽のデータを提出して世界各国の規制当局を欺いた過程をくわしく綴った。しかし、その記事を書いたあと、いくつもの疑問が残った。その企業は例外的な存在なのか？　それとも、氷山の一角にすぎないのか？　その企業の不正は、単発の不祥事だったのか？　それとも、後発品業界ではそんな行為がふつうにおこなわれているのか？

調査取材中、何人かの重要な情報提供者が、後発品をめぐる疑問の答えを得るのに力を貸してくれた。たとえば、ある後発品企業の役員は、「四ドル調剤」〔訳注：小売り最大手のウォルマートが数百種類の後発品を三〇日分四ドルという激安価格で販売していることを指している〕と名乗って匿名で連絡をしてくれた。彼は、後発品企業が規制で何を求められているかということと、それらの企業がどう振る舞うかということには大きな隔たりがあると説明した。コストを最小限に抑えて利益を最大にするため、企業は規制を迂回して不正に手を出していた。たとえば、薬の試験に手を加えて望ましい結果が出るようにしたうえで、その形跡をごまかすため、データを隠したり変更したりするのだ。企業は、品質を確保するための必要な手順を踏まずに薬を安く作って、薬の価格が高い欧米の規制市場でそれらを販売し、その際、必要なすべての規制に従ったと主張する。そうすることで、莫大な利益をあげられるのだ。

調査取材の過程では、海外の製造工場でかなりの時間を過ごしたことがあるFDAコンサルタントも連絡をくれた。彼女は、企業の行動を駆り立てる文化的な「要因」、言い換えれば状況的影響力を調査するプロだった。そのような要因の一つとして、企業文化がある――それは経営陣が打ち出す雰囲気、事業書や工場の壁にかけられた注意書きやスローガン、従業員が受ける訓練などによって根づく。もし薬の安全性に関する規制の面でちょっとした落ち度が許される企業文化なら、最悪の過ちが起こる可能性はどう考えても高い。それは、ある製薬企業の役員が次のように述べたとおりだ。「飛行機に乗ったとき、トレイにカップの輪染みがいくつもついていたら、エンジンが整備されているのか怪しいと思いますよね」

だが、企業文化は国の文化にも左右される。そのFDAコンサルタントは次のように説明した。その国は縦社会か、横の協力関係がある社会か？　その国では、反対意見を持つことが奨励されるか、権力に服従することが要求されるか？　これらの要因は、一見すると無関係のようだが、薬の製造品質に影響を及ぼし、後発品と先発品の相違や、互換性があるとされる後発品同士の相違を生む可能性がある、とそのコンサルタントは述べた。

私は本書のプロジェクトに乗り出すまで、薬は薬だとずっと思い込んでいた――たとえば、リピトールにせよ、その後発品にせよ、一つの薬は世界のどの市場でも同じだと思っていた。それに後発品は、先発品と生物学的に同等であることや、先発品と体内で同じような効果を生み出すことが求められているので、同じ薬の後発品同士に違いがあるわけではないと思っていた。だが、それは間違いだった。コストをかけずに作られた薬は、海外の労働搾取工場で手早く作られた安物の洋服や安物の家電と変わらない。FDAコンサルタントは、次のように述べた。そのような医薬品は消費者のもとに「非常に安い値段で届きますが、おそらくその陰で、お金では評価しにくい、ほかの原則が犠牲にされています」

消費者は、チェダーチーズは単なるチーズではないことを理解している、とそのコンサルタントは話した。「職人による手作りのチェダー（ナチュラルチーズ）、カボット社のチェダー（ナチュラルチーズ）、ベルビータ（プロセスチーズ）、あるいはチーズに似せた色を塗ったプラスチック製ブロックは、みな違います」。実のところ患者たちは、処方箋を持って薬局やドラッグストアに行くたびに、そうとは知らず、薬の品質について同様の選択を迫られている。だが、薬に品質の差があるとは思ってもいないので、ほかの薬よりも質の高い薬を要望することができない。患者たちは、FDAが自分の薬の質の高さを保証するものと盲目的に信じている。結果的に、ほとんどの患者は、携帯電話の事業者を変えるときや車を購入するときにはサービスや商品の見極めをするのに、ドラッグストアに入っていったとき、ある製薬企業の内部告発者を代理した弁護士の言葉を借りれば「服用するものが、自分を殺す可能性があるなどということは一秒たりとも考えない」のだ。

私たちは、遠く離れたところにある製薬企業に依存しているが、それらの企業がどんな手法を用いているのかはほとんど見えない。私は取材でいくつもの工場を訪れたが、そのような工場では、FDAの査察はめったに入らず、利益をあげなければならないというプレッシャーはすさまじい。それで、どす黒い現実を覆い隠す、うわべだけのコンプライアンス（法令遵守）が確立されるのだ。「あれは二〇世紀はじめのころを思わせました」と、中国の製薬工場で蛙が群らがっているところに出くわした、オランダのある製薬企業の役員が話してくれた。その男性は、その工場の状況を「『ジャングル』のようだった」と言い表した。彼が引き合いに出したのは、アメリカの食肉工場の劣悪な環境を描き出したアプトン・シンクレアの小説〔訳注：邦訳は『ジャングル』（大井浩二訳、巽孝之監修、松柏社）など〕だ。

きちんと作られた後発品のメリットは、議論するまでもない。後発品が何の問題もなく作用すれば――多くはそうだ――、すばらしい成果がもたらされる可能性がある。「基本的には、インドなどの国が、特許で守られた先発品に比べてわずかな費用で後発品を作る能力を持っているおかげで、発展途上国の何百万人もの命が救われました」と「国境なき医師団」の「必須医薬品キャンペーン」で以前にアメリカのディレクターを務めたエミ・マクリーンは述べている。アメリカでも、後発品が登場して薬の価格が大幅に下がったおかげで、何千万人もの人が薬を無理なく買えるようになり、治療を受けられるようになった。アメリカでは先発品の価格が規制されていないため、それらの人びとにとって、頼れるのは後発品しかない。

後発品は私たちの医療制度にとって、なくてはならないものだ。だからこそ、その品質はすべての人にとって非常に重要である。にもかかわらず、私はジョー・グレードンが一〇年前に投げかけた疑問――後発品の何が問題なのか？――に答えようと取り組むなかで、公衆衛生における世界最大のイノベーションが世界最大級の不正をも招いた経緯（いきさつ）をめぐる迷宮のようなストーリーを見出したのだ。

キャサリン・イーバン
ニューヨーク市ブルックリン区にて
二〇一九年三月

調査取材について

本書は――すべての場面、会話、そのなかの主張を含めて――、広範なインタビュー、直接の取材、参考文献に基づいて執筆した。インタビューした相手は、規制当局者、査察官、外交官、検察官、科学者、弁護士、公衆衛生の専門家、医師、患者、企業の役員、コンサルタント、内部告発者など二四〇人以上にのぼり、複数回インタビューした人も少なくない。本書のためのおもな調査取材は、二〇一四年一月から二〇一八年一一月におこなった。その期間に、現地取材をするためインド、中国、ガーナ、イギリス、アイルランド、メキシコを訪れたほか、アメリカ中を取材して回った。本書には、『セルフ』誌や『フォーチュン』誌にシリーズ記事を書く目的で二〇〇八年から二〇一三年にかけて集めた資料の情報も加えている。

本書の会話を伴うすべての場面では、会話の当事者の記憶、それに議事録、手書きのメモ、犯罪捜査官による事情聴取時に作成されたメモなどの文献資料をもとにして、会話を再現した。メールなどの文書の言葉はそのまま引用しており、スペルミスがあった場合も訂正しなかった。人名は変更していない。

調査取材の過程で、相当数の機密文書を入手した。たとえば、次のようなものだ。メール、メモ、議事録、報告書、データなど、ざっと二万点にのぼるFDAの内部文書。後発品企業ランバクシーの捜査に関連した数千点の政府の内部記録。メール、報告書、戦略文書、通信文書、非公開の裁判所の記録など、後発品企業数社から得た数千点の社内文書。

ほかに、「情報自由法」（アメリカの情報公開法）に基づいて、ＦＤＡに一六件の情報開示を求めることで得られた資料や、日程表や会議の記録を見るために、ＦＤＡのある職員に対して起こした訴訟を経て入手した文書もある。公的に入手可能なＦＤＡの査察記録は、何年分にもわたって読み通した。

個人や企業が何らかの疑問や疑惑に対して答える決断をした場合には、彼らの発言のなかから、妥当と考えられた部分を本文か原注に盛り込んでいる。原注は、公開されている情報源や文書についての参考情報を読者に伝えたり、特定の話題について、より詳細な情報を提供したりすることを意図したものだ。ただし、個人的なメール、公開されていない裁判所の記録、そのほかの機密文書など、非公開の資料はあげていない。

本書を執筆するための資金はすべて、本書で描いた出来事の結果と利害関係がない中立的な財源から得た。たとえば、出版社のハーパーコリンズからの前払い金や、ニューヨーク・カーネギー財団、アルフレッド・Ｐ・スローン財団、ニューヨーク市立大学クレイグ・ニューマーク・ジャーナリズム大学院のマグロー・ビジネスジャーナリズムセンター、ジョージ・ポルク財団からの助成金を活用した。

※本文の記載内容の根拠や参考文献をまとめた「原注」については、翔泳社ＨＰにて公開しています
左のＵＲＬにアクセスし、ページ中ほどにある「ダウンロード」のタブをクリックしてください
https://www.shoeisha.co.jp/book/detail/9784798168128

おもな登場人物と場所

以下に、おもな人物について、本書に登場するおよその時期に所属していた先や、人物同士の関係を示す。人によっては、役職名に加えて、その役職に就いていた年も記載している。FDAの組織名は、連邦政府の組織再編に伴って、現在では変わっているものもある。

【製薬企業】

ランバクシー

代表取締役（マネージング・ディレクター）

アルン・サウニー、代表取締役兼最高経営責任者（CEO）、二〇一〇〜二〇一五

アトゥル・ソブティ、代表取締役兼CEO、二〇〇九〜二〇一〇

マルビンダー・シン、代表取締役兼CEO、二〇〇六〜二〇〇九

シビンダー、マルビンダーの弟

ブライアン・テンペスト、代表取締役兼CEO、二〇〇四〜二〇〇五

ダビンダー・シン・ブラー（D・S・ブラー）、代表取締役兼CEO、一九九九〜二〇〇四

パルビンダー・シン、共同代表取締役（父のバイ・モハンと）、一九七六〜一九九一、会長兼代表取締役、一九九二〜一九九八

バイ・モハン・シン、会長兼代表取締役、一九六一〜一九七五、会長兼共同代表取締役、一九七六

〜一九九一

研究開発

ラジンダー・クマール（ラジ・クマール）、研究開発センター所長、二〇〇四〜二〇〇五
ラシミ・バーバイヤ、研究開発センター所長、二〇〇二〜二〇〇四
ラジブ・マリック、製剤開発・薬事責任者［訳注：後にマイランの社長に就任］
アルン・クマール、薬事担当副部長
ディネシュ・タクール、研究情報&ポートフォリオマネジメント部長兼グローバル責任者
ソナール・タクール、ディネシュの妻
アンドリュー・ベアト、スタイン・ミッチェル・ミューズ&シポロンLLPの弁護士

アメリカ事業

ジェイ・デシュムク、グローバル知的財産担当上級副社長
アバ・パント、薬事担当副社長

外部弁護士、コンサルタント

ケイト・ビアズリー、バク&ビアズリー法律事務所、パートナー
クリストファー・ミード、ロンドン&ミード法律事務所、パートナー
ウォーレン・ハメル、ベナブルLLP、パートナー

アグネス・バリス、コンサルタント

シプラ

ユスフ・クワジャ・ハミード（ユク・クワジャ・ハミード）、会長兼代表取締役

クワジャ・アブドゥル・ハミード（K・A・ハミード）、創業者

第一三共

采孟（うねつとむ）、グローバル戦略責任者

マイラン

経営陣

ヘザー・ブレシュ、CEO

ラジブ・マリック、社長

デボラ・オーター、上級副社長、グローバル戦略的品質責任者

【インド政府】

中央医薬品基準管理機構（CDSCO）

ギャネンドラ・ナト・シン（G・N・シン）、中央医薬品基準管理機構長官

保健家族福祉省

ハーシュ・バルダン、保健家族福祉相

【アメリカ政府】

議会

デイビッド・ネルソン、下院エネルギー商業委員会、上級調査員

食品医薬品局（FDA）

長官事務局

スコット・ゴットリーブ、長官、二〇一七～現在〔訳注：二〇一九年に辞任〕

マーガレット・ハンバーグ、長官、二〇〇九～二〇一五

主任法律顧問室

マーシー・ノートン、上級法律顧問

スティーブン・テイブ、執行担当次席法律顧問

医薬品評価研究センター（CDER）

ジャネット・ウッドコック、所長

ロバート・テンプル、臨床科学副部門長

コンプライアンス部

デボラ・オーター、部長

トマス・コスグローブ、製造品質部長

カルメロ・ローザ、国際医薬品品質課長

エドウィン・リベラ＝マルティネス、国際コンプライアンス部門責任者

ダグラス・キャンベル、コンプライアンス担当官

カレン・タカハシ、コンプライアンス担当官

医薬品科学部

・後発医薬品部

ゲイリー・ブーラー、部長

グローバル規制業務および政策部

・国際プログラム部

・ＦＤＡインド事務所

アルタフ・ラル、所長

アトゥル・アグラワル、消費者安全監督官

ムラリダラ・ガビニ（マイク・ガビニ）、国別担当所長上級補佐

ピーター・ベイカー、国別担当所長補佐
レジーナ・ブラウン、国際プログラムおよび医薬品政策分析官

規制業務部

・医薬品査察専門チーム

ホセ・ヘルナンデス、査察官

犯罪捜査部

デビー・ロバートソン、特別捜査官

司法省

消費者訴訟部

リンダ・マークス、上級訴訟担当弁護士

メリーランド州連邦検事局

スチュアート・バーマン、連邦検事補

【医師、患者の権利擁護者】

ジョー・グレードン、公共ラジオNPRの番組「みんなの薬局」の共同パーソナリティ
ウィリアム・F・ハダッド、後発品の支持者

ハリー・レバー、クリーブランド・クリニック肥大型心筋症センター部長
ランダル・スターリング、クリーブランド・クリニック心不全・心臓移植内科長

【製造工場】

フレゼニウス・カービ

カリヤニ工場　インド東部、西ベンガル州ナディア県カリヤニ

マイラン

モーガンタウン工場　アメリカ南東部、ウェストバージニア州モーガンタウン
ナーシク工場　インド西部、マハーラーシュトラ州ナーシク県ナーシク

ファイザー

大連工場　中国北東部、遼寧省遼東半島大連
リンガスキディ工場　アイルランド南部、コーク県
浙江海正薬業（ファイザーの関連企業）　中国東部、浙江省台州市

ランバクシー

デワス工場　インド中央部、マディヤ・プラデーシュ州デワス県デワス

モハリ工場　インド北部、パンジャーブ州ＳＡＳナガール県モハリ

オーム・ラボラトリーズ　アメリカ北東部、ニュージャージー州ニューブランズウィック

パオンタ・サヒブ工場　インド北部、ヒマーチャル・プラデーシュ州スルマウル県パオンタ・サヒブ

トアンサ工場　インド北部、パンジャーブ州ナワーン・シェヘル県（現シャーヒード・バガト・シング・ナガール県）トアンサ

ウォックハルト

チカルサーナ工場　インド西部、マハーラーシュトラ州アウランガーバード県チカルサーナ

ワルジ工場　インド西部、マハーラーシュトラ州アウランガーバード県ワルジ

本書内容に関するお問い合わせについて

このたびは翔泳社の書籍をお買い上げいただき、誠にありがとうございます。弊社では、読者の皆様からのお問い合わせに適切に対応させていただくため、以下のガイドラインへのご協力をお願い致しております。下記項目をお読みいただき、手順に従ってお問い合わせください。

●ご質問される前に

弊社Webサイトの「正誤表」をご参照ください。これまでに判明した正誤や追加情報を掲載しています。

正誤表　https://www.shoeisha.co.jp/book/errata/

●ご質問方法

弊社Webサイトの「刊行物Q&A」をご利用ください。

刊行物Q&A　https://www.shoeisha.co.jp/book/qa/

インターネットをご利用でない場合は、FAXまたは郵便にて、下記"翔泳社 愛読者サービスセンター"までお問い合わせください。
電話でのご質問は、お受けしておりません。

●回答について

回答は、ご質問いただいた手段によってご返事申し上げます。ご質問の内容によっては、回答に数日ないしはそれ以上の期間を要する場合があります。

●ご質問に際してのご注意

本書の対象を越えるもの、記述個所を特定されないもの、また読者固有の環境に起因するご質問等にはお答えできませんので、予めご了承ください。

●郵便物送付先およびFAX番号

送付先住所　〒160-0006　東京都新宿区舟町5
FAX番号　03-5362-3818
宛先　（株）翔泳社 愛読者サービスセンター

※本書に記載されたURL等は予告なく変更される場合があります。

※本書の出版にあたっては正確な記述につとめましたが、著者や出版社などのいずれも、本書の内容に対してなんらかの保証をするものではなく、内容やサンプルに基づくいかなる運用結果に関してもいっさいの責任を負いません。

※本書に記載されている会社名、製品名はそれぞれ各社の商標および登録商標です。

Japanese translation rights arranged with Katherine Eban c/o William Morris Endeavor Entertainment LLC., New York through Tuttle-Mori Agency, Inc., Tokyo

プロローグ

2013年3月18日

インド、アウランガーバード、ワルジ地区

FDA査察官のピーター・ベイカーは、ムンバイの東三二〇キロの地点でトラックがひしめく幹線道路からはずれ、牛のうろつく道路に入って査察場所に向かった。金属フェンスの背後には、インドの後発品企業ウォックハルト株式会社が運営する巨大なバイオテクノロジー工業団地があった。何十棟もの建物が立ち並ぶなか、ベイカーはワルジ工場の特定地域――H14／2区画――の査察をおこなうことになっていた。この施設が、アメリカのがん患者に投与される無菌注射剤を安全に製造できることを確認するのだ。

ベイカーは三三歳。ここには軽装でやって来た。バックパックに入っているものは少なく、カメラ、ゲルインクのペン、政府発行の緑色のノート、FDAの身分証明書だけだ。ベイカーは分析化学の学士号と、医薬品製造などについて定めた連邦規則集第二一巻のもとで査察を執りおこなう権限を持っていた。しかし何より、彼には独自の嗅覚、つまり何をチェックすべきか、どこを見るべきかに関す

る鋭い勘があった。それは、FDAに勤務してからの四年半のうちに八一件の査察をおこなったことで培われたものだ。

午前九時、すでに灼熱の日差しが照りつけるなか、ベイカーと彼の同僚の微生物学者は工場の正門入口で守衛に身分証明書を提示し、なかに案内された。そこには、心配そうな表情を浮かべた製造担当副社長や会社の幹部たちが、ベイカーたちに挨拶しようと待っていた。チェックリストに従って面倒な仕事を進めていく単調な査察官の世界で、ベイカーは異彩を放っていた。ハンサムでエネルギーにあふれ、茶色がかった金髪はスポーツ刈りにしている。片方の二の腕には、所属するオートバイグループのイニシャルが、これ見よがしに特大の入れ墨で入れてあった。ウォックハルトの幹部たちが開会のプレゼンテーションを始めると、ベイカーはそれをさえぎって、矢継ぎ早に質問を繰り出した。「アメリカ市場向けの無菌製剤を作っている製造区域は、H14／2区画以外にありますか?」。彼はこの点を何度も尋ねた。「ありません」と幹部たちはきっぱり答えた。

ベイカーの仕事――一部は科学的な仕事で、一部は探偵の仕事――は、グローバリゼーションの力によって一変した。二〇〇一年から二〇〇八年にかけて、アメリカに輸入される薬の製品数は倍増した。二〇〇五年には、FDAが海外で査察すべき医薬品製造工場の数はアメリカ国内の工場数を上回っていた。ウォックハルトはアウランガーバード工業地帯にあり、ベイカーがその工場に派遣されたのは、あるグローバルな取引が一〇年以上にわたって発展してきたからだ。インドなどの国々の製薬企業は、世界で最も大きく最も利益のあがるアメリカ市場に参入を果たした。その代わりアメリカ国民は、命を救ってくれる薬の後発品を手ごろな価格で入手できるようになった。ただし、これは患者にとってはありがたい一方、企業側には厳しい条件があった。医薬品の製造に関しては「製造管理および品質管理に関する基準（ＧＭＰ）」［訳注：これ以降、「適正製造基準」と表記］という多くの国々が採用しているルールがある。そのなかでもアメリカでは、厳格な「現行適正製造基準（ｃＧＭＰ）」を採用しており、そのため海外の医薬品製造業者は定期的に査察を受けなければならなかったのだ。とはいえ万事が計画どおりに進めば、海外の製薬企業とアメリカの消費者の双方にとってウィンウィンの結果がもたらされる。

アメリカ国民でウォックハルトの名を知る人はほとんどいなかったが、ウォックハルトが作った薬を服用している人は多かった。同社は、アメリカ市場向けに約一一〇種類の後発品を製造していた。高血圧の治療に使われるベータ遮断薬のメトプロロールもその一つで、この薬の後発品を使っているアメリカの患者のおよそ四人に一人が、ウォックハルトの後発品を服用していた。アウランガーバード工場は無菌注射剤も製造していたので、遵守すべき規則はとりわけ厳密なものだ。

そこでは、どんなに細かいことも重要だった。データの数字は、どの桁も元のままの状態で間違いなく保存されていなければならない。工場の無菌操作をおこなう重要区域に近づくほど、規則は一段と厳しくなる。なぜなら重要区域には、注射剤を入れるバイアル（ガラスの小瓶）が、露出した状態で置かれているからだ。その区域では埃や微生物を押し出して区域外に排出するため、空気が一方向に流れており、その気流を乱さないよう、作業員はゆっくりと慎重に動作することが義務づけられている。ＦＤＡの査察官はメモを取るときでさえ、滅菌された無塵紙を使わなければならなかった。このような規則を課すのには、十分な理由があった。たった一つの過失――空気のろ過が適切でなかったり、測定した細菌の数を読み間違えたり、技術補佐員（テクニシャン）の手首が露出していたりといったこと――が薬の汚染につながり、患者を治すどころか殺すことになってしまうからだ。

一方では人命、他方では莫大な利益と、懸かっているものが大きいだけに、査察の場は恐怖に支配されていた。ベイカーは、アメリカの患者たちの命を脅かしかねない何事かを見逃すのではないかと恐れていた。ウォックハルトの幹部たちは、アメリカ市場への参入の制約につながる何事かをベイカーが見つけるのではないかと恐れていた。FDAの査察を切り抜けるには、ありとあらゆる手が必要だった。この点で、ウォックハルト側には有利な状況がいくつかそろっていた。この工場は広大で、ちょっとした都市ほどの大きさがある。ベイカーと彼の同僚が査察に与えられた時間は、ちょうど一週間だ。休業日を除いた実質五日のうちに、彼らはどれだけのことを見つけられるだろうか?

しかもウォックハルトには、さらに大きな優位性があった。幹部たちは、ベイカーが工場の査察に来ることを何週間も前から知っていたのだ。アメリカでは、FDA査察官が抜き打ちで現れ、必要なだけ滞在する。しかし海外の査察では、ビザの取得や工場へのアクセス手段の確保など、査察の計画と実行に関するもろもろの調整が複雑なため、FDAはアメリカ国内とは異なるやり方にしていた。つまり、査察を事前に通知したのだ。ということで、ウォックハルトはいつものようにFDAを査察に「招待」し、FDAはそれを受けた。工場の幹部たちはホストとして査察を主催し、ベイカーは客として招かれた——たとえ、その到着をウォックハルト側が非常に恐れていたにせよ。

査察までに準備期間が数週間あったので、幹部たちはベイカーの到着に必死で備えた。床を磨き上げ、設備の洗浄をおこない、ファイルを綿密にチェックして異常な値が含まれているデータを取り除いた。従業員たちには、査察官に丁寧な口をきくように、ただし余計なことをしゃべってはいけない、質問を受けたときは上司に答えさせるように、と注意した。こうしてウォックハルトは、査察官が注意を向けそうなあらゆる場所のあらゆるものを整えた。彼らは一五カ月前にFDAから別の査察チームが来たときにも同様の査察を受けており、そのときは何とか切り抜けていた。

前回、査察官たちは厄介な不備をいくつか見つけた。貯水槽に生きた虫がいる、床張りが破損したままである、洗浄方法が機能していない、といったことだ。しかし査察チームは工場に対し、不備の是正を要求するのではなく、勧めるにとどめた。すなわち、査察後にFDAが示す評価段階のなかで、「自主的な是正を望む（VAI）」という評価をつけ、工場に一応の合格点を与えていたのだ。これは、ウォックハルトが査察を乗り切り、最も利益の多い商売――アメリカにおける医薬品の販売――に何ら制約はかからないということだった。

今回、ウォックハルトの幹部たちは、査察には備えていたが、査察官がピーター・ベイカーだという点は想定外だった。ほかのあまたのFDA査察官とは違い、ベイカーの査察に対して準備することも、彼をコントロールすることも難しかった。査察スケジュールの最初にスライドショーやガイド付きの工場見学を組み入れることは、工場の幹部たちにとって査察の正味時間を減らす常套手段だが、ベイカーはそんな細工に黙ってつき合ったりしない。彼はまるで一度にあらゆる場所に現れるかのようで、工場の従業員に質問を繰り返しながら、言い逃れの気配がないかを探った。幹部たちは、ベイカーの査察は大きな脅威だということをすぐに見て取った。工場が査察を無事に乗り切るには、思い切った行動が必要になりそうだった。

査察の二日目、ベイカーと同僚は、工場内の無菌操作区域からは遠く離れた廊下に入った。そこでは警戒を緩めることができた。だが、ベイカーがきれいに磨かれた長い廊下の先を見たとき、向こうの端から、妙に急ぎ足で歩いてくる男に気づいた。男は工場の従業員で、何やら人目を気にするような素振りをしていた。片手には、紙や雑多なくずでいっぱいの透明なゴミ袋を持っていたが、それだけのことで急ぐのは余計に不自然だ。男は顔を上げたときにベイカーに気づくと、一瞬凍りついた。二人の目が合った。

突然、男はくるりと向きを変え、今やって来た廊下を戻っていった。ベイカーはあとを追い、足を早めた。男も速度を上げ、二人は蛍光灯の下で、歩きながらの追跡劇を演じることになった。

「待て!」。ベイカーの同僚の微生物学者が叫んだ。男は一目散に逃げ出した。二人の査察官は追いかけたが、男は横のドアを勢いよく開けて廊下から脇に飛び込んだ。そこには吹き抜けの階段があり、下は廃棄物の貯蔵所になっていて、ほの暗い。男は持っていた袋をゴミの山に投げ落とすと、一続きの階段を駆け上がって建物のコンクリートの迷路に姿を消した。

ベイカーはすぐ後方で、この袋を回収した。なかには、インスリン製品のほぼ七五バッチ分の製造記録があった［訳注:バッチは一回の製造工程で生産される製品の数量を表す単位。ロットとも呼ばれる］。記録紙は大急ぎで半分に破られていたが、復元できるものもあった。用紙をつなぎ合わせていくうちに、ベイカーの懸念は深まった。この記録から、バイアルの多くに黒い粒子が入っていたことがわかった。粒子は命にかかわりかねない不純物であり、それらのバイアルは目視検査で不合格になっていたのだ。

医薬品の「適正製造基準（GMP）」のもとでは、工場で作成されたどの記録も査察官に提示できなければならない。だが、これらの文書は「社外秘」と記されていた。ベイカーは、記録が秘密にされたのには理由があるはずだとにらんだ。きっと、試験結果があまりにひどかったのだろう。それがばれたら、工場は多額の費用を投じて内部調査を始めないわけにはいかない。そうしたら、おそらく製造されたバッチがすべて不合格になるのではないか。

残された三日間に、ベイカーは査察官の権利として、ウォックハルトの幹部たちにコンピュータを開けるよう命じ、記録をくまなく調べて回った。そして一つ、また一つと、工場の不正行為を明るみに出していった。やはり、ゴミ袋に入っていた製造記録は、会社の公式な記録システムには残されていなかった。その記録で問題が指摘されていた薬は、インドと中東の患者向けに出荷されていた。ベイカーはそれらの薬が、ＦＤＡが存在も知らず、査察したこともない秘密の製剤区域で作られたことを見出した。そちらに行ってみると、ウォックハルトが、同じ秘密の場所で、同じ欠陥のある装置を用いてアメリカ市場向けの薬を製造していたことがわかった。不整脈の治療に用いる注射剤のアデノシンも、その一つだった。

今回の査察は、ウォックハルトにとって惨憺（さんたん）たる結果になった。ベイカーの査察から二カ月後、ＦＤＡはこのワルジ工場からアメリカへの薬の輸入を禁止した。この措置は同社にとって、一億ドルの売り上げ減をもたらす可能性がある。翌日、ウォックハルトの最高経営責任者（ＣＥＯ）は、会社の先行きを案じる投資家を対象に緊急の電話会議を開催し、「一カ月か遅くとも二カ月以内」に工場の規制遵守を果たすと請け合った。

一見したところ、ワルジ工場の運営は完璧だった。設備はピカピカで真新しく、用いられている手法は細部まで管理され、規制に沿っているように見えた。だがベイカーは、引き裂かれた記録紙を発見したことで、非の打ちどころのなさそうな工場の表面下にあるものへ、そして嘘の迷宮の内部へと導かれた。そこでは、見かけと実態は何一つとして同じではなかった。捏造された記録。極秘の施設で製造された薬。患者にとって危険な、それとわかる汚染物質が混入した薬。ベイカーは今回の大変な五日間のあいだに、これらの断片をすべて組み合わせた。そして疑念を抱かずにはいられなかった。この工場の内部がこれほど偽りだらけならば、いったい何が真実なのか？

第 I 部

パラダイムシフト

第1章 先を見通した男

2001年
晩秋

アメリカ、ニュージャージー州ホープウェル

ディネシュ・S・タクールは、身の回りのすべてに細心の注意を払う男だった。きちんとアイロンのかかったカーキ色のスラックス、白いボタンダウンのシャツ、黒っぽいスポーツジャケットを着こなし、よく磨いたローファーを履いていた。彼自身は中背のがっしりした体格に丸顔で、黒い頭髪がフサフサしており、深くくぼんだ目が悲しげな印象を添えている。ある肌寒い日の午後、ちょうど木の葉が黄金色や濃い赤へと変わり始めた季節に、この三三歳の情報科学者は、草に覆われた坂を歩いて人工池に向かった。そこはアメリカの製薬大手ブリストル・マイヤーズスクイブの敷地にある人気スポットだった。従業員たちは、昼食の時間だけだとしても、この辺りで頭を切り替えたり、管理の厳しい企業文化のなかで息抜きをしたりする。

だが、この日タクールが人工池に足を運んだのは、上の役職に就いている先輩のたっての頼みによるものだった。散歩でもしながら話をしたいと誘われたのだが、目的は何かの機会について、という

ことだけで、詳細はまだわからなかった。

ブリストル・マイヤーズスクイブの研究開発センターは、手入れの行き届いた敷地にあった。場所は、緑の多い住宅地と立派な石造りの邸宅が続く町並みを少し越えたところだ。守衛のいる門から入ると、暗い窓のある低層のコンクリートの建物が丘の斜面に点在しており、何本かの木が規則的な間隔で植えられていた。人工池を囲む青々とした芝は、縞模様の絨毯と見まがうほどの正確さで刈り込まれている。三〇メートルごとに非常用ポールが立っており、緊急事態が起きた場合には救助を呼び出せるようになっていた。車の制限速度は時速一五マイル（時速二四キロ）に定められていた。池に棲む亀にまで、はっきり区別された専用の横断歩道があった。

この敷地の秩序正しさには、研究開発センターで進められている綿密な研究活動が反映されていた。ここで働く科学者たちは、コレステロール低下薬（脂質異常症治療薬）のプラバコール（一般名：プラバスタチン）から血栓予防薬のプラビックス（一般名：クロピドグレル）まで、世界の代表的な薬と言われるような製品を開発してきた。社名がスクイブだった数十年前には抗結核薬を開発し、名誉あるラスカー賞が与えられた。一方、ブリストル・マイヤーズは、がん研究の新たな領域を築いてきた。一九八九年に二社は合併し、九年後、ブリストル・マイヤーズスクイブ（ＢＭＳ）はホワイトハウスの式典でアメリカ国家科学賞を授与された。

タクールはこの会社の研究活動において、ささやかながらも最先端の役割を担っていた。薬の試験の効率や信頼性を上げるための自動化研究助手、つまり研究用ロボットを開発する部署を運営していたのだ。タクールの研究室はイノベーションの活気にあふれていた。部下の研究員は十数人いた。滑車やモーター、ベル、レバーが散らばっており、はつらつとした目の大学生たちが動き回っていて、必要なときには協力してくれた。タクールは自分で勤務時間を設定していたが、長時間働き、ロボットを見守るため徹夜することもあった。実験の人為的ミスをなくすことがタクールたちの目標であり、ロボットが同じタスクを完璧に繰り返せるようにする必要があったのだ。

望んだような試験の結果が出ないこともあったが、それは製造工程の規模を拡大していく段階では、むしろ当たり前だった。そのような場合、タクールと彼のチームはそれまでの成果を捨てて、最初からやり直さざるをえなかった。それでも彼らは、会社がこうした失敗を、科学が進んでいくなかで通る正常な過程と見なしてくれていると確信していた。こうしたタクールの実験室の活動に関しては、スクイブ時代に作られた古いスローガンが、今なお絶大な影響力を及ぼしているようだった。「それぞれの製品に含まれている貴重な要素、それは作り手の名誉と誠実さである」

タクールの仕事は、細部にまで念入りな注意を要するものだったが、タクールの性格には合っていた。タクールは、あるときの人事考課で、同僚や上司に対する態度が「非常に論理的、倫理的かつ忠実」と評されるなど、高い勤務評価を受け、順調に昇進していった。そして六年間の努力の末、「創薬情報科学部長」の職位にまで到達した。

タクールが、いつもどおり時間厳守で、人口池を囲む小径をぐるりと回って待ち合わせ場所に向かうと、先輩のラシミ・バーバイヤが待っていた。バーバイヤはずんぐりした体格で、髪は雪のように白く、目の下にはくまがあった。彼は二一年にわたり、BMSで薬を開発してきた。バーバイヤには、人を威圧するようなオーラと上級管理職らしい如才なさがあった。それとは対照的に、タクールは無口で臆病なところがあり、世間話をする才には恵まれていなかった。もっとも、それがBMSでの仕事の妨げになることはなかった。タクールのロボットの仕事を理解していたり、そのことで議論をしようとしたりする者など、ほとんどいなかったからだ。

タクールとバーバイヤは、二人ともインドの出身だった。二年前、タクールはバーバイヤのグループのために自動コンピュータプログラムを開発した。最近では、バーバイヤはBMSによる小さな製薬企業の買収を指揮したのだが、その際、その企業のデータを移行してBMSのデータと整合性を取る仕事をタクールに頼んだ。そしてこの日、バーバイヤは、タクールにとって思いもよらない機会を提案しようとしていた。

小径を歩きながら、バーバイヤは、インド最大の製薬企業ランバクシー・ラボラトリーズの研究開発センター所長に就任するため、BMS――そしてアメリカ――を去ると打ち明けた。ランバクシーは後発品を作っている。タクールは驚いた。バーバイヤは、世界最高水準の医薬品研究企業で出世の階段を上ることにキャリアのすべてを捧げてきた。BMSでは、新しい分子を作り出すという誉れ高い仕事に打ち込んでいた。新薬の開発を始めるときには、どの製薬企業もおよそ現実味のない企画を立てることがあるが、バーバイヤはそういった無駄の削減に長けた専門家として知られていた。

しかし、バーバイヤはそれらすべてを捨て去るつもりなのだ。アメリカの先発品企業からインドの後発品企業に移るために。名前のうえでは、どちらの仕事も同じ――医薬品の研究――だが、この転職はアイデンティティの大転換だと言えた。BMSをはじめとする世界の先発品企業は、新薬を創造していた。一方、ランバクシーをはじめとする世界の後発品企業は、先発品のコピーを作っていた。BMSの仕事が革新的な科学研究なのに対し、ランバクシーの仕事は模倣する技術の追求だ。しかし、バーバイヤが自分の決意を説明するにつれ、タクールの疑いは薄れていった。

インドでランバクシーは伝説的な存在であり、創業家のシン一族は企業界の王者だと称賛されている。ランバクシーはインドでも特に老舗で最も成功している多国籍企業の一つとして、インド企業の力量に対する世間の認識を書き換えていた。二〇〇一年には、世界での売上高一〇億ドルの達成に向けて順調に進んでおり、アメリカでの売上高は、市場に参入してからわずか三年で一億ドルに迫りつつあった。FDAはすでに、ランバクシーが製造販売の許可を申請した薬を十数品、承認していた。ランバクシーの支店や製造工場はアメリカを含めて世界各地にあったが、本社はインドだった。将来を見据え、ランバクシーは新薬の研究に大きな投資をしようとしていた。新しい分子の開発を目指していたのだ。バーバイヤは、ランバクシーの研究能力をほとんどゼロから築き上げようとしていた。「私と一緒に来てくれないか」とバーバイヤはタクールに持ちかけた。「そうすれば、きみはご両親とも近くなるし、母国のために貢献できるぞ」

ちょっと聞いただけでは、その誘いはほとんど論外だった。タクールは当時コンピュータ工学の修士課程で学んでおり、学費はBMSが負担していた。それに、医薬品製造の品質管理や非臨床試験の実施の基準に関する社内研修を何年にもわたって受けてきた。しかしバーバイヤと同じく、タクールは自分の人生にパラダイムシフトが起こりつつあるのを感じた。後発品ビジネスは世界中で活気づいていた。後発品――合法的に製造される先発品のコピー――は、アメリカの医薬品供給量の半分を占めるまでになっており、その割合は着々と上昇している。コレステロール低下薬のリピトール（一般名：アトルバスタチン）から血栓予防薬のプラビックスにいたる何十種類もの売れ筋の先発品を保護している特許は、向こう一〇年のうちに存続期間が切れるので、後発品企業はFDAの承認を得たうえで、それらのコピーを製造、販売することができるようになる。後発品に対する需要が高まるにつれて、彼らのあらゆる仕事が遠からず再編成されるだろう。こうした変化を牽引しているおもな原動力の一つがインドそのものであり、インドは製薬業界で急速に世界的なプレーヤーになりつつあった。

タクールはバーバイヤの申し出について、そのプラス面とマイナス面を秤にかけながら、さらに考えた。先発品業界での目標は、可能な限り最高の薬を作り、できるだけ高く売ることだ。当時は先発品企業の絶頂期であり、大型新薬の成功によって、先発品企業は何十億ドルもの利益をあげていた。それがＢＭＳの気前のよさに表れており、会社持ちのクリスマスパーティーではキャビアやシャンパンが出た。タクールはときどき、役員がニュージャージー州プリンストンとコネチカット州ウォリングフォードにある二拠点の往復に使う社用ヘリコプターの空席に乗ることができたが、高給で処遇されている役員にとって遠距離の移動はこんなにも楽なのかと驚くばかりだった。

後発品業界では目標が違う以上、その文化も違うだろう。目標とは、最高の治療薬を手ごろな価格で提供すること、そして万人に提供することだ。しかし、転職するとなると、アメリカを去らなければならない。アメリカは、タクールができる限り最高の人生を築き上げるべく、一〇年以上を過ごしてきた場所だった。

タクールが初めてアメリカを知ったのは、アメリカ製の映画を通じてだ。インドのハイデラバードで、工学部の学生として大学に通っていたころ、『市民ケーン』や『風と共に去りぬ』といった古典的名作を見にいった。

タクールは大学でアメリカの大学院進学適性試験（ＧＲＥ）に合格し、アメリカの大学院に出願した。そして、ニューハンプシャー大学の奨学金を獲得し、少数しかいないマイノリティ学生の一人として大学院生用の寄宿舎で暮らした。それまではインドを一歩も出たことがなく、雪を見たこともなかった。この新しい家で、タクールはホワイト山脈の美しさやニューイングランド地方の古い町並みの静穏さに感嘆した。どの町にも、その町の教会と広場があった。タクールは、暇さえあればアーカディア国立公園にドライブし、公園内の岩の多い海岸線を自転車で走ることが何より好きだった。それ以外は、ほとんど休みなく研究を続けた。研究は分厚い修士論文として実を結び、やがてある学術誌に「可溶性および固定化カタラーゼ：酵素反応速度と不活性化に及ぼす圧力と阻害の影響」という題で掲載された。

タクールは大学院を卒業してまもなく、ある小さなバイオテクノロジー企業に採用され、実験を自動化する仕事に携わった。そこでは、タクールと彼の作ったロボットの写真が会社の年次報告書を飾ったものの、上司はタクールの支えになってくれず、タクールには仕事に必要な才能がないと言い放った。そのようなことで、タクールはBMSに転職し、今度は同じ仕事で活躍を続けてきた。

タクールが出世階段を上がっていくにつれて、タクールの母親は息子が独身のままなのを心配するようになった。タクールの両親は家族の知り合いを通じて、ソナール・カルチュリという若い女性の両親を訪ねた。ソナールは楽しいことが好きな女性で、高等教育を受けており、長い黒髪とアーモンド形の目を持っていた。タクールは、ムンバイへ旅行したときにソナールに会った。それから八カ月にわたり、二人は電話や手紙で交際を続けた。

ほとんどの面で、二人は正反対だった。タクールは神経質なほど几帳面だったが、ソナールはのんびりしていた。タクールは、ソナールに言わせれば「くつろぐことなどない」ほど仕事中毒だったが、ソナールは社交的でパーティーが大好きだった。とはいえ、二人とも科学に興味を持っており、彼女は工学学士号の取得を間近に控えていた。また、二人とも歌うことが好きだった。タクールが子どものころ、家は音楽でいっぱいだった。父も母も、インドの古典音楽であるヒンドゥスターニー音楽を歌った。タクールは何年も訓練を積んですばらしい発声をするようになり、即興を主体とするこの伝統音楽を好むようになった。その後、タクールとソナールは、古典的なヒンドゥスターニー音楽の楽団で歌うことになる。

二人は一九九五年に結婚した。数日に及ぶ伝統的な結婚式をあげ、互いに花輪をかけ合った。タクール［訳注：これ以降、タクールとはディネシュ・タクールを指す］は、花婿の伝統的な衣装であるターバンを巻いた。ソナールは黄金の宝石類を身に着け、花嫁の両手には、植物染料のヘナで入り組んだ模様が施された。彼女はこの結婚式に情熱を注いだが、タクールはこのような人づき合いを負担に感じた。その後、二人はアメリカのニューヨーク州シラキュースに居を定め、タクールは仕事に戻った。ソナールにとって、こうした環境の変化は辛いものだった。二三歳で結婚するまで、家族のもとを離れたことがなかったからだ。だが今や彼女は異国の地にいて、家で独りぼっちだった。

にもかかわらず、ソナールはシラキュース大学でコンピュータ工学の大学院に入学して修士号を手にし、キャリアという空調機器メーカーでソフトウェア技術者として非常によい職を得た。一方で、タクールはBMSで着実に出世していった。一九九九年には副部長に昇進し、これに伴って、シラキュースの事業所からニュージャージー州ホープウェルの研究所に転勤することになった。研究所はプリンストンの事業所からわずか数キロの場所にある。夫婦は広々とした家を見つけた。高い天井のリビングルームが、特にソナールの心をとらえた。こうして二人が子どもを持つ準備は整いつつあった。

二人の息子イシャンは、九・一一同時多発テロの翌週に生まれた。この事件で、プリンストン一帯は変わり果てた姿になった。いつもなら、プリンストン・ジャンクション駅の駐車場は、平日に一時間かけてマンハッタンに通勤する人びとの車で満杯になり、夜は空っぽになった。だが九・一一のあと、車はずっと残ったままで、もう二度と帰らぬ主を待っているようだった。

イシャンは悲劇のさなかに生まれたが、夫婦の人生に純粋な喜びをもたらした。ソナールの母がインドからやって来て、八カ月間滞在した。そして、タクールの両親も会いにきた。アメリカを訪れたのは、タクールが大学院進学のため一一年前に渡米してから初めてだ。バーバイヤがタクールにインドへのＵターンを提案したのは、こうしたあわただしい時期だった。

タクールはバーバイヤの申し出を、すぐにはソナールに話さなかった。転職について静かに考え続け、その間にもＢＭＳでの仕事は進んでいった。それから一家はふたたび引っ越し、ニュージャージー州ベルミードに移った。そこにはよい学校があり、ソナールの勤め先にも近かった。タクールは引き続き、コンピュータ工学の修士課程で教育を受けた。学費はＢＭＳの負担だった。医薬品製造の品質管理や非臨床試験の実施の基準に関する社内研修も続いていた。これらすべてを捨て去ってインドの後発品企業に移ることは、大きなキャリアダウンのように思えた。

しかし、タクールはＢＭＳで焦りを感じつつあった。おそらく社内では自分の限界まで上り詰めており、少なくとも短期的には、これ以上昇進する機会はほとんどないとわかっていた。二〇〇二年の夏休みを利用し、タクールはインドに旅行して、グルガオン（現グルグラム）にあるランバクシーの研究開発センターに立ち寄った。そのとき、ランバクシーの活気や可能性に満ちた空気に感銘を受けた。ここなら、はるかに自由に、権限を持って働けると思えた。待遇に関する条件は申し分なかった。タクールが驚いたことに、ソナールも興味を示し始めた。実家の家族と離れていることをさびしがっており、母国に帰りたいと願っていたのだ。二人は、失敗を恐れずに挑戦してみようと決心した。

タクールは、BMSの自分のチームで何人かに声をかけ始めた。タクールの話を聞いた同僚のソフトウェア技術者ベンカット・スワミナサンは、やりがいのある機会だと思った。もしランバクシーが新薬の開発を本気で考えているのなら、これはBMSの何かと制約の多い官僚的体質から逃れられる絶好の転機になるだろう。ディネシュ・カスーリルも興味を募らせた。彼は目下の仕事が好きだったし、やはりBMSの学費持ちでペンシルベニア大学ウォートン・ビジネススクールに通っていたが、ランバクシーが新薬の開発に挑むつもりだということに強い印象を受けた。彼らはみなインドで生まれたが、インドで働いた経験は誰にもなかった。三人とも、母国が世界の檜舞台に立つことに一役買いたいと望んだ。「転職動機の多くは心の奥から生まれたものでした」と、カスーリルはのちに語っている。

みなが同じような見方をしていることをタクールから聞いて、ソナールはUターンへの自信を深めていった。自分の若い家族はインドで友情と支援を得られるだろうという気がした。BMSのタクールら三人は、自分たちが運命を決する冒険に乗り出すのだと思った。研究志向型のインド企業、言い換えれば二一世紀の製薬大手ファイザーを構築する一翼を担うのだ。カスーリルに会社を辞めないよう説得したBMSの上司ですら、ディネシュ・タクールがほとんどの人より「先を見通せる」ことを認めざるをえなかった。

インドに向けて発つ三カ月前、タクールは待ちに待った大きな目標を達成した。アメリカの市民権を得たのだ。彼は、それを履歴書に誇らしげに書いた。だがそのときにはもう、彼と同僚たちは人生の進路を定めていた。

第2章 ゴールドラッシュ

インド、ニューデリー

2002年8月17日

ディネシュ・タクールがランバクシーに到着する一年前のある蒸し暑い日、ランバクシーの一人の役員が、インドのインディラ・ガンディー国際空港からアメリカのニュージャージー州ニューアーク空港行きの飛行機に乗り込んだ。ランバクシーのある社員の記憶によれば、その役員は、ほぼ一六時間に及ぶフライトに間に合うように、「気も狂わんばかりに急いで」オフィスをあとにしたという。

役員は極秘の任務を帯びていた。荷物には分厚いバインダーが五冊入っている。それぞれ七センチ以上の厚みがあり、大量のデータが綴じ込まれていた。FDAに後発品の承認を申請することは「医薬品簡略承認申請（ANDA）」と言われるが、これらの書類は、その申請書の核心部分をなすものだった。申請書はひとたび仕上がると、業界用語で「ジャケット」と呼ばれる。

ただし、これはありきたりのジャケットではなかった。この役員は、後発品業界でこれまでにまとめられたなかでも、最も富をもたらすと見込まれる薬の書類一式を運んでいた。ランバクシーは、世界で史上最大の売れゆきを示している薬のアメリカ初の後発品を作るつもりだった。その薬とは、強力なコレステロール低下薬であるスタチン系薬のリピトールだ。ファイザーが誇るこの薬は、ウォール街のアナリストの言葉を借りれば「スタチン系薬の皇帝」だった。リピトールの分子そのもの、つまり有効成分のアトルバスタチンは、ノーベル賞の受賞理由となったコレステロール代謝の研究の流れから生まれた。ファイザーの営業力とも相まって、リピトールは世界初の年間売上高一〇〇億ドル製品へと成長していた。

もし、このランバクシーの男性役員の使命が知れ渡っていたら、アメリカ国民のかなり多く――患者の権利擁護団体から連邦議会議員、コレステロールを下げるためリピトールに頼っている一一〇〇万人の患者まで――が、彼を歓迎しただろう。アメリカの誰もが、効果は先発品と同等で価格は安い後発品を望んでいるようだった。州や国の予算は、天文学的に膨れ上がる薬剤費に圧迫されていた。先発品のリピトールは、競合するほかのコレステロール低下薬ほど高額ではなかったものの、医療保険に加入していない多くのアメリカ人患者には年間約八〇〇ドルの負担となっていた。医療保険に加入していても、保険会社がリピトールをカバーしていなければ、全額自己負担となる場合もあった。

理屈のうえでは、ランバクシーのバインダーに入っている申請書によって、こうした問題が解決される可能性があった。申請書のデータには、ランバクシーの後発品が、血液中に吸収されたのちにファイザーの先発品とほぼ同じ血中濃度に達することや、先発品と同じ有効成分であるアトルバスタチンを用いていることが示されていた。申請書の主張がすべて正しければ、ランバクシーの後発品はアメリカの患者にとって天の恵みとなるだろう。

ニューアーク空港で待ち構えていた車が役員をさっと乗せたときに、ちょうど日が昇り、車はニュージャージー州プリンストンのカレッジロードイースト六〇〇にあるランバクシーのアメリカ本社に向かった。本社では、医薬品の承認申請を担当する薬事申請チームがすぐさま仕事に取りかかり、五冊のバインダーに入っている主要な文書と、ほかの必要な文書を組み合わせていった。このチームを率いていたのがアバ・パントだ。彼女は会社への忠誠心がきわめて強く、ランバクシーで役員への階段を上った唯一の女性だった。

その日の夜には、承認申請の最終準備が整った。バインダーは一七冊、全部で七五〇〇ページを超える量になった。そのジャケットには、四種類の用量のリピトール後発品に関する情報が含まれている。ランバクシーは、インド北部のヒマーチャル・プラデーシュ州パオンタ・サヒブにある自社工場で、それらの薬を製造して包装する予定だった。この申請書は宅配業者に手渡されて夜のうちに運ばれ、翌朝、メリーランド州ロックビルにあるFDAの本部に到着すると、「二〇〇二年八月一九日受領」のスタンプを押された。

だが、パントも申請チームのメンバーたちも、これで満足したわけではなかった。なぜなら、ランバクシーが最初に承認を申請したのかどうかがわからなかったからだ。後発品の承認申請では、一番乗りをすることが最も重要なのだ。申請書を最初に提出した企業は、FDAに承認されたら、他社の参入が認められるまでの六カ月間、その後発品を独占的に販売する権利を与えられる。後発品企業のテバが、すでに申請をすませたという噂があったし、ほかにもサンド、マイラン、バーといった後発品企業が人での試験を実施中だともっぱら囁かれていた。不吉なことに、FDAから何の音沙汰もないまま、数日、数週間が過ぎていった。

FDAの内部で、ランバクシーの承認申請書には「医薬品簡略承認申請七六－四七七」という番号が付与された——この製品は、二〇一五年までにアメリカでの売上高一〇億ドルを達成するという同社の計画に欠かせないものだ。一方、ランバクシーの役員たちは連絡が来るのをひたすら待った。

ファイザーの上級特許弁護士ジェフリー・マイヤーズは、その通知——ある後発品企業がリピトールの後発品の承認を申請した——を受け取ったとき、マンハッタンのミッドタウンイースト四二丁目にあるファイザー本社の自分のオフィスにいた。申請書には、ランバクシーがリピトールの特許に徹底的な戦いを挑むことを宣言する「パラグラフⅣ証明書」という証明書が添付されていた。マイヤーズは椅子にきちんと座り直した。その時点で、リピトールは発売されてから五年が経っていたが、関連特許は二〇一一年まで切れないはずだった。

マイヤーズは、先発品の特許に対する後発品企業の挑戦（パテント・チャレンジ）の話はしょっちゅう耳にしていたが、このケースには注意を引きつけられた。「寝耳に水でした」と、マイヤーズは当時について述べている。

むろんマイヤーズは、いつかこの日が来ると知っていた。しかし、このようなパテント・チャレンジは、アメリカのマイランやドイツのサンドといった実績のある後発品企業から出されると予想していた。これらの企業の特許弁護士たちとは、日ごろから昼食をともにして情報交換をしてきた。だが、今回のケースはインドの企業による初めてのパテント・チャレンジであり、マイヤーズはその企業のことをほとんど知らなかった。彼にしてみれば、その手口は、自分が運航している大型定期船の側面に海賊が梯子をかけてよじ登ってきたのも同然だった。

マイヤーズは、細かい活字で書かれたランバクシーのパテント・チャレンジについて丹念に読んでいくうちに、問題点に気づき始めた。後発品は先発品と同じ剤形でなければならない。リピトールは錠剤として売られている。だが、ランバクシーはカプセルで申請していた。あたかもランバクシーの化学者たちは、リピトールの現物を見たことがないかのようだった。また、リピトールの分子は結晶だったが、ランバクシーは分子形状の異なる非晶質（アモルファス）を製造すると申し出ていた――マイヤーズがよく知っていたように、これは眉唾ものだった。というのも、ファイザーの研究員たちは、医薬品として実用化できる非晶質を作ろうと何年も努力したが、この分子は非晶質だときわめて不安定になってしまい、成功しなかったからだ。

リピトールと同じものは、やすやすとは作れない。リピトールは、錠剤を作るための研究者チーム、発売に向けた業界最高の営業部隊、それに製造の複雑なノウハウや課題を理解している製造チームを投入して生み出された。一九九八年以降、世界中に供給されるリピトールの原薬（有効成分）は、ファイザーがアイルランドのコーク県に所有する三つの巨大な工場で製造されてきた。ファイザーはピーク時の原薬製造量を五〇トンと見積もっていた。リピトールの発売から五年後、その数字は四倍の二〇〇トンになっていた。

コーク県のリンガスキディ製造工場は、敷地が八〇万平方メートルあり、一日二四時間稼働していた。そこには、欠陥をできる限りゼロに近づける操業を目標とする「品質重視の文化」があった。従業員たちは、ふだんから「ファイザーの品質を守れ」という訓練を受けている。ある工場では、この標語が壁に掲げられ、従業員たちに、にらみをきかせていた。

リピトールは、天気の変わりやすい灰色の風景のように、言うなればむら気のある物質だったが、リンガスキディ工場では、製造工程でのミスを防ぐ手法を開発してきた。ファイザーのバイオファーマ製造事業担当副社長ポール・ダフィーは、リピトールについてこう述べている。「この薬を扱うには細心の注意が必要ですが、私たちは製造法を心得ています。何かを二〇年も扱っていれば、もう自分の赤ん坊のようなものですから、気分だって手に取るようにわかりますよ」

ニューヨークで、マイヤーズ――コーネル大学で化学博士号を取得した弁護士だった――は、ランバクシーの化学者たちが、ろくに理解しておらず、おそらく作ることさえできない薬に直面しており、手も足も出ないのではないかと想像した。そう仮定して、マイヤーズはこれからの戦いにほのかな興奮を覚えた。その後、敵の後発品企業について、こう考えた。「私は奴らを壊滅させるために生きている。自分の役目は、あいつらを食い止めることだ」

ランバクシーをどのような存在と見なすかは、立場によって違う。マイヤーズは、マンハッタンのミッドタウンにあるファイザーの本社からこんな見方をしていた。「いったんランバクシーの件に本腰を入れて取り組むとなると、最低ランクの連中にかかわることになる」。とはいえ、いろいろな意味で、後発品市場は新興企業のものだった。先発品企業の勝ち誇った態度は、アメリカ国民の支持と政治的な支援を得て急成長する後発品企業によって、下からむしばまれつつあった。ランバクシーがリピトールを作ろうとしているという情報が公になるや、CNNの経済記者はそれを次のような表現でとらえた。「旧約聖書に出てくる、巨人ゴリアテに立ち向かう少年ダビデという古典的なシナリオだ――ファイザーの収益は、ちっぽけな挑戦者の約五〇倍ある」

一九八四年以前には、ランバクシーをはじめとする世界の後発品企業は、ファイザーなどの先発品企業に挑むことができなかった。アメリカでは、後発品の明確な承認ルートがなかったのだ。FDAの規則では、たとえ特許が切れている薬でも、後発品企業が製造販売の承認を得るためには、費用のかかる大規模な臨床試験をもう一度おこなう必要があった。先発品企業が、その薬の安全性と有効性をすでに証明しているにもかかわらずだ。

当時、改革派ジャーナリストだったウィリアム・F・ハダッドは、社会的弱者の代弁者たる役割を楽しんでおり、後発品の承認制度の変革に乗り出した。彼は同僚の一人から、「ふつうの人より分泌腺を一つ多く持っており、それは汗ではなく宣伝を作り出す」と言われたほどで、そんな彼はメディア通の後発品擁護者になった。ハダッドはまず、エステス・キーフォーバー上院議員（民主党、テネシー州）の助手を務めた。キーフォーバーは上院反トラスト小委員会の委員長として消費者保護のために闘っており、製薬業界と攻防を繰り広げていた。ハダッドはキーフォーバーから、テトラサイクリン系抗生物質（抗菌薬）の価格を支配しようとするファイザー主導のカルテルがラテンアメリカにあるらしいという話を聞いた。一九六三年にキーフォーバーが亡くなったあと、ハダッドは価格維持を図るカルテルについて『ニューヨーク・ヘラルド・トリビューン』紙に連載記事を執筆し、注目を浴びた。

その後、ハダッドはジャーナリズムの世界を去り、社会からは見えないと言ってもいいような後発医薬品産業協会の会長に就任した。そして少数の支持者とともに、FDAの医薬品承認プロセスについて、後発品には先発品とは別のプロセスを作り出すよう議会に働きかけを始めた。ハダッドの話によれば、当時は先発品企業が政治的に「あらゆる手段を支配していた」。そこで、ハダッドと仲間たちは議会の廊下を歩き、耳を傾けてくれる議員がたまにいたときには、自分たちの主張を聞いてもらおうとした。

転機は一九八〇年代はじめ、ハダッドが保守的なオーリン・ハッチ上院議員（共和党、ユタ州）と面会したときに訪れた。ハダッドは、ハッチの姿勢は巨大製薬企業寄りだろうと想像していた。だが意外にも、ハッチは心から関心を示し、積極的に話を聞いてくれた。二時間に及ぶ会談のなかで、ハダッドはハッチにこう説明した。一五〇種類以上の薬で特許がすでに切れているのに、後発品がFDAの承認を得る手立てがないので、先発品は競争にさらされていない。そのせいで、アメリカ国民は多額の薬代を支払うことを余儀なくされている、と。「ハッチ議員は、まるで州検事のように質問してきました」と、ハダッドは会談の様子を振り返っている。

会談から数日後、ハダッドはハッチから電話を受け、「あなたの考えが正しいかもしれません」と言われて驚いた。ハッチはヘンリー・ワックスマン下院議員（民主党、カリフォルニア州）と手を組んだ。二人は協力しつつ、巨大製薬企業の最高経営責任者（CEO）たちに圧力をかけて同意を取りつけ、後発品に対するFDAの科学的な承認ルートを確立する法案を起草した。そのルートが「医薬品簡略承認申請（ANDA）」だ。ANDAならば、後発品企業はもはや、自社の薬の安全性と有効性について、先発品企業と同じように費用のかかる長期の臨床試験をおこなってゼロから証明する必要がない。より限定的な試験によって、その薬が先発品と生物学的に同等であり、体内で似た挙動をすることを証明できれば、FDAの承認を得られるようになるのだ。

ただし、そこには大きな障壁がもう一つあった。協議中、ある後発品企業の重役がハダッドを窮地に追い込んで、こう問いただした。「さて、私が訴訟で勝ったら、何か得になるんですかね？」。ある薬の後発品を開発するためには、先行投資が必要だ。しかし、先発品の関連特許を防衛しようとする企業との法廷闘争が起こる可能性もあり、もしかしたら製品開発と裁判の両方ともしくじるかもしれない。とすると、それでも後発品の開発に乗り出す理由となる強力なインセンティブは何なのか？

その答えである「第一申請者」インセンティブという仕組みが、その後、後発品業界を一変させることになる。それによって、ある薬の後発品をＦＤＡに最初に承認申請した企業は、大きな報酬を手にすることができるようになったからだ。具体的に言えば、その後発品を六カ月にわたり、先発品に近い価格で独占的に販売する権利が得られる。その間は、競合他社が市場に参入してきて価格が急落することはない。つまり、一番乗りをするかどうかが、富を築くか、単に生計を立てるかを分ける差になるのだ。

こうして、第一申請者インセンティブを含む医薬品簡略承認申請（ＡＮＤＡ）について定めた「医薬品価格競争および特許期間回復法」が、一九八四年に賛成三六二、反対ゼロの満場一致で下院を通過し、「ハッチ・ワックスマン法」として知られるようになった。これは後発品企業にとって大きな勝利だったが、この法律によって、先発品企業が特許の存続期間を数年延長することも認められた。その年の秋、ロナルド・レーガン大統領は、ホワイトハウス中庭のローズガーデンでおこなわれた式典で、この法案に署名した。そして安価な薬のメリットを褒めちぎり、次のように語って聴衆の笑いを誘った。「高齢の市民は、社会のどの層よりも多くの薬を必要とします。その点について、私はいくらか権威を持って語れますのでね」

ハッチ・ワックスマン法によって「本当の意味で後発品業界が始まりました」とハダッドは述べ、こう言い添えている。「それによって、この業界では足掛かりができ、基盤が得られました。この法律のおかげで企業が成長できるようになりましたし、薬の価格は劇的に下がりました」

後発品企業が大きな利益を得られるということも、最初から明らかだった。FDAの元職員の回想によれば、この法律が発効した日、さまざまな後発品企業が「ANDA申請書を満載したトレーラートラック」をFDAによこしてきた。「このプログラムが始まって最初の一カ月で、一〇〇〇件の承認申請を受けつけた」という。これだけ多くの申請数があり、第一申請者は巨額の利益を得られる可能性もあったことから、FDAで後発医薬品部長を最初期に務めたマービン・セイフが主張したように、後発品製造工場は「原料を混合槽に入れて蛇口をひねれば、黄金が出てくる」場所だということが、はっきりと示された。

後発品企業の内部では、第一申請者インセンティブが熱狂を巻き起こした。「これ以上に重要なものはありませんでした」と、ランバクシーの元グローバル知的財産担当上級副社長のジェイ・デシュムクは語っている。問題は、ANDA申請書が、ただ何月何日にメリーランド州ロックビルのFDA後発医薬品局に受理されたかではなく、その順番だった。デシュムクの言葉によれば、「一分一秒を争う問題」だったのだ。

競争の激化とともに、待機の陣取り合戦も激しくなった。先発品の特許が切れる直前ともなると、朝、FDAの扉が開いたら最初に入れるように、後発品企業の役員がFDAの駐車場に車を停めて車中で寝泊まりしている光景が珍しくなくなった。駐車場にはテント村が周期的に出現し、役員たちが一度に何週間もテント生活をした。各社とも、いかにして待機し、いかにして一番乗りをするかについての戦略を持っていた。ある企業は、駐車場に並んで待つ要員を雇った。テバは近くのホテルの部屋を取り、社員を交替させながら徹夜で並ばせた。

二〇〇二年一二月二三日、あと二日でクリスマスを迎えようという寒い晴れた夜、FDAの駐車場は混雑していた。FDAは何時間も前に扉を閉めていた。だが、四つの後発品企業――ランバクシー、テバ、マイラン、バー――の代表者たちが、足を踏み鳴らしたり、手袋をはめた手をたたいたりして暖を保ちながら、並んで待っていた。ランバクシーは、最も信頼できる二人の社員をロングリムジンで送り込んでいた。二人が交替で仮眠を取りながら待機できるようにしたのだ。

みなの目的は、ただ一つ。翌朝、FDAが扉を開けたら真っ先に入ることだ。彼らはみな、プロビジル（一般名：モダフィニル）という薬の後発品の承認申請書を持っていた。プロビジルは日中の眠気を改善する薬で、アメリカの製薬企業セファロンが製造していた――どの後発品企業が申請書を最初に提出したとしても、大もうけ間違いなしだった。

空が白んできたとき、ランバクシーの役員は、列の先頭を絶対に譲らないつもりだった。ところが、扉が開いた瞬間、マイランの小柄な若い女性社員がランバクシーの役員を押しのけて扉を走り抜け、喉から手が出るほどほしかった、第一申請者を示すタイムスタンプを獲得してしまった。

ランバクシーの本社では、アメリカの薬事申請担当専務取締役アバ・パントが、二位だったことを、せめてもの気休めとした。二番手なら全面的な敗北ではなかった。なぜなら、承認を一番に申請したからといって、成功が保証されるわけではないからだ。FDAは「実質的に完全」と見なした申請書のみを検討する。それは、後発品企業が不完全な申請書を提出し、とりあえず第一申請者としての順位を確保しながら時間を稼ぎ、そのあいだに薬の実際の製造法を検討するのを防ぐためだ。そのようなことから、パントはけっして希望を捨てなかった。二番手につけることは、決定的に重要な意味を持つ。彼女は、第一申請者がつまずいて倒れるのを待つことにした。

FDAは、駐車場でのキャンプをやめさせるのに苦労した。それでとうとう二〇〇三年七月に規則を修正し、定められた特定の日に承認申請をおこなった後発品企業はみな、六カ月の独占的販売権を共有できる可能性があるということにした。FDAは後発品企業向けのガイダンス文書を示し、次のように言及した。

最近、多くのANDA申請者やその代理人が、パテント・チャレンジの一番手となることを目的に、一日から長い場合は三週間以上にわたって、FDAの建物の外に列をなしたり、建物に隣接した場所で文字どおりキャンプを張ったりするケースが多くある。責任、警備、安全への懸念により、本建物の所有者は、承認申請が可能となる日以前に申請者が並ぶことを禁止する。

独占的販売権を複数の企業で分け合うのは一社独占より魅力が薄いとはいえ、後発品企業にとって、第一申請者になることが最ももうかるチャンスだという点は変わらなかった。

ランバクシーは、高く舞い上がるヒンドゥー教の神鳥ガルーダにちなんだ「ガルーダ・ビジョン」という戦略計画を立てており、それを達成するためには、次々に承認申請をおこなうことが依然として不可欠だった。どの従業員も会社の目標を忘れないように、ニュージャージー州の事業所の壁には「二〇一五年戦略」と題する額入りのポスターが掲げられていた。「アメリカ：安定して利益が出る年間売上高一〇億ドル事業を二〇一五年までに達成」という大見出しの下に箇条書きの項目があり、第一項に太字でこう書かれていた。「第一申請者として重要な承認申請を毎年おこなう」。ランバクシーの歴代CEOの一人であるダビンダー・シン・ブラー（D・S・ブラー）が自社出版書籍で説明したように、年間売上高一〇億ドルの夢は「全従業員の頭に刻まれたビジョン」だった。

第一申請者として承認申請をおこなう業務は、ランバクシーの内部でジェイ・デシュムクが監督していた。彼は痩身で皮肉っぽい知的財産専門弁護士だ。さかのぼること一九九八年、アメリカのシンシナティで時間を持て余していた若き弁護士のデシュムクは、アメリカ特許商標庁が発行する『ジャーナル・オブ・ザ・パテント・アンド・トレードマーク・オフィス・ソサエティ』誌に驚くべき求人広告を見つけた。ランバクシーが特許弁護士を探していたのだ。「インドの企業が特許弁護士を募集しているのは見たことがありませんでした」と、デシュムクは当時を思い出して述べている。彼は気まぐれに応募してみた。

インド生まれで化学工学の教育を受けたデシュムクは、ランバクシーで働くことに興味をそそられた。先見の明のある代表取締役のパルビンダー・シン博士に会ってみると、興味はさらに増した。パルビンダーについては、「ずば抜けて頭が切れ、魅力的」という印象を抱いた。最終的に、デシュムクはランバクシーで仕事に就き、給料は二倍になった。彼の若い一家は、ニュージャージー州プリンストンに引っ越した。これはすばらしい転職のようだったが、何よりデシュムクは新しい仕事について、「故郷に帰るようなもので、インドに貢献する仕事」と見なしていた。

ところが、インドの企業文化をほとんど知らなかったデシュムクは、転職してすぐさま、自分が「きわめて家父長的な」環境にいることに気づいた。「上司は父親であり、つねに正しい」とされていたのだ。デシュムクは、さっそく上司とぶつかった。ランバクシーに入社して一年もしないうちに、彼はパルビンダーとの面会を要求し、当時CEOだったD・S・ブラーの直属に変えてほしいと求めた。

パルビンダーは承諾した。こうすることで、デシュムクは社内における将来の役割を固めた。というのも、ブラーは一年後に代表取締役になったからだ。デシュムクにリピトールの後発品を狙うよう促したのは、ブラーだった。

社内では、リピトールの後発品の探求は、単なる並の商業的試みではなかった。デシュムクはこう語っている。「この薬の魅力は抗いがたいものでした。一糸まとわぬ姿でたたずむ妻以外の美女といった感じです。男はとてもノーとは言えません。惹きつけられないわけがないでしょう?」

二〇〇二年一〇月九日、ランバクシーが「医薬品簡略承認申請七六－四七七」を提出してから二カ月近くが経ったあと、FDAは最初に電話で、次に公式書簡で沈黙を破った。これで、ランバクシーは確かに第一申請者だとわかった。そして、アトルバスタチン、すなわちランバクシーによるリピトールの後発品の承認申請は、これから審査されるという。

このニュースを受けて、社内は喜びに沸いた。ちなみに、ランバクシーがアトルバスタチンの承認申請をおこなったとき、FDAの駐車場は空っぽだった。なぜなら、ランバクシーは競争相手よりははるかに先んじていたからだ。これで、後発品として史上最大の成功を得る道が開かれた。もっとも、数々の大きな障害がまだ残っていた。まず、FDAの審査官たちから、承認申請書の科学的データは価値があると判断される必要があった。すなわち、ランバクシーの後発品から、リピトールと同じ量の有効成分が患者の血液中に放出されることが試験データで示されていて、FDAに満足してもらえなければならない。そのあとランバクシーは、ファイザーに大勢いる特許弁護士の攻撃を切り抜けることが必要だった。彼らはリピトールの関連特許の周辺を見張り、この薬を何年にもわたって守ってきた。要するにランバクシーは、世界最大の医薬品市場で、入念な作戦に基づいて行動し、精査に耐えなければならないのだ。

理論的には、すべての製薬企業が厳密な一連の「適正製造基準（GMP）」に従わなければならなかった。だが、品質より利益を重視する企業にとって、急場をしのぐ術(すべ)や近道はいろいろあった。デシュムクは、第一申請者になると六カ月間の独占権が与えられるという報奨的な仕組みが、一番に承認申請をおこなうだけでなく、その申請を死守しなければならないという「開拓時代のアメリカ西部」のような環境を生み出していることを認めた。この強いインセンティブ——第一申請者となり、一位を明け渡さないこと——によって、ランバクシーは厳しい選択を迫られることになった。ディネシュ・タクールが入社するわずか数カ月前のことだ。

二〇〇三年五月、ランバクシーの最高幹部たちが、フロリダ州ボカラトンにあるホテルの会議室に集まった。本来は定例の事業運営会議がおこなわれるはずだった。CEOのD・S・ブラーが、インド人（シーク教徒）の伝統的な衣装であるターバンを巻いた姿で議長を務めた。出席者のなかには、タクールをスカウトした研究開発センター所長のラシミ・バーバイヤ、それに社長〔訳注：CEOより下の役職〕のブライアン・テンペストの顔もある。議論はすぐさま、ある話題で占められた。このところ、社内のメールではもっぱらその問題が取り上げられており、極秘の報告書が作成されていたのだ。報告書の内容を知らされていたのは、この会議室にいるメンバーだけだった。

三カ月前、ランバクシーはソトレット（一般名：イソトレチノイン、日本未承認）という薬をアメリカで発売した。それは、スイスの製薬大手ロシュが作っているニキビ治療薬アキュテインの後発品だ。ソトレットはアメリカの患者が入手できる初めてのアキュテインの低価格版だったので、みるみる市場シェアを獲得し、一〇年以内に世界の売上高五〇億ドルを達成するというランバクシーのより大きな目標に向けた、さらなる重要な一歩となった。

だが、この会議のわずか数日前、ランバクシーは収益性の高いソトレットの販売を一時停止した。アメリカの規制当局には、ソトレットの四〇ミリグラムカプセルから有効成分が溶け出す速度に「低下傾向」が見られたため、原因究明が終わるまで三つのロットを市場から一時的に回収すると報告した。だが、これは嘘だった。ソトレットの抜き取り検査をしてみると、製剤に問題が生じていることがわかったのだ。FDAが定めた規則のもとでは、ランバクシーに与えられた選択肢は一つしかなかった。それは、規制当局に事実をすべて開示してソトレットをリコールし、実験室に戻ってソトレットが十分に溶け出すようになるまで再検討を試みることだ。

ただし、それはほかに選択の余地がなければの話だった。「マリックを呼べ」。ブラーは部下たちをにらみつけ、鋭い口調で命じた。一人があわてて会議室を飛び出し、マリックのもとに向かった。ランバクシー製剤開発・薬事責任者のラジブ・マリックは、抜け目がなく威勢のいいプロセス化学者で、脱出芸の名人だった奇術師フーディーニになぞらえて、周囲から後発品業界のフーディーニと見なされていた。医薬品のリバースエンジニアリング技術でマリックの右に出る者はなく、彼はどんなものでも、いかようにも生まれ変わらせる方法を知っているようだった。問題から脱出できる方法があるとすれば、マリックならそれを見つけ出せるはずだ。

だが、ランバクシーに一八年在籍しており、いつもは陽気なマリックも、その日、会議室に入ってきたときは不安そうだった。マリックは、ソトレットの開発で実験室での取り組みを主導してきた。そして今は役員たちから、この事態を早急に打開することを求められている。彼らの焦燥感が伝わってきた。

マリックは会議室の面々にこう述べた。「これはすぐに解決できる問題ではありません。私は魔法の杖を持っているわけではないのです」

見るからに不満げな役員たちに向かって、マリックは自らが統率してきたソトレットの苦難の開発史をあらためて要約した。五年以上、費用を投じて実験を続けてきたにもかかわらず、ランバクシーの化学者たちは、この薬を適切に溶け出させることができていなかった。ソトレットは、ゼラチンの皮膜で中身——薬（有効成分）の粒子が液体中に分散している懸濁液（けんだくえき）——を包んだソフトカプセルで、薬の粒子サイズを調整するのが難しかったのだ。

FDAの承認を取得するために試験したバッチは、適切に制御した環境で製造されたもので、最終的に先発品とよく似た溶け出し方を示した。ところが、商業用の大規模なバッチを得るために製造プロセスをスケールアップすると、不純物の量が急に増え、薬が適切に溶け出さなくなった。マリックは、柔らかなゼラチンが酸素に触れると、何らかの反応が引き起こされて薬の溶出に影響するのではないかという作業仮説を説明し、次のような考えを示した。問題の解決法を見つけ出すには時間がかかるだろう。だから当面、この薬を販売中止にすることが必要だと思われる。

「ソトレットの販売を再開できるようになるまで、どれだけ時間がかかるかわかりません」と、マリックは役員たちに述べた。

彼は、会議室の誰もがすでに知っていることについては口にしなかった。実は、たとえ完璧に製剤化したとしても、この薬には特有の危険があったのだ。たとえば、妊婦が服用した場合に先天異常や流産を引き起こしたり、この薬を服用した患者——その多くはティーンエイジャー——で自殺傾向を引き起こしたりする恐れがあった。そこでFDAは、こうした副作用の情報を黒枠で囲んで示す、警告のなかで最も強い「黒枠警告」を薬のラベルに記載して患者に注意を喚起するよう指示していた。この薬の先発品は、ある下院議員の息子が、それを服用していたときに自殺したことから、議会の公聴会で取り上げられたことがある。この薬の使用を制限するため、FDAは製薬企業に売上高、使用期限、廃棄の情報をすべて報告するよう指示していた。危険な薬だからこそ、注意と透明性が求められたのだ。

このような状況を考えれば、FDAの規則により、ランバクシーの役員たちは、この薬を市場から撤退させ、不具合が修正されるまで製造を中止しなければならないはずだった。だが熱を帯びた議論は、商業的プレッシャーという点に絶えず戻った。ランバクシーがつまずいたら、すぐ後ろには、ライバル企業が自社製の後発品を発売しようと、手ぐすね引いて待っているだろう。この薬を販売しないことにすれば、ランバクシーの利益が台無しになってしまう。

マリックはテーブルを見回した。のちに彼は、役員たちの思考に「不合理な考え」が見て取れたと語っている。会議室のテーブルを囲んだ役員たちは、厳しい選択を突きつけられた。販売を中止すれば、ランバクシーの利益目標を断念することになる。一方、規制当局にさらなる情報を開示しないまま販売を続ければ、患者を危険にさらし、FDAの規則に違反することになる。

しかし結局、利益の追求が優先された。彼らは、解決策を探るため実験に戻るにせよ、販売を続けることを選び、問題を規制当局に知らせないことにした。数年後に元CEOのブラーは、ボカラトンでの会議はよく思い出せないとしたうえで、次のように語った。ランバクシーでの在職期間中に「いつだろうと、どこでだろうと、役員の誰かが、市場に早く出すために所定のプロセスや手続きを省くべきだなどと発言するのは聞いたことがありません」。そして、さらにこう続けた。「アメリカでまずい事態になりかねないことは、いつだってとても怖くてできませんでしたよ。そのような意識で、社内では厳格な検査をしていました」

だが実際には、ソトレットをめぐる会議が終わってほどなく、役員たちはランバクシーのニキビ治療薬の欠陥について「ソトレット——調査報告書」という文書にまとめた。その後、薬事担当副社長のアバ・パントはそれを、ニュージャージー州にあるアメリカ本社の自分のオフィスにしまい込んだ。報告書の表紙には、太字でこう書かれていた。「**けっしてＦＤＡに渡してはならない**」

第3章 富裕層向けスラム街

2003年 夏

インド、グルガオン

もしグローバル化に本拠地があるという言い方ができるのなら、それはおそらくインドのグルガオン（グルグラム）だろう。この都市全体が、『フォーチュン』誌の世界企業五〇〇社番付に入る企業のアウトソーシング活動によって築かれた。グルガオンはニューデリーの南西わずか約三〇キロの場所にある。二〇年前は、美しいアラバリ山脈の麓に位置する、森に囲まれた活気のない農業の町だった。だが、グローバル多国籍企業が事務管理などのバックオフィス機能をインドに移そうとしたことで、開発業者（ディベロッパー）はチャンスの到来を感じ取った。原野にオフィスタワーが林立し、「サイバーシティ」・アンド・ゴルフコース」という名の道路が建設された。あれよという間（ま）に、グルガオンは「ミレニアム・シティ」として知られるようになった。

グルガオンのそびえ立つビル群にはグローバル資本主義が入り込み、アクセンチュア、モトローラ、IBM、ヒューレット・パッカードといった多くの企業が、新たに入手したビルに自社のロゴを掲げた。続いて何千何万もの人や車が入ってきて、たくさんのショッピングモールができた。なお、こうした動きを後押ししたのがハリヤーナー州都市開発局だが、この部局には、開発業者を歓迎する以外に何も都市計画がないようだった。ランバクシーも、美化が図られ、警備の行き届いた商工業地域に研究本部を構えた。

グルガオンが建設ブームに沸いていた時期、制約は何もないに等しく、インフラの整備計画もほとんどなかった。水処理設備や下水道、地下鉄の駅、送電線が、ビル群ができたあとになって間に合わせで作られ、インフラの整備が需要に追いつかなかった。企業の駐在員や裕福な従業員は、減少していく水や電力の奪い合いを余儀なくされた。彼らは電力のほとんどを法外な値段で個人的に購入していたが、電力の供給にはディーゼル発電機が用いられたので、大気汚染がますますひどくなった。渋滞したデコボコ道では、ロバや豚が運転手付きのタウンカー［訳注：運転席と客席が仕切られた車］のあいだを歩き回っていた。州当局は、水を求める個人や企業が多くの井戸を掘削しているせいもあって地下水面が急速に下がっており、二〇年以内に地下水はすっかり枯れてしまうだろうと予測していた。インドはグルガオンを、二一世紀経済におけるインドの中心的な役割を示す模範にしようとしていた。一方、イギリス放送協会（BBC）はグルガオンのことを「富裕層向けスラム街」だと指摘した。

それでもグルガオンは、さまざまな企業やその従業員にとって、ぜひとも目指したい場所だった。二〇〇三年夏、タクールの家族はグルガオンの門つきの一軒家に落ち着いた。家の前には小さな守衛所があり、雇いの警備員が夜通し見張りをしてくれる。タクール家の住所そのものに、グルガオンの急速な発展ぶりが表れていた。彼らの住まいは、グルガオンで最初に築かれた地域を意味する「フェーズ1」にあったのだ。家には芝生の植わった庭があり、床は白いタイル張りで、ゆったりした娯楽室があった。グルガオンの送配電網に負荷がかかりすぎて停電が起きたときには、自家用ディーゼル発電機が起動した。タクールは地下に自分の仕事部屋を設けた。すぐ隣に息子イシャンの遊び場所があり、タクールが週末も仕事をしているあいだ、イシャンは子ども向けテレビ番組の『クリフォード』や『バーニー&フレンズ』のビデオを見ていた。

タクールはインド出身だが外国籍の市民として、インドに到着したらすぐ現地の警察に登録することになっていた。そこで、グルガオンの老朽化した警察署に出向き、ビザの要件を満たすために来署したと説明したところ、警察職員は当惑した表情を浮かべた。タクールは、警察署が果たすべきことについて教えてあげなければと思い、いったん帰宅して関連書類を印刷してから警察に戻り、職員にもっとくわしく説明した。法律を守ろうとしたこの行為は、ほとんど一日がかりとなった。

タクールは、手書きで記入され、あちこちに署名された新しい書類を手にして警察署をあとにしたが、返却しなければならない場合に備えて、それをラミネート加工した。インドでは、書類は大混乱をもたらす場合もあるが、それに対する防衛策になることもあるようだった。彼はのちに、しみじみと語っている。「私たちは、万一の際の保証を得るために山ほど書類を作ります。あとで何かが起こったとしても、記録があるというわけです。それは自分のどんな行動も正当化してくれる優れた仕組みですよ。要は、どこかに記録されていなければならないのです」

タクールは、インドでの生活につきものの問題に対して甘い認識を持っていたわけではない。だが、インドで暮らすために自らの倫理観を曲げることはすまいと決意した。それで彼は、秘密の合意、それもしばしば現金の受け渡しを伴う合意が多くの相互関係を支配する国にいても、規則を守ることにずっとこだわり続ける。タクールはランバクシーでの仕事に集中しているあいだ、インドの私企業は、肥大化して腐敗した公共部門とは一線を画していると確信し続けていた。そして、企業の効率性がインドを二一世紀へと押し上げるのに役立つと信じていた。

オートバイやトラック、タクシー、原動機付き三輪車（オートリクシャー）が、グルガオンの幹線道路であるメローリ＝グルガオン道路を疾走していた。沿道のあちこちで、果物を積んだ荷車をロバが引いており、羊や水牛も歩き回っていた。道端では何百もの人が、傷んだ防水シートの下で野営生活をしていた。

　脇道の引っ込んだ場所に位置する守衛所と電動式門扉の奥に、ランバクシー・ラボラトリーズの主要な研究開発センターがあった。建物への通路は、きちんと刈り込まれた低木や草木で縁取られていた。正面玄関を入ると、つややかな床の上方に、前最高経営責任者（CEO）パルビンダー・シンの肖像画がかかっていた。彼は四年前、がんのため五六歳で他界した。肖像画のパルビンダーは、白い顎髭を蓄え、豪華な深紅の垂れ布の下に腕組みをして座っている。頭にシーク教徒の白いターバンを巻き、ダークスーツの胸ポケットにターバンと色の合った白いチーフを挿して、顔には穏やかな笑みを浮かべていた。まるで、社内の出来事を見守って――自社の前途を祝福して――いるかのようだった。パルビンダーはランバクシーの創業者の息子で、インドの新聞では「明日を見た錬金術師」と呼ばれていた。パルビンダーの指導のもと、ランバクシーはグローバル企業に転換した。そのおかげで、タクールの新しい仕事が作り出されたのだ。

　タクールの使命は、研究情報・ポートフォリオマネジメント部長として、急速に拡充しつつあるグローバルな開発パイプライン（開発中の薬のラインアップ）に秩序と透明性を与えることだった。彼は情報設計者だったので、ランバクシーが持つデータの基盤作りを期待されていた。この新設された地位によって、タクールはランバクシーの広範な世界市場を明確に把握できる数少ない幹部の一人になった。彼はこの仕事に打ち込んだ。六人の部下を採用し、ポートフォリオ（事業や製品の組み合わせ）の分析・管理、つまりポートフォリオマネジメントの進め方を教育し、ランバクシーが世界の各地域用に製造している薬の状況を可視化できるように、エクセルの複雑なスプレッドシートを開発した。

タクールは、部下たちが帰宅してからも、会社に遅くまで残って仕事を続けることがよくあった。ときどき夕刻に、家族専属の運転手ビジェイ・クマールが、ソナールと幼いイシャンを連れてタクールを迎えにきた。家族が夜に帰宅するまでのあいだ、幼い息子は父親のオフィスにあるホワイトボードに落書きをしたり、誰もいない廊下を大喜びで駆け回ったりした。

ビジェイは、毎日メローリ＝グルガオン道路を車で通るしかなかったが、なるべく早くそこから出ようとした。道路は劣化が進んでいたうえ、交通渋滞が発生した。車が流れ始めたら始めたで、あたりは混乱状態になった。信号機はほとんどなく、交通標識はあっても無視されている。車線のラインは単なる参考にすぎず、注意を払う者はほとんどいない。日が暮れると、穴ぼこ、乏しい街灯、歩き回る水牛のせいで、その幹線道路はどうしようもないほど危険な場所になった。

ビジェイは前年の夏に、初めてタクールに会った。タクールが、面接を受けるためランバクシーを訪れたときだ。二〇代初めだったビジェイはタクシー会社に勤めており、タクールを乗せていく仕事を任された。タクールは、グルガオンの恐ろしく危険な道路を運転するビジェイの技術だけでなく、彼の物静かで信頼できる振る舞いにも好印象を受けた。そこで、インドに戻ってきたとき、ビジェイを家族のお抱え運転手として雇った。それは、かろうじて生きていける程度の生活をしてきた農家出身の若者にとって、大きな出世だった。

採用されてから数カ月が経ったある日の夜遅く、ビジェイはランバクシーでタクールを乗せると、ふたたびメローリ＝グルガオン道路に入った。この暗い幹線道路では、オートバイやトラックが周囲を猛スピードで走っていた。突然、前方の車が、道路上のごみの山らしきものをよけようとハンドルを切った。ビジェイが近くまで車を走らせていくと、それは男性の動かない体だとわかった。

ほかの大多数のドライバーと同じく、ビジェイはその男性を無視して通り過ぎることが最も賢明で最も安全だと考えた。だが、ほかの車がこの男性をよけて通っていくなか、タクールは車を止めるようビジェイに命じた。ビジェイは、このまま行かせてほしいと訴えたが、タクールは聞き入れなかった。そして車を路肩に止めさせ、ビジェイと車を降りた。周囲の車の流れが切れた暗い路上で、二人は倒れている男性に近づいた。男性は生きていたが酔っぱらっており、頭から血を流している。二人はやっとのことで男性を安全な場所に運んだ。それは常軌を逸した救助活動であり、ほとんどのインド人がわきまえている安全運転——そして自己防衛的な生き方——の掟をことごとく破る行為だった。はっきり言えば、見て見ぬ振りをして車を走らせ続けるべきで、見知らぬ人を進んで助けることなど、もってのほかなのだ。そんなことをしても、いいことなど何もない。むしろ、そのような救助活動は、もろもろの悪い結果を招く可能性が高かった。

だがタクールとしては、男性を道路から救出しただけでは十分ではなかった。彼は、どちらかと言えば用心深く腰の重い傍観者タイプだったが、それとは逆の性質も持っていた。どんな結果が起こるかにはかまわず、いったん取りかかったことは根気よくやり抜こうとするのだ。タクールはビジェイに、一ブロック半離れたところにある地元の病院に男性を連れていくと言い張った。

ビジェイにしてみれば、男性を道路から運び出すことは、それまでに引き受けた仕事のなかでも、かなり奇妙なものだった。この男が死のうが生きようが知ったことではないのに、なぜ助けたりするのだろう？　男性を運び込んだ病院では、職員たちに驚かれた。彼らはビジェイと同じ意見のようで、タクールが治療費を先払いしないのなら男性の手当てはしないと言って譲らなかった。タクールは財布から七〇〇〇ルピー（約一四〇ドル、たいそうな額でビジェイの週給の二倍）を抜き取り、名刺を残して立ち去った。匿名で助けることは考えもしなかった。ビジェイには、新しい主人が人助けに関して不思議なアメリカ流の考えを持っているように見えた。さて、それでどうなったかと言えば、この若い運転手が的確に予見したとおり、ありがたくない結果がもたらされた。

翌日、警官がランバクシーに現れ、男性を車でひいたとしてタクールを責めた。そもそもタクールが何も悪いことをしていないのなら、なぜ男性を救うためにそんな大金を支払ったのか？　タクールは人事部に電話をかけ、この件を処理してくれるように指示した。警官は、しまいには帰っていった。だがタクールから見れば、それは警官に金を渡して、これ以上の取り調べを迫られないようにしてもらったということに、ほぼ相違なかった。

インドでは、「当局」の目に留まると、まずろくなことはない。利他的な行為は、えてして不審な目で見られた。もしタクールが、潤沢な資産を持ち、容疑を消してもらうための金を支払える企業で働いていなかったら、あの警官との対立はどんな結果になっただろうか？　インドでは、企業は王様だったが、個人は使い捨てのように扱われがちだった。この一件があってから、タクールは、インドへ帰ってくるという決断がはたして正しかったのかと不安に駆られた。しかし、胸にわだかまる疑念は、ランバクシーで催された特別な行事によって、ほどなく消し去られることになった。

二〇〇三年一一月二一日、ランバクシーの企業広報部長パレシュ・チョードリーは、アメリカ合衆国シークレットサービスの職員たちがランバクシーの本社にやって来て、各部屋をまんべんなく見て歩き、屋上に狙撃手を配置するのを驚嘆しながら眺めていた。この日、アメリカの前大統領ビル・クリントンが、ランバクシーとインドの後発品企業の二社を訪問することになっていた。目的は、これらの企業が、アフリカとカリブ海諸国向けの抗エイズウイルス（ＨＩＶ）薬の製造計画に合意したことに対し、公式の謝意を表明するためだ。それらの薬は、患者一人につき一日あたり三八セントで販売される。この価格は、対応する先発品のなかで最も低価格の薬と比べても、約七五パーセント安かった。この費用はアメリカの納税者が負担することになるが、この取引を成立させたのはウィリアム・ジェファーソン・クリントン財団だった。

チョードリーは勤勉な性格で斬新な発想をする人間だったが、アメリカの大統領経験者が出席する行事の段取りを担当することになろうとは夢にも思わなかった。しかもその人物が、インド人にとりわけ愛されているビル・クリントンとは夢のまた夢ではないか。クリントンは任期中の二〇〇〇年三月末にインドを訪問した。アメリカ大統領のインド訪問は二二年ぶりか、それ以上だ。クリントンはこの訪問のおりに、エイズなどの病気と闘うためにアメリカとインドの協力が必要だと強調していた。クリントンのインドに対する情熱は、単なる形式的なものではなかった。二万人の死者を出したグジャラート州の壊滅的な地震から三カ月後の二〇〇一年四月、クリントンはインドを再訪した。破壊された村を復興するため、自らが委員長を務めるアメリカインド財団を通じて数百万ドルを集めた。そして、自分を崇拝する群衆に、こう明言した。「一生のうちに、またインドに来るつもりです」

クリントンは今、エイズとの闘いでインドとアメリカを団結させるという誓いを果たすべく、インドに戻ってきた。四年間で三回目の来訪だ。チョードリーは、ほぼ二週間ぶっ通しで準備にかかりきりとなり、シークレットサービス職員、名簿、訪問に立ち会う従業員の名札、提供する食事の内容、クリントンの訪問ルート、クリントンを出迎える担当者などの細々としたことの調整で、目が回るほど忙しい日々を過ごした。だがクリントンの訪問は、願ってもない宣伝効果をもたらす可能性があった。チョードリーがよくわかっていたように、ランバクシーで一生働いても、こんなチャンスは二度とない。

チョードリーは長年、国際的なジャーナリストたちをランバクシーに招待してきた。彼らにランバクシーの研究施設や最新の製造設備を案内し、新規化学物質を開発するための骨の折れる努力について説明した。だがジャーナリストたちの反応は、おおむね同じだった。「どうもありがとうございました。知りたいと思うことがあれば、また連絡します」。そして、それきり何も言ってこない。

チョードリーが気づいていたように、彼は低価格とは低品質と同じだという一般に広まっている思い込みにぶつかっていた。インドの後発品企業――全体として、新薬（先発品）を新しく作り出すことはほとんどおこなわず、既存の先発品と同等の薬を作る――は、世界中で詐欺師や模倣者だと見なされていた。アフリカですら、インド製医薬品の評価は低かった。カメルーンでは、医師たちがインド製の薬を「ピピ・ド・シャ（猫のおしっこ）」と呼んだ。だが二〇〇一年、九・一一の同時多発テロに続いて炭疽菌事件が起きたころ、状況はランバクシーにとって有利な方向に動き始めた。ドイツの製薬大手バイエルは、シプロフロキサシン――炭疽菌感染症に有効な数少ない治療薬の一つである抗菌薬――を、一錠あたりほぼ二ドルで販売するとアメリカ政府に提案した。一方、ランバクシーの後発品の価格は、その五分の一だったのだ。「バイエルと、アメリカ合衆国およびワシントンのロビイストたちは、当社を『偽の企業』呼ばわりしようと躍起になりました」とチョードリーは述べている。結局のところ、このときは特許の壁が厚く、アメリカ政府はランバクシーの後発品を購入できなかったが、今日の行事でついに流れが変われば、とチョードリーは願った。

濃色のスーツに深紅のネクタイ姿のクリントンがスライディングドアを通って歩いてきたとき、チョードリーも、最初に歓迎の手を差し伸べたランバクシーの従業員たちに交じっていた。ロビーにいたほかの従業員たちは、みな最高のスーツを着て身を乗り出しており、前大統領の言葉を心待ちにしているどの顔にも不安と興奮が表れていた。

従業員たちがクリントンの講演をぜひ聴こうと講堂に集まっていたが、そこにはチョードリーがずっと追いかけてきた報道関係者の姿も多く見られた。タクールは最前列の席を確保した。クリントンはランバクシーのCEOであるD・S・ブラーと肩を並べて立っており、ブラーは黒いターバンと黒っぽいスーツに身を包み、しわ一つないきれいな白いワイシャツに柄物のネクタイを締めている。彼はパルビンダー・シン亡きあとランバクシーのCEOに任命され、プロの経営者として迎えられていた。ブラーのCEO就任は、同族経営企業にとって画期的な出来事と見なされた。

クリントンは今回の訪問について、インドの後発品企業――ランバクシー、シプラ、マトリックス・ラボラトリーズなど――が、きわめて安い抗HIV薬の製造を引き受けてくれたことに感謝する目的で訪れたのだと説明した。「これらの企業の功績を、ここで認めることはきわめて重要です。なぜなら、彼らはわれわれを根本的に信頼してくれたからです」と、クリントンは集(つど)った聴衆に語りかけた。「そして続けて、これらの企業の努力で「アメリカはほかの国々と協力できるようになり、それらの国に、エイズの治療が現実味のある選択肢、手の届く選択肢なのだと納得してもらえるようになったのです」

と述べた。

次はブラーの番だった。「これらの薬は、大量の注文を受けたときに限って安価で提供できます。ですから、エイズでひどく苦しめられている国は、まとめ買いを申し出ていただかなくてはなりません。今回の合意は、クリントン財団があいだに入って、苦しんでいる国々と薬の製造者を引き合わせてくださったおかげで、初めて実現したのです」

講演のあと、クリントンは群衆のなかに分け入っていき、タクールは握手の機会を得た。

クリントンの来訪では、チョードリーが望んだことがすべてかなっただけでなく、それ以上の収穫があった。そのときを境に、ランバクシーの売り上げが伸び、評判が高まっていったのだ。「当社は企業として名声を得ました」と、チョードリーは当時を振り返って述べている。ランバクシーは欧米市場に打って出る構えだった。チョードリーは、そのときの気持ちを次のように言い表した。「当社のすべての製品を投じれば、アメリカで製薬大手をたたきのめすことができます。それは人類にとってよいことですし、政府にとっても、国民にとってもよいことです。いったい全体、なぜ、われわれを阻止しなければならないのでしょう？」

クリントンの訪問は、後発品業界全体にとって後押しとなった。それ以前には、世界のさまざまな政府が人口の高齢化、エイズの蔓延、医薬品価格の高騰に直面していた。これらの国は、どうやって患者たちを治療できるのか？　クリントンは、それらの政府に一つの解決策を示したのだ。インドの製薬企業は、正義の味方のように見えた。ランバクシーで次にCEOとなるブライアン・テンペスト博士は、その後「ガーディアン」紙にこう語っている。「われわれはエイズの治療薬を安く売って大きな利益を得ているわけではありません……これは本当に社会的責任からおこなっているのです。なぜなら、われわれは途上国世界に本拠を置いていますし、それらすべての問題は目の前にありますから」

これらの企業が格安の抗ＨＩＶ薬を販売して利益を得られるかどうかはともかく、クリントンはインド製の後発品を保証した。彼の訪問によって、新たなビジネスチャンスと利益が生まれる可能性が全世界で広がった。クリントンはインド訪問の残りの日程で、西部のゴア州にある後発品大手シプラの工場まで足を延ばし、庭に松の木を植えた。これはシプラの伝説的な会長のユスフ・ハミードが始めた伝統で、重要な訪問者が植樹をおこなうのだ。ワシントンＤＣに腕利きのロビイストを抱えているわけではない企業にとって、クリントンの訪問は貴重な助けとなった。ハミードはのちに、こう説明している。「これまで、私どもの人道支援活動が弊社の広報の役割を果たしてきました。今では、どの扉も開かれています」

ランバクシーを訪問したあと、クリントンはこの機会を利用して古都アグラに向かい、一七世紀にムガル帝国の皇帝が亡き妃のために建てた白大理石の霊廟であるタージマハルを見学した。現地でクリントンは、見学ルールに従って、この墓廟のはずれと入口の門を結ぶ電動バスに乗り込んだ。世界遺産を大気汚染から守るため、観光客はそうすることが義務づけられている。ところが、ホテルへの帰り道で電動バスが止まってしまい、前大統領は残りの距離を歩かなければならなくなった。目を見張るような儀式やすばらしいもてなしを誇りとする国において、この失態は国際的な恥さらしになりかねなかった——それは、輝かしい外観の下に、この国の古い壊れたインフラが依然として潜んでいることを暗示していた。

第4章 品質という名の言語

2000年2月25日

アメリカ、ルイジアナ州ニューイベリア

ホセ・ヘルナンデスは空気の匂いを嗅いだ。この四三歳のFDA査察官はK&Kシーフーズ蟹加工工場の奥へと入っていったが、この工場には食欲をそそるようなところが少しもなかった。アメリカの「連邦食品・医薬品・化粧品法」に基づいて定められている規則に照らし、ヘルナンデスの頭にはピンとくるものがあった。工場の内部を見つめていると、関連するページが頭に浮かんできた。それは魚類と水産品の「危害要因分析に基づく重要管理点方式」、すなわち連邦規則集第二一巻一二三条六項bで、食品製造工程の衛生管理について規定している。

だが、法律よりもヘルナンデスの鼻が、非常に厄介な事態を感知していた。この臭気はいったい何だ？　それは、ラブラドールの愛犬リビーを水浴びさせたあとの臭いを思い起こさせた――あの、皮膚までびしょ濡れになった犬の湿った毛の臭いを。「適正製造基準（GMP）」に従って操業することになっている水産加工工場でこんな臭いがするとは、よくない兆候だ。彼には、この工場が消費者に

とって安全ではない気がした。

ヘルナンデスは、頭髪は薄くなりつつあったが黒い口髭を蓄えており、眼鏡をかけ、引き締まったランナーの体型をしている。彼はFDAルイジアナ州ラファイエット駐在所の地区担当官だった。ここは出先機関で、職員は四人しかいない。ヘルナンデスの仕事は、バッジをつけたFDA査察官として、担当地区内の水産加工工場と小規模な医療センターを査察することだ。彼は四万五〇〇〇ドルの年収で、妻と四人の子どもを養っていた。FDAの事務所にはラップトップコンピュータがなかったので、査察中は手書きでメモを取り、事務所でたった一台しかないデスクトップコンピュータを予約してメモを清書した。水産加工工場の査察に出向くときは、つなぎを着てゴムの長靴を履いた。

査察官というのは、みながやりたがる職ではないかもしれないが、ヘルナンデスはこの仕事でうまくやっていた。そして、FDAのなかでも切れ者で直観力があり、エネルギッシュな査察官だという評価を獲得し始めていた。彼は五〇〇平方メートル近くあるだだっ広い家に住んでおり、その家を丹念にリフォームし続けていた。大工仕事の職人技を教えてくれたのは祖父で、プエルトリコにいたヘルナンデスの養育を助けてくれたのも祖父だった。ヘルナンデスはプエルトリコ最大の都市サン・フアンにあるインター・アメリカン大学を卒業し、一九八七年に一般職の査察官としてFDAで働き始めた。特に立派な学位を持っていたわけではないが、彼は機械に強かった。物事がどうやってしっくり組み合わさるのかを知っており、うまく噛み合っていないときには、それを見分けることができたのだ。ヘルナンデスは、事実を難なく組み立てて記憶することができた。それに、何かがおかしいときには、それを嗅ぎ当てる鋭い感覚も持っていた。

ヘルナンデスは気分転換に家を修理し、時間があれば子どもたちをキャンプに連れていった。それでも、頭が休むことはけっしてなかった。頭は絶えず、「連邦食品・医薬品・化粧品法」に基づく連邦規則集第二一巻（食品および医薬品に関する規則）のあちこちをめぐっていたのだ。彼はこれらの規則を生き字引のように熟知していたが、いつでも読み返せるように、連邦規則集の印刷版を手元に置いていた。それはヘルナンデスにとって聖書だった。彼の説明はこうだ。「礼拝で三〇年間説教をおこなっている者でも、いつだって聖書に戻ります。私は記憶に頼って答えようとしたことはありません。当てずっぽうで答えようとしたこともないですね。なにしろ、規則がない限り、誰にせよ規則違反に問うことはできませんから」

ヘルナンデスは、査察から浮かび上がる数々のパターン――工場で目に見える作業の流れと目に見えない企み、自分が見たものと規則に明記されていることとの関係――について、じっくり考えた。彼はふだん、ペットボトルから水を飲むといった日常の活動をするとき、それに関連する規則を朗読していた。たとえば、ボトル入りの水に関する規則が書かれているのは連邦規則集第二一巻一六五条一一〇項だ。一方、ボトルは別の条項によって規制される（連邦規則集第二一巻一二五〇条四〇項）。ヘルナンデスは査察をパズルと見なしており、足りないピースをつねに探そうとした。

ＦＤＡの規制のもとでは、ヘルナンデスがバッジを見せさえすれば、ＦＤＡの規制を受けるどの製造施設も、工場および敷地のすべてに立ち入りを許可しなければならなかった。彼は、査察の事前通知を出したことはない――そうする義務などなかったからだ。ＦＤＡ査察官の受け入れを拒否しようものなら、工場は操業停止の処分を受ける可能性がある。ヘルナンデスは、徹底的な調査に必要だと思う限り、いくらでも長く滞在した。ということで、査察は一日ですむこともあれば、二週間に及ぶこともあった。どの査察でも、工場の外周部をドライブして全体の景色を見渡すことから始めた。彼はそれを、まずカメラの広角レンズを通して見るようなものだと思っていた。そうすることで、今度は重要な対象に的を絞ることができる。K&Kシーフーズについては、何をすべきなのか、はっきりとわかっていた。査察官が最も来そうにないと思われている時間、おそらくは最も来てほしくない時間に、もう一度戻って調査をするのだ。蟹の調理は夜におこなわれる。ヘルナンデスは、こう述べている。「証拠を固めたければ、コトが起きているときに、現場に居合わせる必要があります」

ヘルナンデスは、ひとまず帰宅して夕食をすませた。そして、子どもたちが寝静まってから夜の九時に工場に戻り、不機嫌な顔の従業員に、なかに通してもらった。このとき、濡れた犬のような臭気はいっそう強くなっていた。ヘルナンデスが臭いをたどって工場の裏手に回ると、小さなキッチンがあり、コンロにかけた平鍋に肉片が入っていた——犬の肉だった［訳注：アメリカの多くの州では、犬の食用消費は二〇一八年まで違法ではなかった］。キッチンを出て工場の作業場に向かうと、生きた蟹を調理している男が、作業をしながら犬の肉をモグモグと食べていた。ヘルナンデスは、この従業員が連邦規則集第二一巻一一〇条一〇項b八に違反している現場を押さえたわけだが、この条項は、どちらかと言えば控えめな表現で述べられている。「食品が加工されている場所での飲食は許されない」

FDAの規則は範囲が狭く、はっきり限定されている。その男がクラッカーを食べていようと犬の腿肉をかじっていようと、違いはない。ヘルナンデスがどう思うかも、重要ではない。何かが特別に嫌悪感を催させるからといって、罰を重くすることはできないのだ。

K&Kシーフーズの蟹肉工場は、ちょっと立ち入っただけでも不快な臭いがしていたので、誰だろうと疑いを抱いたかもしれない。だがヘルナンデスには、誰の目にも明らかな糸口を積極的に追っていくだけではなく、汚点のなさそうな製造工場の表面下に隠れているものを見破る才能があった。彼はそれを、ルイジアナ州アビタ・スプリングにあるシャーマン・ファーマシューティカルズの工場査察で証明した。そこはコンタクトレンズ用の装着液と、眼科が処方する点眼剤を作っている工場だ。一九九四年、ヘルナンデスは二人の研修生を連れて工場の査察にやって来た。この工場は七カ月前に査察を受けており、そのときは問題を指摘されることもなく査察を乗り切っていた。

査察の対象は、工場とその敷地だ。そこでいつものように、ヘルナンデスは敷地から査察を始め、外側から内側へと進んでいった。工場を囲む森を歩いていくと、遠方に、炭か何かの山がくすぶっているのに気づいた。まるでバーベキュー用に何かを燃やしているかのようだ。ヘルナンデスは研修生の一人に棒を探してこさせ、残り火のあちこちをつつかせた。出てきたのは黒焦げになった薬の山だった。企業側が燃やしていたのだ。しかし、なぜだ？　査察官たちは、一部が燃えてしまった容器のロット番号を見分けることができた。番号から判断すると、薬の使用期限はまだ切れていなかった。「実際に問題のない製品を破壊することはありえない。とすると、このロットの残りはどうなったのだ？」。ヘルナンデスは不審に思った。最終的に、この企業が、異物混入により返品された薬を燃やしていたことがわかった。本来ならば原因を究明してFDAに報告する必要があるのに、企業側は証拠隠滅を図ったのだ。ヘルナンデスはこれらの規制違反を、査察の指摘事項を記載する「FDA四八三」という報告書にくわしく記入した。

FDAの査察官は、査察結果を三段階に分類する。「特段の措置は必要なし（NAI）」は、工場が査察に合格したことを意味する。「自主的な是正を望む（VAI）」は、工場が欠陥を正すよう期待されているということだ。そして最も深刻なのが「行政措置が必要（OAI）」だ。これは、工場が重大な違反を犯しており、是正措置を取らなければならないこと、そして、さもなければ罰せられるということを意味している。ヘルナンデスの注意深い査察により、K&Kシーフーズとシャーマン・ファーマシューティカルズはどちらもOAIを通知され、さらに厳しい処罰がくだされるリスクを背負い込んだ。

一九九五年、FDAはシャーマン・ファーマシューティカルズに、最も厳しい罰則である「申請データの完全性に関する方針(AIP)」を科した［訳注:AIPについては第15章を参照］。FDAがそのような制約を加えたケースは、これまでにわずか十数件しかない。この措置によって、同社の工場は厳密な監視下に置かれ、不正を働いていないことを証明しなければならなくなった。シャーマン・ファーマシューティカルズは、その後まもなく廃業した。ヘルナンデスは、この企業に同情を感じることはなかった――倒産について言えば、ほかの企業にもだが。物事を軽々しく受け止めたり、見て見ぬ振りをしたりすることは、ヘルナンデスがすべきことではない。

FDAは、あらゆる政府機関のなかでも特に重要な機能を担っている。その責務は、食品や医薬品、医療機器、ペットフード、獣医関連製品が安全に消費、使用できることを保証して、国民の健康を守ることだ。これによりFDAは、アメリカ経済の約五分の一――事実上、アメリカ国民が接したり消費したりするほとんどの製品――を規制している。広大な本部がメリーランド州シルバースプリングにあり、職員数は一万七〇〇〇人を超える。さらに、全米各地に二〇箇所の地区事務所があり、海外事務所も七箇所ある。

世の中の人が規制当局に対してどう思おうと――高潔な公僕だと思おうと、記録用紙を持って従業員が何回手を洗うか数えている迷惑な存在だと思おうと――、世界の評価において、FDAが究極の判断基準と見なされているのは間違いない。ＦＤＡとほとんどの諸外国の規制当局を対比させるとすれば、それは「ボーイングの最新モデルと中古自転車」を比べるようなものだ、と世界銀行のある上級保健専門官は述べている。

ＦＤＡが誇る評判の一部は、規制のやり方に由来する。ＦＤＡは、単にチェックリストで規制項目を確認したり、最終製品を精査したりするだけではない。製造プロセスのリスク（問題）分析に基づいて品質管理をおこなうという複雑な考え方（リスクベース・アプローチ）を取り入れており、要するに製造プロセスを精査するのだ。ＦＤＡの基準のもとでは、製造プロセスに欠陥があれば、製品にも欠陥があると見なされる。

ＦＤＡは製薬企業に、品質上の問題の再発を防止し、それを予防することを目的とした「是正措置および予防措置」という管理システムのもとで自己点検することを求めている。製薬大手のメルクは、この措置を実施して、品質に少しでも問題があれば、その製造バッチを廃棄することで知られていた。ＦＤＡのある元査察官は、次のように説明している。「真実を知るためには調べなければなりませんし、どうやって調べるのかを知っている人間がいなければなりません。［ですが、］ＦＤＡが調査を始めない限り、企業は調べたりしません」

ＦＤＡ査察官であるヘルナンデスの調査方法は、簡単なものに見えるかもしれない。なぜなら、それは匂いを嗅ぎ、見て、棒でつつくことだからだ。しかし彼は、一〇〇年以上をかけて確立されてきた概念や規制の知識で理論武装していた。そのような概念や規制は医薬品と食品のいずれにも関係しており、両方の分野で歩調を合わせて発展してきた。今日では、製造工場は、欠陥のある薬を森で燃やしてしまうのではなく、品質問題を開示して調査しなければならない。それに、工場の環境を管理（コントロール）

して汚染を防がなければならないので、従業員は蟹の缶詰を作りながら犬の肉を（さらに言えば、どんなものも）食べてはならない。コントロール、透明性、一貫性の概念は、「現行適正製造基準（ｃＧＭＰ）」の枠組みに入る。このｃＧＭＰは、食品加工や医薬品製造に適用される緻密な規制体系だ。

　そのような規制は、二〇世紀はじめには存在しなかった。「適正製造基準（ＧＭＰ）」という用語は、今でこそ世界中の製造施設に普及しているが、一九六二年に改正された「連邦食品・医薬品・化粧品法」に初めて取り入れられた。ｃＧＭＰは今日、薬の一つ一つが同一で、安全で、包装に記載されている量の有効成分が含まれていることを保証するために製造業者が満たすべき最低限の必要条件だと理解されている。これらの条件は、食品や医薬品の安全性をいかに保証するかという、何百年にもわたる論争を経て進化してきた。

　薬の品質は、それがどのように作られたかによって決まる、という考えをいち早く推進した人びとのなかに中世の呪医がいた。一〇二五年、ペルシャの哲学者イブン・シーナーは『医学典範』という百科事典を書き上げ、新しい調合薬を試験する七つの規則を提示した。そして実験をおこなう者に、物質の状態を変えると――たとえば、蜂蜜を温めたり、薬草のセイヨウオトギリソウを殺鼠（さっそ）剤の隣に置いたりすると――、治療の効果が変わる可能性があると注意を促した。

　中世の支配者たちは、薬の効果のばらつきが危険をもたらすことに気づいていただけでなく、食品や薬の商人が食用や治療用の原材料を粗悪な代替物に置き換えて客をだましたくなる衝動が、いかに大きいかということもわかっていた。一三世紀なかば、イギリスで「パンとビールの公定価格法」という法律が定められ、おがくずや麻といった食べられないものをパンに詰めることが禁じられた。一六世紀には、ヨーロッパ中の都市で薬の標準的な処方集が出版され始めた。このような書籍は「薬薬局方』を執筆するため、アメリカの一一人の医師がワシントンDCに集まった。この薬局方は、序文によれば、この国から「薬の調合に伴う不規則性および不確実性という弊害を取り除く」ために編纂（へんさん）された。

同年、フレデリック・アークムというドイツ人化学者が、『食品の混ぜ物処理および調理の毒物：パン、ビール、ワイン、蒸留酒、茶、コーヒー、クリーム、菓子、食酢、辛子、胡椒、チーズ、オリーブオイル、ピクルス、そのほか家庭で使われるものの不正な混ぜ物処理およびその検出方法』〔邦訳は水上茂樹訳（青空文庫所収）がある〕という長たらしい題名の本を出版して物議を醸した。アークムは食品工場を槍玉にあげ、オリーブオイルに鉛を加えたりビールにこっそりアヘンを加えたりするなど、加工食品に保存料などの食品添加物を使っているとして激しく非難したのだ。この専門書がヨーロッパやアメリカで広く読まれた結果、世間は食品の安全性や監視の必要性に目を向けるようになった。アメリカでは、一八六二年になってようやく「化学課」という小さな役所が作られ、農務省の地階に勤務していた職員たちが食品の混ぜ物工作について調査を始めた。この発足まもない組織が、のちにFDAへと姿を変えることになる。

一八八三年、インディアナ州の辺境地帯出身で顎の角張った几帳面なハーベイ・ワイリー博士が、この部署の責任者になった。三七歳のワイリーは、食品の安全性をひたむきに追求する姿勢から「正義の化学者」として知られていた。一八八〇年代から一八九〇年代にかけて、ワイリーは一連の異物混入禁止法を導入すべく議会に働きかけたが、失敗に終わった。だが一九〇二年には、ワイリーはしびれを切らした。彼は健康な若者を一二人集め、ホウ砂、ホルムアルデヒド、サリチル酸、亜硫酸、安息香酸といった一般的な食品保存料を摂取してもらった。若者たちは食事の席で腹を押さえ、嘔吐した。この尋常でない実験は、全米に一大センセーションを巻き起こした。ワイリーは実験を「衛生学上の食卓試験」と呼んだが、報道機関はこのチームを「毒摂取隊」と名づけた。こうして、憤りが食品の品質向上運動を勢いづけることになった。

そのころ、船員病院（のちの国立衛生研究所）の衛生研究室が、異なる公衆衛生上の危機に取り組んでいた。一九〇一年、伝染病のジフテリア——死に至ることもある細菌性の疾患——がセントルイスで勃発した。ジフテリアの治療法は、患者に抗毒素血清を注射することだ。この抗毒素血清は、馬の血液中で生産されていた。ところが同年一〇月、抗毒素の注射を受けた五歳の女の子が奇妙な症状を示した。顔や喉が痛みを伴う痙攣でゆがみ、数週間のうちにその子は亡くなった。実は、ジフテリアを治してくれるはずの抗毒素血清が破傷風を引き起こしたのだ。衛生研究室の職員が、抗毒素血清に破傷風菌が混入した原因を調べたところ、かつてはミルク運搬車を引いており、引退後に抗毒素血清の生産に用いられていたジムという馬が、数週間前に破傷風にかかっていたことがわかった。

セントルイス衛生局は一〇月はじめにこの馬が病気だと気づき、その後に殺処分した。だが衛生局の職員が、ジムの処分前に二回、八月と九月の終わりに採血をおこなっていた。八月に採取した血液に汚染はなかったが、血液の量が足りず、用意されたすべての注射用バイアルを満たせなかった。そこで、職員は残りのバイアルに九月の血液を入れたが、ラベルの表示を変更し損ねた。結果として、「八月」と表示されたバイアルの一部には、破傷風菌で汚染された九月の血液が入っており、それが一三人の子どもの命を奪うことになったのだ。

この事故を受けて、議会は一九〇二年に「生物製剤規制法」を成立させた。この法律は「ウイルス－毒素法」という名でも知られている。これによって、ワクチンなどの生物製剤の生産者は、厳密な表示基準に従うこと、そして生産業務を管理する科学者を雇用することが義務づけられた。また、この法律により、衛生研究室は査察を通じて生物製剤業界を規制する権限を与えられた。

そのころには、ジャーナリストたちが食品業界や製薬業界で横行していた悪しき慣習を暴き始めていた。一九〇五年、『コリアーズ・ウィークリー』誌に一一回にわたって連載された「アメリカの重大な欺瞞」という記事が、「咳止め」「鎮静効果のあるシロップ」「カタル用粉末薬」が治療の役に立たないばかりか命取りになることをすっぱ抜き、アメリカ国民を震撼させた。一九〇六年六月、議会はついに、化学者のハーベイ・ワイリーが数十年を費やしてロビー活動をおこなってきた法案を通過させた。この「食品・医薬品法」（通称「ワイリー法」）が成立したことによって、食品に危険な添加物を使うこと、そして製造業者が「誤った、あるいは誤解を招くような」表現を使うことや、不正表示医薬品や不良医薬品を販売することが禁じられた。さらに、『アメリカ薬局方』に収載された名称で販売される薬は、作用の強さ、品質、純度が、公表されている基準を満たす必要があった。もっとも、この法律は、その時代としてはたいしたものだったが、抜け道がいくつもあり、実効性が損なわれていた。たとえば、モルヒネのような有害物質でも、ラベルに表示すれば使用できたからだ。それに、この法律によって不正表示は犯罪だと規定されたが、販売業者に消費者をだます意図があったかどうかを証明する義務は、政府に課せられていた。詐欺師たちは偽の治療薬について、自分はその効果を本気で信じ込んでいたと主張することで、やすやすと起訴を免れた。

ＦＤＡは、一九三〇年に正式に発足した。一九三三年、ＦＤＡの職員たちが危険な食品や医薬品の展示会を開き、これらの製品を議会や公開イベントで陳列した。コレクションのなかには、使用した女性が失明したマスカラ、麻痺を引き起こす殺鼠剤入りの局所脱毛剤、性欲回復を謳っているが実際には致死性のラジウム中毒を起こす「レイディトール」というラジウム入り強壮剤などがあった。メディアはこの展示会を「アメリカの恐怖の部屋」と呼んだ。

数年後、議会は新しい食品・医薬品法案を提出した。だが、法案が成立へと向かったのは、別の悲劇が起きてからだ。一九三七年、エリキシール・スルファニルアミドという液状の抗菌薬を服用した患者が一〇七人、亡くなった。犠牲者の多くは子どもで、患者たちはひどく苦しんだ末に息絶えた。

娘を失って嘆き悲しむ母親が、娘の苦痛に満ちた最期を手紙につづってフランクリン・D・ルーズベルト大統領に送っている。「娘の小さな体があちこち寝返りを打つさまが目に浮かびますし、痛みのあまり上げる小さな悲鳴も聞こえてきます。どうか、幼い命を奪い、今夜の私のように多大な苦悩と暗い先行きを遺族に残す、そのような薬の販売を止める手立てを講じてくださいますよう切にお願い申しあげます」

スルファニルアミドは、レンサ球菌感染症の有効な治療薬だった。一九三二年に発見されて以来、医師はこの薬の錠剤や粉薬を患者に与えてきた。だが一九三七年、S・E・マッセンギルという製薬企業の薬剤部長が、小児用シロップを作るための調合法を考え出した。その方法では、スルファニルアミドをジエチレングリコールに溶かす必要があった――ジエチレングリコールは甘い味がするが、のちになって致命的な毒だとわかり、数十年後には不凍液の原料として使われることになる。FDAの職員たちは、マッセンギルの工場に立ち入り調査をしたとき、「いわゆる『管理』研究室は『エリキシール』の見た目、味、匂いをチェックしているだけ」で、毒性に関しては検査していないことに驚いた。ある職員は、「どうやら、この会社は単に薬物と薬物を混ぜ合わせ、爆発しなければ売りに出しているようだ」と報告している。この大惨事に驚いた議会は、「連邦食品・医薬品・化粧品法」

を一九三八年にようやく可決した。この法律により、農務長官は新薬の発売を認める権限を与えられた。そして、薬の製品を販売したいと考える企業は、薬の成分と製造プロセスを記載した申請書を提出することが義務づけられた。さらに、医薬品の製造方法、製造施設、および管理が適切であると農務長官を納得させられるような安全性試験の結果も、合わせて提出しなければならなくなった。

しかし、何をもって「適切」と判断できるのだろう？　この疑問が浮き彫りになった事件がある。一九四〇年一二月から一九四一年三月にかけて、スルファチアゾールという抗菌薬の錠剤を服用した三〇〇人近くの患者が、亡くなったり昏睡状態に陥ったりした。この薬はニューヨークのウィンスロップ・ケミカル・カンパニーが製造したもので、同社はＦＤＡに承認を申請したとき、「適切」な管理をおこなっていると主張していた。だが、ある製造バッチには、バルビツール酸系抗てんかん薬のルミナール（一般名：フェノバルビタール）が通常量の三倍も混入していた。そのせいで、この抗菌薬を飲んだ患者は、知らないうちに抗てんかん薬を過剰摂取させられていたのだ。ＦＤＡが調査したところ、ウィンスロップが抗菌薬と抗てんかん薬を同じ室内で製剤にしており、錠剤製造装置をしばしば交換していたことがわかった。この企業は、錠剤製造装置から何が出てくるのか説明できなかった――なぜなら、装置に何を投入したのかが、ほとんどわかっていない状態だったからだ。

この危機的な事件を受け、ＦＤＡの職員たちは、業界のあるコンサルタントと会合を持った。そして、アメリカのほとんどの製薬企業では適切な管理がなされていない、それは一つには、よい管理システムはどうあるべきかについての合意がないからだという指摘を受けた。ＦＤＡの医薬部門主任は自分の部署に宛ててメモを書き、今後は「適切な管理がおこなわれている、といった単なるおざなりの申告では不十分だ」と主張した。

しかし、医薬品の規制に最も重大な影響を与えたのは、あわやというところで回避された悲劇の影だった。一九六〇年、シンシナティにあるウィリアム・S・メレルという製薬企業が、ケバドンという薬の販売をFDAに申請した。この薬は、一般名のサリドマイドとして広く知られていた。サリドマイドは一九五六年にドイツで発売され、ヨーロッパ、カナダ、南米で睡眠薬やつわりの治療薬として妊婦に用いられていた。アメリカでは、メレルが医師にサンプルを配り始めていたが、まだ購入はできなかった。申請されたサリドマイドの審査を担当することになったのが、FDAの医務官フランシス・ケルシーだ。彼女は、この申請を機械的に承認することもできただろうが、メレルの実施した安全性試験が不十分だったので、承認をためらった。そしてメレルに、サリドマイドが体内でどのように働くのかと質問したが、企業側は回答に応じないどころか、ケルシーの上司に不満を訴え、この薬を早く承認するよう圧力をかけてきた。それでも、ケルシーは承認を拒んだ。

一九六一年冬には、ケルシーの判断が正しかったことが明らかになった。アメリカ国外では、サリドマイドと、手足が短いなどの先天性四肢障害を持って生まれてくる赤ん坊を関連づける医師が増えていた。サリドマイドを服用した一万人以上の妊婦が、障害児を出産した。一方、アメリカでケルシーは英雄視された。彼女がメーカーからの圧力に屈しなかったおかげで、アメリカはからくも最悪の事態を免れ、先天性欠損症はサリドマイドのサンプルに起因する一七例に抑えられたのだ。この水際で食い止められた薬害によって議会はふたたび動き出し、一九六二年に「連邦食品・医薬品・化粧品法」の改正法を通過させた。この法律は「キーフォーバー・ハリス修正法」の名で知られている。これにより製薬企業は、承認申請をおこなう薬の安全性だけでなく有効性を証明すること、起こりうる副作用を包装に明示すること、そして副作用などの有害事象をFDAに報告することが必要になった。特に重要な点として、この修正法により、不良医薬品とはどういう意味なのかが再定義されたことがあげられる。すなわち、製造プロセスが「現行適正製造基準（cGMP）」に従っていない工場で製造された薬は、粗悪な薬と見なされるのだ。

それは劇的な転換だった。製造プロセスが、今日のように品質の鍵となったのだ。この新しい定義によって、FDAは製薬企業に適正な製造基準を守らせる権限を得た。それでも疑問が残った。適正な製造基準とは、具体的にどうあるべきなのか？

一九六二年末、FDAの査察官たちが集まって会合を開き、基準の原案をまとめた。翌年、新しい規制が発行され、「医薬品の製造、加工、包装または保管」における新たな基準が確立された。この基準によれば、製造プロセスのそれぞれの「決定的段階」は「有能で責任を果たせる者」によっておこなわれなければならない。作業従事者は、薬のロット（バッチ）ごとに詳細な「バッチ製造記録」を保管することが必要とされる――製造記録には、製品標準書や各製造段階の実施に関する文書などが含まれる。こうして新しい規制が導入されると、医薬品製造業者はその遵守に四苦八苦し、薬のリコールが増えた。

FDAは一九六六年、アメリカ市場に出回っている薬のなかで、臨床的に重要で多く使われている薬の大規模な調査に着手した。四六〇〇種類のサンプルを試験してみると、そのうち八パーセントは、想定されているより作用が強いか弱いかのいずれかだった。FDAは、医薬品製造業者を新しい規制に早く従わせるためには、厳格な査察をおこなうのが一番だと判断した。一九六八年、FDAは三年にわたる集中的な査察作戦に乗り出した。査察官が多くの製薬企業に事前通知なしで現れ、長居した。ときに滞在期間は一年に及んだ。査察官たちはしつこかった。教育をおこない、連携して作戦を実行し、脅しも使った。査察官の要求に従うことができない、あるいは従おうとしない製造業者は、廃業に追い込まれた。この取り組みによって、ＦＤＡの今日の査察プログラムが実質的に始まったのだ。

薬の品質向上を追求する数十年の道のりで歴史的な転換となったのは、製品からプロセスに力点が移行したことだ。それによって、製薬企業はもはや、単に製造された薬の最終製品が規格に合格するのを待つことはできなくなった。おそらく最終段階で、一つのバッチから錠剤をいくつか抜き取って試験することはできるだろう。しかし、一〇〇万個の錠剤を試験できるだろうか？　とてもできない。だから薬の品質は、最終製品にいたるすべての段階で製造管理の結果を文書化して検証するという形で、製造プロセスに織り込まれていなければならないのだ。

こうした品質保証の取り組みは「プロセスバリデーション」として知られており、一九八〇年代末には広く受け入れられた。各製造段階で得られるデータが、この取り組みに不可欠な道しるべとなった。そして、データの質を管理するため、複数の言葉の頭文字を取った「ＡＬＣＯＡ」という原則が提示された。これは、データが「誰が記録したものかわかる（Attributable）、第三者が読んで理解できる（Legible）、作業と同時に記録されている（Contemporaneous）、原本である（Original）、正確である（Accurate）」ことを求めるものだ。

アメリカの後発品大手マイランで技術支援担当副社長を務めたケビン・コラーは、薬の最終製品を、その製造プロセスで生み出されたデータから切り離すことはできないと説明し、こう述べている。「データのない製品は、製品ではありません。文書化されていなければ、実際に製造されたとは言えません。詳細まで細心の注意を払うこと、それがあなたの仕事、いえ、あなたの仕事のすべてなのです」

年月が過ぎ、FDAのルイジアナ州事務所に所属するホセ・ヘルナンデスは、犬の肉の発見よりも複雑な仕事をする運命にあることが明らかになった。二〇〇〇年には、製造業は拠点を海外に移し始めた。それからの八年間に、アメリカ市場に向けて海外で製造される薬の品目数は二倍に増えた。二〇〇五年には、FDAによって規制される海外の製造所の数が、国内の製造所を初めて上回った。

FDAでは、海外出張を進んで引き受ける査察官がますます必要になった。ヘルナンデスは手を挙げ、日本、オーストリア、ドイツ、インド、中国で次々に査察をおこなうようになった。二〇〇三年にはFDAの海外査察団に加わった。これはアメリカを本拠とするが、海外の工場査察に専念する少人数の専門家チームだ。この仕事は心身を消耗させるうえ、困難なものだった。ヘルナンデスは、政府が発行した緑色のノートをいつもベッドの脇に置き、半分眠っているときでも査察の所見が頭に浮かべば、それを、手早く書き留めた。上司たちには、ほとんど敬意を抱かなかった。なぜなら公衆衛生のことより役所内の駆け引きに関心があることが見て取れたからだ。ヘルナンデスのエネルギー源となり続けたのは、アメリカの消費者に対する責任感だった。

FDAが心得ていたように、製薬工場に規制を守らせ続ける最善の方法は、工場側がまったく予期せず、最も来てほしくないときに、査察官が予告なしで現れることだ。製薬工場が抜き打ちの査察を恐れている限り、工場が「適正製造基準（GMP）」に従う可能性は高い。だが、国際領域の力関係はまったく違う。海外ではもはや、ヘルナンデスがただ工場に入っていき、バッジを見せて査察をおこなうことはできなかった。FDAは外国の工場に、これからおこなう査察について、何カ月も前に知らせた。工場は、通知を受けると正式な招待状を出した。FDAの査察官は、それを用いてビザを取得した。このように事前通知をするやり方は、法的に義務づけられているわけでもなければ、査察を実施する最善の方法でもなかった。だが、ＦＤＡが膨れ上がる海外の査察案件に対処しようと急ぐなか、事前通知はさまざまな課題に対する応急の解決策になった。そのおかげで、工場のしかるべき担当者に、査察中に時間を確保してもらうことができたし、外国政府に対して外交努力を示すこともできたからだ。しかしこのやり方では、工場の実態を率直に評価することはできない。その意味では、海外査察は、査察というよりむしろ演出されたイベントだった。

工場側は査察官の出張を調整し、地元の交通手段を手配した。「驚きの要素が入る余地はありません」とヘルナンデスは述べている。こうした事情から、彼は自らの勘や長年にわたって体得してきたすべてのスキルに、なおさら頼るようになった。言葉を理解できない遠く離れた国々に赴くと、「工場と敷地」を見るという考えが繰り返し頭に浮かんだ。それは、自分に何度も言い聞かせる一種のモットーになった。「工場と敷地」。ヘルナンデスにとって、その言葉は「広い視野に基づく思考」を意味した。

こうしてヘルナンデスは、言葉が異なり、文化が異なり、時差があるとしても、品質はそれ自体で言語なのだと確信するようになった。そして彼はまさしく、その言語に堪能だった。工場は、きちんと管理されているか、そうでないかだ。ヘルナンデスは見て、嗅いで、突いて、答えを探り当てることができた。たとえば、記録そのものには何が書かれているのか読めないこともあったが、彼は記録の見た目を調べた。記録文書に一点の染みもないか？　コピー機に指紋が残っていないか？　バッチごとに保存されている製造記録のなかで、ほかより記録の量が少ないバッチはないか？　記録文書に折り目がついていたり、端がすり切れていたりするか？　もしそうでなければ、どうしてか？　このような手法で、ヘルナンデスは、ほかの査察官が見逃していた問題を見つけ出した。一例をあげれば、ある海外の製薬企業が、記録を分厚い繊維紙に印刷していた。ヘルナンデスは、その企業の品質管理部長が部下たちに、あるページの単語を鋭いカッターで削ってデータを改ざんさせているのを見つけた。ほかにも、中国の工場の査察では、こんなことがあった。無菌製造区域に入る前に、工場の管理者はヘルナンデスに石けんで手を洗ってから二重に手袋をするよう求めた。無菌製造区域に入るときは、誰でもそうしなくてはならないという。ヘルナンデスは工場の従業員たちがそのエリアに入っていくのを見ながら、これはお芝居だなと思った。そこで、管理者に問いただした。「全員が二重の手袋をしなければならないとすると、どうして内側のドアの取っ手に指紋がついているのですか？」

こうした手がかりはすべて、製薬工場の巨大なジグソーパズルのピースだった。だが今や、パズルは複数の大陸に広がっている。

グローバリゼーションが、透明性を要するプロセスに暗い影を落としていた。そして遠距離という要素が、ＦＤＡが薬の安全性について一七〇年以上かけて学んできたすべてに対する最大の課題となった。アメリカ薬局方協会の世界的な健康影響プログラム（グローバルヘルス・インパクト）の元副委員長パトリック・ルクレイ博士は、次のように説明している。「グローバリゼーションの問題は、あなたが「その場に」いない国々の問題です……即座に対応できる態勢を整えておく必要があると言っていいですし、予告なしの査察を実施し、内部告発者の声に耳を傾けなければなりません」。そして、博士はこう断言した。「規制とは追いつ追われつのビジネスなのです」

第5章　危険信号

2004年

インド、ハリヤーナー州グルガオン

タクールがかつて在籍していたブリストル・マイヤーズスクイブ（ＢＭＳ）は、まじめで法を尊重する社風だった。いかなる地位のいかなる従業員も、監査証跡［訳注：データの作成や変更、削除などの履歴］の適切な管理からジェンダーへの配慮まで、さまざまなテーマについて開かれる研修会への参加を求められた。

だがランバクシーで、タクールは混沌（カオス）に遭遇した。この会社は野心と大がかりな計画に満ちていたが、経験と勘に頼っている感があった。臨床研究担当副社長はタバコを一日四箱、立て続けに吸っていた。アメリカのニュージャージー州にあるランバクシーの製薬工場では、変質しやすい薬の成分が従業員用冷蔵庫にしまわれ、ビールのハーフアンドハーフの隣に置かれていたりした。役員会議で論争が起こると、殴り合いにエスカレートすることもあった。タクールは、積極果敢な会社があまりにも急に発展したせいで、自由気ままな雰囲気がもたらされたのだろうと想像した。それについて、彼はこう語っている。「骨格というものがありませんでした。それは、私がそれまでの十数年間に学んできたすべてのものと、まったく正反対でした」

だが二〇〇三年の暮れが押し迫るにつれて、タクールはランバクシーにおける無秩序や訓練の不足にがっかりするのではなく、そうした欠点は自分がおおいに必要とされていることの証しだととらえるようになった。彼の計画は、社内のすべてのデータを集め、記録として保存することだ。紙文書の電子化によるカオスから秩序への移行は、視野の狭いインド中心の企業から、記録管理の世界標準を備え、外に目を向けた多国籍企業への脱皮という、より大きな転換の一部だった。

タクールのチームは、最も基本的な物事を標準化することから手をつけ、社内でプレゼンテーションに用いられるテンプレートやフォントまでも検討の対象とした。チームは使命感と洞察と新たなアイデアを携えて、ランバクシーを転換する仕事に取り組んだ。タクールとともにBMSから転職してきたベンカット・スワミナサンは、こう述べている。「やって来て、この世界を変えるつもりです。物事のやり方を変えていくんですよ」。スワミナサンは、カオスによい面すら見ていた。BMS時代とは違い、今のグループは、「この承認を受けるとか、あの承認を受けるとかいうことに気をもむ必要」はない。ただ自分たちの計画に邁進することができたのだ。

ただし、カオスが進捗を妨げた。ランバクシーには医薬品ポートフォリオ、つまりすべての製品および開発中の薬を管理する全社横断的なシステムがなかった。異なる部署同士は情報をやり取りしておらず、データをさかのぼる手段もなかった。部署が違えば、利益がユーロ、ドル、ルピーなどのさまざまな通貨で計上されるほどだった。記録管理のほとんどは、紙ベースでおこなわれていた。調査を通じてタクールは、研究員たちが一年前に作成した書類を見つけることすらできないケースが半数以上あることに気づいた。彼のチームはさまざまなシステムをコンピュータ化・標準化して、研究員たちが標準作業手順書や研究報告書などの重要な文書を取り出したり保管したりすることができるようにした。

タクールがいち早く取り組んだことの一つが、インフォームド・コンセントの書式や患者の診療記録、検査結果といった、ランバクシーの臨床試験に関する記録を電子化することだ。あるとき彼は、ニューデリーにあるマジェーディア病院にディネシュ・カスーリルを派遣した。ランバクシーはこの病院に、臨床試験を実施する組織（ユニット）を設けていたのだ。カスーリルの訪問は緊迫したものになった。その後、タクールはユニット長から電話を受け、病院のユニットではネットワークへの接続性が悪いため、データの電子化は無理だという説明を聞かされた。タクールは、病院とランバクシーのデータセンターのあいだに新しいリンクを作成すると約束し、チーム内の別のメンバーを派遣した。ところが、このときは病院に入ることとさえ許可されなかった。

このような態度についての説明としては、序列のある排他的な社会集団に足を踏み入れたため、長年そこにいる人びとが自分たちの領分を侵されたように感じたというのが、タクールにとって最も納得のいくものだった。彼はランバクシーにとって新参者というだけでなく、先発品の世界からやって来た人間なのだ。タクールは、新しい仲間たちが優越的な態度を警戒しているかもしれないと思った。そこで、部下をこき使っていると非難されないように、ペースを落として礼儀正しく振る舞おうと決心した――この点は、タクールがランバクシーに入社後まもなくして受けた管理能力評価の結果に見受けられる。

管理能力評価の最終的な報告書には、タクールの自信、自立心、他者への高い期待、プレッシャーのもとでの感情の制御といったことが書かれていた。だが、タクールには「物事を実現させたいという願望や、自分の分析結果をそれなりのスピードと切迫感をもって実践につなげたいという願望」があるという点も指摘されていた。評価報告書の文言は、さらに続いた。「彼は、ランバクシーの文化が、以前の会社とは異なるということを認めており、単刀直入かつ率直な態度を取りたいという自分の願望が、必ずしも自らの期待している成果につながるとは限らないということに気づいている。これにつけ加えれば、彼の高い期待は、つねに果たされるというわけではないので、彼は周囲の人びとへの苛立ちを抑えきれなくなる可能性がある」

タクールが突き当たったのは、態度の問題だけではなかった。タクールは、社内の記録保管方針を作ることを任された委員会に呼び出された。何度かの会合のあと、ランバクシーの最高情報責任者はその委員会に、メールの記録は二年経てば削除するということが決定されたと正式に通知した。タクールはこの方針に、はっきりと強い調子で反対し、メールで次のように指摘した。ほとんどの研究開発プロジェクトは、最長一〇年に及ぶ可能性がある。記録を早まって削除してしまうと、当社は重要な活動成果を失う恐れがあり、規制当局との衝突が起こりかねない。

数日後、タクールは最高情報責任者から電話を受け、会社の方針への反対意見を書いたメールも、この件で出席した会合の記録もすべて削除するように指示された。これはCEO室からの直接の指示だと、この役員はタクールに告げた。こうして、よりよい記録保管方針を立てようとした努力は、議論の記録をすべて削除せよという指示によって水の泡と化した。

タクールと彼のチームにとって、社内で――そしてインドの会社生活で――世渡りをすることは、『鏡の国のアリス』の世界に迷い込んだような感覚を抱かせるものだった。なにしろ、厄介なことからばかげたことまで、障害が次から次へと行く手をさえぎるのだ。チームのあるメンバーが、電子文書管理システムの「ドキュメンタム」というソフトウェア・プログラムを購入しようとした。メンバーたちの見たところ、これに匹敵するプログラムは、ほかに市販されていなかった。この購入計画を社内の購入委員会に提出して承認を求めると、委員会から「類似した三つのプログラムについての見積もりが必要です」と告げられた。

「そう言われても、このようなプログラムは一つしかないのですが」。タクールのチームは説明を試みた。だが、取りつく島もなかった。

「三つ必要です」。それが回答だった。購入委員会は、「とにかく、どこか地元の業者に来てもらってください」と強く要求した。

別の例をあげれば、研究室での作業の電子化について議論するため、カスーリルが製剤チームの部長たちと会議をおこなった。部長連中はぶつぶつ不平を言っていたが、やがて一人が声を張り上げて問いかけた。「電子化を実施したら、書類にどうやって実際より前の日付を入れるんだ?」。製剤担当副社長が話に割り込み、この部長は、あくまでも仮の話で質問しているのだと説明した。ただ、それが仮の質問かどうかはともかく、透明性を高めるシステムに対して、明らかな抵抗が示されたわけだ。それでも、タクールのチームはもろもろの心配ごとを脇に押しやり、自分たちの計画を推し進めた。何と言っても、このチームは会社とそのシステムを改善するために存在しているのだ。

二〇〇四年一月、社内の騒ぎがいきなり表沙汰になった。CEOのD・S・ブラーが、ランバクシーの後継者として確実視されていた創業者の孫マルビンダー・シンとの権力闘争に敗れ、CEOの座を降りると表明したのだ。それから、白髪交じりの髪はぼさぼさで服はしわくちゃのイギリス人化学者ブライアン・テンペストがCEOに昇格した。テンペストはマルビンダーの代役として一時的にCEOに就いたと見られており、マルビンダーは二二歳で医薬品部門の社長に昇格した。多くの人の目には、今回の昇格人事はプロの経営者の敗北、そしてスワミナサンの言葉を借りれば「一人か二人の気分で経営される世襲の同族企業」の勝利に映った。この人事ニュースは、ランバクシーを二一世紀のインドのファイザーにするというタクールや仲間たちのビジョンからすれば、悪い前触れだった。

さらに大きな衝撃がタクールを襲ったのは、それからだった。ヒンドゥー教の春祭り「ホーリー祭」がランバクシーの敷地の屋外で開かれ、従業員やその家族が移動式屋台で食事をしたり、生演奏に聴き入ったりしていた。タクールが人混みのなかで立っていたとき、上司のラシミ・バーバイヤが手招きしているのに気づいた。二人が静かな場所にたどり着くと、バーバイヤが言った。「私はランバクシーを辞めるよ」。タクールは驚愕した。バーバイヤがこの会社に移ってきてから、まだ二年も経っていない。タクールの仕事を作り出し、タクールの革新的な取り組みを社内で擁護してくれたのはバーバイヤだ。彼の確約があったからこそ、タクールは高賃金の仕事とアメリカでの安定した生活を捨ててきた。そのバーバイヤが辞めるというのか？「私はどうすればいいのですか？」とタクールは訊いた。

「きみは生き延びるんだ。それに、私も今すぐ辞めるわけではない」とバーバイヤは答え、こう言い添えた。「あと数カ月はそばにいるから、そのあいだに話し合おう」。それからの何カ月かのあいだに、タクールの指導者（メンター）はランバクシーを猛然と非難するようになった。バーバイヤはタクールに、ランバクシーは自分のような人間が働くべき場所ではないと話した。あるときなど、教育訓練の支援で訪れていたアメリカの研究者一行と、洒落たホテルでディナーをともにする機会があったが、バーバイヤがランバクシーの悪口を並べたてたので、テーブルを囲んだ人びとは居心地の悪さを味わった。

タクールはバーバイヤの激しい憎悪に困惑した。

食後、タクールはバーバイヤを脇に連れ出し、そこまで強い怒りを抱いている理由を尋ねた。バーバイヤは話をはぐらかし続けたが、自分はランバクシーを破滅させるに足るほどの「不正行為」を知っているとほのめかした。

数カ月後、タクールはバーバイヤの自宅に招かれ、昼食をご馳走になった。食事中、タクールはホテルでの話題をもう一度切り出した。

「ディネシュ、私は時速一〇〇キロで走っている車のタイヤを取り換えようとしていたんだ」とバーバイヤは答えた。タクールがくわしい話を求めると、バーバイヤは二〇〇四年度の予算案の話を持ち出した。タクールは、それを鮮明に覚えていた。地域ごとのポートフォリオをまとめるために、各部署からデータを集めたからだ。「あの計算は、きみにとって辻褄の合う話だったかね?」と、バーバイヤが問いかけた。

タクールは、開発中の薬の品目数をあらためて考えてみた――だいたい一五〇だ。バーバイヤが説明したとおり、アメリカでは一つの後発品を開発するのに最低でも三百万ドルかかる。だが、インドでは労働力が非常に安いので、開発費は約半分ですむ可能性がある。そうすると、開発予算は総額で二億二五〇〇万ドルほどになるはずだが、実際の予算案は一億ドルに近い数値だったことを、タクールは思い出した。ランバクシーは、開発費を本来必要な額より大幅に抑えていたのだ。

タクールはこの情報を頭のなかにしまい込み、昼食での会話は続いた。だが、バーバイヤの退職をめぐるすべての出来事にタクールは不安を覚えた。後ろ盾なしでは、ランバクシーでの将来は暗いと思われた。

二〇〇四年七月、新しい上司のラジンダー・クマールに会うと、タクールの希望は空高く舞い上がった。クマールは背が高くハンサムで、物腰が洗練されていた。率直かつ温厚な性格の持ち主で、誠実だという評判があった。経歴は非の打ちどころがなく、もとはロンドンにいて、製薬大手のグラクソ・スミスクライン（GSK）で精神科領域の臨床研究開発担当グローバル統括責任者を務めていた。

クマールはスコットランドのダンディー大学で医学教育を受けたのち、アイルランド王立外科医学院で精神医学を専門に学んだ。その後、GSKの前身であるスミスクライン・ビーチャムに入社し、神経科学領域の臨床開発・医学問題担当取締役副社長になった。そのスミスクライン・ビーチャムでは、大型医薬品（ブロックバスター）の抗うつ薬であるパキシル（一般名：パロキセチン）の開発に携わっている。クマールは思いやりがあって患者志向であり、「適正製造基準（GMP）」を守る姿勢は徹底していた。

バーバイヤはいつもしかめっ面で、オフィスにいるときはブラインドを引き下ろしていたが、クマールはオフィスの扉を開け放っていた。そして、しょっちゅう歩き回っては、研究室などの現場で部下たちと会っていた。クマールに会ったほとんどの人と同じく、タクールはすぐさまクマールに好感を持ち、敬意を抱くようになった。クマールもタクールも透明性を重視する環境で経験を積んでおり、タクールは新しい上司にさっそく忠誠心を感じた。

八月一七日夜、クマールはタクールに緊急のメールを送り、翌朝早くオフィスに顔を出してほしいと求めた。クマールが入社してから、わずか六週間後のことだ。いつもどおり時間に几帳面なタクールは、ずいぶん朝早くに出社したので、その時間帯には庭師が整然とした生け垣に水をやっており、清掃業者がロビーのタイルの床をまだ磨いていた。タクールは、ランバクシーの名高い元CEOパルビンダー・シンの大きな肖像画の前を通ってクマールのオフィスに向かった。

その朝、タクールは新しい上司のオフィスに入るなり、クマールの様子に驚いた。寝不足そうで顔に不安の色が現れており、目は腫れぼったく暗かったからだ。クマールは前日に南アフリカから帰国したところだった。ランバクシーの新CEOであるテンペスト博士の命で派遣され、南アフリカ政府の規制当局と面会してきたのだ。クマールの顔つきから、この出張が首尾よく進まなかったのは明らかだった。二人はとりあえずホールに入っていき、白い制服姿のウェイターに紅茶を注文した。

「大変なことになっている」。オフィスに戻ると、クマールはタクールに真顔で言った。それから静かにするように身振りで示し、世界保健機関（WHO）の報告書をタクールに手渡した。それには、WHOがビムタ・ラボ社でおこなった査察の結果が要約されていた。ビムタは、ランバクシーが自社の抗エイズウイルス（HIV）薬の人での試験を委託したインドの企業だ。南アフリカ政府は、エイズに苦しむ国民を治療するためにランバクシーの抗HIV薬を購入しており、WHOは南アフリカ政府の代理として査察をおこなった。

査察はオリビエ・ルブライエというフランス人査察官によっておこなわれ、驚くべき不正行為が発覚していた。ビムタが試験に登録した「患者」の多くは、実在していないようだった。患者の血液中の薬物濃度を測定したとするデータの多くは、偽造されているように見えた。それに、別々の患者の試験結果を表したグラフがまったく同じで、あたかもコピーされたかのようだった。タクールは報告書を読んでいるうちに、驚きで口があんぐりと開いてしまった。記録文書がないので、この薬が実際の患者に投与されたという保証すらない可能性もあった。また、ランバクシーは試験を監視し、結果を監査する必要があったが、そのような形跡もまったくなかった。ここまで不正がひどいということは、要するに、この薬――重症のエイズ患者に投与される――が、実質的に無試験で市場に出回っていたということだった。

自社の信用が危機に瀕したため、テンペスト博士はクマールを派遣し、ビムタでの事態は例外だとして南アフリカの医薬品規制当局を安心させようとした。だが、現地でクマールは一段と踏み込み、抗ＨＩＶ薬のポートフォリオを全面的に見直し、必要なら患者での試験をやり直すと南アフリカ当局に約束した。

タクールはクマールの話を熱心に聞いていた。クマールはインドへの帰国便で、出張に同行した生物学的同等性試験担当部長から、この問題はビムタや抗ＨＩＶ薬に限られるのではない、と聞いたという。その部長は、ランバクシーの後発品すべての生物学的同等性試験を扱っていた。

「どういう意味ですか？」とタクールは尋ねた。クマールの話の要点が、よくつかめていなかった。問題はより深刻なのだ、というのがクマールの返事だった。彼はタクールに、当面はほかの仕事をすべて後回しにして、ランバクシーのポートフォリオ全体――すべての市場、すべての製品、すべての製造ライン――をくまなく調べ、何が本当で、何が偽りで、どこにランバクシーの法的責任があるのかを明確にしてほしいと伝えた。それから、この計画に取りかかるため、今日のうちにまた来てほしいとタクールに指示した。

タクールは呆然としてクマールの部屋をあとにした。ランバクシーの薬の多くに欠陥があるというのか？　もしそうなら、どうやって世界で一番厳しい医薬品規制当局であるＦＤＡの承認を取得できたのだろう？

指示されたとおり、タクールは一日の仕事を終えてからクマールのオフィスをふたたび訪れたが、クマールは不在だった。タクールは待った。しばらくして、ついにクマールは戻ってきたが、見るからに腹を立てていた。クマールは無言で机に向かい、二〇分ほど脇目も振らずに仕事をしたのち、ようやく顔を上げた。そして、「酒でも飲まなきゃやってられん」と暗い声で言った。クマールは、試験で不正があった抗ＨＩＶ薬の扱いについて、本社の担当部門と終日言い争ってきたと説明した。その口論でクマールは、正しい道はただ一つしかない、この薬を市場からすぐに回収して生物学的試験を適切に実施することだ、と主張した。

本社の担当部門は、はじめは同意していたが、ランバクシーはこの問題を調査すると述べるにとどめるプレスリリースの原稿を用意し始めた。クマールは、ランバクシーはこの薬をただちに市場から回収する、というように原稿を書き改めた。だが本社側は、あいまいな文言で表現された最初の原稿に戻り続け、クマールの賛同を求めた。それに対し、クマールは今一度、自分の修正案を突きつけた。「私は医師だ。患者に害があるとわかっているものを承認することはできない」と、クマールはきっぱり言った。「ランバクシーがどれだけ資金や面子を失おうと、かまわない。この薬を市場から取り除くか、私が辞めるかのどちらかだ」。タクールは、上司を――とりわけ、これほど敬愛する上司を――ふたたび失うことなど想像したくなかった。

その日、タクールが帰宅すると、三歳の息子イシャンが家の前の芝生で遊んでいた。タクールはふと、前年にイシャンが深刻な耳の感染症にかかったことを思い出した。小児科医からは、ランバクシーが出しているコ－アモキシクラブ（アモキシシリンとクラブラン酸の配合薬）という後発品を処方された。強力な抗菌薬ということだった。イシャンはそれを三日間服用したが、三九度の高熱が続いた。そこで、小児科医はＧＳＫ製の先発品に切り替えた。一日も経たないうちに、イシャンの熱は下がった。タクールは息子を腕に抱きしめ、真実がわかるまでは家族にランバクシーの薬を使わせないと誓った。

第 II 部

インドの興隆

第6章 自由の戦士たち

インド、グジャラート州アーメダバード

1920年

長年、インド製の薬を使いたがる人は少ししかいなかった。まして、インドの製薬企業を称賛する人など、ほとんどいなかったのは言うまでもない。新薬の開発に一〇年以上の期間と数億ドルの資金を投じた先発品企業にとって、自社の製品を模倣してくるインドの製薬企業は盗人(ぬすっと)同然だった。インドの企業は、感謝される資格などなく、むしろ訴えられてしかるべき存在と見なされていた。さらに、世界中の患者にとって、「インド製」というラベルは、蚤の市で売られている商品の危うい品質を思わせるもので、避けたほうがよいということを意味していた。

しかし舞台裏には、こうした認識を変えるために誰よりも努力を重ね、ビル・クリントンのインド訪問への道を開いた男がいた。それがユスフ・K・ハミード博士だ。長年にわたり、彼はインドの巨大製薬企業であるシプラ株式会社の会長として、自国の政府すら買おうとしない薬を作り、ほとんどの人に無視されながらも数々の大胆な提案を公の場でおこなってきた。誰にどう思われようと、彼は

気にしなかった。むしろ、戦いを挑んだ先発品企業の怒りを楽しんだ。そして二〇〇一年のある日、ハミードがある発表をおこなったのを機として、インドの製薬企業を形容する表現に、まったく新しい一連の言葉が加わった。すなわち、「因習を打ち破る」「先見性がある」「人びとを救済する」という修飾語が、インドの製薬企業に添えられるようになったのだ。

だが、ハミード博士の物語——そして今日のインド製薬産業の発足——は、実際には一〇〇年前、「アーシュラム」と呼ばれるヒンドゥー教の修行所で始まった。ただし、そこはふつうの修行所ではなく、マハトマ・ガンディーが西部グジャラート州の今で言うアーメダバードに設けた「サーバルマティー・アーシュラム」だ。その修行所で、インドの最も崇敬される活動家は、非協力運動として知られるようになる取り組みを通じて、イギリスの支配からインドを解放する運動を始めた。

一九二〇年ごろ、ガンディーはすべてのインド人に、何にせよイギリスのものには背を向けるよう呼びかけ始めた。それを受け、公務員は政府の職を捨て、インド人の学生はイギリスが運営する大学を去り、一九二一年一一月にイギリスの皇太子がインドを訪問した際、市民たちは自宅にとどまった。

ガンディーの呼びかけに従ったインド人のなかに、化学科の若い学生でカリスマ性のあるクワジャ・アブドゥル・ハミードがいた。整った目鼻立ちで態度が堂々としたハミードは、生まれつき仲間の上に立つ器を持っていた。彼が大学を辞めてサーバルマティー・アーシュラムに赴いたところ、ガンディーは彼と、ザキール・フセインというもう一人の学生に、修行所を出て、インド人が運営する大学を創立するよう指示した。二人は実際にそうした。学生たちにとって、ガンディーは「この国の自由を導く偉大な先駆者」だったとハミードはのちに述べ、こう話している。「彼の言葉は、私たちにとっては法律でした」。フセインはやがて、インドの第三代大統領となった。彼が設立に協力したニューデリーのジャミア・ミリア・イスラミア大学は、現在も存続しており、インド人の学生が自分の将来を自由に描けるようにするということを建学の理念としている。

一九二四年、ハミードはインドを離れて留学した。ガンディー――非暴力を貫いていた――が、支持者のなかで暴動が起きたため自らの運動を停止したあとのことだ。ハミードはベルリンの大学で化学博士号を取得した。それから、大学の行楽行事で、ある湖に出かけたとき、共産主義を学んだユダヤ系リトアニア人の若い女性と出会って恋に落ちた。二人は一九二八年、ベルリンにただ一つあるモスクで結婚式を挙げた。やがてヒトラーが台頭してきたため、ハミード夫妻はインドに向かった。のちにハミードたちは、十数組のユダヤ人家族をインドに迎え入れ、彼らを死の淵から救い出した。

一九三〇年に祖国に戻ったとき、ハミードはほとんど何もない貧しい研究環境を目にした。まともに機能する実験室すら、不足しているありさまだった。医薬品市場はほぼすべて、イギリスのブーツやバローズ・ウェルカム、アメリカのパークデイビスといった多国籍企業に牛耳られていた。わずかな例外を除いて、インドの企業は単なる代理店の役目を果たしているにすぎなかった。

若いハミードは資金をほとんど持っていなかったが、壮大な研究所を立ち上げることを夢見ており、一九三五年、ついに製薬企業のシプラを設立することができた。四年後に第二次世界大戦が勃発したとき、ガンディーがハミードの製薬工場を訪れ、来客名簿に「このインドの企業を訪問できたことをうれしく思います」と記した。もっとも、ガンディーは単なる社交で訪れたのではなく、この訪問にはきわめて重要な目的があった。イギリスは、第二次大戦でインドがイギリスに協力するならば、という条件つきで、インドに独立を約束していた。協力の一つが、薬の製造だった。それによって薬に対するインド軍からの需要が急増したが、ヨーロッパの製薬企業からの供給は落ち込んだ。そこでガンディーは、この需要と供給のギャップを埋めてほしいとシプラの参入をひそかに促し、ハミードはガンディーの要請に応えた。こうしてシプラは、抗マラリア薬のキニーネと兵士の貧血治療に用いられるビタミンB12の最大の生産業者となった。

ハミードはつつましく生活していたが、インドの家賃法が思いがけず変わったおかげで広大な部屋を借りられるようになった。彼が住むことにしたのは、ボンベイ（現ムンバイ）の海に隣接した優雅なカフ・パレード地区にあるヤシム・ハウスという邸宅の一階で、六五〇平方メートルあった。ハミードの家には、インドの独立運動に加わった有名な自由の戦士たちが訪れてきたので、ハミードの子どもたちは、政治的にも個人的にも独立する必要性を学んだ。「人生で成功したいのなら、自分で道を切り開かねばならない」。これが、ハミードの若い息子のユスフが父親から学んだ教訓だった。

インドは一九四七年に独立を果たした（ガンディーはそのわずか一年後、暗殺の悲劇に見舞われる）。そのころ、ハミードはボンベイ立法評議会の一員として選出されていた。一九五三年にはボンベイの長官に指名された。この職はボンベイ市を代表する大使のようなもので、儀礼的な役割を担うものだった。ハミードが政治のことで手一杯になっていくと、息子のユスフがシプラの経営にいっそうかかわるようになった。

家族や友人から「ユク」という愛称で呼ばれたユスフは、父親の明晰で科学的な頭脳を受け継いでおり、はっきりとした顔立ち、情熱的な細い目、それに皮肉っぽい笑みの持ち主だった。一八歳になると、化学を学ぶためケンブリッジ大学に旅立ち、二三歳で博士号を修めた。

一九六〇年、ユクはシプラで働くためインドに帰国したが、煩雑な官僚主義の壁にぶち当たる羽目になった。シプラは株式公開企業だったので、インドの規則では、取締役と関係する人物を雇用するときには政府の承認が必要であり、その人物の給料も政府が設定することになっていたのだ。そのようなわけで、ユクは最初の一年間は無給、次の三年間は月給二〇ドル相当で働き、その後ようやく政府に昇給を再申請することができた。

父親に似て、ユクは科学文献を貪欲に読んだ。錠剤や注射剤の製造法は、実質的に独学で習得した。彼はまた、薬にとって不可欠な有効成分（原薬）の製造法を改革した。原薬は、個別に製造されることが多い。それを別の製薬企業が購入し、添加剤という成分を加えて薬の最終製品を作る。ユクの指導のもと、シプラはしばらくしてインドの代表的な原薬メーカーになった。当時、インドは一九一一年にイギリスが定めた時代遅れの特許法に従っていたため、インドではヨーロッパよりも薬が高価だった。それに、この法律のせいで、ほとんどの薬の開発が妨げられていた。だが、ユクは一つの医学領域に可能性を見出した。その領域では、大半の特許が一九四〇年代に切れていたのだ。

ボンベイ界隈では、深刻な貧困と爆発的な人口増加の影響が広がっていた。そのような状況を見て、ユクは一連の避妊薬の開発に着手した。そして、インドでの薬の主要な購入者にして流通者でもある政府に、避妊薬の価格として一人分で一カ月あたり二ルピー（当時のレートで約二〇セント）を提示した。アメリカでは、避妊薬は一カ月あたり約八ドルした。ところが、インド政府はユクの申し出を却下した。どうやら、自国の人口問題に無頓着なようだった。

避妊薬の開発は残念な結果に終わったものの、そのころにユクの偉業の一つが達成された。一九六一年、彼の尽力によってインド製薬工業協会（ＩＤＭＡ）が設立され、この業界団体がインドの古くさい特許法の改正に乗り出したのだ。インディラ・ガンディー首相はこの動きを強く支持し、その後、世界保健機関（ＷＨＯ）の一九八一年の総会でこう述べている。「私が考える、より秩序化された世界とは、医学上の発見が特許に縛られず、生死にかかわる事柄から暴利をむさぼることがない世界です」

一九七〇年に「インド特許法」が制定され、既存の薬を模倣すること自体は合法、ただし、その製法を模倣することは違法とされた。これによってインドの化学者は、製法さえ変えれば、既存の薬と同じものを自由に作れるようになった。この法律はインドの後発品企業と多国籍先発品企業のあいだに激しい対立を引き起こし、先発品企業の多くがインド市場を去った。

新たな特許法が施行されると、製薬産業におけるインドの黄金時代が幕を開けた。インド人はリバースエンジニアリング技術を身につけ、インドの製薬企業は、インド市場だけでなくアフリカやラテンアメリカ、イランなどの中東、東南アジアの市場にも薬を輸出し始めた。

一九七二年、ユクの偉大な父であるクワジャ・アブドゥル・ハミードが帰らぬ人となり、ユクがシプラの最高経営責任者（CEO）に就任した。ユクは富を蓄えた——家やポロ競技用の馬、美術品を購入した——ものの、インドの「急成長（ブーム）」を仲間たちのように楽しむことはなかった。美術品と光に満ちたボンベイの本社の外に出るなり、周囲を覆い尽くす苦しみが目に入り、看過できなかったからだ。ボンベイに住む何百万人もの人びとが絶望的なスラム街で暮らしており、電気、衛生設備、それに食料を確保することもままならない状況だった。何千何万もの人びとが路上生活をしており、雨よけの防水シートすらない。

ユクが見た未来。それは、あまりにも多くの人口を抱え、あまりにも多くの病気が蔓延する一方で、十分な薬がない未来だった。その後の出来事をおもに導いたのが、この眺め——ユクが見ずにはいられなかった世界——だ。それが、ガンディーの教えを心に刻んだインドの自由の戦士とユダヤ系の共産主義者という父母のあいだに生まれた息子を、インドの製薬企業の地平をがらりと変える活動に突き動かしていく。

一方、製薬企業のランバクシーは、シプラとは対照的な一連の価値観から生まれた。ハミードとは違い、ランバクシーを立ち上げたバイ・モハン・シンはガンディー主義の感化を受けなかった。バイ・モハンは、いわゆる「ライセンス・ラジ（許認可支配）」に精通していた。ライセンス・ラジとは、政府がすべての産業に対して、製品の生産量を割り当てるなどの規制をおこない、何事にも政府から許認可やライセンスを取得することを義務づけるインドの古めかしいビジネス制度を意味する。この制度では、ライセンスを取りつけるためだけでなく、競合相手のライセンスを妨害するためにも、役職者とのコネやルピーの札束が必要だった。

この制度のもとで、バイ・モハン・シンほど成果をあげた者はほとんどいなかった。彼は立ち居振る舞いの優雅なやり手の投資家で、一九一七年にパンジャーブ州の富裕なシーク教徒の家に生まれた。父親は建設業界の重鎮だった。バイ・モハンははじめ、家業を継ごうとしなかったが、第二次世界大戦が激しくなると、父親の会社がインド軍の兵舎建設という大型の契約を獲得した。バイ・モハンの父は、建設資材の受け入れ作業を監督するため、息子を西ヒマラヤのカングラ渓谷に送り込んだ。このプロジェクトが成功したおかげで、さらにたくさんの契約が舞い込んだ。当時のビルマとの国境にイギリス軍を派遣するための主要な幹線道路の建設も、そのような事業の一つだった。

インフラ事業を通じて、シン家はパンジャーブ州でも有数の裕福な家族となり、バイ・モハンはエリート界で確固とした地位を築いた。一九四六年に父親が引退した。バイ・モハンは父の資産のほとんどを譲り受けたことにより、大事業家になった。そこで、この棚ボタ的に得た資産を元手に、バイ・トレーダーズ・アンド・ファイナンシャーズという非公開株式の金融会社を設立し、多くのビジネスに融資した。その一つが、ランバクシー・アンド・カンパニー・リミテッドという名の小さな医薬品販売企業だった。

この会社は、バイ・モハンのいとこにあたる洋服小売商のランジットと医薬品販売業者のグルバックスが、外国製の薬をインドで流通させるという控えめな目標を掲げて一九三七年に設立した（そして、二人のファーストネームを合わせて社名とした）。一九五二年、グルバックスが当初の融資を返済できなくなったので、バイ・モハンは会社を買い取って、そのままグルバックスを社長に据えた（グルバックスは薬の取引にくわしかった）。その後、一九六一年に法人化したことで、ランバクシー・ラボラトリーズが誕生した。バイ・モハンにはパルビンダーを含めて息子が三人いたが、やがてランバクシーを四人目の息子と呼ぶようになる。

バイ・モハンの数多くの資産のなかで、ランバクシーはお世辞にも宝とは言えなかった。当時、インドの製薬企業の評価はほとんど例外なく、販売している外国製の薬の評判に支えられていた。ランバクシーは日本製の薬をおもに取り扱っていたが、当時、その評判は低かったので、ランバクシーの評価も芳しくなかった。化学者たちはランバクシーの販売員を、安っぽい薬を売っているとあざ笑った。

バイ・モハンは医薬品ビジネスを経験したことがなかったので、ランバクシーを完全に見捨ててもおかしくなかった。だが、会社の実権をめぐる争いでグルバックスがバイ・モハンを取締役会から追い出そうとしたとき——この権力闘争ではバイ・モハンが勝利した——、医薬品産業への興味をかき立てられた。

　バイ・モハンは、薬についてほとんど知らなかったとしても、役員間の駆け引きやコネの利用によってライバルを出し抜く方法は知り尽くしていた。その人脈は、政府高官や有力な銀行幹部にも及んでいた。イタリアのある企業との提携が気に入らなくなったとき、バイ・モハンは自分の協力者に、この企業の法律違反を政府にこっそり報告させた。このイタリアの企業はインドからの撤退を求められ、バイ・モハンはこの企業の株式を思うままに買い取ることができた。

　もっとも、バイ・モハンがライセンス・ラジ（許認可支配）に通じていたことは、最先端の製薬企業を構築するという点では役に立たなかった。ランバクシーには、これといった使命やビジョンもなければ、自社製品を作り出す実力もなかった。ランバクシーにあるものと言えば、ほかの企業から購入した原薬を錠剤やカプセル剤に加工する一つの工場だけだった。

　だが、二つの出来事がランバクシーを未来へと前進させた。一九六八年、ランバクシーは、スイスの製薬企業ロシュが作っていた不安や不眠の改善薬であるバリウム（一般名：ジアゼパム）の後発品をカームポーズという商品名で発売した。そして、一九世紀の詩人ガーリブによる詩の一節「死ぬ日は定められているのに、なぜ眠りは一晩中、私を避けるのだろうか？」を宣伝に引用して大々的に売り出し、製薬事業で初めて成功を収めた。カームポーズはインド初の「スーパーブランド」となった。

　だが、より重要な出来事は、バイ・モハンの長男のパルビンダーが帰国したことだ。一九六七年、パルビンダーはアメリカのアナーバーにあるミシガン大学で薬学博士号を取得して帰国すると、すぐさまランバクシーに入社した。これに伴って、それまでのランバクシーに欠けていた技術や真剣な目的意識がもたらされることになった。

父のバイ・モハン以上に仕事熱心で禁欲的なパルビンダーは、渡米前は、学業に打ち込むというよりゴルフの腕を磨きたがっている並の学生だった。だがミシガン大学では、昼夜を分かたず実験室で過ごした。大学の学部長はバイ・モハンへの手紙に、パルビンダーのような学生は一〇年に一度しか現れないと記している。パルビンダーはまた、自らの宗教観を強く意識して帰国し、アルコールと肉を禁ずる宗教組織の教祖の娘と結婚した。

父親とは違い、パルビンダーはランバクシーが自立を果たさなくてはならないと考えていた。自前で有効成分を製造し、自前で研究することができるようになるまでは、自社の運命や自社製品の品質を管理することはできないと思っていたのだ。とはいえ、有効成分の製造と研究のどちらにも莫大な資金の投入が必要とされる。その資金を調達するため、パルビンダーは一九七三年の株式公開に力を入れた。

パルビンダーはランバクシーをグローバル企業として思い描いたが、外の世界は依然としてインド製の薬を懐疑的に見ていた。タイでは、業績があまりにも振るわなかったので、ランバクシーは事態の好転を図ろうとし、地元の一六人の僧侶を招いて祈祷式まで執りおこなった。アメリカ市場は世界で最も大きく最も収益性が高かったが、最も監視の厳しい規制当局があるため、最も参入が難しかった。それに、インドの製薬企業は有効成分をアメリカの製薬企業に販売していたとはいえ、有効成分を製剤化した最終製品の販売となると、まったく別の話だった。

一九八七年、ランバクシーの二人の役員が、アメリカへの最終製剤の輸出の可能性を探るために渡米した。自社出版の書籍には、その様子が次のように描写されている。

役員たちは二〇社の代表者たちと面談したが、相手方は全員、インドの一企業が最終製剤をアメリカに輸出することを望んでいると聞くと、あきれ返った顔をした。［一人の役員の］話では、アメリカ最大手の医薬品流通業者を訪問したとき、その業者は彼を二時間待たせたあげく、「イスラエル製」［と表記されている］鉛筆をへし折り、「イスラエルがすでに、ここの市場を侵略しつつあるのに、今度はインドから薬が入ってくるというのか！　いったい、この世はどうなってしまうんだ？」と吐き捨てた。

しかし、アメリカには将来がもっとはっきり見えている人間もおり、パルビンダーは、そのような人びとと手を結んでいった。あるとき彼は、医薬品原料などの精密化学製品（ファインケミカル）の輸入業を営むアグネス・バリスという女性に面会するため、マンハッタンの事務所を訪ねた。バリスは因習の打破に挑む精力的な人物で、時代に先んじた考えを持っていた。彼女はギリシャ移民の八人きょうだいの一人として生まれた。父親は手押し車でアイスクリームを売り歩いており、彼女が一四歳のときに亡くなった。母親は読み書きができず、衣料品工場でボタンを縫いつける仕事をしていた。バリスはブルックリン・カレッジで化学の学位を取得し、四〇歳だった一九七〇年、外国メーカーからの医薬品原料の輸入を仲介するアグバー・ケミカルズという会社を興した。アグバー・ケミカルズの収益は数百万ドルにのぼり、バリスは民主党の大口寄付者となって、クリントン夫妻とファーストネームで呼び合う間柄になった。

バリスは、パルビンダーやその仲間たちにたちまち魅せられた。亡くなる前年の二〇一〇年には、次のように回想している。「彼らはすばらしかった。実に魅力的で着こなしは見事。英語も完璧。非常にレベルの高い人たちだと感じたわ」。製薬業界のノウハウや貴重な人脈を持つバリスは、パルビンダーたちがアメリカでの最終製剤の販売を追求するなかで、ランバクシーの政治的後援者になった。

ひるがえってインドでは、ランバクシーの業績が拡大していったので、バイ・モハンは一族の平和を確かなものにしたいと願っていた。七一歳になった一九八九年、彼は生前に円満相続を実現するため、成長しつつあるファミリービジネスを分割して三人の息子に譲った。長男のパルビンダーには、ランバクシーの全株式を贈与した。次男のマンジットには、農薬の企業といくつかの高級な財産を与えた。末息子のアナルジットには、ランバクシーを最大の顧客とするファインケミカル企業のマックス・インディアを譲った。これら三社のなかではランバクシーが一番大きかったので、パルビンダーの弟たちには、ほかにも資金を贈った。

二人の弟が譲り受けた企業は経営難に陥った。マンジットとアナルジットは腹を立て、自分たちが不公平に扱われたと思い込んだ。二人はパルビンダーがえこひいきされていると思い、兄を恨んだ。兄弟の仲は次第にこじれていき、とうとうアナルジットは、ランバクシーが自分や自分の会社に対して、裏で組織的な中傷作戦を画策していると信じるまでになった。アナルジットは側近たちに、パルビンダーは冷酷で計算高くて感情がないと話している。また、子どものころを振り返り、「兄は、毎日のように私を怖がらせるのが何より好きでした」と述べている。

弟たちのことはいざ知らず、パルビンダーはランバクシーの代表取締役として成功していた。インドは一九九一年に経済を自由化し、割り当て・許認可の制度、つまりライセンス・ラジを廃止して経済のあらゆる部門を外国からの投資に開放した。パルビンダーは海外事業の拡張に全力を注いだ。社内で、彼の評判はひときわ高まった。元同僚の一人は、こう語っている。「あの方は並外れていました。

みな崇拝していましたよ。あの方が通りかかると、［従業員たちは］お辞儀をしたものです」

しかし、パルビンダーはほどなく父のバイ・モハンと衝突し、二人の対立は泥沼化した。まずバイ・モハンが、ランバクシーの株式をパルビンダーに譲渡してからまもなく、戦いを仕掛けた。バイ・モハンは、会社の意思決定に関する自分の拒否権行使をパルビンダーが阻止して家族内での合意を踏みにじっている、と非難した。父子の争いは、単なるランバクシー内部の権力闘争というより、むしろインドをめぐる二つの異なるビジョン――古いビジョンと新しいビジョン――の対立だった。今や経済は外国資本に開かれており、インドの企業は「政府と実業家のあいだを取り持つ渉外担当者」だけではなく、本物の技術を持つ有能な専門家を必要としていた。一方、バイ・モハンのコネは、以前より重要性が低くなっていた。脇に追いやられた疎外感から、彼は役員会で息子とおおっぴらに口論した。

二人の最大の衝突は、パルビンダーが一九七八年に部長として採用したダビンダー・シン・ブラーの扱いをめぐるものだった。ブラーは経営学修士号（ＭＢＡ）を持つすぐれた戦略家で、ランバクシーに入社後、パルビンダーにとってかけがえのない右腕になっていた。ブラーを雇い続けるかどうかについて父子が争うなか、ランバクシーの取締役会はどちらにつくかで分裂した。数十人の役員たち――一部はバイ・モハン派、一部はブラー派――は、相反するスローガンを連呼しながら重役用会議室に入場してきた。ブラーの支持者たちを率いていた一人の役員は、ある朝バイ・モハンによって解雇されたが、同じ日の午後、パルビンダーの手で元の役職に返り咲いた。一九九三年二月六日、パルビンダーの弟マンジットは、その日の役員会で父のバイ・モハンを追放する計画があることを、バイ・モハン本人に警告した。バイ・モハンと支持者たちは退陣した。パルビンダーは会長兼代表取締役としてランバクシーを引き継ぎ、バイ・モハンは名誉会長に就いた。二人は、その後も謝罪し合うことはなかった。それどころか、バイ・モハンは、相続に関する合意に違反したとして息子を相手に訴訟を起こした。父子の確執は、次の世代まで尾を引くことになる。

一九九五年、ランバクシーの工場が、アメリカ市場向けの薬の製造所としてFDAに認定された。そのような認定を取得したのは、インドの製薬企業で初めてだった。すでに、ランバクシーの売り上げの五分の四は国外からもたらされていた。二年後、パルビンダーが食道がんと診断された。それでも、まだ苦々しい思いを抱いていた父のバイ・モハンは、「お前の葬式には出ない」と息子に書き送っている（実際には、自分で葬儀を仕切ることになり、持てる人脈を総動員して四〇〇人の参列者を確保した）。一九九九年七月にパルビンダーがこの世を去ると、ランバクシーの所有権はパルビンダーの二人の息子、二六歳のマルビンダーと二四歳のシビンダーに引き継がれた。

バイ・モハンはランバクシーの支配権をふたたび主張する手段として、孫たちをランバクシーの役員に急いで就任させようとした。しかし、まだパルビンダーの霊が、その実現を阻んでいるようだった。パルビンダーは、亡くなる一カ月前に開いた最後の記者会見で、息子たちが取締役会に加わるのは、十分に専門的経験を積んで役員にふさわしい実力をつけてからにすべきだと強調していたのだ。亡き父に敬意を払い、兄弟二人は父の意向を尊重するとする声明を出した。

シビンダーは、シン一族が所有する別の病院経営ビジネスにかかわることになった。マルビンダーはランバクシーで下っ端社員として働き、小さな町や村で医師や薬剤師を相手に訪問販売をした。アメリカ仕込みのビジネス知識（デューク大学フュークア・ビジネススクールへの留学経験があった）とインドの宗教的価値観によって、マルビンダーはランバクシーで出世街道を突き進んだ。その間、この会社はプロの経営者であるブラーによって運営されていた――もとはと言えば、ブラーの在職のことが、父のバイ・モハンと息子のパルビンダーとの醜い争いの火種となったわけだが。

パルビンダーは、グローバル化が進む世界を見据えたランバクシーを築いた。だが、それだけ先見の明があり、将来への布石を打ったにもかかわらず、彼は、最終的に世界をランバクシーに結びつけることになる物事を計画することはできなかっただろう。そのころ、巨大な危機、抜きん出た経営者の手腕をもってしても歯が立たないと思われる危機が、ぼんやりと姿を現しつつあった。その危機との闘いには、壮大なスケールの道徳的想像力が求められた。それで、シプラの会長ユスフ・ハミードの行動が呼び起こされることになるのだ。

第7章 一日一ドル

インド、ムンバイ

1986年

シプラの会長ユスフ・ハミード博士は医学雑誌を読むのが好きで、それらの年間購読料は一五万ドルに達していた。一九八六年のある日、彼はまったく知らない話題に行き当たった。仕事仲間が「タフツ大学の報告によると、ＡＺＴ（アジドチミジン）はエイズに使える唯一の薬なんだそうです」と話した。

「エイズって何だい？」。ハミード博士は訊き返した。

ちょうど五年前の一九八一年、アメリカ疾病対策センター（ＣＤＣ）は、サンフランシスコとニューヨークの若い男性同性愛者のあいだでカポジ肉腫という珍しい悪性腫瘍が発生していると報告していた。その翌年、医師やメディアが、このような腫瘍を引き起こす不可解な病気に、「ゲイ関連免疫不全（gay-related immune deficiency）」の頭文字を取った「ＧＲＩＤ（グリッド）」という誤解を招く名前をつけた。アフリカでは、得体のしれない消耗性の症候群を目にした医師たちが、それらをまとめて「Ｓｌｉｍ（スリム）

（痩せ病）と呼んだ。一九八二年夏ごろには、CDCはこれらの情報をつなぎ合わせて、こうした一連の病気を「後天性免疫不全症候群（エイズ）」と命名した。その後、病気の原因ウイルスであるヒト免疫不全ウイルス（通称エイズウイルス、ＨＩＶ）が発見された。

ハミード博士が質問した時点では、この病気はインドのほとんどの地域で、まだ表面化していなかった。とはいえ、シプラの本社からそう遠くないボンベイ（現ムンバイ）の風俗街で猛威を振るい始めており、数年後にはハミード自身が住むこの都市が「インドのエイズ首都」というあだ名を頂戴することになってしまった。

一〇年足らずで、エイズはアフリカを破壊しつつあった。一日に五〇〇〇人以上が亡くなっていった。国によっては、人口の四分の一が感染した。木製棺桶の製造が最大の産業になった地域もあった。アフリカは孤児の大陸と化しつつあり、両親のいない子どもの数が毎年倍増していた。アフリカでは二〇二五年までに最大九〇〇〇万人が命を落とす、という予測もなされた。

一九九一年、インド政府の研究所で研究の指揮を執るラマ・ラオ博士がハミードに連絡を取り、ＡＺＴの化学合成法を開発したのでシプラに製造してほしいと持ちかけてきた。ＡＺＴはエイズの発症を遅らせる唯一の薬だった。だが、それを作っていたのはアメリカの製薬企業バローズ・ウェルカム［訳注：現在は合併を経てグラクソ・スミスクライン］だけで、同社はこの薬を患者一人あたり年間八〇〇〇ドルで販売していた。ハミードはラオの依頼を二つ返事で引き受け、一九九三年にＡＺＴを国際価格の一〇分の一以下、すなわち患者一人あたり一日約二ドルという価格で発売した。だが、この価格ですら、ほとんどのインド人にとっては高すぎて手が出なかった。「われわれの売り上げはゼロでした」とハミードは述べている。

当時、ハミードは政府に、ＡＺＴを購入して患者に提供してもらいたいと要請した。だが、インド政府は聞き入れなかった。政府には、エイズの発見と予防のために使える予算があるだけで、治療薬を購入する金銭的な余裕はなかったのだ。ハミードはすっかり絶望し、結局、二〇万個のカプセルを捨てることになった。エイズに悪いイメージがつきまとっていたせいで、ハミードにはこの薬を売る相手はおろか、ただで提供する相手すらいなかった。

数年後、ハミードは医学雑誌で、三種類の強力な抗エイズウイルス（ＨＩＶ）薬を用いる多剤併用療法がエイズの治療に効果的だという論文を読んだ。それらの三剤――スタブジン、ラミブジン、ネビラピン――は、それぞれ別の多国籍製薬企業によって製造されていた。三剤を合わせた金額は、患者一人あたりで年間一万二〇〇〇ドルにのぼった。この多剤併用療法の服薬スケジュールを守るのは大変だったうえ、この金額を支払える患者はほとんどいない。ハミードはすぐさま、三つの薬の成分を含む混合薬の開発に乗り出した。

一九九七年、南アフリカ共和国はネルソン・マンデラ大統領の指導のもとで医薬品法を改正し、薬の特許を回避して低価格の薬を容易に輸入できるようにした。南アフリカはエイズ流行の震源地として浮かび上がっており、この国ほどエイズ治療用の三剤混合薬を必要としている国はなかった。だが南アフリカは、ほかの一三〇カ国以上の国々とともに「知的所有権の貿易関連の側面に関する協定（ＴＲＩＰS協定）」という国際貿易協定に縛られていた。この協定により、世界貿易機関（ＷＴＯ）のすべての加盟国は、特許権をはじめとする知的所有権の最低限の保護を義務づけられていた。

南アフリカの新たな医薬品法に巨大製薬企業は激怒し、反発した。この法律の影響が一気に波及するのを恐れ、先発品を作っている多国籍企業三九社がアメリカ政府の支援を得て南アフリカ政府を提訴し、南アフリカの新しい医薬品法はＴＲＩＰＳ協定に違反していると主張した。巨大製薬企業が加入する南アフリカ製薬工業協会は、泣き叫ぶ赤ん坊の画像入りの新聞広告を大々的に打ち、この法律によって「偽造された、インチキの、期限切れの、有害な薬」が市場に出回ることになると警告した。南アフリカに拠点を置いていた先発品企業は、同国が国際協定を破棄する意志は固いと主張し、工場を閉鎖して南アフリカから引き揚げた。

それは、命にかかわる世界的な行き詰まりだった。製薬企業が薬の特許をめぐって小競り合いをしているあいだに、二四〇〇万人の病状が悪化していった。それなのに、エイズの患者たちが、切実に必要としている薬を無理なく買えるようになる見込みは当分なさそうだった。二〇〇〇年八月八日、ハミードは面識のないアメリカの活動家から電話を受けた。「私と数人の盟友で、あなたに会いにいきたいのですが」と電話口の相手は言った。その男はウィリアム・Ｆ・ハダッドだった。ののしり言葉をまくし立てる元調査ジャーナリストで、後発品産業を離陸させた「ハッチ・ワックスマン法」の成立に向けて精力的に活動した人物だ。

ハダッドはハミードの名を、アグバー・ケミカルズの創設者であるアグネス・バリスから聞いた。バリスはハミードについて、こう話していた。「彼は立派な化学者よ。それに、多国籍製薬企業を怖がっていないわね」。ハダッドの言う盟友とは、まるで共通点のない活動家の集団だったが、彼らはただ一つの目標――抗ＨＩＶ薬を最も必要とする人びとのために、特許の束縛から逃れて、それらを手ごろな価格で入手する方法を探すこと――を追求するために結束していた。ハダッドの同志の一人である知的財産関連活動家のジェームズ（ジェイミー）・パッカード・ラブは、南アフリカ政府に例の医薬品法の改正とその擁護について助言する仕事をしたことがあった。アメリカで、ラブはこれらの薬の製造原価がいくらなのかを調べ始めていたが、誰も知らないようだった。「死に直面しているのが四〇〇〇万人の白人だったら、誰かがこの質問の答えを知っていてもよさそうなものですが」とラブは語っている。

ハミードへの電話から四日後、ウィリアム・ハダッド、ジェイミー・ラブ、そして「国境なき医師団」に所属する一人のフランス人医師ともう二人が、インドの厳しい夏の暑さを逃れてハミードが滞在していたロンドンの優美なメゾネット型アパートに到着した。ハミードは彼らを、二階にあるガラス製の食卓へと案内した。インドの有名な画家M・F・フセインの作品などの高価な美術品に囲まれ、アパートの住民専用のグロスター・スクエアという庭園を見下ろす部屋で、彼らはハミードに次の質問を投げかけた。三剤混合薬をどこまで安くできるか？　どれくらいの量を作れるか？

六人で話を続けるあいだに、ハミードは紙と鉛筆を使って走り書きの計算をした。そして、患者一人あたり年間一万二〇〇〇ドルという価格から、それを大幅に下回る年間約八〇〇ドルにまで抑えられると結論づけた。男たちは夜まで話し込み、今後避けては通れない多国籍製薬企業との戦いでハミードを支援すると固く約束した。こうして、インドの一製薬企業と国際的活動家たちは類まれな協力関係を結び、何千万人もの命を救うため、通商や医薬品に関するグローバルな既成の秩序を覆すことを誓い合った。

こうした取り組みなどが認められ、約一カ月後にハミードは、ブリュッセルで開催されるＨＩＶ／エイズ、マラリア、結核、および貧困の削減に関する欧州委員会の会議でスピーチをするよう招待された。ハミードはその依頼を快く引き受け、三分間の持ち時間を与えられた。二〇〇〇年九月二八日、彼は演壇に立ち、まじめながらも懐疑的な顔をした――そして白人の――ヨーロッパ人たちを見渡した。聴衆のなかには、さまざまな国の厚生大臣や前首相、多国籍製薬企業の代表者の顔もある。「友人のみなさん」。ハミードは、少しも友好的でない聴衆に語りかけた。「私は第三世界の代表として発言いたします。第三世界の要望と願望について述べ、第三世界の能力について説明いたします。そして何よりも、一つのチャンスをお示しいたします」

ハミードはつづいて、三つの提案を明らかにした。一つ目は、三剤混合薬を患者一人あたり年間八〇〇ドル（まとめ買いをする政府には六〇〇ドル）で販売すること、二つ目は、自国でこの薬を作ろうとするアフリカの国には、どの政府にも無償で製造技術を移転すること、そして三つ目は、母子感染の予防に有効なネビラピンを無償で提供することだ。ハミードは彼らの目の前で、三剤混合薬の価格を文字どおり大幅に値下げしてみせ、挑戦状を突きつける形でスピーチを締めくくった。「この会議に出席しているみなさんが、良心の命ずるところに従って行動してくださることを求めます」

ハミードは、各国の政府が自分の申し出を歓迎し、医薬品革命が起こることを期待していた。高価な薬に、「無償」は言うまでもなく「値下げ」という言葉が添えられることさえ、そうそうなかったからだ。しかし、彼のスピーチは静まり返った会場に吸い込まれて終わった。誰一人として提案に応じなかった。理由の一つはハミードが、多くの問題が潜む地雷原のような領域の真ん中で廉価な薬の供給について提案したからだ。グローバルな医薬品市場では特許と貿易協定が交錯しており、多くの国は安い薬に手を伸ばせない状況だった。だが、ほかに信頼性という問題もあった。世界の多くが、インドの後発品を粗悪なコピー薬と見なしていたのだ。この見方こそ、ハミードが長年、変えさせようと苦心してきたものにほかならない。

二〇〇〇年、この見方をもとに、『ニューヨーク・タイムズ』紙の記者、ドナルド・G・マクニール・

ジュニアがインドにやって来た。目的は、インドの薬に対する相容れない見方に折り合いをつけることだ。マクニールは国境なき医師団の職員から、インドの製薬企業のなかには、高品質の薬を先発品の数分の一の費用で作っているところがあると聞いていた。インドの製薬企業はコピー品を作るうさんくさい製造業者なのか？　それとも、高品質の薬を安く作るまっとうな製造業者なのか？　どっちが本当なんだ？　ハミードはマクニールに、シプラの事業や研究室の全面的な取材を許可した。その結果できあがった記事は、ケンブリッジ大学で教育を受けた化学者ハミードの横顔をくわしく紹介するものとなった。記事は『ニューヨーク・タイムズ』紙の一面を飾り、欧米の読者に、それまでになかった発想を吹き込んだ。つまり、先発品企業が主張しているのとは逆に、高価な薬は、実際には低価格で確実に作れるということを伝えたのだ。

二〇〇一年一月二六日、観測史上で最大級の壊滅的な地震が、インド西部のグジャラート州を襲った。死者は二万人、負傷者は一六万人にのぼった。世界の国々が大急ぎで救助活動を始めた。ビル・クリントンは大統領の任期を終えたところだったが、資金を調達し、インドを訪問して支援を申し出た。ハミード博士はシプラの倉庫を開け、大量の薬を寄付した。だが彼にとって、この災害は、それまでとは異なる警告を突きつけるものだった。世界各国が、倒壊したビルの下に閉じ込められたり、家を失ったりした人びとの救助を急いだが、ハミードは、エイズ問題と比べればグジャラート地震が桁違いに小さく見えることに気づいたのだ。このとき彼は、ブリュッセルでおこなった提案に各国の政府が応じることを、ただ待っていることはできないと判断した。

彼が次の段階をあれこれ考えているうちに、先に進む道がおのずと見えてきた。地震の数日後、ウィリアム・ハダッドがハミードにまた電話をかけてきた。今度は、特定の質問をするためだ。シプラは、エイズ治療用の三剤混合薬を一日一ドルで提供することはできるか？　ハミードはざっと計算し、できると答えた。この価格で販売する相手は国境なき医師団に限るつもりでいたが、いずれにせよ、それは世界を変えるような低い価格だった。

二〇〇一年二月六日の真夜中ごろ、ハミードがムンバイでディナーパーティーに出席していたときに携帯電話が鳴った。電話をしてきたのは『ニューヨーク・タイムズ』紙の記者、ドナルド・マクニールだ。「ハミード博士、［国境なき医師団に］一日一ドルという額を提示されたというのは本当ですか？」とマクニールはハミードに尋ねた。そのとおりだとハミードが認めるや、マクニールが大声で笑った。「ハミード博士、明日から、これまでと同じ生活はできませんよ」

翌朝、マクニールの記事が『ニューヨーク・タイムズ』紙の一面に掲載された。記事には次のように書かれていた。欧米では、三剤混合薬は患者一人あたり年間一万ドルから一万五〇〇〇ドルかかるが、シプラは年間三五〇ドル、つまり一日約一ドルで提供すると申し出ている。しかし、関連特許を持っている多国籍企業がそれを阻んでおり、これらの企業はブッシュ政権に支えられている、と。マクニールの記事は「障害を完全に打ち砕いてくれました」と、ジェイミー・ラブは当時のことを述べている。

世界中の新聞が、この話題を取り上げた。エイズが世界的に蔓延しているにもかかわらず、巨大製薬企業はもっぱら特許を保護しようとしており、背後にブッシュ政権がついているというニュースは国際的な怒りを招き、アメリカのフィラデルフィアから南アフリカ共和国の行政首都プレトリアにいたる各地の街頭で抗議活動を引き起こした。巨大製薬企業がやっていることは大虐殺だという非難すら飛び出した。結果的に、巨大製薬企業は危機発生時の広報対応に失敗した。製薬業界が起こした数々の不祥事――薬の適応外使用に向けた非合法的な販売活動、宣伝の代弁者として行動してくれた医師に対する報酬の支払い、話題の薬の安全性を否定するデータの隠蔽――のなかでも、南アフリカにおける業界の姿勢は、このうえなくひどいものに思われた。『ウォール・ストリート・ジャーナル』紙は、この状況を次のように要約した。「製薬業界は、世間が持っている悪いイメージを、これ以上傷つけることができるのか？　そうだ、ネルソン・マンデラを訴えてみたらどうだろう？」

ウィリアム・ハダッドがけっして忘れないのは、激しい憤りだった。「巨大製薬企業、あのゲス野郎ども」。数年後、彼はジャーナリストたちに嚙みつく。「三四〇〇万人がエイズに感染していて、薬がなければ一人残らず死ぬだろう。患者たちは死ぬだろうし、実際に死んでいってる。それなのに、奴らは年間一万五〇〇〇ドルを請求していたんだ。［アフリカでは］たった四〇〇〇人しか、その薬代を払えないというのに」

もっとも、嫌悪感を抱いているのは、お互い様だった。製薬大手グラクソ・スミスクラインの最高経営責任者（CEO）ジャン＝ピエール・ガーニエは、二〇〇一年に開かれたヘルスケア関連のフォーラムで、シプラをはじめとするインドの後発品企業について、こう断言している。「彼らは海賊です。それが正体なのです。彼らは生涯のなかで、一日たりとも研究したことがないのですから」。巨大製薬企業のなかから、ハミードがアフリカでの市場シェアを奪い取ろうとしているという非難の声があがった。それに対して、ハミードはこう反論した。「私は、秘めた動機を持っている、と悪しざまに言われています。そりゃもちろん、秘めた動機はありますよ。死ぬ前に、何がしかの善行をしたいのです」

二〇〇一年三月五日、巨大製薬企業による南アフリカ共和国政府を相手取った訴訟がプレトリアで始まると、世界中でそれらの製薬企業に対する抗議活動が起こった。南アフリカ共和国では、デモ隊がプレトリアの高等裁判所を包囲して行進した。イギリスでは、抗議者たちが人垣を築いてグラクソ・スミスクラインの工場の入口を封鎖した。アメリカでは、エイズ活動家たちが主要な都市で集会を開いた。

この戦いでは、ハミードとエイズ活動家集団が勝利を収めた。翌月、巨大製薬企業側は訴訟を取り下げ、抗HIV薬の用量固定配合薬の後発品をアフリカで安く販売できるように特許を放棄すると宣言した。八月、シプラは、トリオミューンという薬の開発に成功したと発表した。例の扱いにくい三種類の抗HIV薬を一つの錠剤に配合したのだ。トリオミューンの開発では、シプラは先発品とは異なる製法を用いることによって、欧米の製薬企業がインドで持つ特許権を回避していた。というのは、これら三つの薬は、それぞれ別の製薬企業が作っており、別々の製法特許によって保護されていたので、それらの先発品と製法を変えない限り、まだ何年間も合法的に模倣することができなかったからだ。

ここでクリントン財団が支援に動き、アフリカ諸国の政府が大量購入を確約する代わり、インドの製薬企業は三剤混合薬の価格を一日あたり三八セントにまで、さらに引き下げることに同意するとする協定をまとめた。財団は、プロセス化学者の派遣までおこなってくれた。化学者たちが抗HIV薬の製造工程数を減らす方法の検討に協力したことも、コスト削減につながった。

しかし、欧米の考え方を変えたのは「一日一ドル」という数字だった。これによって、「助ける資金がない」から「助けないわけにはいかない」への変化が起きたのだ。エイズ活動家たちは、ジョージ・W・ブッシュ大統領を協力者とは見なしていなかった。だが、二〇〇三年一月二八日の一般教書演説で大統領は、今後五年間で抗ＨＩＶ薬に一五〇億ドルを投じるとする新しいプログラムを打ち出して彼らを驚かせた。ブッシュは演説で次のように説明した。抗ＨＩＶ薬の価格が劇的に下がったことによって「手の届くところに、すばらしい可能性が開かれました……歴史上、これほど多くの人に、これほど多くの貢献ができる機会はめったにありません」。このプログラムは「アメリカ大統領エイズ救済緊急計画（ＰＥＰＦＡＲ）」と呼ばれ、今日も続いている。ついに世界は、おぼつかない足取りながらも、ハミードが起こした医薬品革命に追いついたのだ。

巨大製薬企業にとって、ＰＥＰＦＡＲは悪夢のシナリオだった。アフリカに送る後発品のためにアメリカ国民の血税を何十億ドルも使うのだから。ブッシュがこの計画を明らかにしてからわずか数日後、多国籍製薬企業の数名のＣＥＯが、抗ＨＩＶ薬を一日一ドルで提供するという約束を取り消してもらいたい、とホワイトハウスに請願した。答えはノーだった。ただし譲歩として、ブッシュはこの企業集団にＰＥＰＦＡＲの責任者を選出する許可を与えた。エイズ活動家たちが落胆したことに、企業側は製薬大手イーライリリーの元ＣＥＯランドール・トバイアスを責任者に任命した。

ところで、費用の問題に加えて、別の疑問がなおも立ちはだかっていた。それは品質に対する疑問だ。欧米は、アフリカのために購入する抗ＨＩＶ薬のすべての品質をどうやって保証できるのか？後発品の支持者たちは世界保健機関（ＷＨＯ）の助力を仰ぎ、ＷＨＯはそれに応えて、質の高い後発品の国際情報センターとしての機能を果たすことに同意した。それにより、抗ＨＩＶ薬の国外への販売を望む企業の査察をＷＨＯがおこない、承認した企業の名前を事前承認リストに載せることになった。だが、この解決策にみなが満足したわけではない。ある日突然、トバイアスの陣頭指揮により、ＰＥＰＦＡＲが新たな要件を導入してきた。アメリカの納税者の金でアフリカに販売するために購入される抗ＨＩＶ薬はＦＤＡの承認を得なければならない、というのだ。

この要件が引き金となって批判が殺到した。エイズ活動家からすれば、これは究極のおとり作戦だった。インドの製薬企業のほとんどは、自社の薬にＦＤＡの承認を受けたことはない。活動家たちは、ＦＤＡの承認を求めることは、薬の品質を確保するための手段として無駄に厳しいのではないか、その真の目的は、巨大製薬企業に金を回し、後発品企業の参入を阻むことにあるのではないか、とにらんだ。その後、彼らは強力な味方を得た。二〇〇四年三月、ジョン・マケイン（共和党、アリゾナ州）、テッド・ケネディ（民主党、マサチューセッツ州）を含む六人の上院議員がブッシュ大統領に手厳しい書簡を送り、ＦＤＡの承認プロセスは、薬が使えるようになる時期をいたずらに遅らせるし、ＷＨＯの基準は「世界中の立派な規制当局で用いられている基準と合致するか、それらを上回る」と主張した。巨大製薬企業へのあからさまな当てこすりとして、六人は書簡にこう記している。「後発品の安全性と有効性を評価するため、ＷＨＯに加えてＦＤＡによる審査という重複したプロセスが作られていますが、その裏にどのような目的があるのか疑問に思います」。ホワイトハウスの元側近によると、クリントン前大統領までがブッシュ大統領に電話をかけ、ＷＨＯの承認は自分の財団にとって満足できるものだと説明した。

しかし、ＦＤＡの審査が要件に加わったことは、単に後発品企業を切り捨てて巨大製薬企業の利益を増やしたということではなかった。ブッシュ政権の内部では、インド製の後発品の品質について、誰もが楽観的な見方をしていたわけではない。ホワイトハウスやＦＤＡでの一連の緊迫した会議で、当局者たちは、調達する抗ＨＩＶ薬の品質をどうやって保証するのかという問題と格闘し続けた。意見は激しく対立した。当時のＦＤＡ医療政策開発部長で、本書の執筆時点においてＦＤＡ長官を務めているスコット・ゴットリーブは、こう話している。「われわれは、［アフリカでの］エイズ対策のために、効き目の弱い汚染された薬を買うとしたら、アメリカの納税者にとって恐ろしく不愉快なことだと思いました」。ゴットリーブはＦＤＡ長官に就任する何年か前、ジャーナリストたちにこう述べている。「インド製の偽りの薬を買え、という大変なプレッシャーがかかっていました。私はそれらを『偽りの薬』と呼びますよ。ほかのみなさんは『後発品』と呼びますが」

最終的に、超党派の強烈な圧力に押される形で妥協案が浮上し、ＦＤＡはＰＥＰＦＡＲ向けの薬を迅速に審査するプロセスを作り出した。それは公衆衛生にとっての成功と受け止められた。今後、アフリカで使われる低価格の後発品は、ＦＤＡの迅速審査という助けを借りられるようになるのだ。二〇〇五年五月二七日、ランバクシーはインドの後発品企業として初めて、自社の抗ＨＩＶ薬の一つにＰＥＰＦＡＲプログラムから承認を得た。多くのほかの後発品企業が、あとに続いた。

世界で最も貧しい人びとの一部にとって、ハミード博士は命の恩人である。しかし、ハミードの革命には意図せぬ結果が待っていた。アフリカで薬を売るためにＦＤＡから承認を得るインドの製薬企業が増えるにつれ、ある認識が生じたのだ。それは、すぐさま後発品業界を根底から覆し、アメリカの医薬品供給の構図を一変させることになる。その認識とは、インドの製薬企業が、アメリカの規制当局に承認されるほど質の高い薬を手ごろな価格で作れるのなら、それらの薬は、アメリカ人が服用することができるほど質が高いはずだというものだった。

第8章 物事の賢いやり方

アメリカ、ペンシルベニア州キャノンズバーグ

2005年12月

先発品は、作るのにどれほど手間がかかろうとも、作るのがどれほど困難でも、当然ながら、ある決まった製法に従って作られる。一五分間混合する、粒状にする、霧状に噴霧して成分の水分含量が四パーセントになるまで乾燥させる、三〇分間再混合する、というように。だが、後発品を作るためには、先発品とは異なる製法を見つけ出す必要がある。理想を言えば、より迅速に製造できるが、同様の結果がもたらされる製法が望ましい。そのようなリバースエンジニアリングの仕事を担うのがプロセス化学者だ。

プロセス化学者のなかでも、元ランバクシーのラジブ・マリックはトップクラスと見なされていた。彼はインドのパンジャーブ州にある研究所で専門知識を養い、リバースエンジニアリングによる薬の製法特許を六〇件以上取得している。ランバクシーに在籍していた一七年のあいだに、製剤開発・薬事責任者へと昇進した。マリックはまた、実験室での大失敗も数多く経験してきた。ランバクシーの

ニキビ治療薬ソトレットが品質基準を満たせなかったことは、その一例だ。だがランバクシーは、製剤に欠陥があるのにソトレットの販売続行を決めた。そんな幹部たちの「不合理な考え」を目の当たりにしたことも、ランバクシーを辞めた理由の一つだ、とマリックはのちに語っている。彼が退職願を提出したのは二〇〇三年六月だった。

後発品を作るときに、たとえばA－B－C－D－E－F－Gという七段階の化学合成法をG－C－B－Fに変えることは、けっして容易ではない。また、できあがった製剤は、規制当局の精査や、先発品企業が起こす特許侵害訴訟に十分耐えられるものでなくてはならない。マリックは、ほかの研究者の手に負えない問題の解決策を見出すことを仕事にしていた。彼は早口でしゃべり、性格は快活で、浮かべる笑みは温かく、髪は白髪交じりだった。そして、ほとばしるような勢いで悪態をつく傾向があった。

マリックがランバクシーを退職したのは、アメリカ政府が、アフリカに提供する低価格医薬品の製造をインドの製薬企業に頼るようになったころだ。それとともに、注目すべき変化が起きていた。インドの製薬企業はアメリカ市場にも参入しつつあり、一方でアメリカの製薬企業はさまざまな業務をインドへと移しつつあったのだ。そして、こうした動きが急激に進んでいる後発品の世界市場では、マリックの専門技術が高く評価された。

ランバクシーを去ってから二年半後、マリックは、インドの実業家がハイデラバードに設立したマトリックス・ラボラトリーズという製薬企業の最高執行責任者（COO）になった。ランバクシー時代の同僚も数人、マリックとともにこの会社に移っていた。彼らは一丸となって働き、マトリックスを世界第二位の医薬品原薬メーカーへと押し上げた。彼らが重点的に取り組んだのが、「大統領エイズ救済緊急計画（ＰＥＰＦＡＲ）」で購入される抗エイズウイルス（ＨＩＶ）薬だ。そしてマリックは実質的に、シプラのユスフ・ハミード博士が世界に誓った約束から生み出された新しいビジネスエコシステム（事業生態系）の頂点にいた。インドの製薬企業は、効果的な薬を格安で大量に作ることができたし、欧米の規制当局が求める「適正製造基準（ＧＭＰ）」をすべて遵守していたのだ。

インドの企業がどうやってこのような偉業を成し遂げたのかについては、インド科学のすばらしさを伝えることで知られるインド国立化学研究所のラグナス・アナン・マシェルカ博士が、一つの説を唱えている。すなわち、インドの科学者は工学に秀でていた一方、貧困を経験していたので、古いプロセスを見直して効率化を図ることが得意だったというのだ。それが、マシェルカいわく「ガンディー主義イノベーション」につながった。マハトマ・ガンディーが教えた基本原則の一つでは、科学上の発明は公共のためにならなくてはならない、と謳われている。インドは資源が乏しいので、国民は、より多くの人びとに、より低コストで、より多くの恩恵をもたらす「物事の賢いやり方」を考え出したのだ、とマシェルカは主張した。

インドの製薬企業に対しては、最低ランクの位置づけで、骨の折れる研究やイノベーションのおこぼれに寄生しているにすぎないという見方も依然としてあった。だがマシェルカは、「手ごろな価格」が必ずしも「より低品質」を意味するものではないと説明した。それどころか、「より高品質」を意味することもありうるというのだ。マトリックスで、マリックは際立った成果をあげた。そして、欧米の企業が彼のもとを訪れるのに長くはかからなかった。

アメリカ東部のアパラチア地域に位置する後発品企業のマイラン・ラボラトリーズは、正真正銘のアメリカ企業だった〔訳注：マイランは二〇二〇年、ファイザーの後発品部門と統合して新会社ヴィアトリスになった〕。一九六一年、二人の退役軍人が、ウェストバージニア州ホワイト・サルファー・スプリングスにあったアイススケート場の跡地に、この会社を作った。マイランは、創設者の一人であるマイク・パスカーが「正しくおこなえ、さもなくば、いっさいやるな」と明言したとおりの企業精神によって知られるようになった。そして、敷地が約九万平方メートルあるウェストバージニア州モーガンタウンの旗艦工場は、世界最大規模の工場になった。その大きさと重要性から、FDAの職員がほぼ常駐するようになったほどだ。自社発行の社史『マイラン：五〇年にわたる前例なき成功』には、こんなエピソードが綴られている。FDAの査察官が梯子を登り、白い手袋をした指で製造装置のてっぺんをこすった（規制では、表面に塵がついていてはならない）。手袋の指先が「それまでどおり真っ白」なのを見届けると、マイランの役員たちはホッと安堵のため息をついた。

工場では、技術補佐員（テクニシャン）たちに、細部にわたる注意を払うよう求めた。採用候補者たちは、（薬の製造とは関係のない）一五分間のビデオを見せられ、そのあと、見た内容について試験を受けた。最初に何が出てきたか？　二番目には？　マイランの元製造技術支援担当副社長のケビン・コラーは、次のように説明している。「GMPの環境下では、教えられたとおりの方法で実施することを従業員に求めます。もし誰かがミスをしたら、調査が開始されなければなりません」

責任ある製薬企業は、事業リスクを最小限に抑えようとしなければならない。だが二〇〇五年末、マイランの最高経営責任者（CEO）のロバート・コーリーは、まったく予断を許さない状況に直面していた。マイランはインドの製薬企業に市場シェアを奪われつつあったのだ。インドの企業は自前で有効成分（原薬）を製造し、かつ低コストで操業していた。一方のマイランは、有効成分を中国とインドの原薬メーカーに発注しており、その価格を下げさせることができなかった——マイランがそれらの企業と手を組んで、世界に進出しない限りは。

そこでコーリーは、マイランの原薬調達メーカーの一つであるマトリックス・ラボラトリーズに目を向けた。二〇〇五年一二月、彼はマトリックスの会長とニュージャージー州の空港ラウンジで会った。二人は紙ナプキンにメモを手書きしながら交渉を重ね、合意にこぎつけた。こうしてマイランは、インドの株式公開企業を買収した初めてのアメリカ企業となった。買収は二〇〇七年一月に完了し、マイランはグローバルな基盤を手にした。だが、おそらくマイランがこの買収で獲得した最大の資産は、マイランのグローバル技術運用担当上級副社長に就任したラジブ・マリックその人だろう。彼は、ランバクシーで仕事をともにした信頼の置けるチーム員を何人も引き連れてきた。

マイランで、マリックはアメリカの経営陣に加わった。コーリーの隣には、COOのヘザー・ブレシュがいた。彼女は、ウェストバージニア州の民主党知事（現在は同州の先任上院議員）ジョー・マンチンの娘だ。新生マイランの従業員たちはインド人もアメリカ人も、マトリックスとマイランの統合について「継ぎ目のない」と好んで形容した。社史には次のように書かれている。「ブレシュとコーリーはマトリックスのチームのなかに、鏡に映ったマイランを見て取った。彼らは意欲的で、勤勉で、品質の追求に余念がない」。買収が成立したころには、「私たちは同じ言語を話し始めました」とマリックは述べている。最初の祝賀晩餐会では、全員がインド料理を食べた。肉とジャガイモで育ってきたマイランのほとんどの重役たちにとって、インド料理を試すのは初めてだった。

それでも、彼らの出身世界に相違があったように、二つの研究開発チームのあいだには相違が厳然と存在していた。インドでは、後発品企業は花形で、株価が少しでも動くたびにビジネス系メディアが興奮して取り上げた。一方、アメリカでは、後発品企業はどちらかと言えば社名を出さずに操業していた。マリックは、ようやくピッツバーグの医師社会に落ち着いたころ、驚いた様子でこう記している。「誰もマイランをまったく知らないときてる」

しかし、マリックの以前の勤め先と新しい勤め先とのより重大な相違は、品質に対する会社の態度に認められた。理論上は、厳しく規制された市場向けに薬を製造するすべての企業は、コスト、スピード、品質を頂点とする三角形の内側で事業をおこなう。これら三つのうちでも、当局の規則によって要件が定められる品質は、動かせない点のはずだ。製造工程は、透明で、再現性があり、調査可能でなければならず、例外や逸脱［訳注：定められた手順や基準から乖離している状態］があってはならない。だが後発品企業は、コストを削減し、かつ一番手で薬の承認申請をおこなうために開発を急がなければならないというすさまじいプレッシャーのなかで、次の二つがもたらす大きな緊張関係に直面していた。コストをどこまで下げられるか？　品質を犠牲にせず、どこまで開発を急げるか？

アメリカのように、規制のある医薬品市場では、製薬企業は「適正製造基準（ＧＭＰ）」に従うことが求められる。だが業界のある筋によれば、ＧＭＰに従えば、企業が負担するコストは二五パーセント増えるという。これによって、企業は難しい選択を迫られる。たとえば、無菌のモップが一本あたり四ドルして（通常のモップよりはるかに高い）、ふだんの一日の作業でモップを九本使うとしたら、どうするか？　顧客がワクチン一回あたりの料金として四セントを希望しているのに、生産に四〇セントかかるとしたら、どうするか？　しかし、主要な問題は後発品のビジネスモデルそのものにある。先発品の錠剤は一日あたりの価格が一四ドルだが、ある日、一日あたりの価格が四セントの後発品が出て後発品企業は価格競争に突入するといった状況のなかで、どうやって品質を保てるのか？　マリック自身が認めたように、後発品をめぐってはこのような力学があるため、高い製造品質の維持に「投資しようという動機が引き出されない」のだ。

この葛藤を前にしたときこそ、企業文化が物を言う。マリックと彼のチームはランバクシーで専門的な訓練を受けてきたが、事業所の壁に貼ってあったポスターは、二〇一五年までにアメリカでの売上高一〇億ドルを達成することを従業員に強く呼びかけていた。だが、マリックは異なる文化に足を踏み入れた。マイランの会議室にあるポスターでは、次のように強調されていた。「マイランの高い品質が、単なる主張ではなく、一人一人の目標とされている理由を見出せ」。マイランは品質と透明性のイメージに強いこだわりを持っており、ついにはペンシルベニア州キャノンズバーグにガラス張りの本社を建て、部分的に透明な名刺を役員に支給した。

マイランでマリックは、それまでずっとやってきたのと同じ仕事を任された。つまり、実験室で遭遇する数々の難局をうまく乗り切ること、開発パイプライン（開発中の薬）を充実させながら薬の承認申請を迅速におこなうこと、そして、こうした活動の成果である薬が、世界一厳しい規制当局の審査を確実にパスできるようにすることだ。ただし、今やマリックがこれらすべてをこなしている場所は、アメリカ企業のガラス張りの本社だった。そこでは、つねに監視されるということを、みながわかっており、それに慣れていた。

医師にかかっている患者は、自分が服用している後発品は先発品とまったく同じものだと考えることが多い。それは一つには、次のような単純で友好的なプロセスを想像するからだ。すなわち、特許が切れると、先発品企業はその薬の製法を後発品企業に譲り、後発品企業は、もはや研究や営業に投資する必要がないので、わずかなコストで同じ薬を作る、と。だが、実際は違う。後発品企業は、何かの後発品を開発しようと決めた瞬間から、法律、科学、規制の面での戦いを、しばしば秘密裡に始める。ほとんどの場合、後発品は、対応する先発品企業の支援を受けて売り出されるのではない。先発品企業が後発品の開発を阻止しようと手を尽くしても、市場に出るのだ。

先発品企業は後発品との競合を遅らせるために、しばしば策を弄する。そのやり口に怒ったFDA長官スコット・ゴットリーブの言葉を借りれば、「ずるい手」や「裏をかく手」もいとわない。先発品企業は自社製品の周囲に特許の要塞を築き上げようとし、ときには製造工程の各段階、さらには薬物を徐々に放出するメカニズムまで（もし、そのようなメカニズムがあればだが）、特許化しようとする。また、自社の薬にささいな変更を加え、それを新しい発明だと主張して特許を取得し、特許による独占期間を延ばそうとすることもある。このようにして先発品の関連特許を長く存続させる戦略は、木が葉を茂らせて生きている状態を保つことにたとえて「常緑化（エバーグリーニング）」と呼ばれる。後発品企業は先発品を分析してリバースエンジニアリングをおこなうため、少量の先発品を入手する必要があるが、先発品企業はそのための薬を販売せず、出し惜しみをする。そこでFDAは二〇一八年、こうした慣行を批判されている先発品企業に公然と恥をかかせるべく、それらの社名をウェブサイトで公表し始めた。

後発品企業が製品を市場に出すためには、このように障害の多い領域で、既存の先発品から出発した逆方向の製品開発、つまりリバースエンジニアリングをおこなわなければならない。後発品企業では、ひとたび特定の先発品に狙いを定め、その分子が体内でどのように作用するのかを研究員たちが理解すると、特許弁護士たちが仕事に取りかかり、その分子が特許でどれほど強力に保護されているのかを突き止める。次の段階は研究室での作業だ。その分子を薬の成分として合成することにより、有効成分を開発する。この試行錯誤だけで何年もかかることもある。これがうまくいったら製剤の開発だ。後発品の最終製品は、カプセル剤、錠剤、注射剤のどれにせよ、対応する先発品と同じ剤形にしなければならない。有効成分を製剤化するときには、添加剤と呼ばれる成分を加える必要がある。添加剤は先発品と異なっていてもかまわないが、それが理由で訴訟を起こされる可能性もある。

次は試験だ。研究室では試験管内（イン・ビトロ）の試験がおこなわれ、体内の状態が再現される。たとえば溶出試験では、ビーカーに胃液を模した試験液を入れ、そこに薬を加えてどのように溶け出すかを調べる。だが、特に重要な試験のいくつかは生体内（イン・ビボ）でおこなわれる——人間で薬を試験するのだ。

先発品企業は、新薬が安全かつ有効だということを証明するため、数千人の患者で試験をしなければならない。一方、後発品企業は、後発品の体内への吸収のされ方が先発品とほぼ同じだということを証明するだけでよい。そのためには、数十人の健康なボランティアに後発品と先発品を交互に投与し、時間を追って薬の血中濃度を測定する必要がある。その結果、それぞれの薬について、血中濃度の時間推移を表す曲線が得られる。これらが生物学的同等性を判定するのにきわめて重要なグラフだ［訳注：薬の血中濃度曲線のグラフについては、用語集を参照］。横軸は投与後の経過時間（T）で、薬の血中濃度が最も高くなったときの時間は最高血中濃度到達時間（Tｍａｘ）と呼ばれる。縦軸は薬の血中濃度（C）で、血中濃度の最高値は最高血中濃度（Cｍａｘ）と呼ばれる。そして、血中濃度の曲線と横軸で囲まれた部分の面積が、体に吸収された薬の量を表す血中濃度曲線下面積（ＡＵＣ）だ。後発品が先発品と生物学的に同等かどうかは、薬の血中濃度の指標であるCｍａｘおよびＡＵＣを評価することによって判定される。

薬は、製造されたバッチによって品質に差がある。同じ実験室で、まったく同じ条件下で製造された先発品ですら、バッチごとにいくらか違いが生じる。そこで一九九二年、FDAは複雑な統計公式を編み出し、生物学的同等性を一つの範囲で定義した。簡略化して説明すれば、後発品の血中濃度が先発品の八〇〜一二五パーセントの範囲にあれば、両者は生物学的に同等ということだ。なおこの公式では、後発品の血中濃度の平均値のみならず、平均値にばらつきを加味した幅（九〇パーセント信頼区間）の全体が先発品の八〇〜一二五パーセントに入ることを求めている。この要件があることによって、実際には、後発品と先発品の血中濃度の平均値がかなり近くなければ、その後発品は先発品と生物学的に同等とは見なされない。

さて、有効成分が製造され、添加剤が選択され、おもな研究室レベルの試験と人間での試験が実施されたら、その製剤は製造現場に移され、工業規模で生産できるかが検討される。

製造スケールが大きくなるほど、製造プロセスを制御するのは難しくなる。失敗の可能性があるものは、実際に失敗する。薬の製造プロセスを「現行適正製造基準（cGMP）」の要塞で固めて品質管理を強化することはできるが、マリックがよく述べていたように、それでも「トラブルは起こるものだ」。良心的な製薬企業は、過去の大失敗を繰り返さず、新たな失敗を未然に防ごうとする。しかし、製造工場は人間によって運営されるので、工場のシステムは、どれほど完璧に設計されていようとも壊れることがある。たとえば、製薬大手ジョンソン・エンド・ジョンソンの抗てんかん薬は問題なく製造されていたが、あるとき同社が製品を木製パレットに積み上げたとき、木に塗布されている溶剤が薬の容器内に浸出したようだった［訳注：消費者からカビ臭がするという苦情が寄せられ、製品はリコールされた］。ウェストバージニア州のモーガンタウンにあるマイランの工場では、一人の実験テクニシャンが別のテクニシャンに宛てて、装置が適切に作動するようホースを「取りつけろ（r・i・g）」というメモを残していた。だが、これは言葉の選び方が不適切だった。r・i・gには「間に合わせに作る」といった意味もある。もしFDA査察官がこのメモをたまたま見つけ、それは単純な問題解決法ではなく不正行為を意味するのではないのかと疑ったら、工場全体がすぐに操業停止を迫られてもおかしくなかったのだ。

こうしたさまざまな事態に対応するための唯一の策は、工場がGMPに徹底して従い、薬を製造する各工程において、リアルタイムで記録を作成することだ。それによって得られるデータは、どうしても起きてしまう間違いを発見して正すための青写真となる。このプロセスをFDAの査察官が精査するのだ。企業はどれだけきちんと、そしてどれだけ厳密に自己点検できるか？ その目標は、マリックの言葉を借りれば、「同じトラブルが二度と起こらないように」問題に対処することだ。

このような課題に立ち向かうなかで、マリックは製剤の達人という領域を超えた力量を示した。彼は自らを改革することがうまく、マイランですみやかに昇進してCOOに就任した。そしてブレシュはCEOに、コーリーは取締役会長に昇格した。マリックは、どんどん増えていくインドでの業務を監督し、インドはほどなくして、世界に四〇箇所あるマイランの製造施設のうち二五箇所、三万人いる従業員の半数以上を占めるようになった。

マリックは、多くの点でマイランに旋風を巻き起こした。この製薬企業をインドのほうへと方向転換させ、アメリカのモーガンタウンとインドのハイデラバードの研究開発チームのあいだに競争が生まれるようにしたことも、その一つだ。三年足らずで、マイランがFDAに提出した承認申請の数は三倍に、承認された薬の数は二倍に増えた。だが、マリックは品質の重要性も努めて強調し、品質第一の考えを彼らしい言い方で従業員に伝えた。「品質面で何か見落としたら、そんなヘマを大目に見るわけにはいかないぞ」

マリックの昇進が早かったことは、彼がコストと品質とスピードのあいだに存在する緊張関係を知り尽くしており、イノベーションのことにくわしいマシェルカが述べたように、賢さを活かしてその関係を調整していた証しに見えた。ただし、マシェルカは賢さのなかで一つの重要な区別をつけていた。それは、インドの物事の「賢いやり方」を、インド人が「ジュガール」と呼ぶアプローチ――望ましい目標になるべく早く到達するため、倫理的に疑わしい近道をすること――と混同してはならないというものだ。この言葉は暗に品質面での妥協を意味しており、ジュガールは完全に「捨てる」べきアプローチだ、とマシェルカはインドのプネーにある国立化学研究所の自分の研究室で、ある訪問客に説明している。

しかし、マイランでマリックと配下のチームは、どの薬の製剤開発も納期に間に合わせるように見えたので、一部の従業員は、彼らの成功の秘訣はガンディー主義イノベーションだけだろうかと思い始めた。

第9章 特別な任務

2004年8月18日

インド、グルガオン

午前八時半。屋外はすでにむせかえるような暑さの時刻に、ディネシュ・タクールは、会議室のテーブルを囲む部下のプロジェクトマネージャーたち六人を見回した。彼らの顔には疲れが見える。この会議に間に合うように、ラッシュアワーの交通渋滞を避けようとして何時間も前に家を出た者もいたのだ。六人は、この会議が重要だということは知っていたが、議題は知らされていなかった。タクールはこのポートフォリオマネジメントチームに、企業の組織や事業の実態調査という意味では変わった部類の仕事を与えようとしていたが、それをおこなう本当の理由は自分の胸にとどめておこうと決めていた。

「クマール博士から新しい任務を与えられた」とタクールは話を切り出した。「博士は、わが社がさまざまな国に提供してきたすべてのデータの裏づけが取れるのか知りたがっている。そこで、わが社のポートフォリオを過去にさかのぼって検討する。博士は、わが社が過去二〇年間に各国の規制当局に提供した情報が、どれだけ信じられるものなのか知りたいとのことだ」

チームのメンバーたちは驚いたように見えたが、この任務自体は彼らの得意とするところだった。そもそも彼らの仕事は、ランバクシーのあらゆるデータの位置づけを明確にすることだったので、データが正確なのかをまず確認するのは、きわめて当然と言えた。

タクールは、大きなホワイトボードに全員の注意を向けさせた。そこに一つの表を書いておいたのだ。縦軸方向には、ランバクシーが薬を販売しているすべての地域があげてある。横軸方向には、たくさんの質問が並んでいた。どの製品が市場に出ているか？　それらはいつ各国の規制当局に登録されたか？　製品を登録するのに用いられた実際の申請書はどこにあるか？　書類の裏づけとなるデータはどこにあるか？　市場で販売されたバッチの数は？　それらはどの工場で製造されたか？

タクールは、世界の各地域にマネージャーを一人ずつ割り当てた。そして、これらの地域で売られている薬について、ランバクシーの生の製造データと、現地の規制当局に提出された書類の内容を比較するように指示した。それらのデータは一致しているか？　それとも食い違っているか？　提出された書類は、現地における規制上の要件を満たしているか？

ランバクシーの事業の全体像が描き出されたことは、かつて一度もなかった。なにしろ、そのときまで同社の事業は分断されていたからだ。個別の集団が、それぞれの地域向けの製品開発を担当していたが、集団同士が顔を合わせて情報交換をすることはまずなかった。自社の薬がどのように承認されたのか、いや、どの国で承認されたのかさえ、誰も全容を把握していなかった。だがタクールは自分のチームに、世界全体に広がり、何年も前にさかのぼるデータを集約して多次元的に分析するよう指示したのだ。

タクール自身の仕事は、薬事担当副部長のアルン・クマールに会いにいくことから始まった。アルンは、タクールの上司ラジ・クマール（ラジとアルンに血縁関係はない）から、この件に協力するよう指示されていた。

アルンは、タクールのオフィスの真上にある自分のオフィスで、困惑した表情を浮かべながら待っていた。「誰だって知ってる」と、アルンは挨拶代わりに言った。

「何を？」。タクールは尋ねた。

「何が真実かということさ」とアルンは答え、規制が弱く、何をしてもばれる恐れがほとんどない市場で、ランバクシーが好き勝手にビジネスをしていることについて話し続けた。

「そういう地域で売られている製品には、すべてにデータの裏づけがあるわけではないというのか？」

「まあ、すべてにはね」。アルンは、机に置かれた報告書をパラパラとめくりながら気楽な調子で言った。「データがないのがどこなのか、ぼくらは知ってる」

タクールは、アルンの平然とした態度に驚かされた。「それを上層部に伝えたのか？」

「何のために？」。アルンは訊き返した。「上はすでに知ってる。というか、ぼくより知ってるはずだ」

タクールは、アルンが勘違いしているに違いないと思った。もし申請書のなかに、データのない部分があるとわかっているのなら、アルンが書類の正確さを保証する責任者になったときに、どうして承認できるのだろう？

それも問題の一部だ、とアルンは答えた。アルンの説明によれば、彼が申請書を用意したとしても、アメリカ担当のアバ・パントのような各地域の薬事担当部署の責任者は、申請書のどこにでも好きなように修正を加えることができる。彼らは最高幹部たちから直接指示を受けており、アルンに内緒で、あるいは無断で申請書を承認するという。

これは、タクールにとって信じられない話だった。ブリストル・マイヤーズスクイブ（BMS）などの企業では、薬事担当部長は、FDAに提出する文書に対して絶対的な権限を持っていた。それは、もっともな理由があってのことだ。薬事担当の責任者は当局への提出書類に署名するとき、データが正確だということを断言している。政府機関の管理下に置かれる文書に虚偽の記載をすることは犯罪行為だ。

「まさか、今の話を本気で言ってるわけじゃないだろうね？」。タクールは訊いた。

「アメリカやヨーロッパなど、先進国の市場で捕まったら失うものが多すぎる。だから、こういう市場のポートフォリオで無茶なリスクを取るのは意味がない」とアルンは説明した。「だけど、［アフリカ］、ラテンアメリカ、インドとなると、話はまったく別だ」

タクールは唖然とした。「誰が知ってるんだ？」

「みんなさ」とアルンは答え、こう言い添えた。「みんな、どこから指示が出ているか知ってる」

「影響が出る心配はないのか？」

「そういったことは管理されてるよ」とアルンは言った。「すべて管理されてるんだ」

タクールは茫然自失してしまい、会合を打ち切って帰らなければならなかった。とにかく、気を落ち着かせる必要があった。

自分のオフィスに戻ると、上級アシスタントから声をかけられた。「どうしたんですか？ まるで幽霊でも見てきたような顔ですよ」。タクールはぐったりと椅子に座りこんだ。

彼は、先発品業界でもコンプライアンスの欠如やモラルの崩壊があることは知っていた。彼がBMSを退職したあと、同社の財務部門のトップと国際医薬品グループの責任者が、卸売業者に適正な在庫量を超える大量の製品を出荷することでBMSの売り上げと利益を水増ししたとして、共同謀議と証券詐欺の罪で起訴された。なお、起訴はその後、取り下げられている。

株式市場を操作したり株主の利益を侵害したりすることは、それはそれで問題だ。ちなみに、こうした訴訟は、被告が罪を認めることなくアメリカ証券取引委員会と和解して終結することもある。だが、アルンが今話したことは、まったく違う問題だった。薬が適切に製剤化されているか、薬の安定性や有効性はどうなのかといったことを見極めるためには、試験をしなければならない。それで得られたデータは、その薬が患者を殺すのではなく治すのだということを証明する唯一のものだ。しかし、ランバクシーはデータを、入れ替えのきくものと見なしてマーケティングの道具のように扱っており、患者への影響など考えていないように見えた。それは、生死を分ける可能性もある紛れもない不正行為だった。

タクールには事態がほとんど飲み込めなかった。それでも、与えられた任務を果たすため、その日にもう一度、アルン・クマールのオフィスに出向いた。

「こんな情報をかき集めたって何の意味もないよ」とアルンはタクールに告げた。「この道を進んでいったら、ある日、気がつけば会社から放り出されていたなんてことになる。ラジには、言われたことを調査しましたけど、これ以上は何もありません、とでも言っておけば」

「上司に嘘はつけない」。タクールは言い返した。

「アメリカに何年か行って世界の道徳警察になった気でいる、きみらにとっては、何が問題なんだ？」

とアルンは尋ね、たたみかけた。「アメリカの製薬企業は、こんなことは絶対にしないとでも？」

タクールはアメリカの巨大製薬企業に一〇年ほどいたが、こんな行為は見たことも想像したこともなかった。彼は若かったし、いくぶん世間知らずだったが、頑固でもあり、このまま引き下がるつもりはなかった。「さっさとやろう。どこから始める？」。タクールはしびれを切らして催促した。

アルンは、いやいやながらといった様子でホワイトボードに歩み寄り、ランバクシーが抱えている不都合な事情を地域ごとに示す表を書いた。一番下がアメリカとカナダ、次にヨーロッパ、その上にラテンアメリカ、つづいてインド、そして一番上が世界のそれ以外の国々（ROW）、つまりアフリカ諸国などの最貧国だ。「ここから始めようか」。アルンは一番上を指差して言った。

タクールは、暗闇を手探りで進んでいるような感覚がまだぬぐえなかった。必要なのは数字だ。アルンは上級アシスタントを呼んで、数値データを答えさせた。タクールはこの若い男性に、規制当局に提出された申請書の何パーセントに社内の記録と一致しないデータが含まれているのかを尋ねた。アシスタントは言葉を濁した。「それは……地域によって違いますが」

「それぞれの地域での概算値を教えてくれないか」とタクールは言った。「アメリカはどうなんだ？」

アシスタントは一瞬考え込んでから、こう見積もった。「たぶん、五〇パーセントから六〇パーセントというところでしょうか？」。タクールは、ほとんど息ができなかった。ランバクシーは、FDAに提出した申請書のデータの半分以上をでっちあげたというのか？　しかも、それが、まだましなほうの地域だって？

「ヨーロッパは？」

「だいたい同じです」という答えが、アシスタントから返ってきた。

「じゃあインドは？」

しばし口ごもったのち、アシスタントは答えた。「一〇〇パーセントです」。それから次のように説明した。インドの規制当局はデータをまったく見ないので、インド向けの薬を試験するのは時間の無駄でしかない。だから、この地域の担当者たちは申請書を創作して規制当局のトップであるインド中央医薬品基準管理機構長官に提出する。当局にとって必要なのは実際のデータではなく、よいコネであり、ランバクシーにはそれがある。

ごまかしの規模にタクールは愕然とした。患者のことを思うと、本当に気分が悪くなった。タクールはアシスタントに、数字の内訳を出してくれるように求め、それぞれの製品について年度別の数字が要る、それに申請書ごとの問題点もあげてほしい、と注文をつけた。

タクール配下のプロジェクトマネージャーたちが各自の分析に取りかかると――データを手に入れ、聞き取りをおこない、研究室や製造工場を訪れると――、社内の厳格な階層構造がおもな障害だと判明した。タクールのチームは、設置されてからまだ日が浅かっただけでなく、インドの企業文化における暗黙の了解からすれば、メンバーたちは部署長を相手にするには若すぎた。アジアとブラジルの市場のデータを探し出すことを任されていたメンバーは、「私たちは招かれざる客でした」と述べている。そのため、チームはひそかに、かつ粘り強く活動しなければならなくなった。メンバーたちは、事前連絡なしで工場を訪れた。部署長と話をするため、何時間でも待機した。車を何時間も走らせ、遠く離れた製造工場に出向いた。断片的な情報をつなぎ合わせていくにつれ、彼らは少しずつ、ランバクシーの秘密に入り込んでいった。実はランバクシーは、利益の押し上げに寄与すると思われるすばらしいデータを手っ取り早く作り出すため、製造プロセスのほぼすべての部分をごまかしていたのだ。

タクールのチームメンバーは、それぞれが似たような例を手に入れてきた。社内の研究員たちは、上司の指示を受けて次のようなことをしていた。コストを削減するため、純度の高い原料の代わりに純度の低い原料を用いる。不純物を多く含む製剤が承認されるように、試験のパラメータを変える。溶出試験の結果を捏造する。理想的な結果を得るため、先発品を押しつぶしてカプセルに詰め、試験で自社のカプセル剤の代わりに使う。先発品の試験結果を自社の薬の試験結果に重ねてデータを合成し、それを申請書で用いる。ほかにも、ランバクシーは一部の市場で、データを不正に組み合わせて辻褄が合うようにしていた。すなわち、ある市場での最高の製造データを取り出し、それを別の国の規制当局に、そこの市場用の薬で独自に得られたデータだと称して提出するのだ。市場によっては、データをまるきりでっちあげていた。文書の偽造は社内全体に蔓延していた。標準作業手順書は、FDAの査察官が、製薬企業が自ら定めた方針を守っているかどうかを判断するときに頼みとする文書だが、ランバクシーはそれさえ偽造していた。査察の期間中に査察官をだまそうとした例もあった。従業員が文書の日付を実際よりも前の日付に変え、高温多湿にした試験室に一晩放置して、用紙を人工的に劣化させたのだ。

こうしたビジネスのやり方を隠そうとすることには、ほとんど労力がかけられていなかった。それは経営幹部や研究開発部門の部署長から、製剤や臨床試験の責任者たちまで、誰もが知っていた。要するに、ランバクシーの製造基準とは、不正を働いても捕まらずにすむのなら何でもよいということだったのだ。

タクールが何年にもわたる研修を通じて知っていたように、きちんと製造された薬とは、最終的な品質試験に合格したものを指すのではない。薬の品質は、製造プロセスの各段階で評価されなければならず、それに伴って得られるすべての試験データのなかにある。そして、製造の過程で記録された各試験の結果は、品質の確保に不可欠な道しるべを作っていくのに役立つ。だが、ランバクシーでは結果ばかりが注目され、規制や必要条件は、どうでもいいものと見なされていた。「適正製造基準（GMP）」とは停止の標識であり、GMPに則った薬の製造とは、面倒な回り道をすることなのだ。というわけでランバクシーは、望ましい結果という目的地にたどり着くために選んだ道なら、どんな道でもドライブし、それから道路標識をあちこちに移動し、信号機の点灯パターンを再調整し、事後にマイレージを合わせていた。のちに、ランバクシーの分析研究部長は、ある外部監査機関の監査員にこう述べている。「実験をおこなっているときにデータを記録することは、インドの文化にはありませんね」

タクールのチームメンバーの一人は、数カ月前にはランバクシーに入社できて大喜びしていたが、今や皮肉な状況に置かれていることに気づいた。ランバクシーの薬が安全ではないことを示すデータを持っているわけではなかったが、そうかといって、安全であることを証明する確かなデータを持っているわけでもなかったからだ。このメンバーは仕事を終えて帰宅すると、親戚や愛する人びとにランバクシーの製品を買ってはいけないと説得した。

タクールは一日に一四時間働き、分析結果をまとめたスプレッドシートを市場ごとに作成しようとした。すなわち、承認を申請している薬の申請書のデータ、承認された各製品についてランバクシーが規制当局に提出した申請書のデータ、それらの申請書の記述を裏づける既存データを一覧表にしたものだ。タクールはしばしば夜の九時までオフィスに残って、翌日の作業計画を立てた。自宅では、不服そうな妻のソナールを振り切って地下の仕事部屋に降りていき、チームから送られてくるデータを組み合わせるため、深夜まで働いた。いつものように、家ではこのプロジェクトについて多くを語らなかったし、ソナールも訊かなかった。それにタクールは、自分の会社について調査したことが、仕事上でどんな成り行きを招くのかという、より大きな問題について自問することもなかった。もし彼が一歩下がって考えていたら、このプロジェクトが実はどれだけ危険に満ちたものかということに気づいたかもしれないが。

しかし、タクールはそうせず、この明らかになりつつある危機の規模を把握しようともがき続けた。どうして、そんなに多くのごまかしがありうるのか？　想像をはるかに超えて広がっているこの不正行為を言い表す言葉が、そもそもあるのだろうか？　そしてついに、何日も作業をしたのち、一つの言葉がタクールの頭に浮かんだ。その言葉なら、わかってきつつあることを説明できそうだった。犯・罪。そう、それだ。タクールは、国際犯罪としか言いようがないものを暴き出しつつあった。

綿密な調査を何週間も続けたのち、タクールはラテンアメリカ、インド、そしてそれ以外の国々（ROW）の市場に関する中間報告書を上司のラジ・クマールに届けた。

時刻は午前七時半。クマールがふだん仕事に取りかかる時間に、タクールはクマールのオフィスを訪ねた。廊下はまだ静かだ。タクールは暫定的にまとめたスプレッドシートを何枚かクマールの前に置いた。シートには、多くの薬が、たとえ試験がおこなわれていたとしても適切には試験されていないことや、ランバクシーが薬の申請書に記載した内容を裏づけるデータがないことが示されていた。

クマールは黙りこくってシートに目を通したのち、やっと口を開いた。「そんなはずはない」。ランバクシーが実際には試験していない薬の申請書を提出していたことなど、ありえないように思われた。クマールは、こんな話は聞いたことがなかった。「きっとデータを見落としたんだろう」

「チームで探したんですが、存在しないんです」。タクールは言い張った。

「戻って、もう一度チェックしてほしい。これはきっと間違いだ」。クマールはきっぱり言った。

クマールにしてみれば、タクールが、試験結果があるのに見逃したか、見出した結果を誤解しているかのどちらかしか、納得できる説明はなかった。もしそうでなければ、タクールが探り出したことは前代未聞の事態ということだ。それからの数週間、クマールが何度も分析結果を突き返してチェックのやり直しを求めたので、とうとうタクールはチーム全員が出席する会議を設定し、クマールが直接メンバーたちから話を聞けるようにした。

メンバーたちも、自分たちが見出したことに仰天しており、それについてどう考えたらいいのかわからず困っていた。「私には、腐敗はエンロンよりひどく、収益をいかにごまかすかというレベルを超えているように思えました」と、メンバーのディネシュ・カスーリルはのちに述べている〔訳注：二〇〇一年一〇月、エネルギー大手エンロンによる大規模な不正会計疑惑が発覚。同社はアメリカ史上最大の負債を抱えて倒産した〕。同じくメンバーのベンカット・スワミナサンは、組織に「縁故主義や非効率性」が見つかるだろうとは予想していた。だが、人の命を危険にさらすことをするというのは、まったく別問題だった。

クマールはタクールのチームの一人一人から話を聞いて、ようやく事態を把握した。ランバクシーは不正を働いており、世界規模で患者に危害を与えている可能性があったのだ。クマールは調査結果の要点を抜き出し、四ページの報告書にまとめて最高経営責任者（CEO）のブライアン・テンペストに提出した。それは「各国で提出された種々の製品に関する不十分な申請書について」という当たり障りのないタイトルで、品質保証に関する社内の用語のなかでは漠然とした言葉を用いて書かれてはいたが、報告書の内容は衝撃的だった。ランバクシーが、世界各国の規制当局への薬の承認申請で組織的な不正をおこなっていることが暴露されていたからだ。「ブラジル、メキシコ、中東、ロシア、ルーマニア、ミャンマー、タイ、ベトナム、マレーシア、アフリカ諸国で承認を申請している製品の大多数では、存在しない捏造データか、別の国の別の製品で得られたデータが提出されている」

クマールの報告書には、ランバクシーがこれらの市場で薬の製造コストを大幅に削減し、その一環として最も安価な原料を使っていながら、規制の厳しい市場向けに製造された薬のデータを提出していたこと、つまり品質の低さを隠す危険なデータのすり替えがなされていることが説明されていた。それに、純度試験で不合格となった有効成分に高純度の有効成分を少しずつ混ぜていき、純度の要件が満たされるまで、その作業を繰り返していたことも指摘されていた。

この報告書には、インドやラテンアメリカについては、製造の工程や方法を検証するバリデーション手法や安定性試験データ、生物学的同等性の報告書が「ない」と書かれていた。早い話が、それらの市場では、ランバクシーには薬（有効成分）の含量を確認する方法がほとんどなかったということだ。たとえば、タクールのチームが集めたデータは、二〇〇〇年以降にブラジルで承認された一六三種類の薬のほとんどすべてにおいて、でっちあげた製造バッチ記録や偽造した安定性試験データが当局に提出されたことを示していた。

また、規制当局に提出した申請書の大多数で、ランバクシーが、（服用回数で二〇〇〇回分ほどに相当する）研究開発用の小規模なバッチを、その一〇〇倍量にあたる商業生産規模のバッチであるかのように「わざと偽った」ことや、そのうえで、制御しやすい小規模なバッチを用いて生物学的同等性や安定性の重要な試験をおこない、商業生産規模のバッチで試験したかのように見せかけていたことも記されていた。つまりそれは、商業生産規模のバッチが、実際には販売までに試験されておらず、何百万人もの患者が危険にさらされているということだった。

クマールは、この報告書を添付したテンペスト宛ての「機密」メールで、規制の遵守が欠けていることは問題の一部にすぎないと指摘した。「これらの問題のいくつかは、一年以上前に明らかになっていたようですが、これらの懸念に対処しようとしたり、問題を解決しようとしたりしたことを示す文書は、どこにも見当たりません」。メールの最後には、自分は会社ではなく真実に忠誠を誓うという点をはっきり述べた。「どの情報も、データによる十分な裏づけがない限り、どの申請書に用いることも認めるわけにはいきません」。そして、こうつけ加えた。「許可をいただければ、上記の問題に関する私の現在の法的責任や賠償責任について、ロンドンにいる私の顧問弁護士から助言を得たいと考えています」

テンペストはクマールへの返信で、ランバクシーは適切なことをおこなうと請け合った。これは由々しい事態だったが、クマールはタクールにこう打ち明けた。もし自分に権限を与えてもらえるのなら、この問題を解決できると信じている、と。

タクールが見出したことは、ランバクシーの最高幹部たちにとっては目新しい話ではなかった。ちょうど一〇カ月前の二〇〇三年一〇月、外部監査機関が世界各地にあるランバクシーの事業所の調査を開始した。この場合、監査はランバクシーが委託したものだった。外部機関による監査は、製薬業界でよくおこなわれる。製薬企業は、自社の問題がどれほど明白なのかを知るための事前調査として、しばしばコンサルタントを雇って事業所を監査してもらう。もしコンサルタントが問題を発見できたのなら、規制当局も発見できる可能性が高いという理屈だ。

外部監査機関のラックマン・コンサルタント・サービスはランバクシーの実情調査をおこない、ランバクシーの幹部たちに、同社が抱える問題の重大性について、ありのままを報告した。監査員たちは、アメリカのニュージャージー州プリンストンにあるランバクシーの事業所で、患者の安全性確保を担当する部署がほとんど機能しておらず、研修も実質的に「おこなわれていない」ことを見出した。患者からの訴えを調査するための手順書がなく、こうした情報は分類も報告もされないまま箱のなかに積み重ねられていた。検査のために患者の検体を郵送するといった基本的な業務についても、事務作業をサポートする体制がなかった。患者からの訴えには、「これらの薬のなかに同じ薬があるとは思えません」というものが多く見られた。こうした情報の調査がおこなわれたとしても、あまりにもいい加減で中途半端だった。たとえば、薬の使用期限は製品のロット番号から容易にわかるはずなのに、その欄には「不明」と記載されていた。

ランバクシーのアメリカでのおもな製造拠点は、ニュージャージー州にある子会社のオーム・ラボラトリーズだ。この工場の監査がおこなわれた結果、副作用などの有害事象はFDAに逐一報告しなければならないのに、ほとんど報告されていないことがわかった。営業時間外に患者の訴えをとらえるシステムもなく、患者に起こりうる有害な影響が監視されていることを確認するグローバル担当の医療責任者もいなかった。ラックマンのコンサルタントはランバクシーに対し、こうした問題に世界レベルで対処するよう強く求めた。しかし、この監査結果を受けてランバクシーが最初に示した反応は、監査に要した時間や、ラックマンから送られてきた請求書に関する問い合わせだった。

アメリカ国外の事態も似たり寄ったりだった。インド北部のパンジャーブ州にあるモハリ工場の監査では、記録がほとんど管理されておらず、二〇人の従業員が試験結果を書き換える権限を持っていることがわかった。一二〇以上のバッチ製造記録が印刷し直されていたが、ランバクシーは、故障していたドットマトリックスプリンターが交換されなかったためだと言い張った。「適正製造基準（GMP）」の目的が製造プロセスの完全な制御だとすれば、これはどうしようもなくずさんで制御不能といった事態だ。

少しして、ラックマンの代表はランバクシーの最高幹部に、多岐にわたる是正措置を示した計画書を送った。提案の一つが、従業員向けの研修プログラムを構築するというもので、プログラムには「信頼、倫理行動、および『品質第一』の理念を基本とする文化の創造」というテーマが含まれていた。しかし、ある役員がそれを不要と判断したため、ランバクシーは提案された倫理研修を導入しようとしなかった。

不信感を募らせつつあったのは、タクールたちだけではなかった。その一人が、タクールが例の調査に取りかかる三カ月前の二〇〇四年五月に、臨床医学・医薬品安全性監視担当の専務取締役としてランバクシーのアメリカ事業所に着任したキャシー・スプリーン博士だ。彼女は製薬大手のワイス［訳注：買収により現在はファイザー］とアストラゼネカで一五年間勤務して豊富な経験を積んでおり、ランバクシーの先発品部門の立ち上げに携わることになっていた。ランバクシーは、既存の薬と有効成分は同じだが、用量や剤形が異なる薬の開発を計画していたのだ。スプリーンは自分の仕事として、薬の申請業務の指導に当たること、言い換えれば、ランバクシーがＦＤＡの入り組んだ承認システムを通り抜ける手助けをすることを思い描いていた。

はじめ、ランバクシーの製造技術はスプリーンの期待を上回っているように見えた。入社して二、三カ月というころ、こんなことがあった。ランバクシーはしばらく前に、抗糖尿病薬のメトホルミンの後発品としてリオメットという新製品を出した。スプリーンは、その発売について説明するスライドを準備していたとき、驚くべきことに気づいた。リオメットの血中濃度を示すデータが、先発品のデータとぴったり一致していたのだ。スプリーンは、次のように思ったことを覚えているという。**ほら、この会社、優秀でしょう。生物学的同等性試験のデータが、お手本にしている薬と重なっているんだから。**

約一カ月後、スプリーンは、ランバクシーが販売しているニキビ治療薬ソトレットのデータを先発品のアキュテインと比較した。ちなみにソトレットは、ランバクシーが、ひた隠しにしながらも製剤化で苦戦していた薬だ。スプリーンは、ソトレットのデータが先発品とほとんど同じだということに気づいた。不安が芽生えたのは、そのときだ。**あまりにできすぎで信じられない。ということは、でっちあげじゃないの。**

スプリーンは、データというものは、解釈するのがそう簡単ではないと知っていた。一つの企業が一つの工場で、まったく同じ条件で作った同じ薬の二つの製造バッチでも、データには多少のばらつきがある。別の企業が、何かの薬と似た薬、つまりコピー薬を別の製法で作ったら、当然、両者のデータには違いがあるはずだ。

疑念が頭をもたげるなかでスプリーンは、インドで同様の仕事を担当している部署に、試験結果を裏づける基礎的なデータを送ってほしいと依頼し始めた。インドの部署は、もうすぐ送ると繰り返し約束した。だが、求める情報は届かず、スプリーンは言い訳ばかり聞かされた。データが「散乱していまして」とか、「お恥ずかしいことですが」といったことだ。彼女はインドの同僚たちに「たとえトイレットペーパーの裏に書いてあってもかまわないから、とにかく送って」と懇願した。それでも、データは届かなかった。

スプリーンは、アメリカの規制についてもっとわかりやすく説明できさえすれば、ランバクシーの役員たちが理解してくれるだろうと、ずっと思っていた。しかし、いくら説明を尽くしても、ランバクシーのビジネスのやり方が変わることはなさそうだった。インドの役員たちは規制制度を、かいくぐるべき障害としてとらえており、誰が一番うまく規制当局を欺いたかについて得意満面で自慢し合った。糖尿病治療薬の売り上げが低迷していたとき、ある役員は医師のスプリーンに、数百人分の売り上げを記録するため、医師免許を使って会社にいる全員にこの薬を処方してくれないかと依頼してきた。スプリーンは、はねつけた。

彼女がランバクシーのグローバル製造部長に、ニキビの治療に用いる抗菌薬のゲル剤（塗り薬）がGMPに則って製造されていることを示す文書を送ってもらいたいと求めたとき、その部長は「見栄えのする」証明書を送りましょうか、と提案してきた。それはスプリーンにとって、偽造した証明書を送るという提案のように思えた。彼女は「FDAがGMPに適合していると言ってくれない限り、証明書の見た目は私にとってどうでもいい」ということを説明しようとした。

二〇〇四年一〇月、ニュージャージー州の事業所で、タクールの上司ラジ・クマールはスプリーンに、あなたが抱きつつある疑いは確かにそのとおりだと静かな口調で認め、ランバクシーの多くの薬に対する重要な試験データは、実際には存在しておらず、規制当局に提出する申請データは捏造された、と話した。あるときスプリーンは、当時の医薬品担当社長だったマルビンダー・シンに自分の疑念を突きつけた。マルビンダーは辛抱強く待ってほしいと述べ、万事うまくいくと請け合った。だがそのためには、ランバクシーはコンプライアンスを大切にし、患者を守ることについて切迫感を持つ必要があった。

しかし、そのような危機感はまったくなさそうだったし、その欠落ぶりは話にならないほどひどかった。一〇人あまりの役員たちとの電話会議で、スプリーンは、ランバクシーがアフリカに輸出している抗エイズウイルス（ＨＩＶ）薬の品質についての懸念を表明した。すると、医学担当の最高幹部の一人が、こんな言葉を吐いた。「誰が気にするんだ？　黒人どもが死ぬだけじゃないか」

キャシー・スプリーンと同じく、クマールも次にどうすればよいのかわからなかった。アメリカに戻る旅の途中で、クマールは社内弁護士のジェイ・デシュムクに会いにいった。そして面会の席で、「弁護士と顧客という立場で話をしたい」と申し出た。デシュムクは、自分はランバクシーの代理人なので、クマールの弁護士を務めることはできないと答えた。クマールは「あなたは状況をご存知ない」とデシュムクに向かって言い、恐ろしいことが社内で起きていると説明してこう漏らした。「自分の自由が心配だ」

「助言はできない。その方面の専門家じゃないのでね」とデシュムクは断った。それでも、クマールが帰ってから何人かにこっそり問い合わせ、クマールが始めた調査のことを知った。デシュムクには、自分たちの安全を守るためのしかるべき策なしに企業の自己評価をおこなうのは非常に危険だと思えた。いったん調査が始まったら、なかったことにすることはできないだろうし、そのような情報がどう転ぶのか予想もつかない。「世慣れてない連中の相手をすると、ろくなことがない」と、デシュムクはのちにこぼしている。それは、まるでクマールが、監督なしで子どもにマッチ遊びをさせたかのような口ぶりだった。

とりあえず、タクールの分析は社内で淡々と進められた。あるとき、バンコクでおこなわれた経営会議で、クマールはタクールが作成した表を配布した。ランバクシーのさまざまな市場について、地域のアルファベット順にアルジェリアからベトナムまで一覧表にしたものだ。表には、各医薬品の問題を表示した列、「リスク」――タクールは患者へのリスクという意味で書いた――という見出しの列、「行動計画」という見出しの列があった。タクールは、社内の記録から抜け落ちているデータの量と種類によって、患者へのリスクの列に「高」「中」「低」と入力していた。

ところが、会議でこの表に目を通した役員たちは、「リスク」はランバクシーにとってのリスクを意味するものだと誤解した。二人の役員――グローバル営業責任者と薬事責任者――が、「行動計画」の列の余白にメモを走り書きした。その内容は、ランバクシーが、これらの薬の販売を打ち切るべきか、再試験のため市場から一時的に回収するべきかについて、不正が発覚するリスクと市場シェアを失うリスクを天秤にかけて判断しようとしていることを、まざまざと見せつけるものだった。患者へのリスクは、彼らの計算に入らなかった。

会議が終わると、クマールは役員たちの手書きのメモが残る表を回収した。意図していたかどうかは別にして、彼はそのとき証拠を集めていた。

クマールが、ランバクシーの真相を探り出す任務をタクールに与えてから数カ月が過ぎた。そして二〇〇四年一〇月一四日、クマールはニューデリーにある本社の重役用会議室で、役員会の科学委員会に属するメンバーたちと向き合っていた。ＣＥＯのブライアン・テンペスト、当時の医薬品担当社長のマルビンダー・シン、ニューデリー副知事を務めたことがある取締役会議長のテジェンドラ・カーナ、著名な循環器科専門医のＰ・Ｓ・ジョシ博士、そのほか数人が顔を連ねている。会社秘書役［訳注：インドの企業で任命が義務づけられているインド会社法の専門家］は席をはずすように要請された。

クマールは、タクールが用意した二四枚のパワーポイントのスライドを彼らに見せた。タイトルは「医薬品簡略承認申請（ＡＮＤＡ）ポートフォリオのリスク管理」だ。アメリカ市場のデータはまだ入っていなかったので、未完成な部分もあった。それでもクマールの発表から、ランバクシーが、利益を追求する競争のなかで、規制当局に嘘をつき、データを捏造し、薬を販売しているほぼすべての国で患者の安全を危険にさらしていることが明確に提示された。パワーポイントには「四〇カ国以上の二〇〇種類以上の製品において、ビジネスニーズを支えるため、偽造されたデータが申請書に含まれている」と書かれていた。この報告で示された「ビジネスニーズ」とは、ランバクシーがコストを最小化する、利益を最大化する、そして規制当局をだまして品質基準を満たさない薬を承認させる、といったことを遠回しに言い表したものだ。

どの市場だろうと、どのタイプの薬だろうと、シロと言えるものはなかった。アフリカでのエイズ対策用として、アメリカと世界保健機関（ＷＨＯ）に販売している抗ＨＩＶ薬にも問題があった。ヨーロッパでは、ランバクシーは未承認の供給業者から原料を仕入れ、薬の有効期間のデータをでっちあげ、販売している薬とは製剤の異なる薬を試験し、文書による届け出をしないで製造プロセスに変更を加えていた。パワーポイントには、ビムタ・ラボ社でおこなわれた監査の影響もあげられていた。ビムタはランバクシーが抗ＨＩＶ薬の試験を委託した会社で、そもそもクマールは、この監査でまずい事態が発覚したため南アフリカに出張した。それでパワーポイントには、ビムタでの不正はすでに規制当局の注意を引きつけつつあり、ランバクシーの評判をさらに損なう恐れがあると指摘されていた。

いたるところで――ブラジル、ケニア、エチオピア、ウガンダ、エジプト、ミャンマー、タイ、ベトナム、ペルー、ドミニカ共和国を含む――、ランバクシーは文字どおりすべてのデータをでっちあげていた。また、ランバクシーは先発品企業から委託を受け、いくつかの薬を製造していたが、これらの契約に関して、一枚のスライドにはこう書かれていた。「わが社は契約にかかわる書類のなかで疑わしいデータを用いており、パートナー企業（メキシコと南アフリカでのバイエル社とメルク社）も危険にさらしている」

クマールは、思い切った改革を進めるべきだと提案した。具体的に言えば、欠陥のある薬を市場から回収する、疑わしい試験をすべてやり直す、データを入れ替えた事例を一つ残らず規制当局に報告する、そして、正しいデータを、それに対応する薬と結びつけるプロセスを作り出すということだ。「行動規範」と題する一枚のスライドには、クマールがランバクシーの責務だと考える事項があげられていた。「患者の安全が最も重要である。わが社の製品は安全で有効だと証明されなくてはならない。短期的に収益がマイナスになったとしても、すべての事業で長期的に仕事を失うよりよい」

クマールが発表を終えたとき、会議室は静まり返っていた。ただ一人、科学者の役員だけが、この調査結果に驚きを示した。ほかのメンバーはむしろ、クマールが、問題の解決に向けて全権をゆだねられなければ退職する、と言い切ったことに驚いたようだった。

「このデータを葬り去るわけにはいかないのですかね?」。役員の一人がテンペストのほうを向いて訊いた。誰も反応しない。この沈黙が、クマールが知るべきことをすべて物語っていた。テンペストはパワーポイント資料のコピーを細断して廃棄し、資料の作成に用いたノートパソコンをばらばらに分解するように指示した。会議の議事録は作成されなかった。

クマールは、長年続けてきた悪事についての動かぬ証拠を見た以上、ランバクシーは正しいことをせざるをえなくなるだろうと確信していた。だが、それが裏切られたため、この役員会から二日のうちに辞表を提出した。クマールがランバクシーに在籍していたのは四カ月足らずだった。「われわれが議論した問題の深刻さを考えると、潔く、だがすぐさま」身を引くことしか選択の余地はないということを、クマールはテンペストに宛てた辞表に書いた。

しかしクマールのパワーポイントは、役員によってそれまでに作成された内部文書のなかでも、悪事を証明する決定的な資料であり、その亡霊はそれから何年にもわたって役員たちを分断することになる。この資料は社内で「自己評価報告書(SAR)」として知られるようになった。ランバクシーを罪に問うこの文書は、最高幹部たちへとまっすぐに向かいながらじりじりと燃えていく導火線のようなものだった。

ディネシュ・タクールはあとに残った。だが、上司のクマールが去ったことで庇護者を失ってしまった。クマールが役員会で発表をおこなってから三カ月後、ランバクシーの内部監査役たちが、定期的な調査をすると称してタクールの部署に乗り込んできた。彼らは一〇週間居座り、タクールの部署にある書籍などをくまなくチェックし、部下たちに根掘り葉掘り訊いて回った。タクールのチームメンバーだったベンカット・スワミナサンは、この監査について次のような見方をした。監査役たちは「この会社の秘密警察でした。最後になってわかったんですが、すべてが仕組まれていて、監査もその一部でした。それで、ディネシュが標的だったんです」

四月の終わり、タクールは、社内のコンピュータでポルノサイトを閲覧したとして自分の会社から咎めを受けた。タクールは、そんなことはしていないと激しく否定し、猛烈に腹を立てて、ネットワーク管理者にコンピュータの記録を詳細に調べさせた。すると、ランバクシーのＩＴ部門の何者かが自分の部署のサーバーにログインし、いくつかのサイトに自分のＩＰアドレスを記録させたことがわかった。

自宅で、タクールは妻のソナールに、会社を辞めることになりそうだと話した。くわしいことには踏み込まず、ソナールも詮索はしなかったが、タクールは、自分の仕事ができなくなったと彼女に話した。

「私たち、どうしたらいいの？」とソナールが問いかけた。

タクールには返す言葉がなかった。それでも、これまでの出来事を振り返れば、ランバクシーでの時間が終わったことは明らかだった。

木曜日の朝、タクールは退職届を下書きし、ポルノサイトに自分のＩＰアドレスがわざわざ記録されたことを証明するデータを印刷した。そして翌日の午後、ＣＥＯのテンペスト博士のオフィスを訪れた。三〇分間の面会を申し込んでおいたのだ。

タクールは、コンピュータが操作された証拠をテンペストに見せて説明した。「まわりの人間が仕事の邪魔をしようと躍起になっている職場では働けません」。それから、テンペストに退職届を手渡した。

テンペストは内心せいせいしていたが、「退職の理由はわかりました」と述べた。そしてタクールに、その日の午後はもうオフィスに戻らず、翌週、私物を持ち帰るように、と言い渡した。

タクールは週明けの月曜日、オフィスに戻った。人事部長が立って見張るなか、自分の机から何枚かの息子イシャンの写真を取り上げた。机の引き出しを開けることも、自分のグループに別れの挨拶をすることも許されなかった。ランバクシーの従業員に伴われて建物を出ると、車で運転手のビジェイが待っていた。タクールはランバクシーで、波乱に満ちた二一カ月を過ごした。退職日の手続きには一〇分もかからなかった。もう終わりだ――少なくともタクールにはそう思えた。

第Ⅲ部

追いつ追われつのビジネス

第10章 グローバルな隠蔽工作

2004年
11月18日

アメリカ、アーカンソー州リトルロック

ブライアン・テンペスト博士をはじめとするランバクシーの役員数人は、横殴りの雨のなか、アーカンソー川の岸辺でビニール製レインコートに包んだ身を縮こまらせていた。ここで、ウィリアム・J・クリントン大統領図書館・博物館の開所式がおこなわれる。テンペストたちは、このずぶ濡れになる式典を最大限に利用しようと決意していた。式典にはジョージ・W・ブッシュ大統領、三人の元大統領、それに多くの連邦議会議員が参列する。ランバクシーは二五万ドル近い額を寄付したので、役員が参加できるのだ。

テンペストたちの傍らには、医薬品の原料を扱うアグバー・ケミカルズの創設者にして最高経営責任者（CEO）でもあるアグネス・バリス博士がいた。ランバクシーがアメリカで事業を展開するにあたり、バリスは一時期、政治的な支援者として動いてくれた。それに、アメリカの製薬業界にくわしく、民主党の大口寄付者としてクリントン夫妻と長年の友人だったので、夫妻がニューヨーク州ウェ

ストチェスター郡の自宅で開くパーティーにランバクシーの役員を連れていってくれた。クリントン大統領の任期が終わったとき、バリスは自分の専属運転手つきの高級車ベントレーに、「ビルがいなくて寂しい（I Miss Bill）」という政治的な主張入りのバンパーステッカーを貼った。彼女はこの図書館の開所式のため、クリントン財団に五〇万ドル近くを寄付していた。

ランバクシーはこの式典をテコとして活用し、クリントン前大統領とのつながりを作るためにあらゆる手を尽くした。たとえば、クリントン財団と「緊密な結びつき」があることや、「財政的に苦しい国々のエイズ患者に薬物療法を提供する」という目標を財団と共有していることを大げさに宣伝する公式声明を出した。式典後に発行されたランバクシーの社報は、自社について「この重要な式典の名誉ある招待客」だと伝えた。それは確かに誇張した言い方だったが、ランバクシーがアフリカ向けの安価な抗エイズウイルス（HIV）薬の製造を担っていることに対して、クリントンが同社に感謝する方向へと大きく踏み出したのは本当だった。

図書館の開所式から半年もしないうちに、クリントンはインドをふたたび訪れた。現地では、エイズに関する公開討論会やカクテルパーティーで、マルビンダー・シンなどのランバクシーの幹部と、それまで以上に長い時間を過ごした。アメリカの前大統領と接する時間をそれだけ長く取れたことは、会社の対外的イメージ――そして最終損益――にとって、ジェット燃料の補給を受けたようなものだった。

遠くからだと、ランバクシーの発展はとどまるところを知らないように見えた。二〇〇四年はじめには、世界の売上高は一〇億ドルを超えていた。アメリカでは、ランバクシーは最も成長著しい海外の後発品企業となっていた。薬局の棚には九六種類の製品が並んでおり、さらに五〇件の承認申請を

FDAに対しておこなっている。今やランバクシーの薬は、アメリカの現大統領と前大統領――ジョージ・W・ブッシュとビル・クリントン――がかかわるエイズ対策プログラムにとって重要なものだ。そして、ランバクシーには大きな将来計画があった。二〇一二年までに世界での売上高五〇億ドルを達成する、後発品企業の世界ランキングで当時の八位からトップ五に入る、独自の製品を発売するといったことだ。

ランバクシーのマーケティング担当部門は、これらの目標について社報の『ランバクシー・ワールド』でくわしく説明した。それは自社のインテグリティ（誠実さ）と社会的責任を強調する内容だった。たとえば、品質保証に向けた新たな取り組み、ランバクシーの詳細な行動規則、貧しいアフリカ諸国向けの安い抗HIV薬の製造に対する貢献などをあげ、次のように明言していた。ランバクシーの「成長と卓越性の追求は、従業員や顧客、供給業者、政府、地域社会、協力者、および株主とのすべての関係において、インテグリティへの揺るぎない責任と密接につながっています」

この薄っぺらい文言の下には、ランバクシーの別の面が透けて見えた。図書館の開所式から一週間後、医薬品担当社長のマルビンダー・シンは、インドのあるウェブサイトでのインタビューに応じ、ランバクシーが成功している要因の一部として、「きわめて積極的なマーケティング活動をしていることや、超安値で市場シェアを勝ち取り、そのビジネスモデルを機能させている」ことをあげた。このモデルがどのように機能しているのかについての具体的な説明は避けたが、続けて「ランバクシーが今日のようになったのは、われわれがリスクを取ったからだ」と述べた。のちにマルビンダーは、ランバクシーはインドの製薬企業で初めて海外での事業に乗り出し、製造工場も初めて国外に建設するというリスクを取った、と説明している。

だが社内では、幹部たちが異なる一連のリスクに取り組んでいた。

ランバクシーが自社の抗ＨＩＶ薬の試験を委託したビムタ・ラボで不正が初めて発覚したことは、倒れかかっている最初のドミノのようなものだった。薬の申請が世界各国の規制当局から承認されていたとしても、それらは相互に結びついているので、承認が次々に取り消されて総崩れになる恐れがあったのだ。さまざまな慈善団体がランバクシーの申請内容を裏づける基礎的なデータを求めてくるうちに、ランバクシーの幹部たちが直面している問題は、ほとんど解決不可能になっていた。一度も試験されていない薬や、品質基準を満たしていないことが試験で明らかになった薬が、各国で登録を控えていた。それなのに、生データの多くは、規制当局に提出したものと一致しないのだ。データは、存在しないか、筋が通らないか、ある時点で捏造されていたかのいずれかだった。しかし、データの提出を拒否すれば、さらに疑いを招き、ランバクシーには二つのまずい選択肢しか残されないことになる。つまり、すべてを白状するか――ビジネスは壊滅的な打撃を受ける――、嘘の上塗りをするかのどちらかしかない。

ランバクシーは、薬の適切な試験を始めなくてはならなかった。だが、そうすると、過去の不正がばれる恐れがあっただけでなく、多くの場合、新たに一連の嘘を考え出さなくてはならなくなった。こうした八方ふさがりの状況が続くなか、大量の機密メールが飛び交った。メールは、現ＣＥＯのテンペストと将来のＣＥＯのマルビンダー・シンにたいてい同報（ｃｃ）で送られ、二人が議論に割って入ることもあった。二〇〇四年七月なかば、ユニセフの職員がランバクシーに、なぜ抗ＨＩＶ薬のいくつかについては安定性試験のデータを一部しか提出していないのかと尋ねた。製薬企業は、自社の薬をさまざまな温度条件で保存したときに品質が保たれることを証明しなければならない。その目的は、薬の有効期間を設定することや、分解物などの不純物が時間とともに増えないかを調べることにあり、必要とされる試験は、極端な暑さや寒さを再現できる特大冷蔵庫のような安定性試験室でおこなわれる。

ユニセフの質問をきっかけに、社内ではパニックに陥った関係者がメールを頻繁にやり取りした。ある幹部は、「安定性試験――緊急」という件名のメールにこう書いた。「ユニセフによれば、このデータを水曜日の夕方までにそろえて、下記のメールで要請されている情報を提供することができなければ、この薬の入札はあきらめたほうがいいとのことです」。そして、こう続けた。「この入札案件には五〇〇万ドルの価値がありますので、いちかばちかでやってみるしかありません」

そうは言っても、ランバクシーがユニセフに提出できる情報は無意味なデータの寄せ集めしかなく、そのような情報を出せば、さらに多くの疑問を引き起こすのが関の山だった。抗ＨＩＶ薬についてランバクシーがおこなった限定的な安定性試験では、薬の保存を開始して九カ月後から一二カ月後のあいだに、不純物の量が変わらないか減少しさえすることが示されていたが、そんなことは理論的にありえない。それで、ある幹部は次のように指摘した。これらの問題が「審査官に疑問を抱かせるのは間違いありません……試験結果の数値を変える必要があります」

幹部たちは、世界各国の市場に向けた申請書についても似たような問題に取り組んでいた。二〇〇五年二月、ある幹部は、ランバクシーがセフロキシム・アキセチルという抗菌薬をスペインで申請する件について、担当の部署に問い合わせた。「前に進む方法を教えてもらえませんか。この申請書は二〇〇四年一二月に提出する予定でした。この二カ月間、ずっと返答を待っています。この件は一刻も早くすませる必要があります」。このメールに対し、ある上席研究員から、そっけないほどの返信が届いた。「一月二七日のグルガオンでの会議で、保存されているデータと提出書類に記載されているデータは、まったく異なるとはっきり申しあげました。したがって、そのデータをお送りすることはできません」

数カ月前の二〇〇四年九月、ＦＤＡは、ランバクシーが承認を申請した「アメリカ大統領エイズ救済緊急計画（ＰＥＰＦＡＲ）」向けの抗ＨＩＶ薬について審査していた過程で、ランバクシーが世界保健機関（ＷＨＯ）に提出したデータを見たいと求めた。薬事担当副部長のアルン・クマール博士は、ＣＥＯのテンペスト博士を含む社内の関係者にメールでこう述べた。「この段階でデータを提供しなければ、われわれは疑いの目で見られるでしょう――現存するバッチのデータを提供しない理由を説明するのは困難です」。そのうえで、こう書き添えた。「ＷＨＯの要件に従って製品の適切なデータを取るということを、これまで実施していませんので、われわれは重大な岐路に立たされています」

これはとりわけ厄介だった。なぜなら、ランバクシーはＦＤＡと関係を築こうと励んできたからだ。ＦＤＡにどのデータを伝えるかをめぐる激しい論争のなかで、ランバクシーのアメリカ担当社長のディパック・チャタラジは、メールでこう指摘した。ＦＤＡの後発医薬品部の高官二名は「ランバクシーにたいそう好意的ですので、彼らとの関係をこじらせるようなことをするのは、百害あって一利なしです」

ＦＤＡとの問題は、アフリカ向けの薬の問題よりはるかに重大だった。ランバクシーはアメリカ市場向けのほとんどの薬について、安定性を適切に試験していなかったのだ。「適正製造基準（ＧＭＰ）」では基本中の基本として、薬の品質を継続的に監視することが求められる。薬の安定性は、製造してから三カ月後、六カ月後、九カ月後というように、適切な間隔で試験されなければならない――それぞれの測定時点は「ステーション」と呼ばれる。そして、薬が市場にある限り、安定性試験のデータを年次報告書に入れてFDAに提出する必要がある。安定性のデータを取ることは保存プロセスの一部にすぎないので、データが抜けているなどということは、けっしてあってはならない。

だが、ランバクシーは袋小路に陥っており、幹部たちは、アメリカ市場向けのどの商業生産用バッチについても、FDAに提出すべき三六カ月保管後の安定性試験のデータが実質的にないという事実を突きつけられた。これは「おっと、しまった」ですむようなミスではない。そのときの彼らは、車を木にぶつけてしまったあとに、道路地図を逆さまに読もうとして途方に暮れているような状況だった。

幹部たちは半狂乱になってメールをやり取りしながら、克服できそうもない問題に取り組んだ。薬事担当副社長のアバ・パントは、同僚たちに手短なメールを送った。「これはとても深刻な問題です。どうやって年次報告書を提出したらよいのか、安定性試験のデータを［FDAに］提出しない理由を何と言えばよいのかわかりません……これらのデータすべてが必要ですが、打開策はありません」

ちょうど幹部たちが薬の試験を、ある幹部の言葉を借りれば「まさしく真剣に」始めようと決心したころ、世界各国に提出した申請書で似たような危機が噴出しつつあった。二〇〇五年には、少なくとも一つの国で二二種類の優先度の高い製品の再登録が義務づけられていた。それらはすべてインドのマディヤ・プラデーシュ州にあるデワス工場で製造されていたが、どれ一つとして適切に試験されていなかった。アルン・クマールは同僚たちへのメールでこう説明した。「大部分の製品について、データは入手できませんし、データの保存場所にもデータはありません」。手っ取り早く言えば、これらの製品は一度も試験されていなかったのだ。

二〇〇五年二月、デワス工場の品質保証部長は、目の前にある仕事を見積もって次のようなメールを書き、ブライアン・テンペストを同報に指定して同僚たちに送った。「必要とされる安定性試験のデータがない大多数の製品については、ほとんどゼロから始めなければなりません。この仕事は非常に困難だと思われます」。要するに、すでに市場に出回っている薬は、試験を初めからやり直さなければならないということだった。そのころには、テンペストがグローバル品質担当部長にこんな緊急のメールを送っていた。「再登録に必要な安定性の仕事を片づけるまで、貴殿に給与を支払うべき仕事は一つも残されていない」

以前、ランバクシーは、研究開発の初期段階用の小規模なバッチでデータを取り、はるかに規模が大きく、そのぶん製造プロセスの制御が難しい商業生産用バッチのデータだと偽って申請書に盛り込んでいた。問題になっている薬の一つが、コ－アモキシクラブという経口懸濁液（飲み薬）だった。これは子どもの耳感染症の治療によく用いられる抗菌薬だが、ランバクシーの後発品は、タクールの息子に処方されたときに効き目がなかったものだ。ランバクシーは三〇カ国あまりでコ－アモキシクラブの有効期間を二四カ月として登録していたが、試験の結果によると、実際には一八カ月前後だった。この薬の再登録にあたり、ある上級コンサルタントは、テンペストとマルビンダー・シンを同報としたメールで、規制当局に対応するときは「有効期間が短縮されたことについて、もっともらしい説明」をすることが「役に立つ」だろうと述べた。

たとえ大多数の幹部が、規制当局にどんな嘘をつくのがベストかについての手引きを求めていたとしても、従業員のなかには、業務の一環として不正への関与を要求されていることを気にする者もいた。一部の者は、嘘のデータを提出するのをためらった。不法行為にかかわることを、きっぱりと拒絶する者もいた。だがときには、特に誠実な従業員さえ、そうとは知らずに組織的な不正工作の片棒をかつがされてしまうことがあった。ランバクシーのほとんどの幹部は、インドへの出張の際、先発品がぎっしり詰まったスーツケースを運ぶことを期待されていた。ニュージャージー州にあるランバクシーのアメリカ本社では、地元のウォルマートで買ってきたスーツケースに先発品を詰め込み、インドへの出張者が持っていけるように用意してあった。スーツケースを持ち運ぶことは、何の罪もない行為に見える。幹部たちの多くは、これらの薬が研究開発に必要なのだと思い込んでいた。

後発品企業は、少量の先発品を研究することがよくある。リバースエンジニアリングをおこなったり、承認申請にあたって自社の後発品と比較したりするためだ。ただし、そのような先発品を購入して輸送するための正式な流通ルートはきっちりと確立されており、二〇〇一年に「アメリカ愛国者法」が成立したことを受け、関連の規則は厳格化された。個人が薬を輸送することは、規則に照らせば不法行為であり、一種の密輸だった。とはいえ、しばしば緊急に必要だからという理由で薬の運搬を押しつけられていた何十人もの従業員には、個人輸送はちょっとした近道のように見えた。輸送費を節約するか、検疫を回避するか、運搬の迅速化を図るか、おそらくそんなところだろうと思えたのだ。

ある一年間だけで、一七人の幹部がニュージャージー州の事業所から薬を運び、無申告で税関をすり抜けてインドに持ち込んだ。一七人のうち四人は、それを一度ならずおこなった。運び屋になることが多かった者には、ランバクシーのアメリカ担当社長にしてアメリカの薬事申請担当専務取締役でもあるアバ・パントもいた。ランバクシーが医薬品に関する規制に従っていることを保証するのは、彼女の責任だったのだが。

ランバクシーの最高幹部たちはこれらの規則を回避しており、規制当局にデータを再提出する期限が目前に迫ってくると、土壇場になって薬の違法な運搬を監督することがあった。そうこうするうちに一部の幹部は、試験で先発品をランバクシーの後発品の代わりに使って、自社の薬が、模倣しようとしている先発品によく一致するというデータを得ようとしているのではないかと疑うようになった。そう考えれば、先発品の密輸が緊急性を帯びている理由が説明できる。特に、一部の従業員が薬の運び屋をやらされることに激しく抵抗していても密輸が至急必要なのだとすれば、ほかの理由は考えにくい。

二〇〇四年五月、規制担当プロジェクトマネージャーが、フランス製の先発品をインドに運ぶのを拒んだ。彼はメールで抗議した。「何の先発品だろうと、持ち運ぶつもりはありません。違法なことはしないというのが当社の方針だと思っていますし、こんなやり方で先発品を運ぶのは個人的にためらわれるからです」。ある幹部が、メールで言い返した。「あなたが先発品を運んでくれることが非常に重要です。運搬を遅らせるわけにはいきません」。それでも、このプロジェクトマネージャーは断固として拒否した。

ここで、当時ランバクシーの医薬品事業を全世界で統括していたマルビンダー・シンが乗り出してきた。マルビンダーは秘書を通じて、先発品がいつグルガオンに到着するのかと訊いた。「これらの製品がロンドンの事業所に放置されたままで、誰も運搬を引き受けないとは嘆かわしい」

マルビンダーの発言がきっかけとなり、ランバクシーのグローバル医薬品ビジネス担当社長が応答した。「マルビンダー様、ヨーロッパで労働法がどのように機能しているのかをご説明する必要があります。これらの先発品をインドに運び込むことは原則として違法ですので、社員に強制することはできません……ただ通常なら、危険は承知のうえで引き受ける者がいるのですが」。先発品の輸送は、ランバクシーのビジネスにとって非常に重要だった。そのため、この役員はつづいて、ブライアン・テンペストやマルビンダー・シンが定期的にイギリスを通っているという理由で、マルビンダーに驚くべき提案をした。「今後は、経営トップの方々にも先発品の運搬に応じていただきたいのですが」。それで、ほかの上級役員たちも、この役回りを受け持たされることになった。

先発品を運ぶ者たちは、税関で見つかった場合に備えて、これらの薬は研究開発に用いるもので商業価値はないと主張する書状を渡された。二〇〇四年六月、ある幹部が、制吐薬のカイトリル（一般名：グラニセトロン）という先発品を数百箱――数千ドルに相当する――、申告せずに持ち込もうとしたとしてインドの税関で止められた。薬は没収された。ランバクシーのある幹部は、社内でこう述べた。「適切な書類がないことから、このたびの行為はインドに薬を運び入れる方法として違法だと考えられます」

嘘をつくことや嘘を隠そうとする労力に、社内全体のエネルギーが奪われた。二〇〇四年八月、ブライアン・テンペストやマルビンダー・シンを含むランバクシーの最高幹部たちが、役員室で会議を開いた。メールによると、議題には「必要とされるものと入手可能なもののあいだの隔たりを埋める戦略」という項目があった。言い換えれば、こういうことだ。ランバクシーが持っていないデータを、どうやって提出するのか？

二〇〇四年九月、最高幹部たちはふたたび顔を合わせ、対策を決めた。まず、アメリカ向けの薬や「アメリカ大統領エイズ救済緊急計画（ＰＥＰＦＡＲ）」向けの抗ＨＩＶ薬を作っている最も重要な製造拠点を、トラブル続きのデワス工場からパオンタ・サヒブにある新しい工場に移すことにした。過去に不正がおこなわれた製造現場とのつながりを断ち切ることによって、規制当局が問題を見破れなくなることを期待したのだ。そして、品質管理システムがほとんどないデワス工場では、ブラジルやメキシコ、ベトナムなど、規制が特に緩い市場向けの薬を引き続き製造することにした。

公の場では、幹部たちは、このたびの変更はアメリカ市場とPEPFARからの需要が増大したことに対応するものだ、という作り話をした。二〇〇五年一月、インドの後発品企業とエイズ活動家との会合がムンバイで開かれた。ランバクシーの抗HIV薬および必須医薬品担当プロジェクトマネージャーであるサンディープ・ジュネジャは参加者に向けて、ランバクシーは新たな戦略を策定したので、同社の抗HIV薬はPEPFARからすみやかに承認され、WHOの事前承認薬リストにも再掲載されるだろうと説明した［訳注：ランバクシーの抗HIV薬は、試験データの不備により前年にリストから削除されていた］。このとき、彼は次のように述べている。「われわれは、すべてをアメリカ市場に調和させ、製造拠点を一箇所に統合したいと思いました。FDAの承認を得られれば、その製品はどの国でも受け入れられますから」

二日後、薬事担当副部長のアルン・クマールはユニセフの職員に、抗HIV薬のラミブジンの製造拠点を移すことについて説明する文書を送った。「弊社は、ビジネスで求められる高い要件への対応を促進するため、この薬の製造場所をデワス工場からパオンタ・サヒブ工場に変更いたしました」。だが、こう主張してから四日後、ランバクシーが抗HIV薬のデータをWHOに再提出するにあたり、プロジェクトマネージャーのジュネジャはテンペストを同報としたメールで、ランバクシーの本当の戦略をあらためて述べた。「WHOが過去の安定性試験のデータを精査するのを阻止することには、そこそこ成功しています」。そして、こうつけ加えた。「最も困るのは、製造プロセスや検証に関する課題のすべてが完全に解決されないうちに、デワスにもう一度査察が入ることです」

だが、製造拠点をパオンタ・サヒブ工場に移したことは、完璧な解決策には程遠かった。場合によっては、試験を新しくやり直したところで、新たな登録日までに終えられる見込みもなかった。ある幹部は、メールで次のように問い合わせた。規制当局から、まだ準備できていない新たなデータを求められているが、この「一時的な状況」にどう対処したらよいのか？　その幹部は、こんな質問もした。データがデワス工場で得られるとすると、「どうやってそれをパオンタ・サヒブ工場の申請書類に使えばいいのでしょう？」。担当者から返信が届いた。「電話でお問い合わせください。ご質問にお答えできると思います」。それで提案された解決策は、ほぼ間違いなく一時的な不正と言えるものだった。つまり、デワス工場に由来する古いデータを、パオンタ・サヒブ工場で得られた新たなデータだとひとまず偽ることだったのだ。

問題はほかにもあった。ランバクシーは、パオンタ・サヒブ工場で薬の試験を始めるため、そして世界で最も重要な規制当局の注意をこの工場に向けさせるために準備をするなかで、何事も運任せにはしたくないと考えた。だが、れっきとした実際の試験には、結局のところ運任せの面がある――薬のバッチが不合格になったり、製剤が不安定になったりすることが、どうしても起こりうるのだ。さらに、なぜそんなことが起きたのかを究明するのは難しいし、費用もかかる。「適正製造基準（ＧＭＰ）」の遵守に骨が折れるのは、製造の不確実なプロセスを、より確実なものにするために数えきれないほどの手順を踏む必要があるからにほかならない。では、薬を実際に試験しなければならないとすると、どうすれば結果をうまくコントロールできるのか？　完璧なデータを得るために、どうやって試験で毎回、こっそりとごまかしを加えるのか？

これについて、ランバクシーはかなり悪賢い解決策をひねり出し、その手口をうまく隠すこともできた。ただし、それを隠し通せるかどうかは、主として、次に工場の査察に訪れるFDAの査察官が誰なのかにかかっていた。単に表面がよく磨かれているのを見たら、それで満足してくれる査察官なのか？　それとも、断片的な手がかりをつないで全体像をとらえることに力を注ぐ査察官なのか？　ランバクシーには、どちらのタイプが現れるかというところをコントロールする術はなかった。しかし、ラジ・クマールがランバクシーの不正を浮き彫りにする発表を役員会でおこなったあげく、辞職せざるをえなくなるという不幸な結末を迎えてから二カ月後、ランバクシーは思いがけない幸運を手にした。ヒマーチャル・プラデーシュ州のパオンタ・サヒブ工場で次回の査察をおこなうFDAの査察官は、ムラリダラ・ガビニ博士だとわかったのだ。

FDAで、ムラリダラ・ガビニ――「マイク」というニックネームで通っていた――は、一つの重要な点で卓越した存在だった。インドの海外査察を引き受けてもいいというだけでなく、それに喜んで応じる数少ない査察官の一人だったのだ。

査察官の多くは、インドへの出張を嫌がった。なにしろ、出張から戻った同僚から、焼けつくように暑い、雨がひっきりなしに降る、交通渋滞が恐ろしくひどい、穴だらけで大きくえぐられた道路を通って、遠方の製造工場まで何時間もかけて行かねばならない、不潔な水や汚染された食物によって病気になる恐れがいつどこでもある、対策としてピーナッツバターやシリアルバーをスーツケースに入れて持っていかなければならない、といった話をさんざん聞かされるからだ。インドへの旅が困難なせいで、FDAでは危機が拡大していた。

原則として、FDAはアメリカ市場向けの薬の成分を製造しているすべての施設に対して、ほぼ二年に一度、査察をおこなおうとした。工場が、FDAの本部があるメリーランド州にあろうとインドのムンバイにあろうと、違いはない。だが海外査察は、実際には一〇年に一度ほどしか実施されておらず、海外の製薬企業から提出された承認申請の未処理分が急速に増えつつあった。FDAには、誰を海外の工場の査察に派遣するか、そのすべての経費をどうやってまかなうかについて、これといった解決策がなかった。FDAは、苦肉の策として遠隔査察の可能性すら探ったこともある。それは、工場側が自社の施設を録画してビデオテープを提出するというものだ。ビデオテープによる査察の提案書には、提案の理由として「厳しくなる一方の資源」があげられていた。

海外査察に意欲的な職員はおおいに不足していたので、マイク・ガビニは引っ張りだこだった。ハイデラバード周辺地域は発展し始めており、ハイデラバード南方のグントゥールで育ったガビニは、査察に赴けば昔なじみの場所に帰ることができた。ガビニをその地に派遣しても、FDAの規則に違反するわけではなかった。一つには、当時はそこまで規則が多くなかったからだ。しかし、それは基本原則に反していた。のちにガビニの同僚の一人はこう述べている。「査察官を生まれ育った場所に派遣するのは絶対にダメです。それは規制の初歩的な原則ですよ」。そのような手配をすると、腐敗や不正の目こぼしにつながる恐れがある。それでも、ガビニは故郷に帰りたがった。

ガビニは一九七二年に初めてインドを離れ、アーカンソー大学で化学博士号の取得を目指した。彼にとって、アメリカや、アーカンソー大学があるフェイエットビルの町は未知の環境だった。だがガビニは十分な研究成果をあげ、卒業後にはマサチューセッツ州のウッズホール海洋研究所で職を得て研究を続け、雨水に含まれるプルトニウム放射性同位体の量を追跡した。また、ウッズホールでの研究で、オンタリオ湖の沈殿物に微量のキュリウムが含まれていることを見出した。ガビニは、この結果をアメリカ化学会の定例学会で発表した。だがその発表によって、秘密の核施設から放射性物質が流出していることが図らずも暴かれてしまった。非難合戦が繰り広げられるなか、彼の科学者としての経歴は終わりを告げた。

三人の子どもを育てるため、ガビニはそれから一〇年にわたり臨床検査企業で働いたが、経営者の交代に伴い、また職探しをすることになった。そして一九九六年、給与が七〇パーセント減ることを受け入れてFDAのニュージャージー州地区事務所に入った。FDAでの仕事は、酪農場を訪問して牛海綿状脳症（狂牛病）が出ていないかを調べることで、年収は三万五〇〇〇ドルだった。博士号を持ち、民間企業で一〇年間の職務経験を積んだという経歴から、ガビニは自分のことを「はみ出し者」と述べている。一九九九年、彼はFDA医薬品評価研究センター（CDER）のコンプライアンス・オフィサーに昇進した。

ガビニは、フェイエットビルにいたころは実力不足だったかもしれないし、FDAでは軽くあしらわれていたかもしれないが、インドでは大物だった。博士号を持っていたので、自然に人びとから尊敬を得られたうえ、世界で最も強力な規制当局を代表していたからだ。たいてい、ガビニは工場に一人で出向いた――彼いわく「一匹狼」の査察官というわけだ。ガビニが――そしてガビニだけが――、ある工場にアメリカへの薬の輸出を許可するかどうかを決定できた。しかも、彼が引き受けたこの仕事には、明確に定められた規則がなかった。

アメリカ国内の査察は長いあいだ、明確に決まったやり方でおこなわれていた。FDAの査察官は予告せずに国内の工場を訪れ、どういう査察結果になるかはともかく、データを追跡するのに必要なだけ滞在した。査察官のホセ・ヘルナンデスは、こんなふうに言い表している。「工場に入り、バッジを見せ、査察をおこなうと告げます」。査察官と工場の関係も明確だった。早い話が、両者には査察官と査察対象という以上の関係は何もなかったのだ。ある査察官はこう述べた。「［ニュージャージー州の］査察官は、カップ一杯のコーヒーにすら手をつけようとしません」

だが海外査察の規則は、しょせん、あいまいの域を出ないものだった。外国の政府を巻き込んで国際問題になりかねない対立を避けようとして、FDAは対立より外交を優先したのだ。FDAは査察の数週間前、ときには数カ月も前に予定を工場に通知し、工場側が査察官のホスト役や旅行代理店になって、ホテルや国内の移動手段を手配してくれるのを当てにした。これはガビニにとって都合のよい仕組みだった。

ガビニは査察で、製薬企業に協力するやり方を選んだ。自分は企業のパートナーであり、しっかりした品質管理システムとはどういうものかについて企業を教育する役目を担っていると考えた。ガビニのある同僚は、「あの人は、どちらかと言えばコンサルタントとして振る舞っていました」と述べている。ガビニは、FDAと企業は同じ目的を共有していると見なしていた。それについて、こう話している。「私たちは机をはさんで対峙しているのではありません。品質の確保、それが私たちの目標です」

ガビニは製薬企業の技術を向上させようとした。企業に製造設備の適切な洗浄法を教え、「常識」の重要性を強調した。この業界は「私から山ほど多くのことを学んでいます」と彼は述べている。彼には、それぞれの査察に対する個人的な評価基準があった。「自分はこの企業でプラスの貢献をしたか？　正味の結果がプラスでなければならない」。ガビニの貢献度は確かにプラスだった。彼が査察を担当するようになってから、ハイデラバードの製薬産業部門は彼に見守られて成長し、薬の有効成分（原薬）を量産して、ついにはインドにおける原薬製造の中心地になったのだ。

ガビニは査察で一日に一〇～一二時間を費やした。これより短い時間しか働かなかったり、査察の何カ月もあとになって報告書を提出したりする同僚たちを軽蔑していた。だが、まれに同僚たちがガビニの査察に同行すると、彼らは査察の様子に仰天した。ガビニは査察対象の企業側と親しく、幹部たちと直接電話でやり取りしており、企業の違反を見逃そうとする傾向も見られたからだ。さらにガビニは、査察の指摘事項を記載する「FDA四八三」という報告書を正式に提出する前に、下書きを企業に送って内容を確認させてもいた。

ガビニは、自分が見たものを秘密にする必要などないと考えていた。彼の言い分はこうだ。「FDAの査察官が、なぜすべてを自分たちだけの秘密にしておくのかわかりません。私は、報告書に記載するすべての点を［企業側と］議論します」。こうした計らいにより、査察を受ける企業は、ガビニの査察結果に影響を及ぼす機会を得た。企業側が問題を解決しますと言えば、それでガビニには十分だった。彼は二〇〇三年のある査察報告書に、工場長が電話で改善を固く約束したことや、それを「満足すべきものだ」と考える、といったことまで記入している。

企業が自主管理するシステムは、医薬品の品質向上を妨げるものだ――少なくとも、ガビニが査察を始めた二年前の一九九八年にアメリカ会計検査院（GAO）が作成した報告書には、そう書かれている。この報告書は、指摘事項を改善するとする「海外メーカーの約束」に基づいて、FDAが実際より緩い査察の評価結果を与えているとして、FDAを厳しく非難し、次のように指摘した。「結果としてFDAは、海外メーカーが製造上の深刻な欠陥を修正したことを確認するための再査察を少数しか実施していなかった」

ガビニは、同胞を犯罪者として扱う気にはならない、とのちに説明している。だが、ハイデラバードの製薬産業部門が急速に成長するにつれて——そして、ガビニが以前に重大な違反を指摘することなく合格点を与えた施設をＦＤＡの別の査察官たちが訪れるようになるにつれて——、ガビニは甘い査察官だという評判が広がった。査察官のあいだで、ガビニは典型的な「ＮＡＩ査察官」として知られるようになった。それは、三段階ある査察評価のなかで最もよい「特段の措置は必要なし（ＮＡＩ）」、言い換えれば、たいてい合格点をつける査察官ということを意味した。

二〇〇四年一二月一七日、ランバクシーの幹部たちが喜んだことに、彼らがよく知っている査察官のマイク・ガビニがパオンタ・サヒブ工場に到着した。ガビニは、この工場が抗ＨＩＶ薬のラミブジンとジドブジンを適切に製造できることを確認するため、承認前査察〔訳注：ＦＤＡが薬の申請を承認する前におこなう査察。第15章を参照〕に訪れた。これら二つの薬は、アメリカによるアフリカでのエイズ救済計画に向けたものだ。

ガビニがやって来たことは、ランバクシーにとって何ら驚くことではなかった。ＦＤＡの海外査察では例のごとく、ガビニの訪問は何週間も前に通知されており、その計画にランバクシーも加わっていたからだ。ガビニは査察の要約に、「企業側が工場への往復の交通手段を提供してくれた」、そして「宿泊を手配してくれた」と記している。

ガビニは五日間滞在した。工場では、抗ＨＩＶ薬の試験データがないことをめぐり、パニックになってメールを交わしていた幹部たちの多くが、ガビニのあとをずっとついて回った。もっとも、データの欠如など、何もガビニの目に入らなかった。彼は査察報告書で、バッチ製造記録にいくつか不明確な指示が書かれていることや、設備の洗浄方法にあいまいな点があることを指摘した。それでも、ランバクシーの安定性試験プログラムを手放しでほめた。安定性試験は、薬をさまざまな温度や湿度の条件で保存して、異なった環境下で薬の品質がどれほど早く劣化するかを調べ、薬の使用期限を決めるための試験だ。ガビニは「試験サンプルの安定性試験室への出し入れは適切に追跡されており、試験サンプルの数は適切に維持されている」と書き留めた。

この結論に達したということは、ガビニは七カ月前に設置されたサーモラボ社の安定性試験用冷蔵庫のすぐ前を通ったに違いない。それは人が歩いて入室できる大型冷蔵庫で、摂氏四度に維持されていた。しかし、この冷蔵庫が使用されていることは、ランバクシーがFDAに提出したどの申請書にも記載されていなかった。もしガビニが冷蔵庫の扉を開けていたら、記録されていない何百本もの試験サンプルの瓶が段ボール箱に詰め込まれているのを見つけただろう。

なぜランバクシーがこの冷蔵庫を使っていたのかという点は、その後何年にもわたり、特に議論を呼び、激しく争われる問題となる。だがいつものごとく、ガビニは何も疑問を提起しなかった。ピリピリしていたランバクシーの幹部たちにとって、ガビニは理想的な査察官だった。薬の試験に対する違法な解決策を見つけることができないか、それを探さないかのどちらかなのだから。

結果として、ガビニの指摘事項はごくわずかだった。彼はパオンタ・サヒブ工場の製造管理にお墨付きを与え、工場が「現行適正製造基準（cGMP）」を「全体として遵守している」と判断した。彼の結論はNAI、つまり「特段の措置は必要なし」だった。

第11章 世界地図

2005年8月

インド、グルガオン

雨季（モンスーン）特有の高温多湿な空気が押し寄せ、激しい雨が家をたたいていた。ディーゼル発電機がうなりを上げるなか、タクールはますます眠れぬ夜を過ごすようになった。目を覚ましたまま横たわっているとき、頭には世界地図が浮かんでいた。それはランバクシーの五つの主要な市場、すなわちアメリカとカナダ、ヨーロッパ、ラテンアメリカ、インド、そしてそれ以外の国々（ROW）に分かれている。毎晩、彼は、ランバクシーの薬について市場ごとにまとめた大量のデータを頭のなかで視覚化した。各市場のデータには患者への危険が詳細に列挙されていたが、そのような危険が実際に続いているのは、ほぼ間違いなかった。

タクールを最も悩ませたのが、アフリカ向けの抗エイズウイルス（HIV）薬だ。タクールは、それらが不良品だと知っていた。不純物が多く、簡単に劣化する。気候区域Ⅳ（高温多湿区域）〔訳注：医薬品の安定性試験に関して世界は四つの気候区域に分類される〕に該当するアフリカのサハラ砂漠以南では、しょせん役に立たないだろう。これらの薬を服用するのは、世界でも特に貧しい国々の患者だ。そのような国には、医療インフラもほとんどなければ、患者が苦情を訴えられる窓口もない。ランバクシーの不正行為にタクールは憤りを覚えた。

彼はランバクシーに入社するまで、錠剤はあくまでも錠剤であって、世界のどの地域に向けたものでも、まったく同じように製造されていると思い込んでいた。公には、ランバクシーはそう主張した。世界各国の市場におけるすべての品質管理基準を、最も厳格なアメリカの基準に合わせると明言していたのだ。だがタクールは今や、ランバクシーが最も粗悪な薬を、規制がほとんどないか、まったくない国々向けの薬として使っていることを知っていた。そのような国では、捕まる可能性はほとんどない。

ＦＤＡは今では、「アメリカ大統領エイズ救済緊急計画（ＰＥＰＦＡＲ）」に用いるすべての抗ＨＩＶ薬の品質を監視していたが、そのような悪事が続いていることを把握していないのは明らかだった。タクールが退職してから一カ月後、ＦＤＡはランバクシーのパオンタ・サヒブ工場がＰＥＰＦＡＲ用の抗ＨＩＶ薬を製造することを承認した。そして八月はじめには、世界保健機関（ＷＨＯ）がランバクシーの抗ＨＩＶ薬――ビムタ・ラボで試験がおこなわれたもの――を事前承認薬リストに復帰させた。もっとも、これ自体は、命を救う薬が低価格で供給されることを確認したがっていたエイズ活動家をおおいに安心させた。

タクールは二〇〇五年四月末にランバクシーを辞めたあと、この会社の薬のことはもう自分には関係ない、と自らに言い聞かせようとした。しかし、退職直後にはほっとした思いを抱いたものの、それはやがて不安に変わった。タクールは定職に就いておらず、一時的なコンサルタントの仕事を手あたり次第に引き受けていたが、一家の蓄えは減りつつあった。妻のソナールは二人目の子どもを身ごもっていた。タクールは、より大きな心配事について、妻にはいっさい話さなかった。だが毎晩、気がつくと自問していた。ランバクシーの嘘に対して、もし自分にできることがあるとすれば何だろう？自分には嘘を暴く義務があるのだろうか？

これらの疑問が絶えず湧き上がってくるうちに、タクールは子どものころに夜に聞いた物語――そして昼間の暴動――の記憶に引き戻された。彼はハイデラバードから一六〇キロ北に位置するニザマバードで育った。サトウキビやウコン、トウモロコシの生産量が多い緑豊かな農業の町だ。タクール家は三世代で先祖代々の家に住んでいた。タクールの母は専業主婦だった。父は民事訴訟を手がける弁護士で、報酬の出る仕事よりも無料奉仕の弁護活動を多く引き受けていた。

タクール家は、質素だとしても快適な生活を送っていた。「どんな意味でも、お金が一番大事ということはありませんでした」とタクールは語っている。だが、教育は何より大事だった。タクールと弟と妹は、規律と暗記を重視する厳格なカトリック系の学校で、修道女から教育を受けた。毎日、三人は原動機付き三輪車（オートリクシャー）に乗り、町に二本ある幹線道路の一本を通って登校した。

タクールに最も強い印象を与えた人物は、祖母のアンバ・バイ――簡素なサリーを着て、眼鏡をかけた細身の女性――だ。家では、祖母がインドの最も有名な二つの叙事詩、『ラーマーヤナ』と『マハーバーラタ』から抜粋した物語を毎晩聞かせてくれるのが、子どもにとっての一番の楽しみだった。それらの物語には、ほとんど見込みのないことに挑む登場人物が大勢出てくる。正義の王、謀（はかりごと）をめぐらす親族、異形（いぎょう）の神、猿の軍団というように。

毎晩、これらの登場人物は、何が善で何が悪か、人生をいかに生きるべきかといった根本的な疑問に遭遇した。権力を掌握すべきか、正義を選ぶべきか？　冥界への道を降りていくべきか、光のなかへと昇るべきか？　そして、タクールが聞いた夜のお話が、悪魔と女神が衝突するというような対立に満ちていた一方で、家のドアの外にある現実世界も対立に満ちていた。当時は植民地支配後の不穏な状況にあり、ヒンドゥー教徒とイスラム教徒のあいだでは、相手には軽視したつもりはなくとも、こちらは軽視されたように感じたといった出来事が、しょっちゅう争いの種となり、ときにはタクールの家のすぐ外で本格的な暴動に発展した。

タクールの父は、このような衝突が起こると、よく道路に飛び出していって仲裁に入ろうとした。「父に『どうしてそこに行くの？　ぼくたちの問題じゃないのに』と尋ねたものです」とタクールは言う。「父の答えは決まっていました。『間違ったことを目撃したら、できることは何でもするようにしないといけないよ』」。しばしばタクールの父は、仲裁のために出ていったあと、切り傷や打撲傷を負って家に戻り、タクールの母をうろたえさせた。「母は、父が現場に出ていくのを心底嫌がっていました」とタクールは述べている。そのあと当然の成り行きとして、両親のあいだで同じ話が持ち上がった。「あなたの問題じゃないでしょ。どっちみち、連中はあなたの言うことなんか聞かないんだから！」。それでも父を止められなかった。

若いタクールにとって、父が直面した道徳的ジレンマは、祖母のお話で描かれるジレンマより微妙でわかりにくかった。もし、ある悪い状況が「自分の戦い」ではないとすると、自分の義務は何なのか？　父の答えは明快だった。町のベテラン弁護士として父は、自分には仲裁に入って人びとと司法制度の橋渡し役を果たす義務があると信じていたのだ。司法制度にどれほど欠陥があろうとも、その信念は揺るがなかった。

タクールはこの教訓を学んだが、それを実行するのは難しかった。八年生［訳注：日本の中学二年生］のとき、友人の一人がサッカーで反則を犯し、試合の出場停止処分を受けた。だが、友人に落ち度はなかった。タクールは友人のため、この件を体育教師に訴えたが、一向に埒が明かなかった。そこで校長に直接訴えた。チーム全員の前で校長に、体育教師は懲罰を加えているが、友人は出場停止を言い渡されるようなことはしていない、と説明したのだ。ところが、校長はタクールの顔を平手打ちし、どの先生のことでも断じて文句を言ってはならん、と叱りつけた。「校長先生は、八年生が教師に逆らっているのを見たくなかったのだ」とタクールはあとで気づいた。

学校、それにインドの文化全般の価値観では、純粋な公平性よりも権力に対する服従が優先された。だが、タクールはこの基本原則を受け入れなかった。大人になると、自分の価値観を持ち続けた。彼の父は、いがみ合う隣人たちに道理を説くため、自らの危険を顧みることなく街頭に出ていった。しかし、世界中へと無秩序に広がりゆく問題の場合、タクールにとっての街頭とはどこなのだろう？　誰に道理を説けばいいのだろうか？　タクールは、ランバクシーの不正を見抜いた者がほかにもいることを知っていたが、自分は不正の全貌を把握しているわずかな内部関係者の一人だと信じていた。ただし、その数少ない人びとのなかで、ランバクシーの犯罪に取り組む意向を表明した者はいなかった。

なかには、この犯罪から利益を得た者さえいた。かつてタクールの上司だったバーバイヤは、ランバクシーを退職したときに、非金銭的報酬も包括した巨額の報酬パッケージを与えられた。タクールと次の上司のクマールは、それを口止め料だと見ていた。「インドの社会制度では不正がはびこっているので、自分自身が不正を働いていなくても、不正に巻き込まれるのです」と、タクールはのちに話している。正直な人間にとっての中道とは何もしないことだったが、それはタクールには共犯の一種だと思えた。だが、声をあげるという選択肢はあったにせよ、正直に話すことには危険が伴った。

インドでは、内部告発者は命を落とすリスクにさらされた。ちょうど一八カ月前、インド国道公団のプロジェクト責任者が、国道建設プロジェクトの大規模な汚職を暴いた。のちにその責任者は、道路の脇で射殺体となって発見された。彼の死は国民の怒りを引き起こしたが、内部告発者が報復されることは別に珍しくなかった——なにしろ、インドでは内部告発者に対する法的な保護がないからだ。ランバクシーはと言えば、創業家の有力なシン一族は弱い者いじめをするという悪評があった。報道されたニュース記事によれば、一族内で起きた骨肉の争いには、雇われの暗殺団までかかわっていたという。

タクールにとっては、何もしないことが最も賢明だったかもしれない。困っている人を助ける「善(よ)きサマリア人」になると、思わぬ形で裏目に出ることもある。タクールがグルガオンのメローリ＝グルガオン道路で、泥酔した歩行者を助け出した一件がそうだ。この人助けをしたがために、警察官は徹底的な捜査の一環としてタクールに無実の罪を着せようとした。その件から学ぶべき教訓は、タクールの運転手のビジェイがしきりに促したように、ただ前に進み続ければよく、いらぬお節介はするなというものだった。しかしタクールは、自分が正しいと思う行動を取るかどうかの判断をするときに、社会の決まりごとはほとんど考慮しなかった。自らの行動を決定づける絶対的な倫理的基準が、自分のなかにあったからだ。

二〇〇五年八月一五日のある朝、タクールは何らかの行動に出ようと心に決めて起き上がった。退職届を出してから四カ月後のことだ。その日はインドの独立記念日で、五八年前にイギリスの支配から解放されたことを祝う祭日だった。タクールは、何カ月間も頭を離れない心配ごとから自分自身が解放されたいと望んだ。

彼は地下の仕事部屋に降りていき、いくつかの選択肢を検討しているときに作ったヤフーのメールアカウントにログインした。ランバクシーで働く下っ端の研究員を装い、わざとたどたどしい英語（ブロークン・イングリッシュ）を使って、アメリカ国際開発庁（ＵＳＡＩＤ）とＷＨＯの職員にメールを書いた。「インドのランバクシー・ラボラトリーズは、偽のデータを使って製品を市場に出し、あなたがたをだましています」。そして、自分はランバクシーからデータを捏造するよう強いられていると主張し、次のように述べた。「これらの薬がアフリカで病気にかかっている患者の治療に使われるとわかり、夜も眠れません。この薬は運がよくても効きません。運が悪ければ、副作用が起こって患者が殺されます」。タクールは偽名でこのメールを送った。偽名を選ぶ際には、自分の主張に注意が向けられることを願い、権力や威信といったイメージを呼び起こす名前にしようとした。それで、次にランバクシーの最高経営責任者（ＣＥＯ）になることが確実なマルビンダー・シンの名前を使って、メールアカウントを作成していた。

それから毎晩、タクールは地下に降りていってパソコンを立ち上げ、何か返事が届いていないかとメールをチェックした。待っているのは耐えがたかった。だが何の返信もないまま一日、また一日と時が過ぎていき、それが新たな苦痛と自信喪失をもたらした。タクールは、自分のメールは信頼性もなく情報も詳細に提示していなかったから役所の前で門前払いにされたのではないかと思った。そこで、またメールを書き、今回はＦＤＡの六人の職員に狙いを定めた。「これらのインチキな薬をＷＨＯやＰＥＰＦＡＲから買っているアフリカの貧しい人びとのことが心配です。彼らはよくなることを期待しているわけですが、いや、よくなりません。命を落とします」。返信なし。

タクールはメールを送り続けた。詳細な情報を加え、文書の添付までした。それでも返信はなく、沈黙が続いた。一週間後、相変わらず地位の低い研究員の振りをしながらも、今度は一段とくわしい情報を盛り込んで、FDAの職員たちにふたたびメールを出した。「CEO、営業のトップ、品質保証のトップを含むランバクシーの経営陣は、研究所や工場の従業員に、薬の安定性を裏づけるデータを捏造するよう組織的に指示しています。有効期間を裏づけるデータはありませんし、FDAが最近承認した製剤は、南アフリカ地方の気候区域Ⅳでは、患者に届く前に劣化します。この製剤は役に立ちません。期待するような効果は出ないでしょう」

タクールは粘り強くメールを送った――そして失望した。彼は、声をあげることへの恐怖を克服できさえすれば、あとは世界が応えてくれ、規制当局がランバクシーに押しかけるものとばかり思っていた。しかし、誰も気に留めていないようだった。それから何日か経つうちに、丁重だがあいまいな返信がぽつぽつと届き始めた。WHOのある秘書からの返信には、タクールがメールを送った職員は不在だが、メッセージは届いているとして、その件は「いずれ取り上げられるでしょう」と書かれていた。

二週間待ったのち、タクールはブロークン・イングリッシュを使う手はやめ、直接FDA長官のレスター・クロフォードに宛ててメールを送った。その説得力のある切迫したメールで彼は、ランバクシーが「試験されていない、偽りの、効果のない医薬品」を販売していると申し立てた。さらに、長官配下の職員たちに何度もメールを出し、「さまざまな文書や、CEOをはじめ、この会社の経営陣のあいだで交わされたメール」を添付したと述べた。そして意を決したように、ランバクシーの悪事を発見する過程で何カ月も前から頭に浮かんでいた言葉――犯罪――を使った。「この犯罪を止めてくださいますよう、何とぞお願い申しあげます」

今回、タクールのメールは関門を突破した。二日後、タクールは、FDA医薬品評価研究センター調査・承認前コンプライアンス部門の当時の主任だったエドウィン・リベラ＝マルティネスから詳細な返事を受け取った。リベラ＝マルティネスは、タクールの「八月一五日、一七日、二七日、三〇日づけのメール」を受け取っていると述べ、電話会議をすることに同意するかと尋ねてきた。タクールは、表には出ないつもりだった。当初は、規制当局者たちに追及してもらい、自分の関与は限定的なものにとどめる気でいたのだ。それ以上のことをしなくてはならないとは、実際思っていなかった。

二人はメールをやり取りした。タクールは、家族に危険が及ぶ可能性があるという理由をあげて電話会議を断ったが、文書をほかにも添付した。リベラ＝マルティネスは返信し、引き続き匿名のままでよいと述べてタクールを安心させた。「あなたのメールから、あなたは偽りの薬によって人びとが命を落としていると思っており、こうした事態を食い止めることを望んでいるという印象を受けました」とリベラ＝マルティネスは書いていた。「あなたと電話会議で話し合わなければ、われわれの調査に大きな支障が出る恐れがあります」

タクールは警戒しており、こう返信した。「会議での会話は録音されるのでしょうか？　話し合いのとき、どなたがあなたと同席するのでしょうか？　話し合った場合、私には何らかの個人的責任が発生するのでしょうか？　私は、起訴されないために、どんな保護を受けられるのでしょうか？　私たちが話し合っているのは、この会社によっておこなわれた犯罪なのです」。リベラ＝マルティネスは返信に、メールで何度もやり取りするよりも、関係者が集まって電話会議をするほうが、はるかに効果的だと書いた。さらに、この問題が法廷に持ち込まれてFDAがタクールの身元を明かすことが必要にならない限り、タクールの身元は機密扱いになると保証した。

ためらいながらも、タクールは電話会議に同意した。だが、リベラ＝マルティネスとの対話の主導権を握りたいとまだ望んでおり、リベラ＝マルティネスに電話会議を設定するための最善かつ最も安全な方法を説明した。あるメールでは、こう尋ねている。「一般に使えるIP電話アプリにアクセスできますか？　グーグルトークやスカイプのようなアプリという意味ですが。いずれのアプリを使うにせよ、コンピュータにマイクとスピーカーをつなげばいいだけです」。つづいて、FDAの職員がダウンロードできるようにアプリのリンクを送った。だが、FDAには自前の技術があった――それに仕事の進め方にしても、FDAなりのやり方があった。

タクールは最終的に、教えられた方法でFDAに電話を入れることになった。電話会議は九〇分ほど続いた。リベラ＝マルティネスは折り目正しく、話しぶりには説得力があった。彼が穏やかに質問を続けるあいだ、FDAのさまざまな部門の職員が聞き入った。会議の席には、FDA犯罪捜査部の特別捜査官であるダグラス・ラブランドがいた。コンプライアンス担当官のマイク・ガビニ博士、同じくコンプライアンス担当官のカレン・タカハシも同席していた。彼らは、タクールがどこで情報を得たのか、その内容にどれほど確信があるのか、そしてタクールがFDAに送った文書のいくつかが何を意味するのかを知りたがった。

会議のあと、タクールはリベラ＝マルティネスに、期待しすぎてがっかりするくらいなら、あらかじめ期待値を下げておこうというような口ぶりのメールを送った。「この会社が世界中で販売している薬が、アメリカのFDAが義務づけている品質レベルに及ばないということを私が証明できたのでしたら、それで満足です。この件をさらに追及されるかどうかは、すべてあなたが決めることです。個人的には、追及が進むことを願っていますが」

しかし、それからの数カ月間、タクールはまったく満足できないままだった。彼にとって、不正行為は白黒のはっきりした問題だ。彼は証拠を提供し、行動が起こされることを期待していた。ところが電話会議の一〇日後、FDAは、ランバクシーが申請していた抗HIV薬のジドブジンの後発品を承認したと発表した。それは、アメリカ市場に向けた小児用抗HIV薬の後発品として初めての製品だった。「この会社は捏造したデータで抗HIV薬を各国で登録しており、あなたの手元には、そうした犯罪行為についてのデータがあります。それなのに、なぜアメリカのFDAが今回のような承認を与えることができたのか、私にはわけがわかりません」と、タクールはリベラ＝マルティネスへのメールに書いた。「これは、調査が完了して、ランバクシーはこれらの件で無実だという判断がくだされたということですか？」

リベラ＝マルティネスは返信を送り、この薬はタクールが連絡を取ってくる前に承認されていたので、不正行為の確かな証拠がない限り、承認の決定を覆すことはできなかっただろうと答えた。タクールは呆然とした。FDAには、大量の社内データや、最高幹部たちが試験結果を変えようと企んでいたことが明らかにわかる通信記録をメールで送っていた。それが捏造の証拠にならないのなら、いったい何が証拠になるというのか？　それは簡単に答えられる問題ではなく、いずれタクールにもわかる時が来る。

それからの数週間、タクールとリベラ＝マルティネスの対話は、友好的ながらも圧力をかけ合うスローモーションの対決として展開し、二人の攻防はもっぱらメールでおこなわれた。リベラ＝マルティネスは、情報の提供を渋るタクールをなだめすかし、情報をもっと出してほしい、そしてもっと忍耐強く待ってほしいと促し、一方のタクールはリベラ＝マルティネスに、ＦＤＡがもっと迅速に積極的な行動を起こすべきだとしきりに迫った。

一〇月六日、リベラ＝マルティネスはタクールにメールを送り、「ＦＤＡで準備しているいくつかのプレスリリースに関して、至急電話をください」と求めた。だがタクールは、タイミングよくメールを確認することができなかった。ＦＤＡは、ランバクシーの薬をさらに二つ承認したと発表した。抗糖尿病薬のグリメピリドと抗てんかん薬のガバペンチンの後発品だ。落胆したタクールはリベラ＝マルティネスに返信し、自分は「自分と家族を大きな危険にさらしながら」できる限りの情報を提供してきたと述べ、次のように書いた。「今回のＦＤＡの動きには本当に憂慮しています。というのは、当局は私がお送りした証拠をほとんど無視することにしたものと思われますので……もし、この会社は何も悪いことをしていないという結論がすでに出ているのでしたら、教えてください。それならば、ともかく自分は自分の義務を果たしたという満足感が得られるでしょうから」

タクールはもうこの件から降りたいと思い、リベラ＝マルティネスに何度かそう告げた。ＦＤＡが一〇月にランバクシーの薬を承認したあと、タクールはかつての上司ラジ・クマールが書いた辞表と、自分がＣＥＯのブライアン・テンペストと最後に交わしたやり取りの内容を送った。タクールはそれを最後の通告とした。「私からの意思表示は、これで最後です……ミスター・リベラ＝マルティネス、今度はあなたが決断するときです。これ以上、あなたやＦＤＡのためにできることはありません。私はＦＤＡの行動を見守っています……さらなる対話を始めるのは、それからです」

だが結局、対話は続いた。タクールは匿名のままでいた。ＦＤＡの職員は、タクールを単に「Ｍ」

ないし「ミスターM」と呼んだ。タクールがFDAに初めてメールを送ってきたときに使った「マルビンダー・シン」を省略した形だ。なお、タクールは多くの文書をFDAに提供してきたが、最も重要なものは差し出していなかった。それは、元上司のクマールが役員会で提示した「自己評価報告書（SAR）」だ。この文書はランバクシーの内部情報という点で非常に危険をはらんでおり、タクールの身元が直接特定される可能性がある。だが一一月二日、リベラ＝マルティネスはタクールへの返信に、こう書いた。「電話会議のとき……あなたは、ランバクシーに在籍していたときに作成を求められたという、リスク評価をまとめた文書のことに触れましたね……この文書のコピーが、調査の焦点を絞るために必要かもしれません」

この要請が、新たな不安をかき立てた。タクールは何も悪いことをしていなかったが、弁護士もついていなかったし、自分の行動に関して刑事上・民事上の責任を問われないという保証もなかった。「この二カ月に及ぶやり取りからおわかりいただけると思いますが、この件について私の頭にあるのは、この会社の薬を購入している人びとを守ることだけです」と彼はリベラ＝マルティネスにメールを書き、次のように念を押した。これ以上の文書を提供する前に「私には、起訴されないという免責が必要です」

リベラ＝マルティネスは、FDAには免責を与える権限がないということを説明しようとした。だが、代わりにFDAの犯罪捜査官との電話会議を設定し、タクールの不安を払拭してもらうことにした。こうして残っていた障害が取り除かれたので、タクールはリベラ＝マルティネスに、ランバクシーのCEOが必死になって破棄しようとした文書を送った。あの、クマールが役員会の科学委員会で示したパワーポイントの資料、つまりSARだ。FDAはこのとき、根幹まで不正に染まった企業の全貌を把握したのである。

当時、タクールは知らなかったが、ＦＤＡは彼の情報には信ぴょう性があると判断し、その内容を確認すべく動きつつあった。二〇〇五年一〇月、タクールがＦＤＡに最初のメールを送ってから二カ月もしないうちに、リベラ＝マルティネスの部署は現地調査部に、ランバクシーの主力製造工場の二つであるデワス工場とパオンタ・サヒブ工場の査察を優先しておこなうよう要請した。

査察の指示書は五ページあり、不正が疑われている多くの事項をあげて、査察官はそれらを探す必要があるとしていた。リベラ＝マルティネスは、担当として選ばれた査察官たちに、出張前に直接会って打ち合わせをしたいと求めた。また、その指示書では、査察官が工場側に要請した文書は、どの文書でも当日に入手するようにという忠告も示し、「情報提供者は、この企業が査察期間中に、一夜にしてさまざまな文書を捏造したと述べた」と指摘していた。

ＦＤＡは、ランバクシーの化けの皮の下にある本当の姿を知る必要があった。だが二〇〇六年一月、タクールはリベラ＝マルティネスに緊急のメールを送り、かつての同僚から聞いた話だとして、ランバクシーの最高幹部たちが「パオンタ・サヒブ工場とデワス工場の両方の場所に長期間、滞在している」ことを伝えて注意を喚起した。「ＦＤＡの査察官から要請される可能性のある文書を『作り出す』ため、大規模な隠蔽工作が進行中です」。ランバクシーが今度の査察のことを知っている様子なので、タクールは、査察の情報がどこかで漏れたのかどうかについて、強い調子で尋ねた。そして、ＦＤＡの回答に仰天した。ランバクシーは、規制当局者がやって来ることを何カ月も前に通知されていた。というのも、海外の企業はいつも事前連絡を受けていたからだ。それが海外査察のやり方だった。

第12章 製薬業界の王

インド、グルガオン

2006年1月19日

タクールが初めてFDAにメールを送ってから五カ月後、マルビンダー・シンは、ブライアン・テンペストの後任としてランバクシーの代表取締役兼最高経営責任者（CEO）に就任した。これにより、この企業の主導権は創業家の手に戻った。マルビンダーはまだ三三歳で、薬の科学についての知識はほとんどなかった。だが家柄はもちろん、自身の個性と育ちによって、彼は社会的使命がベースにある一方で競争の激しい製薬業界にふさわしい人物に見えた。

彼の父パルビンダーは禁欲的な人物で、お菓子のキャンディーから人との会話まで、すべてに制約をかけた。彼は息子たちに、妻の父が立ち上げた宗教組織「ラダ・ソアミ・サッサング・ビアス（RSSB）」の思想を幼いころから教え込んだ。そして、RSSBの本拠地があるビアスの町に妻のニンミと息子たちをよく連れていき、一家はその宗教コミュニティで労働者として奉仕した。パルビンダーは息子たちをエリート校に通わせたが、彼らはほかの同級生とは違い、道楽とはほとんど縁のない生活をした。大学では、裕福な家庭の学生は高級車を乗り回し、法外な小遣いをもらい、五つ星ホテルのディナーを楽しんだ。一方、マルビンダーは公共交通機関を使った。大学にはデリー交通公社のバスで通い、小遣いは月に一〇ドルもなく、屋台の料理を食べた。

シン一族は、長らく家訓とされてきた禁欲的価値観を重んじたが、将来の大物経営者としてずっと帝王学を受けてきたマルビンダーは、成長するにつれて高級志向と支配者らしい雰囲気を身につけていった。彼は少年のころから、ランバクシーの内部の動きを教えてもらった。父のパルビンダーは、業界の動向が息子の頭に少しずつ入ることを期待し、マルビンダーにも会社の報告書に目を通させた。学校が休みのあいだ、マルビンダーはよく、ランバクシーの営業担当者の仕事にくっついていった。彼らが薬の売り込みで医師や化学者を訪ねていくときに、スクーターの後ろに相乗りして同行したのだ。

マルビンダーはＣＥＯとしての新たな役割を難なく引き受けた。その経営スタイルは性急で、競争心旺盛で、野心的だった。彼はＣＥＯに就任すると、さっそくビジネスの機会を求めて地球全体を見渡した。権力者にへつらうインドの業界紙は、マルビンダーを「製薬業界の王」と呼び、「既成概念にとらわれない意思決定者」と称賛した。ちなみにランバクシーの内部には、彼を短気で未熟な人間と見る者もいるにはいたが。マルビンダーの頭のなかを占めていたのは、『フォーブス』誌が発表するインド長者番付の上位四〇人のなかで自分が何位かということだ。彼と弟のシビンダーを合わせると資産額は一六億ドルにのぼったが、二〇〇四年に一〇位だったランクは、二〇〇五年には一九位に落ちていた。二〇〇六年にはさらに下がりそうな見込みで、マルビンダーはそれを従業員の忠誠心が足りないせいにしているようだった。ある部門の数値目標が未達成だという報告を受けると、従業員に「利益が必要だ！」と怒鳴りつけたものだ。後年、彼はあるジャーナリストに、そのような振る舞いに至ったのは、国際的な研究開発志向型の製薬企業になるというランバクシー全体の使命に対する情熱が高じたからだと説明し、こう言い添えている。「われわれも売上げと最終損益に注目しています。それは、どの企業組織にも言えることですが」

マルビンダーとシビンダーはともに、メルセデス・ベンツの最高級セダンで一〇万ドルするシャンパン色の「Sクラス」に乗り、美術品や写真を収集した。二人は上質の服を好み、デリー（ニューデリーを含む首都圏）でも特に高級な紳士服の仕立て屋であるバイッシュ・アット・リボリの重要な顧客だった。その店は「ビジネス界の大王（マハラジャ）」に仕えることを誇りにしていた。マルビンダーと弟はファミリービジネスの異なった部門で仕事をしていたが、服装を毎朝コーディネートし、同じ会議に出席するときには同じ服を着ていかないようにしていた。マルビンダーは、インドのFMラジオ放送局「フィーバー一〇四」のリスナーからデリーで最もファッショナブルな人物の一人に選ばれたほか、ミス・インド・コンテストの審査員席にまで座った。

従業員と交流するとき、マルビンダーは愛読書の『孫子（そんし）』を好んで引用した。この二五〇〇年前に書かれた中国の兵法書を、ビジネス界にいる者の必読書と見なしていたのだ。それは意外ではなかったかもしれない。というのは、不動産や企業資産をめぐる身内同士のいさかいは戦争に似ていたからだ。

マルビンダーの家族を含むシン一族は長年、ニューデリー中心部にある世界有数の高級住宅街、アウラングゼーブ・ロードに住んでいた。そこでは、草木を植えた何千平方メートルもの庭のある大邸宅——住人は「小住宅（バンガロー）」と呼んだ——が、堅固な塀に囲まれている。マルビンダーの母ニンミと彼の叔父アナルジットは、一族が所有する何千何万平方メートルもの土地で、それぞれのバンガローに住んでいたが、二〇〇六年、双方が互いを警察に告訴した。ニンミの申し立てによれば、彼女はアナルジットが違法な塀を立てているのを見つけた。それに対してアナルジットが、斧やハンマーで武装した「小山のように巨大な」男たちを雇い、彼女は脅されたということだった。「私は、ならず者どもに攻撃され、脅迫され、暴力を振るわれました。彼らは、パルビンダー・シンの家族は、孫たちを含めて一人たりとも生きてはいられないぞ、と威嚇したのです」とニンミは警察に主張した。一方、アナルジットもニンミとマルビンダーを告訴し、脅迫と暴行の犯罪行為を受けたと申し立てた。

今回の「ランバクシー一族の確執」は、一族のお家騒動の歴史に加わるセンセーショナルな新しい章としてインドのメディアをにぎわせた。シン一族は、ランバクシーを創設したバイ・モハン・シンの帝国と資産の分割をめぐり、一族のなかで訴える、訴え返すの応酬を二〇年近くにわたって繰り広げてきたのだ。切羽詰まったニンミは、息子たちに助けを求めた。一カ月もしないうちに、マルビンダーと叔父のアナルジットは、一族が和解に達したと発表した。双方が起こした訴訟は、一九九〇年代までさかのぼると三〇件を超えていたが、どちら側も訴訟を取り下げた。これでマルビンダーは、一族の外交家かつ仲裁役という印象を与えた。

マルビンダーは「宗教的な若者」のように見える、とシン家をよく知るジャーナリストが述べている。年に八回、マルビンダーはパンジャーブ州の小さな町ビアスに帰ってＲＳＳＢの宗教指導者を訪ねた。この組織は、黙想を通して人間の魂を神とふたたび結びつけることに重点を置いていた。幼いころに宗教的な教育を受けたことや、禁欲生活が家族の基本的な価値観だったことは、彼のアイデンティティの一部になった。デューク大学ビジネススクール同窓会誌のインタビューを受けたとき、マルビンダーは子どものころを振り返り、自分と弟のことを次のように語っている。「私たちが名家に生まれたというのは、そのとおりです。しかしながら、質素で、敬虔で、宗教的な環境のもとで育てられたのは幸運でした……わが家の価値観は、勤勉、高い倫理観、人間関係の公平さ、そして謙虚さを軸としていました」。だがランバクシーのトップの座に就いてからわずか六週間後、マルビンダーが推進したかったすべての賢明な価値観とビジネスは衝突を避けられず、それはいっそう切迫したものになりそうだった。

二〇〇六年二月二〇日、FDAのなかでも特に経験豊富な二人の査察官、レジーナ・ブラウンとロバート・ホーランが、インド北部のヒマーチャル・プラデーシュ州にあるパオンタ・サヒブ工場に到着した。査察期間は六日しかなかったが、二人はエドウィン・リベラ＝マルティネスのコンプライアンス部門から提供された秘密の査察指示書で情報武装していた。指示書には、ディネシュ・タクールが主張したランバクシーの不正行為の概要が五ページにわたって記されている。

ランバクシーは、査察までに時間があったので準備を整えていたが、査察官たちは厄介な問題をいくつも見つけた。生データは、当たり前のように廃棄されていた。患者からの苦情は、検討されずに放置されていた。だが最も重大な問題は、査察官のマイク・ガビニ博士が一四カ月前にこの工場を査察したときに、その目で見て、前を通りすぎたもの、つまり、申請書のどこにも記載されていない安定性試験用冷蔵庫だった。それは人が歩いて入れるほどの大きさがあり、摂氏四度に設定されていた。さらに、ガビニの査察以降に類似の冷蔵庫も設置されていた。冷蔵庫の中身は、どう考えても妙だった。ラベルのついていない薬瓶でいっぱいの段ボール箱が、いくつも入れてあったのだ。「一番目のいる。

冷蔵庫には薬瓶が一〇〇〇本以上、二番目の冷蔵庫には薬瓶が一五〇本以上入っていたが、それらの総数や試験状態、冷蔵庫に保存されている理由は示されなかった」と査察官たちは報告書に記入している。

これらの冷蔵庫は、何の目的で設置されていたのか？　なかに入っていた薬のバイアルの一本には「摂氏三〇度」というラベルが貼ってあった。それは、ランバクシーがのちに主張したように、安定性試験用の試験サンプルを間違った冷蔵庫に入れてしまったものなのか？　それとも、どの試験サンプルも意図的に本来の保存場所とは違うところに入れてあったのか？　査察官たちは、冷蔵庫に保存されている薬の出し入れの記録を要求したが、それは記録に残していないという答えが返ってきた。のちにランバクシーは、薬のリストは確かに保管していたが、「FDAからリストを要求されたとはわからなかったので」FDAに提出しなかったと主張した。

どうやら、これらの冷蔵庫は、意外にも不正の中心的な役割を担っているようだった。しかもランバクシーは、未記載の冷蔵庫に入れてあったラベルのない試験サンプルのことをごまかそうとして説明を場当たり的に変えるうちに、すっかり混乱してしまった。ランバクシーは当初、これらの試験サンプルは「世界各国の規制当局に申請する」データのためのものだが、冷蔵保存による安定性試験への影響は何もない、と主張した。しかし、それと矛盾するように、ランバクシーの幹部たちは別途、これらの薬瓶は「『要請された場合に試験される比較対照サンプル』で、『参考目的』に限って用いられるものであり、［公式］データを得るためのものではない」と言い張った。査察官たちは「これらの『待機状態にある』試験サンプルが、実際には何のために使われているのか、はっきりしないままである」と報告書で指摘している。また、査察官たちはこのとき、ニキビ治療薬アキュテインの後発品であるランバクシーのソトレットを一部抜き取って持ち帰った。FDAが試験した結果、ソトレットが、表記されている使用期限よりだいぶ前に劣化することや、その効力が期待より低いこともわかった。

翌週、ブラウンとホーランは、ランバクシーの製造工場でも特に問題の多いデワス工場の査察に取りかかった。なお、前回の査察はマイク・ガビニが二〇〇四年一二月におこなったが、ガビニは何も問題を見つけていない。今回の査察では、何十人というランバクシーの幹部がブラウンとホーランのあとをついて歩き、先を争って彼らの質問に答えた。二人の査察官は、ランバクシーがオリジナルの電子データを破棄したことや、査察官が訪れるほんの数週間前に、電子データを保存するという方針を変更していたことを見出した。それればかりか査察官たちは、生データは「事後に、あるいは試験室以外の場所で試験の担当者以外の者によって」変更されることがあってはならない、という医薬品の「適正製造基準（GMP）」の基本まで説明する必要に迫られた。

ホーランとブラウンは、課せられた任務を成し遂げた。彼らは複数の重大な欠陥を見つけ出し、それらの裏に、はるかに大きな問題がいくつもあることが示されたのだ。この査察結果は深刻なものだったが、ランバクシーはあまりにもちぐはぐな説明しかできず、FDAの追及をかわせなかった。二〇〇六年六月、FDAはパオンタ・サヒブ工場に警告書を発行した。警告書はFDAのウェブサイトに掲載されるので、当局による厳しい非難として世間に受け止められる。警告書には、次のような違反項目が列挙されていた。「分析結果の生データが保管されていない。安定性試験の実施間隔が記載されていない。『待機状態の試験サンプル』［冷蔵庫に入っていた薬］の用途が不明。安定性試験の実験室に必要な人員や資源が不十分」。また、FDAの研究室でニキビ治療薬のソトレットを試験した結果、劣化して効力が失われていたことも記載されていた。FDAは、ランバクシーがこれらの問題を是正したことを示すまで、パオンタ・サヒブ工場で製造される薬の新たな承認申請を受けつけないと明言した。

ランバクシーは、アメリカ向けの薬や「アメリカ大統領エイズ救済緊急計画（PEPFAR）」向けの薬、すなわち最も利益が多く最も重要な製品群の製造をデワス工場からパオンタ・サヒブ工場に移していた。それで警告書が出されたのだから、ランバクシーは崖っぷちに追い込まれたはずだった。だが、このたびの警告書は、すでに市場に出回っているすべての薬や、パオンタ・サヒブ工場で製造される承認ずみの薬、ほかの工場で製造される薬の承認申請には効力が及ばなかった。FDAがこの警告書を発行する数週間前、リベラ＝マルティネスはタクールに、ほとんど泣き言のようなメールを送っている。「私たちは、この木曜日にプラバスタチン［コレステロール低下薬］の特許が切れる時点でランバクシーの後発品を承認しろ、という大きなプレッシャーをかけられています」。つまり官僚たちの手は、何があろうと申請された薬を承認し続けるというFDAの動かしがたいお役所機構に縛られていたのだ。

タクールは、自分にできる限りのことはした。それでもFDAは、ランバクシーから申請された薬をまだ承認し続けている。タクールは落胆し、家族のことに集中しようとした。ソナールは二人目の子どもとなる女の子を出産したところで、夫婦はその赤ん坊をモハビと名づけた。この子はわが家に幸運を運んでくれるだろう、とタクールは妻に語った。だがソナールは、グルガオンの私立病院で母子ともに行き届いた看護を受け、生まれたばかりの娘を腕に抱いて横たわりながらも、心配でたまらなかった。この病院に四日間入院すると、相当な出費になるだろう。タクール家はもう健康保険に入っておらず、貯金を取り崩しながら生活していた。彼らは以前、タクールが企業に所属していたおかげで恵まれた境遇にあったが、今や無防備で心もとない立場に置かれていた。

タクールは、十分な給与が得られる職をインドで見つけることができなかった。コンサルタントとしての仕事と収入は少なかった。モハビが生まれてから二、三カ月したころ、最終的にインドのＩＴサービス企業であるインフォシス・テクノロジーズから採用の申し出を受けたが、その仕事は頻繁な出張を伴うもので、基本的にはアメリカに引っ越す必要があった。タクールは、この職に就く以外に選択肢はないと思えたので、一緒に来てくれるようにソナールを説得しようとした。それで義理の母親にまで頼み込んだが、ソナールは子どもたちとインドに残ることに決めた。

ソナールは、自分が独立した存在であることをいつも誇りにしていた。彼女は無力でもなければ、資産がないわけでもなかった。確かに、見合い結婚をし、二人の幼い子どもを抱えており、無職だった。だが彼女は、サンスクリット語の修士号を持つ母親に育てられた。そして母親は、娘は一流の教育を受けたのだし、この世界で自分の人生を歩むことができると強調していた。実際、ソナールはそのとおりの道を進んできた。彼女にとっては、コンピュータ工学の修士号を取得し、空調機器メーカーのキャリアでソフトウェア技術者として働いていたころが、結婚生活のなかで最も楽しい時期だった。働き、息子のイシャンを育てる。それを夫婦二人で助け合っておこなっていたのだ。

しかし、夫がアメリカに向けてインドを発つ支度をしていた日は、ソナールの人生で最も暗い日のように感じられた。インドに残ることを自分で選んだにもかかわらず、彼女は孤独を感じた。実家のあるラーイプルは、グルガオンから南に一三〇〇キロも離れている。その朝、イシャンが見つからないので、ソナールは地下に降りてタクールの仕事部屋に行ってみた。すると、夫がイシャンを両腕に抱きかかえながら泣いていた。悲しみを妻に見せまいとしていたのだ。彼女はタクールが泣くのを見たことがなかった。同じく、父が泣く姿を初めて見たイシャンは、不思議そうな声で「お父さん、どうして泣いてるの？」と問いかけていた。

状況を見て取るや、ソナールは叫んだ。「だめよ！　ディネシュ、イシャンの前でそんなことをしちゃだめ！」。もやもやとした不安が渦巻くなかで、父の悲しみを見て息子の心が傷つくのではないかということが、とにかく気になった。彼女にはまだ、夫がＦＤＡとともに何を始めたのか見当もつかなかったが、そのストレスは彼らの結婚生活を霧のように覆っていた。

二人のあいだには、つねに意識のずれがあった。どれほど状況がよいときでも、タクールは自分の周りに壁を作っていた。ふだんから親友はおらず、匿名でＦＤＡと接触していることは、友人でランバクシー時代に同僚だったディネシュ・カスーリル、ただ一人だけに明かしていた。カスーリルは、タクールがＦＤＡに情報をちょっと密告しただけだと思い込んでおり、それは「正しい行動」だと考えていた。自分の友人がＦＤＡと対話を続けているとは、思ってもみなかった。もし知っていたら、インドで企業と戦って勝てるのか、と疑問を口にしたかもしれない。

タクールは、自分のしたことは賢明だったのかと疑いつつあった。家族を危険な状況に置いてしまったので、家族の安全が心配だった。シン一族は人を強迫するという噂があるなか、彼は一族が経営する企業の秘密をあまりにも知りすぎている。タクールは家の前に警備員を配置していたが、駐在時間を延ばして二四時間詰めてもらうことにした。ソナールには、そうしたのは自分が家を空けるからだ、と説明した。そうこうするあいだにもＦＤＡの決定的な行動を待っていたが、失望は増すばかりだった。ＦＤＡにはなすすべがないか、行動を起こす気がないように見えた。

こうした状況のなかでも、タクールの苦労を理解し、その目標を分かち合い、彼がおこなったことは正しいと信じる人物が一人、確かにいるようだった。それはデビー・ロバートソンというＦＤＡ犯罪捜査部の捜査官だ。二〇〇六年一月、彼女はタクールにメールを書き、今後、自分がＦＤＡの窓口になると説明した。

エドウィン・リベラ＝マルティネスの部署は引き続き、ランバクシーが規制を遵守しているかどうかを調査していたが、ロバートソンが加わったことは、この件に新たな局面をもたらした。彼女の仕事は、ランバクシーが法律に違反したかどうか、言い換えれば同社が刑事責任を負うべきなのかを調べることだ。

ロバートソンはＦＤＡには新入りで、二〇〇五年一〇月に着任したところだったが、アメリカ内国歳入庁（ＩＲＳ）の犯罪捜査官として一〇年間の勤務歴を持つ経験豊かな法執行官だった。ＦＤＡで新参者の彼女がランバクシーの問題を引き受けることになったのは、この件をもう一度調べてみる必要があったからだ。そこには、この件が捜査に値するものなのかを判断するという含みもあった。ロバートソンも、それほど確信があったわけではない。しかし、「Ｍ」――ＦＤＡでタクールは、その名で知られていた――との対話に加わると、彼女はすぐさま、タクールの真剣さや明らかな知性、それに大きな危険を冒してまでＦＤＡに接触してきたことに感銘を受けた。一方、タクールは彼女の親切で心強いメールに、それまでＦＤＡのほかの誰からも得られなかったものを見出した。それは希望だ。

にもかかわらず、アメリカに戻ってきたタクールは失望した。元同僚たちから、ＦＤＡのインドでの査察は何事もなく終わった、とまず知らされたのだ。そのため、それはＦＤＡの調査がもうおしまいだということではないかと不安に思った。しかし、ロバートソンのメールに書かれていた言葉が、この点でも安心感を与えてくれた。「実際の話、［ランバクシーが］査察は無事に終わったと思ってくれているのは助かります。つまり、先方は何も勘ぐっていないということだからです」

タクールがＦＤＡに初めて接触してから、すでに何カ月も経っていた。ランバクシーが新しく申請した薬に対してＦＤＡが次々に承認を発表していくのを、タクールは注意深く見ていた。デビー・ロバートソンは、彼のやり場のない苛立ちを和らげようとしてメールを送った。「もしよければ、想像してみてください。あなたがＦＤＡに伝えてくれたことの半分でも私たちが証明できれば、あの企業を丸ごと打倒できます。世界でも有数の後発品企業が、ですよ」。そして、こうつけ加えた。「法律上の細かいことで起訴に失敗したら、それ自体が罪ではないでしょうか」。ロバートソンはタクールに助言するなかで、こんな例もあげた。「アメリカのエンロン社の不正会計事件で、内部告発後の調査にどれだけ時間がかかったかを考えてみてください」

タクールは返信を送った。「あなたは、この会社に対して具体的な行動がいつか起こされると信じているのでしょうか？……私の努力や苦労のすべては、何か価値があるものだったのかと疑問に思ってしまいます」

ロバートソンは、希望を失わないでとタクールを励まし、メールにこう書いた。「正義の車輪はゆっくりとしか回りません。ですが、確実に回ります」

第 IV 部

立証

第13章 陰から踏み出す

アメリカ、ニュージャージー州プリンストン

2006年10月11日

ある明るいさわやかな朝、FDA犯罪捜査部のデビー・ロバートソンは、二人の同僚を連れて国道一号線沿いのアメリスイーツホテルに向かった。FDAで単に「M」――タクールが偽名としたマルビンダー・シンの省略形――と呼ばれている男性と会うためだ。

「M」がFDAに初めて接触を図ってきてから一四カ月が経っていた。彼は頼りになり、情報は正確だった。彼が真実を覆い隠したり、自分の情報を誇張したりしているようには見えなかった。それに、以前の雇用主が危険と言えるほどの低品質な薬を製造するのをやめさせること以外に、秘めた動機があるようにも見えなかった。だが、犯罪捜査部は、ある重大な段階に進む準備をしていたので、ロバートソンには、FDAとアメリカ連邦検察が企業の内輪もめや罠のたぐいに引き込まれているのではないこと、そして「M」が印象どおりに信用できることを確認する責任があった。

FDAの捜査官と連邦検察官が、ニュージャージー州プリンストンにあるランバクシーのアメリカ

本社に捜索令状を送達する準備をおこなうなか、タクールはFDAの目となり耳となっていた。ロバートソンは彼に次から次へと質問を投げかけ、答えを求めた。誰がどこの席にいるのか？　入口と出口はいくつあるか？　ＷＡＮへの接続設備はどこにあるか？　ドメインコントローラはどこにあるか？　メールサーバのマイクロソフトエクスチェンジでは暗号化を使用しているか？　プリンストンのサーバは、インドからの遠隔操作で停止できるのか？　インドの事業所がアメリカ本社への強制捜査を察知した場合、遠隔操作によるサーバの停止を防ぐ方法はあるか？

持ち前の慎重さと細やかさを発揮し、タクールはロバートソンが仮想の迷路を間違いなく進んでいくのを助けた。そして、ニュージャージー州の事業所のデジタル案内図を作り、トイレの位置まで示した。彼のメールは詳細な情報に満ちていた。

だが二〇〇六年九月、九カ月にわたって熱心なメールのやり取りを続けたのち、ロバートソンは、それまでとは異なる質問をメールで送った。直接会っていただけませんか？　その意図を彼女はこう説明した。

あなたをいかなる形でもだますつもりはありません。ただ、お会いすることが最も賢明な時間の使い方であり、いくつかの点を明確にするのに役に立つと考えています。まったく嘘偽りなく言えば、連邦検事局はこの件について全面的に支援してくれているのですが、本件は複雑で、派生する政治的な問題もあります。そのようなことから、本件の起訴を担当している連邦検事補が非常に保守的で、すべての情報が意味するところを、われわれが正確に理解しているのか確認したがっているのです。

これは、まったく嘘偽りのない話というわけではなかった。それまでのところ、メリーランド州連邦検事局の連邦検察官たちは、この事件の存在をほとんど知らないようだったので、それについて理解していないのは、まず間違いなかった。この件を任された検察官は一人だけだった。その検察官は、メリーランド州南部を管轄するグリーンベルト検事局の責任者だったが、抱えている事案で手一杯で、この事件に注目する余裕などなかった。それでも、情報源の「M」を知り、その動機を確認する義務がロバートソンに課せられていた。

当時ニュージャージー州で働いていたタクールは、ロバートソンに会ってもよいと思ったので、すぐさまその旨を返事した。とはいえ、会うことを考えると不安になった。そこで、自分には法的代理人がおらず、自分は「正直な一個人」としてロバートソンと協力してきた、と返信に書いた。「これは、より正式な会合ということですが、私の代理を務めてくれる弁護士が必要でしょうか？　私はそこまで裕福ではありませんし、アメリカで弁護士を手配するのは法外に高いため、そのような余裕はないということを申しあげなければなりません」。だがロバートソンは、この点でもタクールに安心感を与えるメッセージを送った。この会合は、これまでメールでやり取りしてきたことを、顔を合わせておこなうだけだ、と説明したのだ。

当日の九時半、タクールはブレザーにスラックスという申し分のない服装で、アメリスイーツホテルのロビーに現れた。そこには、黒髪を肩まで波打たせ、温かい茶色の目をしたロバートソンが待っており、親切ながらもてきぱきとした態度でタクールを迎えた。彼女が所持する、三五七弾を装填したシグ・ザウエル製の自動拳銃は、流れるようなデザインのブラウスに隠す形でホルスターに収められている。ロバートソンには二人の女性が同行していた。犯罪捜査部の捜査官と、コンプライアンス担当官のカレン・タカハシだ。タカハシは最初の電話会議に参加していた。四人はロビーで腰を下ろした。窓から秋の日差しが差し込んでいた。

彼らは二時間ほどそこにいた。タクールはランバクシーの社内で起きた出来事の経過をたどり、次のようなことについて説明した。どのようにして情報を得たのか。アメリカ向けのどの製品に欠陥があると思っているのか。そして、どうやってランバクシーがFDAのそれまでの査察の裏をかいたのか。ロバートソンが、ほとんどの質問をした。家族にどんな危険が及ぶと思っているかという質問に対し、タクールは、シン一族が過去の争いで殺し屋を雇ったやり口を伝え、インドで内部告発者が一般にどんな扱いをされるのかを説明した。

静寂がその場を覆った。タクールは冷静さを保つためにできる限りのことをしていたが、ロバートソンには彼が震えているのが見えた。

FDAの三人が去るころには、当局でただ「M」と呼ばれてきた男性は、ディネシュ・タクールとして完全に生命を宿していた。だが、タクールの偽名の選択はうまかった。彼には、ランバクシーを裁きにかけるうえでマルビンダー・シンが最大級の障害になると直感的にわかっていたのだ。

二〇〇六年一一月二九日、マルビンダー・シンは、最高幹部ら五人の先頭に立ってFDAの本部に赴いた。この代表団には薬事担当副社長のアバ・パント、ランバクシーの知的財産担当弁護士のジェイ・デシュムク、ランバクシーの外部弁護士を長年務めているケイト・ビアズリー、そしてコンサルティング会社のパレクセルの代表者が入っていた。彼らの使命は、ランバクシーにとっての死活問題を解決すること、つまり、パオンタ・サヒブ工場で製造される薬に対する承認審査の凍結を解除してもらうよう、ＦＤＡを説得することだ。会議テーブルの反対側には、ランバクシーに不信感を抱くＦＤＡの当局者が一〇人座っており、そのなかにコンプライアンス部門のエドウィン・リベラ＝マルティネスもいた。彼は、ランバクシーの言い分を聞くことには同意していたのだ。この会合はランバクシー側から申し入れたもので、ランバクシーの役員たちは準備をしてきた。

ランバクシーのアバ・パントが真剣な表情で切り出した。「話し合いの機会をいただき、ありがとうございます」

マルビンダー・シンは当局者たちを静かに見つめると、ランバクシーは高品質の医薬品を製造することに全力を注いでいると説明した。「私どもはＦＤＡの査察結果を非常に重く受け止め、問題点を解決するため、ただちに対応策を講じました」と彼は述べた。「規制の完全な遵守を期するため、私はすべてのコンプライアンス担当人員に妥当な権限を与えました」。誰も口を開かない。マルビンダーは言葉を続けた。「コンプライアンスは、私個人にとっても重要です。私はランバクシーの経営にあたる、わが家族の三代目です」。つづいて、彼はこう申し出た。「もし、いかなる理由であれ、弊社から全面的な協力が得られていないと思われましたら、どうぞ私に直接ご連絡ください」

当局者たちが疑わしげな表情を浮かべるなか、役員たちは代わる代わるランバクシーの新たな品質向上計画を説明した。計画には、ＦＤＡの元ベテラン職員を擁する外部監査機関のパレクセルを起用することや、経営管理活動を見直すマネジメントレビュー委員会を新設することが含まれていた。

ランバクシーの役員たちは、安定性試験研究室に一八人の分析担当者を新たに加えたので、未処理の試験サンプルはなくなったと説明した。また、分析を保留している安定性試験用のサンプルを冷蔵保存するのはやめたと主張した。パレクセルのコンサルタントのロン・テツラフ博士が口をはさみ、同社が広範な提言をおこなったことや、ランバクシーがそれぞれの件に対処したことを説明した。

だが話し合いが続くうちに、話題は、冷蔵庫に入っていた謎の試験サンプルのことに戻った。当局者たちは、それらがアメリカ市場向けの安定性試験データを出すために使われたのかどうかを知りたがった。ランバクシーの役員たちは、そのようなことはない、と断言した。さらに、FDAがニキビ治療薬のソトレットを試験した結果、薬の効力が期待に満たなかったという点についても、役員たちは反論した。彼らの主張によれば、ランバクシーは市場に出回っているソトレットからサンプルを抜き取って試験をおこなったが、FDAの結果は再現されなかったという。それでランバクシーの役員たちは、結果に食い違いがあるのは、FDAの試験方法がランバクシーの方法ほど正確ではないからだ、とほのめかした。

当局者たちは、気を悪くしたように見えた。彼らの質問は、さらに突っ込んだものとなった。FDAの高官の一人が、ランバクシーのコンサルタント会社のパレクセルがおこなった監査の結果を確認したいと述べた。ランバクシー側は、監査報告書は機密文書だとして抵抗した。両者はこの監査について、堂々めぐりの議論を続けた。

ランバクシーの外部弁護士を務めるケイト・ビアズリーが、甲高い声で次のような意見を述べた。ランバクシーは一丸となってFDAの懸念に対処している。一方、FDAが査察で「行政措置が必要（OAI）」、つまり不合格という結果を出したことは、ビジネスに壊滅的な影響を及ぼす。このような事情に鑑みて、パオンタ・サヒブ工場で製造される薬の承認申請を受けつけないという措置を解除していただけないだろうか？　だが、FDA側は「ノー」の回答を突きつけた。

当時三四歳だったマルビンダーは、インドで問題を解決する手立てについては知っていたが、アメリカで問題を解決することは、まったく別問題だった。会合が終わるころには、膠着状態は悪化したにすぎなかった。要するにFDAは、パオンタ・サヒブ工場が今度の査察に合格するまで、この工場で製造される薬に対する承認審査の停止を解除するつもりなどない。そして、パレクセルの監査報告書の閲覧を望んだ。

これだけでも、状況は非常に悪かった。だが、ランバクシーの役員たちが持ち帰ったある情報は、さらに悪い事態が起こりかねないことを示していた。役員の一人が、当局者の一人の前に積み上げられた書類のなかに、ラジ・クマールが二年前の役員会で、各市場におけるランバクシーの薬の欠陥について説明したパワーポイントの資料——あの忌まわしい「自己評価報告書（SAR）」——があるのを目にしたように思ったのだ。

三カ月前、ジェイ・デシュムクとランバクシーのアメリカ担当会長が、プリンストンにあるアメリカ本社の外でタバコを吸って一服していたとき、アバ・パントが彼らに重要な情報を伝えた。それは、彼女が以前にFDAのあるインド人査察官から、FDAはランバクシーを破滅させかねない「爆弾文書」を持っているとひそかに警告された、というものだ。当時、パントには、その査察官が何の文書のことを言っているのか、さっぱりわからなかったが、どうやらFDAがランバクシーの薬の申請に対する承認を遅らせている理由は、その文書にあるようだった。デシュムクは社内で手がかりを追って、災難をもたらす文書が何なのかを探り当てることができたが、あろうことか、それがFDAの会議テーブルの上に出てきたのだ。

FDAの本部での緊迫した会合から二カ月後、FDAはふたたびパオンタ・サヒブ工場の査察をおこなった。いつものように、査察は事前に通知された。ランバクシーは、プラバコール（一般名：プラバスタチン）というコレステロール低下薬の後発品の製造販売を目指しており、査察の表向きの目的は、その有効成分であるプラバスタチンの製造を監視することだった。だが査察指示書を見れば、規制当局者たちが実際には何を探ろうとしているのかという点に疑いの余地はほとんどなかった。「実験室内でのデータがそろっているか、一貫性があるか、正確かという点に引き続き疑問がある……記録が削除されていることや、査察チームと会社側のあいだで説明が矛盾していることも懸念している」。査察指示書には、こんな注意点も記されていた。「パオンタ・サヒブ工場での製造記録以外に、この工場で製造されていない［有効成分］について作成された別の記録があるかもしれないので留意すること」

もっとも、FDAの真意はむしろ、何を調べようとしているかということよりも、どの査察官を送り込むかということに表れていた。今回、指名されたのはホセ・ヘルナンデスだ。彼は今やFDAのボルチモア地区事務所でコンプライアンス担当官の責任者を務めており、不正を見破る能力が特に高い査察官の一人だった。かつて、蟹加工工場で犬の肉の臭いを嗅ぎつけ、ルイジアナ州にある製薬工場の背後の森で薬瓶の山がくすぶっているのを見つけた査察官がヘルナンデスだ。その彼は、査察の事前通知を受けており、査察で好印象を与えられるかどうかに生き残りがかかっている工場で、何を発見できるだろうか？

ヘルナンデスは二〇〇七年一月二六日に到着した。彼が工場を念入りに調査するあいだ、幹部の一行がぞろぞろとついて歩いた。どの施設も、きちんとしていた。どの部署も、人員は十分に配置されているようだった。ヘルナンデスが見つめるなか、幹部たちは記録を手際よく取り出した。ヘルナンデスは全神経を集中させて、プラバスタチンの製造バッチ記録の生データを検討した。何かが変だったが、それが何なのかをはっきり指摘することはできなかった。

ヘルナンデスは倉庫監督者の机の引き出しから、認可されていないノートを見つけ出した。その記載から、ランバクシーがFDAに届け出ていない企業で製造された有効成分を使っている可能性がうかがえた。それは、尻尾をつかめそうでつかめないもどかしさを抱かせる手がかりだった。だがランバクシーの幹部たちは、弊社ではその物質を使ったことはない、だからそのことについてFDAに報告しなかったのだと説明した。ヘルナンデスは一人の従業員に依頼し、認可されていない企業の名前をコンピュータシステムで検索してもらった。そして、じっと目を注いでいたが、何の形跡も見つからなかった。

滞在期間は三日半しかなかったが、ヘルナンデスはFDAから与えられた時間を目一杯使って調査をおこなった。彼の査察は厳しく、指摘事項はいくつか見つかったが、不正に対する彼の伝説的な嗅覚をもってしても、不正を突き止めることはできなかった。だが、何かがおかしいということは感じ取れたので、ヘルナンデスは次回の査察でそれを見つけ出すと誓った。

第14章　「けっしてFDAに渡してはならない」

2007年2月14日

アメリカ、ペンシルベニア州キャノンズバーグ

あられ混じりの吹雪がプリンストン一帯を見舞ったその朝、バレンタインデー用の凝った花束が、ランバクシーのアメリカ本社の従業員に届けられた。だがそのあと、午前九時半ごろにデビー・ロバートソン率いる大勢の連邦捜査官が受付エリアに踏み込んでくると、大混乱が起こった。グローバル・ライセンス担当副社長のビンセント・ファビアーノが自分のオフィスにいたとき、見たことのない男が入ってきて、こう告げた。「机から離れなさい」

「あんた、いったい何者なんだ?」。ファビアーノが訊いた。

「FDAの犯罪捜査官だ」。相手は答えた。ファビアーノは男の腰に拳銃があるのに気づき、指示されたとおりに机から離れた。

二階では、ある女性従業員が背後でとどろくような声を聞いた。「コンピュータに触れないで。電話にも触れないように。机から離れなさい」。彼女ははじめ、爆弾を仕掛けたという強迫があったの

だと思った。振り向くと、防弾チョッキを着て腰に拳銃を装備したFDAの犯罪捜査官が、ニュージャージー州の地元の警察官と一緒になだれ込んでくるのが見えた。

ランバクシーのオフィスビルが警察車両で囲まれるにつれて、パニックが広がった。「みんな取り乱して泣き叫んでいました」と、ある元従業員は述べている。「コンピュータをすべて没収されました。あの人たちは銃で武装していました」。従業員たちは、これが不法移民の一斉検挙なのか別の何なのかもよくわからないまま、机の下に潜り込んだ。捜査官たちは書類を箱に詰めて運び出し、従業員を会議室に集めると、一人一人に聞き取り調査を始めた。質問は、市民権のことやランバクシーでの勤務期間、さらには身長と体重にまで及んだ。捜査官の同行なしには、誰もトイレに行くことすらできなかった。

ランバクシーの顧問弁護士を務めるジェイ・デシュムクは、その朝は社外にいたが、会社に戻ってください、とうろたえた声で懇願する電話がアシスタントからかかってきた。デシュムクは、連邦捜査官がコンピュータを運び出し、従業員に根掘り葉掘り尋ねている騒然とした現場に到着した。そこで、すぐさま混乱に割って入り、従業員への事情聴取をやめさせようとした。

デシュムクは冷静さを取り戻そうとしたが、とても落ち着けなかった。特に、捜索令状をよく見てからは、冷静さなど消し飛んでしまった。連邦検察当局が、犯罪の証拠となる資料を大量に探しているように見えたからだ。強制捜査のニュースがニュージャージー州の事業所からニューデリーの本社に飛び込んでくると、ランバクシーは声明を出した。「このたびの措置を、驚きをもって受け止めております。弊社は、悪事に関与した覚えはございませんが、FDAに全面的に協力しているところです」

午後遅く、強い精神的ショックを受けた従業員は、捜査官に伴われ、受付のあたりに山積みにされた花の横を通って、ようやく社外に出た。しおれた花々が、葬儀場のような匂いを漂わせていた。のちにランバクシーの従業員は、この日の出来事を「バレンタインデーの大襲撃」と呼ぶようになる。一方、強制捜査に加わったFDAの捜査官は、捜査が長時間にわたったことから「バレンタインデーの全滅作戦」と呼んだ。この作戦のせいで、彼らの夜の予定は全滅した。

連邦捜査当局は、この強制捜査で約五テラバイトのデータを差し押さえた——彼らの推定によれば、その量は、アメリカ議会図書館が所蔵する印刷物の中身の約半分にも達する。だが、このおびただしい量の資料のなかでも、一つの文書が特に目を引いた。それは、ニキビ治療薬のソトレットの製剤の欠陥問題をまとめた秘密の社内報告書で、薬事担当副社長のアバ・パントがしまい込んでいたものだ。捜査官はパントのオフィスで、表紙に太字で「**けっしてFDAに渡してはならない**」と記されているその文書を見つけた。ランバクシーは二カ月半前のFDAとの会合で、ソトレットの品質を擁護した——さらに、FDAは不適切な方法で試験したため、ソトレットの効力が低いという結果が出たのだとうそぶいた——が、この秘密文書は、それらの主張が真っ赤な嘘だったことを明らかにした。ランバクシーは、ソトレットに欠陥があることを知っていた。それればかりか、何年も前から知っていたのだ。

この強制捜査がおこなわれていたとき、タクールは娘のモハビが一歳の誕生日を迎えるのを祝うため、インドにいた。それは家族で過ごす穏やかなひとときのはずだったが、タクールの関心は強制捜査に奪われた。かつての同僚たちが連絡をしてきて、社内で何が起きているのかを説明してくれた。

タクールは、捜索令状の執行に対して自分がどんな役割を果たしたのか、誰にも話していなかった。一〇日後の二月下旬、彼は、最も恐れていることが起きたことを知った。ランバクシーの最高経営責任者（CEO）のマルビンダー・シンと取締役会議長のテジェンドラ・カーナが最高幹部を招集して会議を開いたらしく、強制捜査のきっかけとなった情報をFDAに提供した可能性のある人物のリストが検討されたという。そこにタクールの名前が載っていたのだ。かつてタクールの上司だったラジ・クマールの名前もあった。

もし、ランバクシーが自分や家族に危害を加えようとしたらどうするか？　自分が遠いアメリカにいるあいだに何か起きたら、どうすればいいのか？　タクールがこうした不安をロバートソンに伝えると、彼女は、ニューデリーのアメリカ大使館に配属されている地域保安担当官の名前と直通連絡先を調べてくれた。タクールは妻のソナールに、ついでを装って次のような話をした。FDAはランバクシーの元従業員に接触を図っており、自分にも連絡しようとしてきた。もし家族がトラブルに巻き込まれたら、助けてくれる人がアメリカ大使館にいる、と。

ソナールはますます不安を感じた。暗い影が家族を覆っていた。お金は悩みの種だ。夫は何かに気を取られている。しかも、アメリカへの単身赴任で長いあいだ留守にすることが多い。自分は守衛所に警備員が一人いるだけの一軒家で暮らしており、一緒にいるのは、幼い息子とよちよち歩きの娘だけだ。ソナールは、夫が、以前に勤めていた会社の捜査で重要な役割を果たしているとは考えてもみなかった。それでも、やはり家族の安全が心配だったので、夫から渡された情報をクローゼットのドアの内側に貼りつけた。

強制捜査のあと、FDAの捜査官は散開し、捜査に協力してくれるかもしれない者と、犯罪に関与しているかもしれない者のどちらにも接近して情報提供を求めた。その数週間のあいだに、従業員は二つに分かれ始めた。ランバクシーに忠誠を誓い続ける者は、会社の費用持ちで弁護士を雇った。ランバクシーは何人かの上級役員――アバ・パントを含む――を昇進させ、さらには彼らをインドに転勤させることで、FDAやアメリカの検察官の手が容易に届かないようにした。一方、従業員のなかには、会社との接触を断って捜査官に協力する者もいた。ラジ・クマール博士は、ランバクシーの顧問弁護士のジェイ・デシュムクから、電話をかけてほしいと催促するメッセージを二度、自宅で受け取った。

デシュムクにとって、クマールはいつ爆発してもおかしくない爆弾のような存在だった。クマールは自らの信念に基づいて退職しており、沈黙を守ることにはいっさい同意していなかった。彼は、ランバクシーが何としても破棄しようとした衝撃的な「自己評価報告書（SAR）」をまだ持っているかもしれない。ランバクシーの最高幹部たちに提示されたその文書は、彼らが不正に直接関与していたことを示している。

クマールは「基本的に姿を隠していました」とデシュムクは当時について述べている。「われわれは、隠れている彼を呼び出そうとしました。もし望ましい事実を知っているのなら、会社として知りたいと思いました。もし悪い事実を握っているのなら、私が知りたかったのです」。なお、彼はこう言い添えている。「ほとんどは悪い事実だったわけですが」

クマールはロンドンに帰っており、デシュムクには電話しなかった。そして自分の弁護士を雇った。デシュムクは、クマールが何も口外しないようにさせようと必死になり、クマールの弁護士に電話をかけて、法的支援を提供すると申し出た。だが一方で、背筋が凍るようなメッセージも残した。「FDAに話す内容に気をつけるように、とラジに念を押してほしい。なぜなら、彼もこの件に接しているからだ」

クマールはこれを、明らかな脅迫と読み取った。

ニュージャージー州にあるランバクシーのアメリカ本社の強制捜査から一カ月ほど過ぎた三月一六日の朝、ディネシュ・タクールはFDAの犯罪捜査部に足を運んだ。案内された会議室では、会ったことのない多くの捜査官やメリーランド州連邦検事局の検察官が、テーブルを囲んで席についていた。ロバートソンも同席しており、今やランバクシーに対して訴訟を起こすのに十分な証拠がある、と説明した。

検察官の一人が、タクールにいきなり言った。「あなたは弁護士を立てる必要があります」

タクールは面食らった。「どうしてですか？　私はあなたがたに、知っていることをすべて話しました。あなたは弁護士ですよね。私のような人間を守るのが、あなたの仕事ではないのですか？」［訳注：アメリカの検察官は政府に属する弁護士とされる。］

「いやいや、それは違います……」。その検察官は言い始めた。

「私の主張は、すべて裏づけが取れたという話ですよね？　私はこの二年間、ろくに仕事をしていない状態です。どうやって弁護士の費用を捻出しろというのですか？」。タクールは反論した。

「それを私に言われても困ります」と検察官は答えた。「今はもう、これは公式の捜査です。政府の弁護士は、個人の代理人はできないことになっています」

ロバートソンはタクールが苦しんでいるのに気づき、少し休憩しませんかと声をかけた——そうやって、廊下で内々に話す機会を作ったのだ。ロバートソンは彼に、内部告発者になりうる人の支援組織である「不正に対抗する納税者教育基金（TAFEF）」の連絡先を手渡し、そこに連絡するよう強く勧めた。この団体は弁護士を見つけるのを助けてくれますから、と彼女は説明した。

タクールは、ニュージャージー州ベルミードにある仮住まいのアパートに車で帰る道すがら、気分がどん底にまで落ち込むのを感じた。子どもたちから一万キロ以上離れ、わびしい賃貸アパートでシリアルとサラダを食べながら、金銭的に何とかやりくりしていた。そこにきて今度は、自分がきっかけを作った訴訟から身を守るために、弁護士を探さなければならないというのだ。一晩中、タクールはロバートソンから受け取った紙切れについて考えた。その番号に電話すると、自分がなじんだ、自分の望む生活から、さらに遠ざけられてしまうような気がした。もっとも、彼はとうに見知らぬところへと足を踏み入れているうえ、日に日に深入りしている。

タクールは、ロバートソンから渡された電話番号について考えながら眠りに落ちた。翌朝に目覚めると、真っ先にそのことが頭に浮かんだ。その朝、彼はTAFEFに電話をかけてメッセージを残した。午後、折り返しの電話があり、担当弁護士の名前と電話番号を伝えられた。

三七歳のアンドリュー・ベアトは、ワシントンDCにある著名な法律事務所のスタイン・ミッチェル・ミューズ&シポロンLLPで、自分の道を模索していた。薄くなりかけた茶色の髪にメタルフレームの眼鏡姿という、この若手弁護士は、静かな口調で話す声がとても低いので、訪問者は、話を聞き取るため前かがみにならなければならなかった。ベアトは、通常は淡々としていたが、彼の闘志に満ちた雰囲気は、それではほとんど隠されていなかった。また、笑うことはあまりなかったものの、笑うと小さなえくぼができた。彼はそれまで約五年にわたり、内部告発者の代理人になる仕事をしてきた。そして今回、TAFEFから、依頼人になりそうな人から電話が入るだろう、という連絡を受けた。

ベアトの法律事務所には、内部告発者の代理人を務めてきた実績があった。二〇〇二年には、アメリカの通信大手ワールドコムの内部監査人で、同社の四〇億ドル近い不正会計を暴いたシンシア・クーパーの代理人となった。この法律事務所を設立したパートナー〔訳注：法律事務所を経営する立場。企業で言えば役員にあたる〕の一人であるジェイコブ・スタインは、クリントン大統領の弾劾をめぐる公聴会でモニカ・ルインスキーの代理人を務めた。だが、ベアトはまだパートナーではなく、自分の実力を証明しつつある段階にあったので、彼の意見や判断は上司の評価を受けることになっていた。

さて、それは金曜日の遅い時刻で、ベアトは事務所を出ようとして荷物をまとめていた。（いつものことだが）帰宅して妻と顔を合わせるはずの時間には遅れそうだった。妻も弁護士として働いていたが、今は家で育児に専念している。ベアトがちょうどコートを着てドアの外に出ようとしたところで電話が鳴った。きっと妻が、今どこにいるのかと訊いてきた電話だろう。ボイスメールが応答した。ところが、電話の主は妻ではなく、聞こえてきたのは、インド訛りのある英語をあらたまった態度で話す、男性の柔らかく丁重な声だった。例の内部告発者だ。

ベアトは折り返し電話をかけ、今日はもう時間がないので「ごく手短に」概略を話してほしいと頼んだ。タクールは何から始めればよいのかわからなかったが、とにかく話し始めた。ベアトは、細切れの情報をつなぎ止めようとして耳を傾けるうちに、この男はどうかしていると確信するようになった。

男の話は、あまりにも信じがたかったので、そんなことはありえないと思えた。男によれば、インド最大の製薬企業の最高幹部たちが、全世界で意図的な不正を働いており、この会社の薬がアメリカの消費者によって使われているという。それだけではなく、男の話を聞いていると、不正の範囲は一つの工場や一つの製品だけに限られるのではない。いくつもの工場、そして世界各地で流通している数十種類もの薬に及んでいる。男が主張している不正の規模が途方もなさすぎて、この男は正気ではないように思われた。電話の相手は、ビジネスがどのように運営されるのかよくわかっていない、さらには薬がどのように製造されるのかさえ知らないに違いない、とベアトは考えた。不正というものは、概して限定的で特定される——一人の悪徳社員、一つの事件、管理がお粗末な一つの工場というように。ある企業の何もかもが虚偽などということが、どうしてありうるのか？

男の申し立てによれば、何百人もの従業員がこの不正に関与しており、まるでそれが通常の業務であるかのように常態化しているというが、それはおかしな話だ。そんなことが起こるはずはない。それに、もし本当に不正がおこなわれていたのなら、どうしてこれほど長期間にわたり発覚しなかったのか？　タクールが話し続けるにつれ、ベアトは妻との約束に遅れることがますます気になり、この内部告発者に対する疑いは深まるばかりだった。

「そろそろ失礼しなければなりません」と、ベアトは相手に言った。ただし、思いやりのない態度は取りたくなかったので、こう言い添えた。「何があったのかの詳細も含めて、メールで教えていただけませんか？」

それからディネシュ・タクールと六通ほどメールを交わした結果、ベアトはタクールの電話を受けてから二四時間足らずで、それまでの見方を覆していた。そして、ランバクシーで起きたことはよく理解できていなかったにせよ、タクールの狂気じみた話の一部は本当かもしれないと考え始めていた。

ランバクシーの事件を解明するうえで、ベアトはいろいろな意味において理想的な弁護士だった。医療は彼の家族が仕事でずっと携わってきた分野だったし、病気は家族の運命とともにあったのだ。ベアトは、ミズーリ州セントルイスで七人きょうだいの末っ子として育った。母は、ベアトが二歳のときに乳がんで亡くなった。父は献身的な内科医で、夜遅くでも往診に出かける、たぐいまれな医師だった。そんな父は、ひたすら患者のために力を尽くしており、商売っ気はなく、医療コストを抑えるために医療サービスを制限するマネージドケア（管理医療）の時代でも、患者と接する時間を制限しようとしなかった。

ベアトのきょうだいの何人かは医療関係の仕事に就いたが、ベアトは法律の道に進み、ロースクールを卒業してすぐ法律事務所のスタイン・ミッチェルに入った。彼ははじめ、反トラスト法（独占禁止法）違反で連邦取引委員会の調査を受けている企業の代理人になり、委員会との交渉に当たった。だが、この仕事には興味をそそられなかった。企業が義務を逃れる方法を考えながら毎朝起きるのは嫌だった。学資ローンを返済し終えるためには法律事務所で仕事を続けなければならないが、自分は会社法を扱う法律事務所で、どうすれば企業だけではなく、人びとを助けることができるのだろう？ベアトがこの疑問に答えようともがいていたとき、父がまれな脳腫瘍で亡くなった。父は家族に財産を残さなかったが、「人格という富」を持っていた、とベアトは述べている。父が診た何百人もの患者が、感謝の気持ちを表そうとして、通夜にあたる儀式に集まった。それは、父が他者を助けるために生涯を捧げ、有意義な人生を送ったことを示す証しだった。

自分も人を助けたいという思いから、ベアトは法律分野で誕生したばかりの仕事へと進んでいった。それは内部告発者の代理人を務めることだ。内部告発者による訴訟の制度は南北戦争にさかのぼり、連邦法の「虚偽請求取締法」に「キイタム訴訟（私人による政府代理訴訟）」として規定されている。この「キイタム」は、「王のため、かつ自分のためにこの行動をおこなう者」を意味するラテン語の最初の二語「qui tam（キイタム）」に由来するものだ。この制度によって内部告発者は、不正によって政府から金をだまし取った者を政府の代わりに訴えることができ、その不正行為者から政府に金銭が返還されたときには、一部を報奨金として受け取れる。虚偽請求取締法はもともと、南北戦争のときに業者が北軍に欠陥品を売って暴利をむさぼるのを阻止する目的で定められた。だが、一九四〇年代の改正によって、内部告発者に支払われる報奨金が減額されると、この法律の出番はなくなった。しかし一九八七年、防衛関連企業による広範な不正行為（国防総省（ペンタゴン）に六四〇ドルの便座カバーが売りつけられた悪名高い件など）が報道されると、この法律は内部告発者の報奨金を増やす方向にふたたび改正された。それによって、不正行為を通報するインセンティブや、弁護士がそのような事件を引き受けるインセンティブが新たに生み出された。

ベアトが初めて担当した内部告発訴訟は、不要な処置をおこなっている循環器医に関する事件の訴訟で、そのときは敗訴した。だが彼は、国民やその政府に対する悪事を正すことは、本質的には良心の追求なのだと悟った。

ベアトと初めて話をしてから数週間後、タクールは法律事務所の会議テーブルで、ベアト、それに事務所の代表パートナーを含む数人の弁護士と向かい合って座った。タクールはきちんとした服装をして話しぶりも明瞭だったが、消耗しきって不安げな様子で、目の下にはくまがあり、肩はがっくりと落ちていた。細心の注意を払いながら、彼は静かな声で、ランバクシーによる入り組んだ虚偽行為と、それを見抜いてきた自分の役割を説明し始めた。

だが、会合が始まって一〇分もしないうちに、タクールは感情を抑えられなくなり、堰を切ったようにすすり泣きを始めた。「私が何をしたというのでしょう？」。彼は何度も問いかけた。「私が何をしたというのでしょう？　私はただ、正しいことをしたかったのです」。それなのに、彼は愚かにも家族を危険にさらしてしまい、もはや引き返せない。ＦＤＡはランバクシーの役員に、証言を求める召喚状を発行し始めており、タクールは、それに対するランバクシーの出方を恐れていた。こうした問題は、インドではアメリカとはまったく違うやり方で片づけられる、とタクールは説明した。弁護士たちは、タクールと彼の家族に身体的な危害が及ぶリスクを考えてみて、自分たちがアメリカでは直面したことのない問題を扱っていることに気づいた。

タクールの事件は、途方もなく複雑でもあった。そのため弁護士たちは、不正の範囲について検討しなければならなかった。これはそもそも虚偽請求取締法違反に該当するのか？　ランバクシーはどんな違反を犯したのか？　それらの違反によって薬の品質は著しく変わったのか？　自分たちは、どうやってそれを証明できるのか？　それに、どうすれば、この会議室ですすり泣いている男性を最大限に守ることができるのか？　この事件は、ベアトの法律事務所に大きな金銭的リスクをもたらすものでもあった。巨額の費用を負担したあげく、訴訟で負け、すべてが無駄になる恐れがあったのだ。しかし、タクールとの二日間にわたる会合を終えたのち、弁護士たちは、これがひどく困難で複雑な事件だということは覚悟のうえで、自分たちの法律事務所がタクールの代理人になるということをほぼ確信していた。ベアトはそのときのことを、こう振り返っている。「それは全国民の健康にかかわる問題でした。この法律事務所では、尻込みする者なんて誰もいなかったでしょう」

少し会話が途切れたとき、タクールはベアトに尋ねた。「お支払いは、どうすればいいでしょうか？それと、いくらかかるのでしょうか？　当然、無料で引き受けていただけるということはないですよね」

ベアトの答えは、まるで天の声のように聞こえた。タクールはいっさい金を払わなくてよいというのだ。その代わりに法律事務所は、無料でタクールの代理人を務めるという賭けに出る。そして、タクールが持っている証拠をおもな指針として、政府がランバクシーに対して訴訟を起こすのを手助けする。また、調査で得た結果をもとに、ランバクシーを相手取ったキイタム訴訟を秘密裏に起こす。この場合、訴訟の存在を知るのは政府だけで、訴状は公開されず、被告にも通知されない。そして政府が調査を進めるあいだ、タクールの身元については秘密が保持される。もしランバクシーと政府のあいだで和解が成立したら、タクールは、政府がランバクシーから和解金として回収した金額のうち、最大で三分の一を報奨金として受け取ることができ、ベアトの法律事務所に、その一部が入る。この取り決めのもとでは、タクールは法的に保護された内部告発者となるのだ。このときまで、彼はそのような保護制度があることすら知らなかった。

第15章 「この問題はいったいどれほど大きいんだ?」

アメリカ、メリーランド州ロックビル

2007年

ＦＤＡがランバクシーに対する訴訟を起こす件は、当局のさまざまな部署をゆっくりと経由するうちに、「国際コンプライアンス・チーム」に所属する三七歳のダグラス・Ａ・キャンベルの机に届いた。キャンベルの上役たちの一部は、ほとんど関心を示さなかった。「これにたいしたことがあるとも思えないんだが」と、ある者は忠告した。この事件は、一つの製造工場をめぐってだらだらと続く戦いのようだった。ランバクシーの弁護士は、この会社は必要な是正措置をすべて講じたと主張し、ＦＤＡに、パオンタ・サヒブ工場で作られる薬の新たな承認申請を受けつけないとする措置の解除を訴えている。一方、当局者たちは、コンサルティング会社のパレクセルによるランバクシーの監査報告書をすべて渡すように要求している。こうした膠着状態が、ＦＤＡのオフィスのそこかしこで生じていた。

だがキャンベルは、この件の関連書類を読んでいるうちに興味をそそられた。ランバクシーは、ＦＤＡの査察での指摘事項に対する回答書で、ほとんどの問題の原因は、転記ミス、データの紛失、社

内システムの不一致にあるとしていた。しかし、パレクセルの監査報告書の抜粋には――ランバクシーの弁護士が全面的な開示を拒んでおり、抜粋だけ提出されていた――、安定性試験のいくつかのデータに「矛盾する事項が入力されている」と書かれていた。ランバクシーはこのところ、訂正ずみのデータをFDAに送ってきている。だが、試験実施日とされる日付が四五日も食い違っているなど、矛盾の程度がひどいデータもあり、そんなことが単なる手違いで起こるとも思えなかった。ランバクシーは、どうしたらそこまで混乱できるのだろう？　言い換えれば、どうしたらこんなにいい加減なことができるのだろう？

製薬企業は、薬を発売してからも長期間にわたり、あらかじめ決められた間隔で薬の品質を試験し続けなければならない。そして、試験の結果を年次報告書に記載して、FDAに毎年提出する必要がある。実を言えば、FDAで年次報告書を読む者はほとんどおらず、それらは事務管理部門で山積みになっていた。それはともかく、報告書に含まれている情報は真実でなければならない。

二〇〇七年七月三日、キャンベルは、ロックビル市内のメトロパーク・ノース事務所に本部があるFDA後発医薬品部のオフィスに車を走らせ、ランバクシーが三つの抗感染症薬――フルコナゾール、シプロフロキサシン、エファビレンツ――について以前に提出した年次報告書を探し出した。報告書を見た限り、ランバクシーはこれらの薬の安定性試験を適切な間隔でおこなったようだった。しかし、そのデータと、自分の机の上にある訂正ずみのデータを比較したとき、キャンベルはあまりの違いに唖然とした。フルコナゾールの年次報告書には、製造後三カ月経過時の安定性試験を二〇〇四年九月二六日に実施したと記載されていた。ところが、FDAの警告書に対するランバクシーの回答書には、その試験を二〇〇五年八月一七日に実施したと記載されていたのだ。二つの日付は一年近くもずれている。

キャンベルには、ランバクシーが製造プロセスを制御できなくなってしまったか、嘘に嘘を重ねてわけがわからなくなってしまったかのどちらかに思えた。「ひとたび〔日付を〕照合してみると、食い違いは目に余るものだとわかりました」と彼は述べている。

キャンベルが見出した事実には重大な意味があった──少なくとも彼にとっては。だが、キャンベルの上役たちは、日付の不一致に取り立てて騒ぐこともないようだった。問題のほとんどは「転記ミス」や単なるデータの更新し忘れによって生じた、とするランバクシーの主張に納得したような者もいた。だがキャンベルには、そんな説明は信じられなかった。彼が述べたように、それは単に「0・54を0・45と書き間違えたとかいうような問題」ではない。実のところ、ランバクシーのデータはあまりにも不正確で、彼は「このデータには本当に意味があるという箇所を見つける」ことすらできなかった。そして、データが無意味ならば、ランバクシーの薬が安全で有効だという証拠は何もない。

キャンベルの上司でもあり、FDAで最初にタクールと連絡を取り合ったエドウィン・リベラ＝マルティネスは、キャンベルに味方してくれ、データの訂正に関するランバクシーの主張には丸め込まれなかった。リベラ＝マルティネスは、ある同僚への二〇〇七年三月のメールに書いたように、ランバクシーがFDAの警告書にあげられている「すべての指摘事項に完全に対処する」まで、パオンタ・サヒブ工場で作られる薬の新たな承認申請に対する審査の停止を継続すべきだと確信していた。キャンベルたちが、ランバクシーから提出された文書の見直しを続けるうちに、彼らがたぐり寄せる一つ一つの糸口、彼らが追跡する試験データの一つ一つの要素が、より重大なこと──規制当局が予想していなかった事実の発覚――へとつながっていくようだった。

二〇〇七年一〇月、ランバクシーは、熱に弱い抗てんかん薬のガバペンチンを試験した結果、化合物Aという不純物が急増したことが示されたと報告した。医薬品の「適正製造基準（GMP）」のもとでは、定められた許容基準からはずれた異常な試験結果は「規格外（OOS）」の結果として知られている。ランバクシーは、ガバペンチンでOOSが発生したことを三日以内にFDAに報告しなくてはならなかったが、実際には報告までに四カ月かかっていた。規制当局者はそれからまもなくして、ランバクシーがガバペンチン中の不純物の急増をすみやかに報告しなかっただけでなく、いくつもの異常な試験結果をFDAのニュージャージー地区事務所に六年間も報告していなかったことを見出した。だが本来、異常を見逃すまいと警戒している製薬企業ならば、大量の製品を扱っている以上、そのような結果を報告することはもっとあるはずなのだ。

ランバクシーは、社内の小さな問題が連鎖したせいで、この厄介な過ちが起きたと弁解した。だがFDAの査察官たちは、この報告書を出すべきだったランバクシーのニュージャージー州のアメリカ本社に出向いたとき、偶然にもさらに大きな問題を見つけ出した。ランバクシーは、薬の保存開始から三カ月後、六カ月後、九カ月後におこなうべき安定性試験を、ガバペンチンの六〇〇ミリグラム錠剤については四日間で片づけており、八〇〇ミリグラム錠剤については、すべて同じ日に実施していた。それなのに、あたかも試験が適切な間隔でおこなわれたかのように、偽りの試験日が報告書に記載されていたのだ。

このニュースはFDAの内部で、不正の決定的な証拠が得られたことを伝えるものと見なされた。キャンベルは上司のリベラ＝マルティネスに、「大当たり!!!」とメールした。リベラ＝マルティネスは、この調査結果をFDAの指揮命令系統のさらに上へと送り、成果をこう表現した。「情報の宝庫を掘り当てました！」。そのうえで彼は、偽りの試験についてくわしく説明した。医薬品評価研究センター（CDER）コンプライアンス部長のデボラ・オーターは、これに一言で返答した。「すごい」

突如として、ランバクシーの提出書類に認められる数々の誤り、異常、記入漏れが、それまでとはまったく違うものに見えてきた。キャンベルは政府発行のノートに「この問題はいったいどれほど大きいんだ？」と走り書きし、こう続けた。「あの会社は、規制に従うようにするために何かやっているのか？」。次の行には、こう書いた。「泳がせてやれ。そうしたら、白状するか、もう一度嘘をつくかだ。あの会社は、われわれをだまし続けるつもりか？」

そして、もう一行下にこう書いた。「あの会社は信用できるのか？」

キャンベルは屈強な元アメリカンフットボール選手で、軍隊に八年間入っていた。そのうち、現役の兵士として軍務に就いた期間が三年間ある。その後、一九九八年にバージニア州ロアノークの駐在所でFDAの職員として仕事を始め、乳児用調製粉乳の製造工場からティラピアの養殖場まで、さまざまな施設の査察をこなした。キャンベルは二〇〇六年、CDERの奥に位置する製造および製品品質課の国際コンプライアンス・チームに異動した。このチームは、年間約一〇〇件の海外査察を手がけた。キャンベル自身は、ニカラグアではチーズの製造工場、ギリシャではブドウの葉の詰め物料理を作っている施設を査察した。

FDAは、ほとんど一夜にしてグローバリゼーションの波にのまれたかのようだった。キャンベルの部署では、査察待ちの件数が跳ね上がった。海外関連の承認申請が「すべてわれわれのオフィスに積み重なっていました」と、キャンベルは当時の状況について述べている。二〇〇二年から二〇〇九年にかけて、FDAによる査察が必要な海外施設の数は、約五〇〇箇所から三〇〇〇箇所以上へと急増した。キャンベルは、ある報告書で次のように指摘している。「われわれの任務に関連する責任は爆発的に増えている。負担は膨大だが、予算や人員などの資源は、すぐには配分されない」

査察の必要性が増すにつれて、FDAはその遂行を支えるための人員確保に奔走せざるをえなくなり、査察の方針は混乱をきわめた。あるとき、キャンベルは同僚にメールを送り、FDAの出張規定について尋ねた。「雨季（モンスーン）には、インドに査察チームを派遣しますか？　日陰でも気温が華氏一一〇度（摂氏四三度）を超えそうな時期に、インドに査察チームを派遣するのですか？」。返信が届いた。「以前なら、モンスーンの時期は、インドへの出張をいつも延期していました。ですが、仕事の量が増えたため、もはやこの慣例にはとらわれていません」

製薬企業が、海外の工場で作る薬の承認申請をおこなうと、その工場が薬を安全に製造できるか、その工場には薬を製造する能力があるかを確かめるため、キャンベルの部署が「承認前査察」という査察をおこなうことになっていた。だが、査察の対象となる製造施設や、FDAが施設ごとに割り当てた固有の識別番号を把握することだけでも、ずいぶん面倒な仕事だ。FDAに登録されている製造工場は、本当にその薬を作っているのか？　その薬を実際に作っている工場は、査察を受けている工場と同じなのか？　キャンベルは、自分たちが大きな責任を負っていることを理解していた。それだけに、ランバクシーの書類を入念に調べていくにつれて、その責任が心に重くのしかかってきた。「これらの薬をアメリカに入れるべきか否か？」

二〇〇七年一〇月、ＦＤＡ査察官のホセ・ヘルナンデスは注目すべきメールを受信した。それは、彼がパオンタ・サヒブ工場の査察をおこない、疑惑を抱いたものの不正の証拠はつかめなかった出張から九カ月後のことだ。そのメールは、ランバクシーのある従業員が「サニー」という仮名で書いたもので、一月にパオンタ・サヒブ工場でヘルナンデスを見かけ、やっと勇気を奮い起こしてメールを出したとのことだった。サニーは、ヘルナンデスも、一月の査察以前に工場を訪れた大勢の査察官と同じく欺かれたのだと説明し、こう書いていた。「それは多くの人の健康にかかわる問題ですので、黙っているのは最終的に自分の良心が許しませんでした。ランバクシーはこれまで、多くの事実を隠蔽しています」

サニーのメールは続いた。「あなたがあの工場で見たことは、真実ではありません。本当のことを突き止めるには、最低でも一カ月かかります」。彼は、ランバクシーの最高幹部が地位の低い従業員に絶えず圧力をかけ、重要な薬――イソトレチノイン（抗ニキビ薬）、ガバペンチン（抗てんかん薬）、フルコナゾール（抗感染症薬）、メトホルミン（抗糖尿病薬）――の発売準備を強いてきた経緯を述べた。サニーによれば、これらすべての薬に「問題がありますが、ＱＡ［品質保証部門］によって、その工場から出荷されています」とのことだった。また彼は、この組織的な策略を指揮してきた上級役員たちの名前をあげた。「彼らは何年にもわたってＦＤＡをだまし、ばかにしてきたのです」

サニーは、ヘルナンデスがパオンタ・サヒブ工場に到着する前に、研究開発部門の二〇人からなるチームが工場に押しかけてきて、データを見直したうえで改ざんしたと説明し、こう述べた。「この書き換えは、ＦＤＡの査察が入る直前になされました。そのようなことは、ランバクシーのすべての工場で当たり前のようにおこなわれています」。さらに彼は、経営陣の指示によって幹部たちが不正行為の糸を引いており、下級従業員を無理やり命令に従わせている、と説明した。それでランバクシーは、安定性試験研究室の人員を増強したという主張を裏づけるため、ヘルナンデスが査察で訪れた期間中は、工場のあちこちから安定性試験研究室に人員を回していたのだ。

この内部告発者が打ち明けた事実がＦＤＡ内で広まると、当局者たちはランバクシーの二枚舌に驚かされた。それは一つには、不正の規模を把握するのが難しかったからでもある。ＦＤＡは、データを改ざんする手口がきわめて巧妙で、すべてが完璧に見えてしまうような不正システムに直面していた。強制捜査によって不正の証拠が浮上していたとはいえ、ＦＤＡはそのときまで、不正は個々の人間が犯す個別の行為だと考えていた。だが、企業全体の運営方法が不正で成り立っていたら、どうなるのか？　どうすれば、すべての従業員が関与している嘘の仕組みを見抜けるのか？

ＦＤＡがランバクシーの工場への査察で攻勢をかけるにつれて、査察官たちは、それまで見過ごしていた重要な鍵がいたるところに転がっていることに突然気づきだした。そのような手がかりから、認可されていない物質の使用、製剤に用いる成分のひそかな変更、登録されていない有効成分の使用といった不正、さらには、すでに公開されているデータの盗用も見つかった。そのなかには、先発品に含まれる不純物の量をクロマトグラフという分析機器で測定した結果の図（クロマトグラム）をコピーして、自社の後発品を用いた測定結果に見せかける手口まであった。その一方で、ランバクシーには情報の漏れ口ができたようにも見えた。今や少なくとも六人の内部告発者が、それぞれ自分の知る不正行為や違法行為をＦＤＡにメールで伝えてきていた。

サニーからのメールは続いていたので、やがてヘルナンデスは、サニーが、ＦＤＡの犯罪捜査部でランバクシーの捜査を指揮しているデビー・ロバートソンと連絡をつけられるようにした。サニーは、抗ニキビ薬のソトレットについても不正を明らかにした。ソトレットには、有効成分が溶け出しにくいという問題があった。だが、ランバクシーは合法的な解決策を見つけることができず、この薬が市場に出回っているというのに、製剤にこっそり変更を加えた。具体的には、溶出性を改善しようとして、有効成分と混ぜるミツロウ（蜜蝋）に油を加えたというのだ。そのことはＦＤＡにいっさい報告されておらず、重大な違反だった。承認された製剤に、ＦＤＡの許可なく変更をおこなうことは固く禁じられている。

もう一人の内部告発者もソトレットに対する警告を発し、製剤に変更が加えられた二〇〇六年一二月の前後での差を調べるようＦＤＡに強く訴えた。「何人かの研究員は、この問題にもっと早く、二〇〇五年から二〇〇六年はじめには取り組みたいと思っていたのですが、営業部門は彼らに容赦しませんでした」と、この内部告発者はＣＤＥＲの行政監視委員会（オンブズマン）にメールで伝え、こう述べた。「経営幹部は正直な人間をまったく評価しません。アメリカでランバクシーの薬を使っている人びとに被害がもたらされているはずですが、私はそれについては知りません。ですが、私は［製造］チームの一員ですので、よき世界市民として、この件をお知らせしなければと思いました」

どうやらこの会社は、ＦＤＡをだまして自社の薬を承認させるためなら、どんなことでもするし、どんなことでも言うし、どんな言い訳でもするし、どんなこじつけの主張でもするようだった。試験で規格外の結果が発生したら調査が必要だが、ランバクシーは調査をしておらず、社内の研究室で試験サンプルの取り扱いに不手際があったため、誤って悪い結果が出てしまったと主張した。往々にして、ランバクシーは医薬品作りより口実作りに長けているように見えた。ＦＤＡのある職員が同僚たちに強く求めたように、ランバクシーの「食い違い、矛盾、間違い、見落とし、試験実施時の不手際」

を真に受けてはいけないのだ。それらの嘘があまりにも厚かましいものなので、デビー・ロバートソンはのちに、こんなことに遭遇した経験はないと述べている。「医薬品業者［の調査］をずっとやってきましたが、ここまで露骨に法律を無視する企業は見たことがありません。彼らは面と向かって嘘をつきました。あちらに言わせれば、それは文化の違いなのだとか。彼らは、嘘をついているとわかっていたわけですが、それで逃げ切れると知っていたのです」

グローバルな不正行為には、グローバルな処罰で応じるしかなさそうだった。そしてFDAには、いざというときしか用いない荒療治的な手段があった。それが「申請データの完全性に関する方針（AIP）」で、FDAが企業に科すことができる罰則のなかでも、企業側に特に重い義務や負担を強いるものだ。AIPは一九九一年に定められた方針で、これまでにAIPを出された製薬企業はわずか四社しかない。AIPを発動すれば、FDAは、その企業が承認申請した薬の審査をすべて止めることができる。審査が再開されるのは、申請データが規制に従ったものだということが外部監査機関――その企業の費用で雇われる――によって保証された場合のみだ。この制裁は、規制をめぐる力関係を逆転させる。FDAはランバクシーの製品の審査を停止したいと思ったときに、もはや不正があることをいちいち証明しなくてもよい。逆に、自社の製品を承認してもらうためには、それらのデータに不正がないことを企業側が証明しなければならないのだ。

FDAがAIPを出すのは、犯罪性や「重要な事実に関する虚偽の発言」を見出した場合に限られる。これは、ランバクシーの件には明らかに当てはまった。というより、少なくともダグラス・キャンベルはそう信じていた。彼は、当局者たちから得られた証拠資料に基づいて、ランバクシーのさまざまな嘘を列挙した報告書の草案を作成した。そして、CDERは「ランバクシー・ラボラトリーズ社が関係する、すべての承認ずみの申請、および審査が保留されている申請」にAIPを科してはどうかと提案した。それは要するに、会社全体に鉄槌をくだすということだ。

ところが、報告書案が回覧され、会議がさらなる会議を生んでいくうちに、キャンベルは自分のコミュニケーション能力を疑い始めた。証拠と言えるほどの材料は何一つないように見えた。AIPを出すのが当然なのか、あるいはそれが正当と認められるのかどうかさえ、誰もよくわかっていないようだった。FDAは大勢の弁護士を抱えていたが、なかには、国民の健康を守ることよりも、企業からの訴訟を防ぐことに余念がなさそうな弁護士も多くいた。そしてFDAの弁護士たちは、FDAが定めるもろもろの要件をめぐって論争した。FDAはどこかで、製薬企業は未記載の冷蔵庫に薬を保存してはならないと述べたのか？　製薬企業が生データは見つからないと主張したとすると、では、生データは永年保管しなければならないという要件が、どこかに明記されているのか？

FDA自体の役割すら、はっきりしていないようだった。ランバクシーが規制を遵守するように手助けすることは、FDAの役割なのか？　それとも、規制を守れない企業を排除することが、FDAの役割なのか？　キャンベルはFDAの内部で迷いがあることに愕然とし、自分のノートにこう書き留めた。「われわれの目標は、ランバクシーを大目に見てやることではない！」。だが実際には、FDAはそうしているようだった。議会からも世論からも、より安い薬を見つけろという強い圧力がかかっていた。それにランバクシーは、政府の「アメリカ大統領エイズ救済緊急計画（PEPFAR）」でアフリカに抗エイズウイルス（HIV）薬を提供するのにも重要な役割を果たしていた。ずばり言って、ランバクシーは大きすぎてつぶせない、あるいは重要すぎてつぶせないのだろうか？

問題は、医薬品の取り締まりという使命をめぐるFDA内部の混乱だけではなかった。「この訴訟を妨害する勢力があった」と、キャンベルはのちに結論づけている。それは金に絡むことか？　人間関係に絡むことか？　それとも政治的影響力に絡むことなのか？　いずれにせよ、キャンベルは不審に思い始めた。特に、それまで自分のオフィスを訪れたことがないFDAのインド人職員たちが、あれこれ理由をつけてやって来たときには疑念を抱いた。

それに、デボラ（デブ）・オーターという存在も立ちはだかっていた。彼女はCDERのコンプライアンス部長を務める弁護士として、FDAの官僚組織でキャンベルより何段階も上に位置しており、四〇〇〇人ほどの業務を監督していた。一九九五年に連邦政府の仕事に就く前、オーターはある法律事務所に三年間勤めていた。その事務所はバク&ビアズリーという名称になって、今はランバクシーの代理人をしている。そのような事情からオーターは、この法律事務所のパートナーでランバクシーの外部弁護士を務めるケイト・ビアズリーとファーストネームで呼び合う仲だった。

ビアズリーは、ランバクシーの訴訟の動きを知るための直接のパイプ役としてオーターを頼っていた。それで、電話やメールをしてきては政府機関の調査の進捗状況を把握しようとし、可能なときにはいつでも、自分のクライアントの助けになりそうな決定を推し進めようとした。オーターはビアズリーの強い要請を受け、FDAの職員にあれこれ催促した。というのもオーターは、FDAとのあいだに懸案があるクライアントを抱えた弁護士への対応を、FDAの役割の一部と見なしていたからだ。オーターがその法律事務所を辞めたのは、FDAのコンプライアンス部がランバクシーの件を検討し始める一三年前だった。それでもキャンベルには、ときとしてオーターが、ランバクシーに対するFDAの訴訟を進めることよりも、元の上司を助けることを優先しているように見えることがあった。

二〇〇七年三月、ビアズリーはオーターにメールを送った。「デブ、留守電を入れたんだけど、ランバクシーの件で電話してもらえるかどうかを尋ねるのに、メールも送ったほうがいいのではないかと思って。私たちはもろもろのことを、まだ民事で解決しようとしているの。彼らは刑事のほうにも対応しようとしているんだけどね」

オーターはこう返信した。「こんにちは、ケイト。もちろん電話しますよ。ですが、あなたの心配ごとはよくわかっているように思えますので、まず、このあたりで経過を確認してからあらためて連絡しますね。それでいいでしょうか？」

一二月、ビアズリーはメールでふたたびオーターに接触し、パレクセルの監査報告書をすべてFDAに提出するのが遅れていることについて説明したいので電話がほしい、とオーターに依頼した。その二時間後、オーターは部内にメールを送り、ダグラス（ダグ）・キャンベルが作成した文書を引き合いに出して、こう告げた。「ランバクシーは、パレクセルの監査報告書をFDAに提出すると犯罪訴訟にどんな影響があるのか、という点を熟慮する必要があります。われわれが『適正製造基準（GMP）』のどの点をまだ問題視しているのかについて先方にもっと情報を与えるため、ダグの二〇〇七年一二月六日付けの質問リストをランバクシーに提供できるかどうか検討してください」。

人間関係の重なりやお役所仕事の遅さを見たキャンベルは、誰がFDAのために働いていて、誰がそれを妨害しているのかを見分けるのは難しいと痛感した。この事件がますます手に負えなくなるにつれて、キャンベルはオーターに情報を知らせるのをためらうようになった。

ただ、たとえFDAの当局者が故意にぐずぐずしていたのではないとしても、彼らは明らかな解決策がない問題にぶつかっていた。ある製薬企業が、自社の工場で改善をおこなっていると主張している。だが、工場は一万キロ以上離れたところにある。この場合、本当に改善がなされているのかどうかを、どうやって確認できるのか？

内部告発者のサニーは、特別捜査官のロバートソンに宛てたメールで、ランバクシーが工場に秘密の区域を設けており、そこに社内の主要なコンピュータ・ネットワークに接続されていない試験装置を設置して隠していることを説明した。サニーが指していたのは、れっきとした試験室ならどこでも使っている主力分析機器の高速液体クロマトグラフィー（ＨＰＬＣ）装置だ。この大きな装置は、プリンターをいくつか積み重ねたような外観をしている。薬の試料を溶媒に溶かして装置に注入し、圧力をかけて、粒状の充填剤を詰めた管（カラム）に通すと、試料に含まれている薬や不純物などの各成分が分離され、信号として検出される。そして、クロマトグラムと呼ばれる図に、成分ごとの信号強度がピークとして描き出される。

ＦＤＡの規制を遵守している試験室では、ＨＰＬＣ装置は主要なコンピュータ・ネットワークにつながっているので、すべてのデータを見ることができるし、それらのデータは保存されている。だがサニーは、最近の査察の期間中に、正式に認可されていない何台ものＨＰＬＣ装置が、工場に付属する二つの試験室に置かれていたとメールに書いていた。「ランバクシーは、こうした細工ができるように、そのような秘密の小区域を作り出しています」

サニーは、アメリカ市場に出回っている製品で規格に合格していないものが約三〇種類あると踏んでいた。そしてロバートソンに、不正の証拠を見つけるためには、ＦＤＡが、ニュージャージー州にあるランバクシーのアメリカ本社でおこなったような強制捜査をパオンタ・サヒブ工場とデワス工場でもする必要がある、と助言した。サニーのメールには、こんな警告が書かれていた。「ランバクシーの内部では、問題のある製品のこうした詳細情報を、メールや手紙を介さず従業員同士がじかに共有する動きが、すでに始まっています」

とはいえ、アメリカの捜査権はインドには及ばないので、ＦＤＡはインドで捜査令状を執行できない。ロバートソンは挫折を感じた。「まわりから、『インドに乗り込む必要がある』と言われましたが」と彼女は述べ、こう反論した。「〔現地で〕私は何をすればいいというのでしょう？　関係者の部屋のドアをたたけば、彼らが真実を話してくれると期待できるとでも？　私には、インドでは何の権限もありません。向こうでは、すべてを自主的な協力と誠意に頼るしかないんですよ」。ランバクシーの事件は、まるで建物解体用の鉄球のように、過度な負担のかかったＦＤＡを直撃し、ＦＤＡには海外の製薬企業を取り締まる効果的な手立てがないという事実をあぶり出した。

二〇〇七年一一月、ＦＤＡはランバクシーのデワス工場の査察に向けて準備していた。この工場は無菌注射剤を製造しており、アメリカ市場向けの薬を承認できるかどうか検討することが査察の目的だ。そのころサニーはロバートソンに、それまでに伝えたなかで最も重要な内部情報をメールした。ＦＤＡの規制では、注射剤を製造する施設が最高水準の無菌環境を保つことを求めている。しかし、サニーはロバートソンに「微生物データは事実ではなく、工場の環境中の微生物数を実際より少なく見せるために改ざんされています」と警告し、この工場では、無菌性の保証に関する不備をいくつか報告していなかったという情報を添えた。「この工場を承認する前に、よく注意してください」とサニーは忠告した。

ＦＤＡの査察の一カ月前、サニーはふたたびロバートソンにメールを送り、工場が進めている隠蔽工作について注意を呼びかけた。「環境モニタリングにおける実際の異常データや、無菌性の保証に関する不備を示すデータは、すべてデワス工場から運び出され、二十数キロ離れたラオケリにある倉庫に移されています」。サニーは、こんな情報も知らせた。工場内の人間は「何とかして査察官を混乱させようとするでしょうし、彼らはそうするように教え込まれています。品質保証の担当者は、所定の基準値を逸脱している場合について黙っているよう指示されています」

ＦＤＡ国際コンプライアンス・チームのメンバーは、微生物試験の結果が改ざんされている証拠を押さえたければ、予告なしでラオケリの倉庫に行く必要があるとわかっていた。リベラ＝マルティネスは、倉庫の抜き打ち調査を実施すべきだとするチームの要請を提出した。だが、返ってきた回答は、期待したものではなかった。当時、現地調査部の副部長だったパトリシア・アルコックから「機密扱い」と記載されたそっけないメールが届き、そこには「ボイスメールのメッセージを聞いてください。その倉庫は査察の対象外です」と書かれていた。

ボイスメールに入っていたアルコックの説明は、事前通知なしに査察をおこなうと、目下、ＦＤＡの上位組織であるアメリカ保健福祉省（ＨＨＳ）とインドの保健当局のあいだで進められている外交努力が台無しになりかねないというものだった。両当局は、二国間の協力に関する声明書の作成に向けて交渉を続けており、その協力は、ＦＤＡの規制を受けるインド製の薬の品質向上に、いつの日にか役立つ可能性もあった。そのような事情から、ＨＨＳの当局者たちは、せめて声明書の草案だけでもまとめるため、インド側の怒りを買いたくなかったのだ。

リベラ＝マルティネスは憤慨した。彼はアルコックの回答に反論するメールを書き、それを同僚たちにも知らせた。そのメールでは、サニーから寄せられた不正疑惑の深刻さを強調し、「［それらの主張が］

この会社のコンプライアンスに対する姿勢や工場の品質管理体制の妥当性、それに製造の管理状態に関する重大な疑問を本当に提起しているとすれば」と前置きした。そのうえでアルコックに、先月、上院議員のチャールズ・グラスリー（共和党、アイオワ州）のスタッフに、海外査察の強化に向けたFDAの取り組み状況を説明した際、FDAは抜き打ち査察を実施すると誓約したばかりではないか、と指摘した。FDAは議会への説明で、海外査察の際に予告をしなければならないという法的義務はないと認めていた。

リベラ＝マルティネスの部署は、ラオケリの倉庫を事前通知なしで査察することが「当然かつ必要」と見なしていた。サニーからデータの改ざんについての最新情報がまた送られてきたので、リベラ＝マルティネスは、それを有力な情報として上役たちに転送した。「ご参考まで。情報提供者からの新たなメールです。われわれの査察および査察官を意のままにしようとするランバクシーのしたたかな能力について書かれています。ランバクシーに対処するにあたっては、データの偽造／改ざんの証拠を発見する可能性を高めるため、これまでとは異なる大胆な査察／調査戦略と技術を検討しなければならないということが、私には明らかです……ですから、倉庫の抜き打ち査察を強く求めているのです」

リベラ＝マルティネスは常識的なことを主張していた。しかし今度は、FDA規制業務部のコンプライアンス方針担当副次長から、やはり倉庫の査察は承諾しないという返答があった。副次長はFDAの高官たちの考えを説明した。「われわれは、外国での抜き打ち査察は、査察官の安全を確保するため、全関係者で熟慮して計画する［必要がある］ということ、また、有害な国際問題が起こる可能性は最小限にとどめるべきだということで同意しました。今回、査察チームが出発するまでにそのような計画は立てられなかったため、今回の出張では抜き打ち査察はしないということで、われわれの意見は一致しました」。すなわち、外交努力を台無しにするような国家同士の対立が起こるリスクがあるので、FDAは、アメリカ国民の健康を脅かしかねない海外の製造施設の完全かつ無制限の査察はおこなわないということだった。患者のニーズは、そっちのけにされた。

そこで査察官たちは、デワスに滞在しているあいだにラオケリ倉庫の視察を要請した。翌日、彼らはそこに連れていかれたので、八時間かけて引き出しや箱をくまなく探した。しかし、「不正に関係するものや、情報提供者から説明されていたことは何も見つけられなかった」とアルコックはリベラ＝マルティネスに報告している。だがのちほど、内部告発者のサニーはロバートソンに、こう伝えた。「査察の直前になって、内部のある人間が、説明のつかない資料はラオケリ倉庫から運び出すべきだと注意を喚起しました」

ただし、ランバクシーはこの無菌環境を維持すべきデワス工場で、より衝撃的な問題を覆い隠すことができなかった。アルコックは、同僚たちへのメールで次のように知らせた。「この建物は……養豚場に囲まれています。作業従事者に対し、無菌操作区域に入る前に手足を洗うように注意する指示／手順がない［ことにも、査察官は気づきました］。（従業員の多くはサンダルを履いていました……相当数の豚が、工場の敷地内／近く???にいたとのことです）」

FDAは、この無菌製造施設を承認しなかった。だが、当局はランバクシーが提出するほかの申請を承認し続け、そうした甘い姿勢は、国民の健康を守るという使命からはずれた非常識なものになっていくようだった。二〇〇七年の終わりごろ、CDERコンプライアンス部長のデボラ・オーターは、「アメリカ大統領エイズ救済緊急計画（PEPFAR）」を運営しているアメリカ国際開発庁（USAID）

が、アフリカ向け低価格医薬品の供給メーカーからランバクシーをはずすことを検討しているのを知った。だがオーターは、FDAとは別の政府機関が積極的な行動を取ったことを支持するどころか、ランバクシーをそれほど露骨に非難したらFDAの印象が悪くなるという懸念を表明した。USAIDの対応を機に、「では、FDAはなぜランバクシーを操業停止にしていないのかという疑問」が提起されるだろう、と彼女は上司たちに注意を促した。そして、この問題を取り上げるときには、直接会って話すか電話で話すやり方にすべきだと提案した。オーターからのメールを受け取った一人は、「この情報は他言無用でお願いします」と同僚たちに忠告した。

二〇〇七年一二月一二日、USAIDはランバクシーに痛烈な手紙を送った。この手紙は、ランバクシーが都合の悪い試験結果をFDAに報告するのを遅らせていると批判していた。「アメリカ政府の資金で業務委託を受けている企業が、このようにビジネスにおける誠実さや正直さを明らかに欠いていることを、私は深く憂慮しております」と、手紙には書かれていた。この手紙には調達援助部長代理の署名があり、USAIDはランバクシーに対して、PEPFARへの参加停止や、この計画からの除外を検討中だと明言していた。それに引き換え、FDAはいつものやり方のほうが好都合なようだった。「規制当局者は先延ばしし、また先延ばしというやり方にすっかり満足していました」と、キャンベルは当時を振り返って述べている。

二〇〇八年はじめ、ランバクシーは、ヒマーチャル・プラデーシュ州にあるバタマンディィ工場の承認を申請し、その工場で、熱や光などによって分解しやすいいくつかの薬を製造したいと申し出た。そのなかに、臓器移植後の拒絶反応を防ぐために使われる免疫抑制剤のタクロリムスがあった。キャンベルたちは、この申請について知ったとたんに疑いを抱いた。バタマンディ工場はパオンタ・サヒブ工場のすぐ近くにあるので、ひょっとしたらその一部ではないかと思われたのだ。FDAは、パオンタ・サヒブ工場で作られる薬の審査を停止している。ランバクシーはその制約を逃れるため、パオンタ・サヒブ工場の一部を新しい工場だとして押し通そうとしているのだろうか？

通常どおり、FDAはタクロリムスの製造が規制に従っておこなわれているかどうかを調べるため、バタマンディ工場の承認前査察を担当部署に指示した。だが今回の任務には、通常どおりの要素は一つもなかった。指名された査察官はホセ・ヘルナンデスだ。三月はじめ、彼は「広い視野に基づく思考」――彼が好んで使う言い方――と、今度はだまされないぞという決意で身を固めてバタマンディに到着した。いつものように、ヘルナンデスは外側から査察を開始し、工場の敷地を見にいった。敷地の端に立つと、四キロほど先にパオンタ・サヒブ工場が見えた。彼は、バタマンディ工場のほぼ全体を囲む高さ約二・五メートルの塀に注目した。入り口の門は一箇所しかなく、そこには守衛所があって複数の警備員が詰めている。彼らは軍事警察官あがりで、門を通って出入りするすべての従業員と訪問者を確認していることを誇りに思っているようだった。誰も、彼らの目を盗んで通り抜けることはできない。

そのおかげで、ヘルナンデスは必要な情報を得ることができた。この門での訪問記録を調べると、タクロリムスの主要なバッチの製造現場に立ち会ったとして署名していた監督者たちが、実際には製造日にその工場を訪れていないことがわかった。守衛所の訪問記録には、彼らの署名がなかったのだ。バッチ製造記録に記入されていた日付や時間、署名の情報は偽りで、製造がおこなわれたあとになって記入されたものだった。この査察では、ランバクシーの役員たちが飛行機でやって来て、ヘルナナンデスと同じホテルに泊まっていた。ある夜、ヘルナンデスはそのホテルで、役員の一人に詰め寄ってこう言った。「カトリック教徒が悪いことをしたら、司祭のもとに行って罪を告白する。さあ、私が司祭だと思って、この機会に、誰が不正データの作成に加わったのか言いなさい」

ランバクシーの役員たちは、査察の現場ですぐには告白しなかった。だが、査察の終わりにヘルナンデスが工場で総括の講評をおこなったとき、工場の幹部たちは、FDAがパオンタ・サヒブ工場に課した制約を回避するために、ランバクシーがバタマンディ工場を急いで稼働させようとしたということを基本的に認めた。

ヘルナンデスはランバクシーの上級役員たちに、この工場を承認しないよう提案するつもりだと説明した。すると、査察を監督するためにやって来ていたランバクシーのグローバル製造担当上級副社長が、内密の話をするためヘルナンデスを脇に呼んだ。その役員は「動揺と焦り」を募らせた、とヘルナンデスは記録している。上級副社長は、この工場が突貫工事で建設され、いくつも間違いが起きていたことを認めた。そして、ヘルナンデスが要求することは何でも是正すると繰り返し約束し、その代わり査察の報告書で「改ざん」という言葉を使わないでほしいと懇願した。

FDAはバタマンディ工場を独立した工場として認めようとせず、ランバクシーはタクロリムスの承認申請を取り下げた。だが、それはグローバルなモグラたたきゲームに、また新たなラウンドが加わったということにすぎなかった。FDAはランバクシーの内部で不正を見つけるたびに、規制上のちょっとした制約を課して対応するが、結局、別のところで不正行為が飛び出したことに気づかされるのだ。FDAはまだ、ランバクシーの事業のやり方全体を取り締まるための手立てを何ら講じていなかった。しかし、このゲームはまさに変わろうとしていた。

第16章 ダイヤモンドとルビー

インド、ニューデリー

2007年10月

マルビンダー・シンの時代は、出だしから幸先が悪かった。父のパルビンダー——さまざまな制度や成果（レガシー）を築いた先見性のある人物——とは違い、マルビンダーは、自分の最も重要な役割は株主価値を生み出すことだと考えていた。それは、彼がインドのビジネス紙に語った言葉からもうかがえる。「私は根っからの企業家です。それで、価値の創造こそ、真の企業家にとっての究極の目標です」

だが、持続的な価値を創造することは、思うほどたやすくはなかった。二〇〇六年にランバクシーの経営を引き継いだとき、この若きCEOは、自分が経営学修士（MBA）課程で用いたビジネスの戦略書に急いで目を通した——買収や提携を積極的に追求することなどがあげられていた。しかし、マルビンダーが多少の話題作りには成功したとしても、金融・経済の専門誌『アジアマネー』によれば、ランバクシーの最終損益は「悪化しつつあった」。そのためランバクシーは、ドイツ最大の後発品企業を買収する入札を取り下げなければならなかった。さらに、FDAの存在があった。マルビンダーから見れば、アメリカの規制当局は意地悪な奴だった——彼が改善を約束し、ランバクシーが体面を保つために改善に取り組むそぶりをしても、動じることがない。

マルビンダーのいるインドでは、問題が生じた場合、戦略的に金銭を提供するか実力行使で圧力をかけるかといった手段はさておき、たいていそれを片づけることができた。ちょうど五カ月前、マルビンダーの弟のシビンダーは、ビジネス上の取引で自分に歯向かった有名な心臓外科医に、シン一族がニューデリーに所有する病院の敷居を二度とまたがせないようにした。ある日、その外科医が病院に出勤すると、ほぼ一〇〇人にのぼる警官隊と、暴動鎮圧用の催涙ガスや放水車を伴った大勢の「緊急行動部隊」、つまり特殊部隊が待ち構えていたのだ。

だがアメリカでは、私的に呼び出せる警備団体はなかったし、ＦＤＡは頑として態度を崩さなかった。ランバクシーの最大株主だったシン兄弟は、ＦＤＡとの問題が自分たちの資産に悪影響を及ぼし始めていることに気づいた。こうした懸念に取り巻かれるなかで、マルビンダーはニューヨークにいるランバクシーのアドバイザーの一人から届いた興味深いメッセージにじっと目を凝らした。日本の製薬企業である第一三共株式会社の采孟（うねっとむ）という人物が、戦略的提携についての話し合いを望んでいるという。マルビンダーは好機の到来を感じた。

ニューデリーから約六〇〇〇キロ離れた東京で、采博士は新たな収益源を探して世界を見回した。日本第二位の製薬企業、第一三共のグローバル企業戦略担当専務執行役員として、采は、インドや東欧といった、同社が足を踏み入れたことのない広範な市場への進出を望んでいた。そのためには、低コストで提携できる大型パートナーが必要だ。彼の目はランバクシーに留まり続けた。

六〇歳だった微生物学者の采は、研究開発志向型の製薬企業で出世の階段を上ってきた。第一製薬に三〇年以上勤め、二〇〇五年に第一製薬と三共が合併してからも昇進し続けた。彼は紳士的で折り目正しく、自分の仕事人生について入念に日記をつけていた。

日本はどの国よりもブランドを愛好する社会で、後発品は信頼できないと見なされていた。この国は、品質と清潔さを確保することに心血を注ぐ。かつて、日本の薬は質が劣ると軽蔑されたが、現代の日本の製薬業界は、品質管理で最先端を行くとして世界的な評価を受けている。日本では、錠剤すら純白でなければならず、さもなければ患者たちが疑いの目を向けた。采は、そうした日本ならではの慎重さを多分に持っていたが、日本の製薬業界は島国根性に染まっており、高コストの創薬研究に重点を置いているせいで成長が鈍化していると認識していた。

采の視点から見れば、ランバクシー——一一カ国に製造工場があり、一二五カ国で薬を販売している——は魅力的だった。この製薬企業は、数多くの後発品をアメリカで第一申請者として承認申請していた。その一つがリピトールというコレステロール低下薬の後発品で、それは後発品として史上最大の利益をもたらすことが見込まれる。第一三共は、収益の柱となる大型医薬品（ブロックバスター）を発売してから、その次を世に出すまでのあいだに収益を継続的に生み出せる、売り上げの安定した低コスト製品を求めていた。その目的を達成するため、ランバクシーは完璧な提携相手ではないかと思われた。買収をすみやかに完了できれば、投資家向けに開く次の四半期説明会までに、第一三共の低迷する株価を押し上げる助けになるかもしれない。

日本の企業では、役員会の意思決定は合意でなされる傾向があるので、采はほかの役員を説得する必要がある。だが、第一三共社長の庄田隆は役員たちにこう話していた。「日本の製薬企業がグローバル化に舵を切るにあたって、インドは切り札になるだろう」。そのようなことから買収の案は、直接話題にはあがっていなかったにせよ、上層部で意識されていた。

采は文化面の影響を敏感に意識しており、この買収はデリケートな案件だとわかっていた。ランバクシーは、並のインド企業ではない。文化を持つ企業であり、名門のシン一族によって設立され、三世代にわたって受け継がれてきた。今、ランバクシーの実権はシン家の御曹司の手中にある。彼はアメリカで教育を受けてMBAを取得しており、年齢は采の半分を超えた程度でしかない。だが、第一三共社内での采の地位は高く、その洞察力は一目置かれていたし、ビジネス感覚の鋭さは折り紙つきだった。そのようなわけで二〇〇七年一〇月はじめ、采は、ニューヨークにいるランバクシーの外部アドバイザーの一人に連絡を取り、最初の接触を試みた。

采とマルビンダーは、初めて会話を交わしてから三週間もしないうちに顔を合わせた。銀髪をきちんと後ろにとかしつけた采は、強い訛りの英語を話した。マルビンダー——洗練された言葉遣いで話し、オーダーメードのスーツを着て、優美なターバンとそれに合ったポケットチーフをしていた——は、冷静沈着を絵に描いたような姿だった。交渉は迅速に進み、二人は次の会合をニューデリーでおこなうことにした。采とマルビンダーは極秘裏に話を進め、内部報告書や連絡文書では第一三共を「ダイヤモンド」、ランバクシーを「ルビー」という暗号名で呼んだ。彼らはまた、今後会合を重ねることを踏まえ、交渉の真の目的を隠すための作り話についても合意した。メディアが探りを入れてきたら、製造委託契約について協議中だと装うことにしたのだ。製造委託契約ならありふれた話なので、ビジネス系メディアがくわしく知りたがることもあるまい。

采が最初に接触してから四カ月少しが過ぎたころには、話は戦略的提携をはるかに超え、第一三共日本の微生物学者と若きインドの大富豪は、株価や契約条件をめぐって交渉を続けていた。だが采は、ランバクシーに漂っている規制上の暗雲に不安を抱いた。マルビンダーとメールをやり取りするなかで、采は第一三共の顧問弁護士から助言を受けながら、ランバクシーに、買収契約書で一般に設けられる表明保証条項［訳注：売主（ランバクシー）が買主（第一三共）に対し、事業や財務、法的関係などの事柄が真実かつ正確だと表明し、その内容を保証するもの］や補償条項［訳注：表明保証に違反があった場合に、買主が被った損害を売主が補償することを規定するもの］を明確にするよう迫り続けた。それらの条項によって第一三共は、マルビンダーが保証するほどランバクシーの財務状況が健全でなかった場合に、ランバクシーを契約違反で訴えることができる。しかし、マルビンダーが要求をかわし続けるので、とうとう采は電話でマルビンダーにこう告げた。「私の周囲は、あなたがこちらの質問に『ご心配なく』というような答えばかりすることに不満でしてね」。同じ日の二回目の電話で、マルビンダーは采を安心させようとし、音楽的な落ち着いた声でこう述べた。「ルビーには、懸念材料や落ち度はありませんよ」

それでも、采には未解決の疑問がいくつかあった。連邦捜査当局が二月にランバクシーのアメリカ本社を強制捜査したことや、FDAがランバクシーの主力工場の二つであるパオンタ・サヒブ工場とデワス工場に警告書を出したことは、周知の事実だ。ただし、調査や捜査がどれほど深刻なものなのかや、ランバクシーがどれほどの法的責任を負う可能性があるのかは、誰にもわかっていなかった。マルビンダーは以前、電話で采にこう訊いている。「あなたは何が心配なのですか?」

手強いアメリカ司法省の検察官とFDAの世界一厳しい規制当局者が、何を徹底的に調べているのかについて、采には想像をめぐらせることしかできなかった。もっとも、それを突き止めるのは第一三共のアドバイザーの仕事だろうが。それから一カ月も経たないうちに、マルビンダーと采はニューデリーでひそかに会った。このときは、両サイドの弁護士と少数の最高幹部が同席した。采は会合の席で、ランバクシーに対するアメリカ政府のさまざまな調査の根底にあるものが何だろうと、それは第一三共が買収交渉を進めるかどうかという点で非常に重要だと明言した。マルビンダーは平然とした様子で、買収プロセスへの協力と誠実な対応を誓った。彼が、ランバクシーの価値やリスクを精査するデューディリジェンス（資産査定）会議の設定に同意したことから、その会議で、当局による調査の関係書類がすべて第一三共に開示されることになった。

つづいて、この若いCEOは采に心を許したような態度を示し、本当は何が政府の調査を推し進めているのかという説明をした。それによれば、ランバクシーはリピトールをめぐる特許侵害訴訟で、リピトールを販売する先発品企業のファイザーに勝ったため、ファイザーはランバクシーに報復しつつあり、狡猾な策略を用いて調査官を投入させている、ということだった。采がこの説明について考えているとき、ランバクシーの知的財産担当弁護士、ジェイ・デシュムクは、ごく少数の最高アドバイザーがいるなかで、石のように無表情な顔をしたまま黙って座っていた。

ランバクシーに「懸念材料や落ち度」はない、とマルビンダーが陽気に請け合ったのとは裏腹に、この会社は実際のところ、今にも爆発しかねない火種を抱えていた。というのも、マルビンダーがよく知っていたように、会社の暗い秘密は、社内で「自己評価報告書（SAR）」として知られていた重要な文書、つまりラジ・クマールが役員会で示した、ランバクシーの不正を痛烈に指摘するパワーポイントの資料に記録されていたからだ。

もしこの文書が破棄されていたら、マルビンダーは、当時のような難しい立場にはいなかっただろう。だが彼は、アメリカ政府がその文書を握っており、それが検察やFDAの関心を引きつけてきたと思っていた。ランバクシーの外部弁護士はマルビンダーに、SARに述べられている悪事を正すまで、ランバクシーがアメリカ政府との問題をやり過ごすことはできないだろうということを、はっきり伝えていた。そして、SARにはアメリカ向けの薬のデータの信憑性は取り上げられていないとはいえ、連邦政府の検察官は、ランバクシーの薬のそんなにも多くに不正があるのなら、この会社のどの薬も信用する理由などない、と当然のように推論するだろう。

マルビンダーが二〇〇六年一一月のFDAとの会合で、パオンタ・サヒブ工場で作られる薬の審査凍結を解除してもらうことに失敗してからわずか数週間後、FDAへの対応について何年も前からランバクシーに助言してきた外部弁護士のケイト・ビアズリーが、飛行機でニューデリーに向かった。彼女はSARに的を絞り、マルビンダーに次のようなことを話した。ランバクシーがSARに対処するまで、FDAとの問題はいつまでも続く可能性がある。前に進む道は一つしかない。まさしく二年前にクマールが、あの不運な結末となった役員会で提言したように、不正データがあると指摘されたすべての薬を回収し、それらの申請書もすべて取り下げ、再試験と再申請をおこなうことだ。この状況には世界規模での改善が必要だ、とビアズリーはマルビンダーに進言した。

政府がSARを持っているのかという疑問は、社内で延々とくすぶっていたとしても、二〇〇七年二月にニュージャージー州のアメリカ本社が強制捜査を受けたことで取り払われた。それによってランバクシーの弁護士は、薬事担当副社長のアバ・パントのオフィスから押収された書類にSARが含まれていたことを知った。翌月、ロンドンのヒースロー空港近くでおこなわれた会合で、ビアズリーはあらためてSARの話題を持ち出した。この会合には、デシュムクと、顧問にとどまっていた前C

EOのブライアン・テンペストも加わっていた。また、拡大するアメリカ司法省の調査に対応するためにランバクシーが契約したロンドン＆ミード法律事務所のパートナー弁護士、クリストファー・ミードも、新しい外部弁護士として同席していた。経験豊かな元検察官のミードは、SARの重要性をすぐさま理解した。SARは、ランバクシーの役員が主導した不正をさらけ出しているので、おそらく司法省の調査に拍車をかけただろう。だがそれだけでなく、この書類は個々の役員の起訴という道も開いた。先行きを心配したデシュムクはテンペストに電話をかけ、逮捕される恐れもあるのでアメリカへの出張は控えたほうがいい、と警告した。

二〇〇七年六月、ミードはマルビンダーと話し合い、SARの関連文書について問い合わせる二通の手紙をアメリカ司法省から受け取ったと告げた。ミードは次のような点を断固として強調した。SARは非常に危険をはらんでおり、ひどく腐敗した企業文化を示すものなので、ランバクシーはそのなかで提起されている懸念事項に正面から取り組まなければならない。それらの問題に対処するまで、政府が態度を軟化させる見込みはないと思われる。

しかし、ランバクシーと第一三共の契約が近づくなか、マルビンダーはSARについて別のことを心配していた。SARは規制当局者や検察官を引きつけていたが、その存在が交渉相手の日本人にばれたら、彼らを遠ざけ、第一三共との契約が台無しになるのはほぼ間違いない。そこで、マルビンダーには、この文書が見つからないようにしてしまう方法が必要だった。マルビンダーが信頼を置く部下が二〇〇四年の役員会の議事録を捏造し、クマールの発表のことは議事録に載っていない状態になった。

マルビンダーは、契約書の保証条項に固執する采を何とか説き伏せることにも成功した。インドでは契約に関する事情がほかの国とは異なると主張して、ランバクシーは自分が述べたように健全な投資対象企業である、というたった一つの表明保証を采に受け入れさせたのだ。なお、そのような保証は、マルビンダー個人ではなく、法人のランバクシーからなされる。しかし、采は第一三共のアドバイザーたちから、アメリカ政府の調査に関して適切なデューディリジェンスを実施せずにランバクシーを買収しないよう忠告されていた。その助言に、彼は留意するつもりだった。

　第一三共の弁護士が当時、あるコンサルタントにかいつまんで述べたように、采のアプローチは概して、「きたるべき交渉で、こちらが最善の努力、誠意、正当性を示せば、相手も同じく最善の努力、誠意、正当性を示してくれるはずだ」というものだった。これに対し、そのコンサルタントはこんな返事を書いた。「われわれはルビーをあまりにも信用しすぎており、先方はそれを最大限に利用しています」。ジェイ・デシュムクはのちに、二つの文化は「水と油」のようだったと言い表し、インドと日本の違いを次のように説明している。インド人は「超攻撃的」な姿勢でビジネスに成功する。「倫理は重要ではない」。対照的に、日本人は「他人をすぐに信用する。お人よしのカモだ」

　ランバクシーの社内で、マルビンダーはデューディリジェンスのプロセスをデシュムクに担当させた。彼らが第一三共との重要な会議の準備を進めていたとき、マルビンダーはデシュムクに、ＳＡＲやそれが引き起こす好ましくない影響には触れるな、と明確な指示を与えた。デシュムクは渋ったが、最終的には命令に従うと意思表示し、外部弁護士たちに、どのような状況でも第一三共にＳＡＲのことを口にしないよう釘を刺した。ランバクシーのほかの役員は、第一三共の役員といっさい話をしないように、そして第一三共側と連絡を取るときはマルビンダーの秘書を通じておこなうように、と指示された。マルビンダーはのちに、情報を第一三共に偽って伝えたり隠蔽したりしたことはないと主張し、ランバクシーに関するすべての情報は公になっていたと述べている。

アバ・パントは、今度の会議でＦＤＡの警告書について説明するよう指名されていたが、マルビンダー個人の弁護士が彼女に、ＳＡＲについては一言も述べないように注意した。こうした厳重な情報封鎖を実行できたのは、一つにはマルビンダーが、じきじきに選んだ側近の一団で自分のまわりを固めていたからだ。側近たちは、シン家や、シン一族の問題と密接に関連している宗教団体とつながりがあり、マルビンダーと采が初期におこなった電話の場にも、ほぼすべて立ち会っていた。

二〇〇八年五月二六日、マルビンダー、デシュムク、采はニューデリーで会い、両社の最高幹部と弁護士がその場に同席した。デシュムクは、ＳＡＲのことはしゃべらないという決意に迷いが生じないよう、マルビンダーが承認した台本を与えられており、会議中はずっとそれに従って発言することになっていた。台本には、ＳＡＲのことも、ＳＡＲとアメリカ政府の調査とのつながりのことも載っていなかった。この台本によって、デシュムクは困難な状況に置かれた。彼が第一三共に述べることができたのは、ＦＤＡと司法省の調査は形式的なものにすぎず、別の無関係な問題を扱っているということと、ランバクシーが直面している疑惑によって大きな法的責任が生じる可能性は低いということだけだった。

両社の合意に基づいて、ランバクシーは第一三共の弁護士が書類を検討できるように資料室を設置してあり、書類のなかには連邦検察官からの連絡文書も含まれていた。だが、ＳＡＲに言及した文書は、書類の山から取り除かれていた。関連文書について問い合わせる司法省からの二通の手紙も、あらかじめ抜き取られていた。

数週間後、ロンドンで開かれたマルビンダーとの役員会で、デシュムクは第一三共がランバクシーの支配株主になると知って肝をつぶした。彼はそれまで、二社が完全な買収ではなく製造委託契約について交渉しているものとばかり思っていた。買収のことは、デシュムクには知らされていなかったのだ。デシュムクは、買収交渉が進んでいることをひとたび理解すると、情報を隠しているのは不誠実だと感じた。いや、それだけでなく、そんなことは不正行為だと思えた。

のちほどデシュムクは、第一三共に情報を故意に知らせないでいることに対する自らの責任について、ケイト・ビアズリーに法的な助言を求めた。取り乱したデシュムクは、「良心の呵責」にさいなまれているとビアズリーに伝えた。それに対してビアズリーは、自分のクライアントはランバクシーなので、デシュムクに個人的に助言することはできないと答えた。だが、SARに関する情報を伏せておくように、というマルビンダーの指示はあまりにも重大なものだったので、彼女は、はたしてランバクシーの代理人を続けることができるのかということを自分の法律事務所のパートナーに相談した。そして弁護士たちは、もし第一三共が政府の調査について質問してきたら、嘘をつくのではなくランバクシーの代理人を辞さなければならないという結論に達した。

しかし、第一三共は連絡を取ってこなかった。それから数週間のうちに、この日本の製薬企業は、ランバクシーの支配株主になり、今後五年間はマルビンダーがCEOとして続投するという旨の契約書に署名した。二〇〇八年六月、マルビンダーは記者会見で、自分と弟のシビンダーが、二人の保有するランバクシーの株式の三四パーセントを二〇億ドルという驚くべき額で第一三共に売却することに合意したと発表し、インドの実業界を揺るがした。契約では、この日本企業はその後、持ち分が五〇パーセントをわずかに上回るようになるまで株式を買い増し、ランバクシーの経営権を握るという。

マルビンダーは、この売却は「感情的な決断」によるものだが、それによって両社の企業価値が高まり、ランバクシーは借金から解放されるという見方をした。さらに、自分がもはや株主ではないからといって、「ビジョン、夢、抱負のいずれも変わることはない」と述べた。それでも彼は、ランバクシーを日本企業に売却したことで国家的企業家としての誇りを裏切ったとして、厳しい批判にさらされた。「ランバクシーはすべてを制覇しているインドの英雄でしたので、最初に降伏するのではなく、最後まで独立しているべきでした」と、ランバクシーのある元役員は、インドの経済紙「エコノミック・タイムズ」に語っている。

とはいえ、マルビンダーが降伏したのは、降伏できるぎりぎりのタイミングだった。

一カ月後の二〇〇八年七月三日、メリーランド州連邦検事局が連邦地方裁判所に書面で衝撃的な申し立てをおこない、FDAの職員とランバクシーの役員の双方を仰天させた。世間の知るところとなったこの申し立ては、ランバクシーに、コンサルティング会社のパレクセルによる監査の報告書を強制的に提出させることを裁判所に求めるものだった。監査報告書の提出をランバクシーに命じる召喚状は七カ月前に出されていたので、検事局の申し立ては、ある意味では手続き上のものと言えた。しかし、その文言は強烈な打撃を与えた。申立書には、「この企業による組織的な不正行為のパターン」が記述されており、ランバクシーが現在も続けている違反行為により、「人からだまし取ったり人を欺いたりする目的で、不良医薬品や不正表示医薬品が、州をまたぐ通商で販売され続けている」と指摘されていたのだ。

FDAの内部では、不満を感じていた職員たちが喜びに沸いた。たとえ自分たちの機関は行動を起こしていないとしても、検察が行動に出てくれたのだ。コンプライアンス部門のエドウィン・リベラ＝マルティネスは、自分のチームメンバーにこんなメールを送った。「これは久しぶりに受け取った最高のニュースです！　ずいぶん長いあいだ待ち、ずいぶん多くの時間と労力をこの事件に捧げて、ついに……われわれの努力が実を結びつつあります」。いつも物事を控えめに述べるリベラ＝マルティネスは、メールの最後をこう締めくくった。「落ち着くことができたら、残りの週末を楽しんでください」

検察の申し立てが引き金となって、公衆衛生の専門家、議会の調査員、それに海外の規制当局者から質問の嵐が巻き起こり、海外の規制当局者は、自分たちがおこなったランバクシーの査察結果をあわてて見直し始めた。一方、この申立書が提出されたことに、ランバクシーのコンサルタントすら困惑した。もし、FDAが組織ぐるみの腐敗の文化をそんなにもはっきりと見極めているのなら、なぜ当局はランバクシーが申請した製品や製造工場を次から次へと承認し続けるのだろう？

医薬品評価研究センター（CDER）コンプライアンス部長のデボラ・オーターは、FDAに三八年間勤務していた元職員のブログ記事を部内に送った。この投稿は、「今こそFDAはランバクシーの全製品を阻止すべきだ」というタイトルで、次のように書かれていた。「このような前代未聞の問題が企業文化の一部ではないことを［ランバクシーが］証明できるまで、FDAはランバクシーに、アメリカ市場への参入を認められているすべての製品について、それらが実際にどこの工場で製造されているかにかかわらず、今後アメリカに入れないと、とにかく通知すべきだと私は思っている」。それはまさに、コンプライアンス担当官のダグラス・キャンベルがずっと主張してきたことだ。この投稿では、ランバクシーの製品を阻止することが、「FDAが、業界寄りの現在の方針を続けるのではなく、アメリカの消費者を、保護してしかるべき『消費者』と見なすことの始まり」になるだろうと結論づけていた。オーターは、メールに太字の簡潔なメモを添えた。「**これ以上の議論は、メールではなく対面でおこなうこと**」

だが結局、FDAに行動を起こす気にさせたのは、公衆衛生への危機でもなければ、ランバクシーが続けている妨害行為でもなかった。検事局が申し立てをおこなってから二週間後、「取り急ぎお知らせまで。準備をよろしく」という件名のメールが、FDAの高官たちの受信トレイに入ってきた。このメールは、FDAの主任法律顧問室の弁護士から届いたもので、次のように記されていた。「なぜFDAが、不正な条件下で製造されていると言われているインド製のランバクシーの医薬品を輸入禁止にしようとしないのかについて、連邦議会がまもなく猛然と調査に乗り出す可能性があるという知らせを受けました」

遠からず議会から質問されそうだという見方が、FDAの内部で警報装置を作動させた。ダグラス・キャンベルがポーランドで医薬品の製造工場を査察していたとき、携帯電話が鳴った。デボラ・オーターからだった。部長の彼女がキャンベルに直接連絡してきたことは、それまでに一度もない。だが、今やオーターはFDAの側面を固めることに集中しており、次のことを知りたがった。「この部署ではランバクシーにどんな対処をしているのでしたっけ?」。キャンベルはオーターに本当のことを答えた。「何もしていません」。三日後、彼はある高官から、メールで新たな進軍命令を受けた。「準備しておいてください。目下、ランバクシーの件が、あなたにとって唯一の優先業務です」

あたかも議会からの質問に備えるかのように、ランバクシーの件でFDAがそれまでに取った対策をまとめた内部文書が、高官たちのあいだで回覧され始めた。その要約では、パオンタ・サヒブ工場で見出された問題が軽視されており、その工場で作られた薬の輸入禁止は正当化できないと説明されていた。一方で、当局が、ランバクシーからの申請のいくつかに対して承認を拒否したことは強調されていた――だが、タクールが二〇〇五年にランバクシーの不正をＦＤＡに初めて報告したあとに承認した二七種類の製品には、触れられていなかった。また、これまでに査察を五回おこなっているが、「生物学的同等性試験について、内部告発者の主張を裏づける不正の証拠は見出されていない」とも書かれていたが、この指摘は、ひいき目に見ても事実を覆い隠している。

この要約では、ランバクシーの問題で適切な次の手段を決める際、個人的な意見による難しい判断に頼らざるをえず、それがＣＤＥＲ内部で科学的な見解の相違を引き起こしたと結論づけられていた。この要約を読むと、まるでＦＤＡが、ランバクシーの事件をただ先延ばしにするのではなく、行動を起こす構えで、この問題に精力的に取り組んできたかのような印象を受ける。だが、それはともかく、ＦＤＡはお役所らしい鈍重なやり方ながらも――議会による監視というありがたくない見通しを前にして――、ついに腰を上げつつあった。

第17章 「あなたは何もわかっちゃいない」

2008年7月

インド、ニューデリー

メリーランド州連邦検事局が連邦地方裁判所に申し立てをおこない、「この企業による組織的な不正行為のパターン」について主張すると、マルビンダー・シンは、それまでで最も厳しい危機に直面した。ランバクシーの健全性に対する数々の疑問が浮かび上がり、同社の株価は下落した。第一三共との契約はまだ完了していなかったので、マルビンダーには、それが頓挫しないようにする方策が必要だった。

マルビンダーは記者との電話会談で抜け目なく振る舞い、采孟にはすでに伝えていた陰謀説を披露した。「どこかの人びとが混乱を引き起こそうとしています。何者かが、株を低価格で［購入］できるように、株価を押し下げようとしているのは明らかです」と彼は投資家たちに述べた。そして、「ある多国籍［企業］とインドのトップ企業が手を組んで、われわれの株価を下落させています」と、何も証拠を提示せずに主張した。それから、マルビンダーはこう請け合った。第一三共は「デューディリジェンス（資産査定）を進めているところですが、こうした問題について認識しています。契約に何も変更はありませんし、そのなかに解除条項もありません」

ランバクシーの社内では、上層部が集まって密談した。あるとき彼らは、マルビンダーのオフィスでの会議に出席したが、それは彼らのスケジュール表で「ＶＩＭＰ」（非常に重要）という印がつけられていた。最初の議題は「自己評価報告書（ＳＡＲ）」だった。ＳＡＲを別にすれば、ほとんど何についても言い逃れをすることができるが、あの文書だけで、マルビンダーの主張は嘘だということがばれてしまう。

日に日に危機感が強まり、ＳＡＲへの対応を手助けする外部法律事務所の弁護士の数も増えていった。二〇〇八年七月末、ランバクシーの弁護士のジェイ・デシュムクは、本社での会議に出席するため、外部弁護士のクリストファー・ミードと一緒に車で移動していた。その会議には、マルビンダーや最高幹部のほか、外部弁護士も二人出席することになっている。一人は、ランバクシーのＦＤＡ対応を長らく担当してきたケイト・ビアズリーで、もう一人は、アメリカ議会による調査という新たな問題に対処するためにランバクシーが契約した法律事務所、ベナブルＬＬＰのレイモンド・シェパードだ。彼らは、増えつつある問題に対応するための戦略を必要としていた。会議に向かう車中でデシュムクは、第一三共にはＳＡＲのことを知らせていない、なぜならマルビンダーが許可しようとしないからだ、とミードを信用して打ち明けた。この話にミードは激怒した。

会議では、やはりＳＡＲが話題の中心になった。ミードにとって腹の立つことに、ランバクシーが、ＳＡＲに記述されている不正疑惑にほとんど何も対応していないことが明らかになった。ミードは、薬事担当副社長のアバ・パントが作成した報告書から、この会社が、偽りのデータに基づいて承認された六〇種類以上の製品を輸出し続けていることを知っていた。業を煮やした彼は、拳で会議室のテーブルをドンドンたたきながらマルビンダーに怒鳴り声をあげた。「あなたは何もわかっちゃいない！」。彼は、ランバクシーはそのような製品の輸出をただちにやめるべきだと主張し、ビアズリーが賛成の意を表明した。さらにミードは、ランバクシーがSARにきちんと取り組むまで、アメリカ政府は譲歩しないだろうと説明した。マルビンダーは、ミードの意見にしぶしぶ従ったように見え、すべての該当製品を世界市場から回収することに同意した様子だった。ミードもデシュムクも、SARを第一三共に開示するようマルビンダーに強く促した。マルビンダーは「日本企業には私が対処する」と答えた。

この会議は、ランバクシーの役員のあいだで「あなたは何もわかっちゃいない」会議として知られるようになった。なお、マルビンダーは会議のあと、明確な手立てを一つ取った。ミードの法律事務所との契約を打ち切り、司法省に対処するために別の法律事務所を起用したのだ。

ランバクシーの役員が自社側の弁護士と争っている一方で、FDAの職員は行動を起こす準備を進めていた。二〇〇八年九月一六日、検事局が裁判所に申し立てをおこなってからわずか二カ月後、FDAは、ランバクシーの二つの工場、すなわちデワス工場とパオンタ・サヒブ工場で製造されている三〇種類以上の薬の輸入を一時停止すると発表した。FDAはさらに、それぞれの工場に対する新たな警告書も公表した。「この措置によってわれわれは、アメリカの消費者向けの医薬品はFDAの安全性と品質の基準を満たさなければならない、という明確なメッセージを発信している」と、医薬品評価研究センター（CDER）所長のジャネット・ウッドコック博士はプレスリリースで伝えた。

コンプライアンス部の担当者たちが、一息ついてこの対応を祝っていたころ、ＦＤＡはメディアへの説明会を開き、ランバクシーに対する新たな断固とした姿勢について説明をおこなった。当局は、ランバクシーの二つの工場で作られている薬の輸入を停止していた。とはいえ、アメリカの薬局で販売されている薬のリコールは要求していない。ＣＤＥＲコンプライアンス部長のデボラ・オーターは、輸入禁止を「予防的措置」と位置づけ、報道関係者にこう述べた。「ＦＤＡは、これら二つの工場から輸入されて、すでにアメリカ国内に供給されている薬が、安全性の問題をもたらすと信じるに足る根拠は持ち合わせていません」。彼女はまた、ＦＤＡの試験によって、ランバクシーの薬が品質規格を満たしていることが示されたと述べ、こう続けた。「これらのランバクシーの製品が、実際に不良品であるという証拠はありません。ですが、ＦＤＡは同社の製造プロセスや品質管理に関する問題を見出しており、そのような問題が製品に影響を及ぼす可能性もあります。この理由から、ＦＤＡはこうした予防的措置を講じたのです」

オーターは、ＦＤＡの代表としての役目を果たした。彼女は自分の発言について、のちにこう語っている。「単にＦＤＡの公式見解を繰り返したにすぎません。それは、いつものことですが、組織全体の多くの職員が関与して、内部で長い検討過程を経て導かれたものです」。にもかかわらず、オーターの発言はＦＤＡの内部で批判を呼んだ。犯罪捜査部とコンプライアンス部の担当者たちが集まり、オーターの言葉の真実味と影響について話し合った。ランバクシーの二つの薬、ニキビ治療薬のソトレットと抗てんかん薬のガバペンチンが品質試験で不合格となり、患者を危険にさらす恐れがあることをＦＤＡは知っている。それでも、これらの薬が欠陥品でないとすれば、いったい何が問題で、ＦＤＡはどんな手を打てるのか？　コンプライアンス担当官のキャンベルには、どう考えればいいのかわからなかった。「どうやら、パニックを引き起こしたくないという考えがあったように思えます。そういったことは、いわゆる弁護士マターです」と彼は述べ、こう言い添えている。「弁護士の善悪の解釈は、私たちと同じというわけではありませんから」

オーターの発言はランバクシーに助け舟を出してやることになり、そのせいでFDA査察官の仕事は、はるかに難しくなった。その後何年にもわたり、ランバクシーはFDAの追及をかわそうとあがくなかで、オーターの発言を引き合いに出してくる。だが短期的には、輸入禁止と警告書に関するFDAの発表は、三大陸で事業を展開するランバクシーの社内で危機を招いた。

FDAが強硬な措置を発表した翌日の電話会議で、マルビンダー・シンは第一三共の采に、ランバクシーは何も間違ったことはしていない、となおも言い張った。彼は采に、この展開に「ショックを受けている」と述べ、ランバクシーはFDAに全面的に協力してきたし、FDAがランバクシーの取り組みに不満を持っている「様子も兆しもない」と主張した。

意外なことに、警戒すべき予兆がいろいろあったにもかかわらず、二社間の契約は順調に進んでいた。ランバクシーは、コンサルタント会社のパレクセルによる監査の報告書をそっくりそのまま司法省に引き渡すことに同意し、それを受けてアメリカ政府は、その報告書の提出を命じた召喚状の強制執行を求める申し立てを取り下げた。采は、マルビンダーに全幅の信頼を寄せていると表明し続け、日記にこう書いた。「［マラブさんは］われわれの要求の一つ一つに誠意をもって対応し、適切に準備した。物事はうまくいき始めている」［訳注：日記の引用部分は采氏の日記から直接引用したのではなく、本書の原書から訳出した］。さらに彼は、文化の違いに気を遣うように、マイナス思考を抱かないように、と自らに言い聞かせた。あるときの日記には、こう書いている。「FDA関連の要望に対するマラブさんの反応は遅い。今は、最も有名なお祭りの真っただなかだというのはわかるが……とにかく忍耐だ！」

二〇〇八年一一月七日、第一三共とランバクシーは買収取引を完了した。一カ月後、采孟を含む二人の第一三共の役員がランバクシーの非常勤取締役に就任した。一瞬にして、マルビンダーと弟の懐には二〇億ドルの現金が入り、マルビンダーは第一三共の社員となった。それは、危険をはらんだ奇妙な取り決めだった。だがランバクシーの弁護士のジェイ・デシュムクは、次のように考えて新たな希望を抱いた。ランバクシーは、司法省に協力してパレクセルの監査報告書を引き渡すことに同意したのだから、検察との取引に短期間でこぎつけられるかもしれない。そうなれば、SARを隠していることは、たいしたことではなくなるだろう。それはすべて監査やら取引やらに紛れてしまうだろうから、采に嘘をついたという自分の罪悪感も軽くなるかもしれない。そうこうするあいだにも、デシュムクは見知らぬ新しい世界に入っていた。第一三共の日本人とのやり取りでは、もはや怒鳴り合いも——恣意的な意思決定も——なかった。この日本企業が総意によって運営されていることを、デシュムクは理解した。電話会議に一〇人が参加していながら実質的に何も話が進まないように、彼には思えた。

ランバクシーがさまざまな困難に揺れているにもかかわらず、采は十分に満足していた。ランバクシーの買収は彼が主導したものであり、彼はその過程を綿密に記録していた。たとえば、あるときの日記には、「シン氏は、新しい環境にうまく溶け込んでいる」と書いている。だがその一方、ランバクシーでの月例会議に向けて資料をくわしく調べるなかで、ランバクシーのFDA問題をどうやって解決するかという議論は「すべて、始まりの始まりにすぎない」とも記している。二〇〇九年二月一九日、采はニューデリーに出張してマルビンダーに会った。そのころ彼は、マルビンダーの自主性と第一三共による統治（ガバナンス）のバランスをどう取るかということを含め、山積する課題の整理を進めており、ランバクシーのＦＤＡとのトラブルについて、出来事が起こった順序を理解しようとしていた。何か辻褄が合わないところがあったが、それが何なのか、采にはよくわからなかった。

　采が東京に戻っていた二月二五日、あるニュースが飛び込んできて、彼は衝撃を受けた。ＦＤＡが、ランバクシーに科すことが可能な最も厳しい罰則――「申請データの完全性に関する方針（ＡＩＰ）」――を発動すると発表したのだ。ＡＩＰは、重大な違反企業であることを知らしめる烙印、すなわち、緋文字「Ａ」の医薬品規制当局版と言える〔訳注：ホーソーンの小説『緋文字』で、主人公は姦通（Adultery）の罪を犯したことが一目でわかるように、服の胸に緋色の頭文字「Ａ」をつけさせられた〕。ＦＤＡがＡＩＰを科すのは、ある企業の申請資料の大部分が虚偽ないし信頼できないと見なしたときだけだ。こうなると、承認申請した薬を当局に承認してもらうためには、不正がないということをランバクシー自らが証明しなければならなくなる。

　ＡＩＰは、ランバクシーがパオンタ・サヒブ工場で製造しているすべてのアメリカ市場向け医薬品を対象としていた。この措置が出されたからには、ランバクシーの問題が根深さと程度の面で重大だということに、疑いの余地はほぼない。株式市場は、それなりに反応した。ランバクシーの株価は一八パーセント下がり、第一三共の株価も道連れになって九パーセント下がった。「危機だ！」。采は日記に書き込んだ。この時点で、ほかの役員だったら、第一三共で最も知名度の高い社員、つまりマルビンダーを後知恵で批判したかもしれないが、根っからの紳士である采はそうしなかった。それどころか、彼は日記にこう書いている。「これはマラブさんの経営能力の問題だが、今は彼を励ますときだ。非難はあとでできる」。ランバクシーは第一三共と危機対応チームを立ち上げた。それから三日もしないうちに、采はニューデリー行きの飛行機に乗っていた。そして現地に到着してからも、FDAがなぜランバクシーを容赦なく処分したのかについて理解しようと努めた。

だが、マルビンダーが相変わらずとぼけるので、采の手元にはデルフォイの神託のように不可解な謎が残された。マルビンダーが主張するように、ランバクシーがすべてを正しくおこなったのなら、なぜFDAは、この会社全体が信用できないと見なそうとするのか？　采は、ただ目の前にある手がかりを解析するしかなかった。観察眼の鋭い彼は、マルビンダーや彼の部下たちとの会議について、日記にこう書いている。「私が気づいたのは、彼らもAIPを出された理由がわかっていないことだ。FDAとの問題に対処した部分もあるのに、今回、会社全体のシステムが怪しいと見なされた。それを、彼らは自覚していない。マラブさんが［会議の］最後になって参加した。すると出席者たちの顔色が変わった。彼らはマラブさんを非常に恐れている」

ランバクシーの社内では、AIPの発動が緊張を引き起こし、収拾のつかない事態になっていった。ジェイ・デシュムクは、万策尽きていた。彼は、上司のマルビンダーじきじきの命令で不正に加担した。だが第一三共は、今やFDAや司法省の問題を引き受ける必要があるのだから、問題のそもそもの発端について知るのは当然だった。SARの情報を隠し続けて采を欺くのは許されないという思いが、デシュムクのなかで日増しに強くなっていった。また、彼は名目上、不正な申請書がもたらした余波の後始末を担当していたが、社内にいるマルビンダーの忠臣たちが、ことあるごとに、その取り組みを妨害していた。会議の席で、デシュムクは失望の言葉を公然と表明し始め、ときには、SARを第一三共に自分で開示する、と脅すことまでした。もっとも、彼が訴えた意見は、ほかの者たちも同じように思っていたものの、口に出せなかったことだった。

ジェイ・デシュムクとマルビンダー・シンの対立はますます深まり、ついに二〇〇九年三月はじめ、いきなり表面化した。「私たちは、あなたが正しいやり方で物事を進めているとは思っていません」。十数人が出席しているインドでの事業運営会議で、デシュムクはマルビンダーに意見を述べた。

「話はそこまでだ」。マルビンダーが、さえぎるように言った。「私たちとは誰で、あなたとは誰だ？」

「私たちとは、ランバクシーの弁護士のことです」。デシュムクは答えた。

「ジェイ、お前にはまったく腹が立つ」とマルビンダーは言い返した。「お前は今や、私たちとあなたを、私たちと他人というように見ているのか？　お前は、こちら側の一員ではないのか？」

「お好きなように取っていただいて結構です」とデシュムクは切り返した。「私は、この件をきちんと片づけたいと思っています。ですが、あなたはそうしておられません。コンプライアンス担当弁護士と私が、やるべきだと主張していることを、あなたの部下はやろうとしていないのですから」

この衝突からまもなく、マルビンダーは、アメリカに戻っていたデシュムクに電話をかけてこう告げた。「インドに来てくれ」。そして、インドへの次の便に乗るよう指示した。それから七二時間も経たないうちに、マルビンダーは机をはさんでデシュムクをにらみつけながら三つの選択肢を与えた。一つ目は、交渉による合意に基づいて自発的に退職すること、二つ目は、アメリカからインドに異動し、今後は知的財産に関する仕事のみを担当すること、三つ目は、解雇されて悪い条件で退職することだ。デシュムクは、よく考えたいので一日いただきたいと求めた。

その夜、デシュムクは気心の知れた同僚たちと飲みに出かけ、鬱憤（うっぷん）を晴らした。彼は、ランバクシーが没落したのはすべてマルビンダーのせいであり、マルビンダーが一万二〇〇〇人の従業員とすべての扶養家族を食い物にしていると不平を並べた。さらに、「地球上に極悪人はそう多くはいないが、あいつはその一人だ」と毒づき、SARを第一三共に開示すると息巻いた。

マルビンダーへの敵意から、デシュムクは言いすぎた。翌日、マルビンダーはデシュムクを自分のオフィスに呼びつけた。横には人事部長が控えている。会合は、たちまち醜悪な応酬に発展した。「お前が言ったことを聞いた」とマルビンダーが口火を切った。前の晩にデシュムクが酒の席で言ったことは耳にしている、という意味だ。マルビンダーはつづいて、人事部長に退出を指示した。それからデシュムクに、もしSARを第一三共に開示するのなら、自ら事に当たることもできると告げた。「お前がどこに住んでいるか知ってるからな」とマルビンダーはすごんだ。

デシュムクは怖気づかなかった。「私がどこに住んでいるか、もちろん知ってるでしょう。あなたもばかですね。私の家に来たことがあるじゃないですか」。デシュムクはたたみかけた。「人事部長を呼び戻したらどうです？　そうすれば、あなたの脅迫を聞いてもらえますよ」。次にデシュムクは、自分がアメリカにいるあいだにマルビンダーが危害を加えようとしたら、「めぐりめぐって、わが身に跳ね返ってきます」と指摘した。そのうえで、こう続けた。「私のシブ・セナ方面の親類は、私に何かあった場合、それをおもしろく思わないだろうと言っておいたほうがいいでしょうね」。デシュムクのまたいとこは、政治暴力に結びつく恐ろしいヒンドゥー民族主義の極右政党、シブ・セナの結成を後押しした人物だった。

「この女たらし」。マルビンダーは言い返した。「お前の記録はすべて持ってるぞ」

二人は罵(ののし)り合いを続けた。「あなたの父上が今、生きておられたら、恥ずかしく思われるでしょうよ」

とデシュムクは言い捨てた。

その日が、この弁護士にとって、ランバクシーでの最後の日となった。マルビンダーはデシュムクを強制的に辞めさせた。のちにデシュムクは、ランバクシーのやり方を振り返ってこう述べている。「正直なところ、実際に大量のデータをでっち上げ、何百、何千……というデータを捏造するようなレベルにまでいってしまったら、何が歯止めをかけてくれますかね?」。采を欺こうとする取り組みは、ランバクシーの外部弁護士の抗議を押し切る形で続いていた。もし采がSARについて知ったら、ランバクシーのトラブルが何なのかを即座に解き明かせただろう。しかし、その肝心な情報がないため、彼には、すでにある手がかりを入念に調べ続けることしかできなかった。

デシュムクがランバクシーを去ったのと同じころ、采は、ランバクシーがさらなる社外アドバイザーとして起用した法律事務所、ジュリアーニ・パートナーズとの会合のため、ニューヨークに飛んだ。その胸には、前ニューヨーク市長のルドルフ・ジュリアーニが政治的影響力を発揮してFDAの譲歩を引き出してくれれば、という期待があった。だが、それはともかく、この会合でもSARのことは伏せられていたので、采は影のようなものと格闘するしかなかった。「知財のジェイ・Dさん〔デシュムクのこと〕が情報を遮断していると聞かされた」と、彼は日記に書いた。「マラブさんがジェイに、なぜあんなに重きを置くのか、いまだにわからない(ジェイはマラブの弱みでもつかんでいるのだろうか?)」

采は真実に近づきつつあったが、依然としてマルビンダーの側近や補佐役の一団が、采に情報を教えないようにしようと画策していた。二〇〇九年三月一六日、采はランバクシーの重要な役員会に出席するため、ニューデリーにいた。その会議に先立って、法律事務所のベナブルＬＬＰから派遣されたランバクシーの外部弁護士、ウォーレン・ハメルが、ランバクシーのある弁護士に、ＳＡＲがきっかけとなって政府が調査を開始した可能性が高い、と強調していた。だが、采が会議に到着すると、誰もＳＡＲのことを口にしなかった。役員会のあと、采は日記にこう記した。「ＦＤＡとの関係の背景に対する自分の理解は、まだ十分ではない」

ランバクシーのＦＤＡとの問題が深刻化するにつれて、マルビンダーが問題解決に最善を尽くしていると主張しても、第一三共は彼の経営に不満を募らせていった。ランバクシーのあるアドバイザーは、「子どもを育てる親の視点から」マルビンダーを見てやってほしい、と采を説得した。三月二六日、役員の報酬を決定する報酬委員会が開かれた。采はＦＤＡとの関係悪化と業績悪化という理由をあげ、マルビンダーにボーナスの支給見送りを提案した。マルビンダーは異議を唱えただけではなかった。ワッと泣き崩れたのだ。采が日記に書いたように、マルビンダーは「自分の会社経営における問題や、自らの責任を明らかにしなかった。おまけに声をあげて泣き、もろさを露呈した」

二〇〇九年四月なかばには、采および第一三共の最高幹部は、マルビンダーがＣＥＯとしての職務を遂行することはできないと結論づけていた。采は日記にこう書いている。「マラブさんは、自己防衛に走るというより、むしろ対決姿勢を強めている……彼をクビにする以外の選択肢はない」。その時点では采は、お粗末な経営が問題の原因だとしており、日記には「品質に対する態度の相違」を指摘している。ただ、そうしながらも彼は、本当の問題は「マラブさんの秘密」ではないかと考えをめぐらせた。

五月八日、とうとう采はマルビンダーに、あなたがＣＥＯを続けることはできないと告げた。それから二週間足らずで、このインド人CEOは退任した。数カ月後、采は相変わらず暗闇のなかにいた。だが、新たな視点から、マルビンダーの違った側面を見始めていた。そして、いつものように穏やかな口調で日記にこう書いた。「マラブさんはこの会社のことを考えているように見えたが、結局は企業の個人所有者として、実際には自分の家族の利益を優先していた。失望した」。とはいえ、マルビンダーが去ってからも、役員たちは彼への忠誠を保っており、SARを隠し続けた。デシュムクに代わってランバクシーの総合弁護士に就いていたラベシュ・サムタニは、外部弁護士のハメルに、今度の役員会で采に対してプレゼンテーションをするときには、その件を掘り下げてはならない、つまり具体的に言えば、SARのことに触れてはならないと指示した。

二〇〇九年一一月一七日、連邦検察が、ランバクシーの弁護士とハメルら外部弁護士をワシントンDCにある司法省の本部に呼び出した。検察が手の内を見せるときだった。検察官たちは痛烈な発表をおこない、ランバクシーの重大な不法行為が何年にも及んでいることや、不正がランバクシーのすべての施設、すべての薬にかかわるものであることを強調した。彼らは、パワーポイントで作成した六七枚のスライドを見せ、そのなかでランバクシーによる何十もの虚偽記載をたどった。また、ランバクシーの最高幹部が不正行為について知っており、共謀して不正を働いたと指摘した。そして、ランバクシーがFDAに提出した申請書に認められる、説明のつかない虚偽記載はどれも、うっかりミスや過失ではなく、犯罪行為の可能性が高いという見解を明らかにした。検察が提示した証拠のなかには、SARからの抜粋もあった。それを見て、ベナブルの弁護士たちは椅子から立ち上がった。そのなかの一人は、あたかもSARの画像が本物なのかを確かめようとするかのように、発表用のスライドのそばまで歩み寄った。

それは、さんざんな会合だった。それでもハメルにとって、この機会は一つプラスに作用した。ようやく、采孟に対してなされてきた重大な悪事を止めることができたのだ。ハメルは司法省の担当者に、采博士が議長を務めるランバクシーの取締役会に検察の説明資料を見せてよいかと尋ね、許可を得た。二日後、ベナブルのニューヨーク事務所の会議室で、彼は采にその資料を示した。采は言葉を失った。一年以上向き合ってきたわけのわからぬ謎が、瞬時にして、はっきりしたのだ。翌日、第一三共のあるコンサルタントに宛てたメールで、采はすべての断片的な情報から全容をまとめあげようとした。彼はメールに、ランバクシーの内部に「通告者」がおり、その人物が、役員会で発表された文書を持ち帰ってアメリカ政府に提供した、と書いた。そして、ランバクシーの元CEOのブライアン・テンペストと前CEOのマルビンダー・シンが、「この問題に関するすべての文書」を隠そうとした、と説明した。そのうえで、こう続けた。「これが、本件が刑事上の犯罪になりうる理由です」、だからこそ「FDAは、この問題が企業文化によって引き起こされた可能性がある、と主張しているのです」

ついに、采は第一三共が買収した相手企業の本性を理解した。彼は、自分が推進してきた悲惨な買収劇に対して、第一三共が被った損害の補償を求めなければならないという義務感に駆られた。それから三年以内に、采と弁護団は、マルビンダーが第一三共をだましたとして、シンガポールの国際仲裁裁判所に仲裁を申し立てる。そのとき、采が丹念につけていた日記は重要な証拠物件となるのだ。

第Ⅴ部

暗闇のなかの探偵たち

第18章 議会が目を覚ます

2008年7月

アメリカ、ワシントンDC

ＦＤＡを監督する立場にあるアメリカ下院エネルギー商業委員会の議会調査員、デイビッド・ネルソンは、キャピトル・ヒルのフォード下院事務所ビルにある自分の机で、メリーランド州連邦検事局から提出された二八ページにわたる衝撃的な申立書を読んでいた。そこには、ランバクシーの「組織的な不正行為」によって、どのように「不良医薬品や不正表示医薬品」がアメリカに持ち込まれているのかが説明されていた。

この申立書をよく読んだとき、ネルソンの頭にはまず、こんな疑問が浮かんだ。なぜ自分は嘘を教えられたのだろう？　ＦＤＡは二〇〇七年二月、ニュージャージー州にあるランバクシーのアメリカ本社を強制捜査した。そのさなかにネルソンはＦＤＡに電話をかけ、このたびの捜査は薬の品質に関係することなのかと尋ねた。もしそうならば、前もって議会に連絡があってしかるべきだったからだ。いいえ、とＦＤＡの職員は答えた。薬の品質にはまったく関係ありません。そこでネルソンは、強制捜査は会計上の不正にかかわることだったに違いないと推測し、この件を頭から締め出した。だが、何カ月も経った今、強制捜査が薬の品質とおおいに関係があったのは明らかだった。何かが「うさん臭かったんですよ」と、彼はのちに話している。

なぜFDAは、不正を働いているとわかっている製薬企業が作った薬に対して、アメリカでの販売を認め続けるのだろう？　FDAには、ランバクシーが提出する承認申請の一つ一つに疑念を突きつける理由と権限があった。それでも、当局がランバクシーの薬を薬局の棚から取り除く措置を取った様子はない。検察の申し立てとして裁判所に記録されるほどの明らかな捏造データを突きつけられても、FDAは過去から続けてきたことを今回も繰り返しているように見えた。要するに、ほとんど何もしていない。

ネルソンが、検察の捜査を妨害しようとした、この巨大で法を守らないように見えるインドの企業についてあれこれ検討しているうちに、別の考えが頭に浮かんだ。あれがまた起こりつつある。ネルソンは、外国の医薬品がもたらした大惨事に巻き込まれて一年を過ごしたことがある。しかし、ランバクシーによる危機には、数十年前に起きた別の事件に似たところがあるようだった。その事件とは、一九八〇年代の後発品スキャンダルだ。

デイビッド・ネルソンが、ろくに規制されていない危険な薬の世界で調査を始めたのは一九八八年だった。それは「ハッチ・ワックスマン法」によって今日の後発品産業が創出された四年後のことだ。七月四日の独立記念日につながる週末の暑い日、ワシントンDCの著名なエリート弁護士と政治戦略家と私立探偵が、ゴミの詰まった大きな鞄を持ってネルソンの質素な家を訪れた。ネルソンの許可のもと、三人は、鞄に入っていた不潔な中身を食卓の上に空けた。

大柄でずけずけとものを言うテキサス人のネルソンは、議会調査員として仕事をしてきたなかで、賄賂による腐敗、桁外れの無能ぶり、許しがたい過失など、多くのことを見ていた。しかし、誰にもゴミを食卓の上にドサッと出されたことはなかった。ネルソンが、水の染み込んだ汚い紙類を調べているあいだ、訪問者たちはネルソンの顔を見つめながら反応をうかがっていた。それらのゴミは、承認申請された後発品の審査を手助けしていたFDAの化学者、チャールズ・チャンが住むメリーランド州の自宅から持ち出されたものだった。紙くずのなかには、世界一周航空券や高級家具の領収書があった。これらの証拠は、チャンが、自社の薬の審査で便宜を図ってもらおうとする後発品企業の幹部から賄賂を受け取っていたことを示していた。

来訪者たちは、ウェストバージニア州に拠点を置く評判の高い後発品企業、マイランに雇われていた。マイランは何カ月も前から、FDAとのやり取りにおいて、どういうわけか妨害を受けていた。マイランの幹部は、自社より経験の浅い競合他社が、大もうけできる第一申請者の立場を獲得してFDAから薬の承認を受ける一方、マイランの承認申請書がお役所仕事のなかで放置されているのを見ていた。彼らは、チャンが審査官たちに、特定の承認申請の審査を遅らせたり、審査を取りやめる口実をでっち上げさせたりしているという噂を聞きつけた。それで、しまいにマイランは私立探偵を雇い、探偵たちがチャンの家のゴミ箱で、審査妨害の動機となるものを見つけたというわけだった。どうやら、腐敗した何社もの後発品企業が、自社の薬を承認してもらう一方で競合他社の薬の承認を阻止してもらう見返りに、旅行費や家具を賄賂としてチャンに贈っていたようだった。

ネルソンの上司である下院議員のジョン・ディンゲル（民主党、ミシガン州）は、これらの証拠を十分なものと考え、ただちに本格的な調査を始めるとともに、証拠品の紙くず類を、FDAの上位組織であるアメリカ保健福祉省の監察官に送った。それからの数カ月間で、ディンゲル率いる委員会は、底なしに見える腐敗を暴いた。後発品企業の幹部たちは、FDAの廊下を歩き回っては、数千ドルが詰まった封筒を審査官の机に置いていた。チャンは、数えきれないほどの賄賂を受け取っていた。ある後発品事業者団体は、FDAの審査官が団体の協議会に出席することと引き換えに、審査官が見たこともないホテルの宿泊費を助成金として与えていた。下院議員のロン・ワイデン（民主党、オレゴン州）は後発品業界を「水を抜かなければならない沼地」と呼んだ。

一九八九年に開かれた議会の公聴会で、FDAが完全な制御不能に陥っており、オフィスにあふれている申請書を適切に審査できないでいることが明らかになった。FDA長官のフランク・ヤングですら、FDAが「書類の海におぼれている」ことを認めた。証人たちは、FDAの文書室のひどい乱雑ぶりについて伝え、ぐらつく書類の山のなかに承認申請書が埋もれてわからなくなると述べた。後発医薬品部は「圧倒される量の仕事を抱えた恐るべき世界だ」と部長のマービン・セイフは述べた。彼がこの部署を率いるようになった一九七二年当時は、後発品の承認申請がぼつぼつある程度だったが、「ハッチ・ワックスマン法」が成立してからというもの、申請数は爆発的に増えていたのだ。セイフは毎朝六時半から仕事に取りかかってきたベテラン公務員で、ネルソンの調査に欠かせない人物となった。

同年の公聴会によって、後発品企業が、ただ一つの目的のために賄賂や不正行為に頼っていたことが明らかになった。その目的とは、どの後発品企業もが切望する第一申請者の立場を確保することだ。後発品の承認申請を一番手でおこなって承認を得ることができれば、先発品をわずかしか下回らない価格で、その後発品を六カ月にわたり独占的に販売できる。もっとも、このインセンティブがとんだ狂乱状態を引き起こすことになろうとは、ハッチ・ワックスマン法の起草者たちも予期していなかったに違いない。

スキャンダルを起こした後発品企業の一つが、インディアナポリスを拠点とするクアッド・ファーマシューティカルズだ。同社の最高経営責任者（CEO）は、チャンに二万三〇〇〇ドルを渡していた。クアッドの研究員のグレッチェン・ボウカーは、FDAの承認を得るためには薬を三ロット連続して製造しなければならないこと、そして、それらが一定の試験基準を満たさなければならないことを知っていた。彼女はクアッドで初めて薬の仕事をしたとき、上司から、一つの製造バッチを三つに分割して三バッチ分に見せかけ、それぞれに異なるロット番号をつけるように指示された。ボウカーは唖然とした。FDAの査察官が現れた場合の証拠とするため、彼女はその不正行為を実験ノートに記録した。

クアッドと同じく、不正に手を染めたほかの後発品企業も、自社の承認申請をFDAによる審査の列の先頭に持っていくためなら何でもやった。こうして不正に走る企業が続出したせいで、誠実な企業は、明らかに不利な立場に取り残されてしまった。このスキャンダルによって、後発品に対するアメリカ国民の信頼は打ち砕かれた。FDAは、薬の承認申請書に書かれている内容と実際の製造状況を比べるため、後発品企業を調べて回る査察チームの立ち上げを余儀なくされた。議会はそのような査察の結果を用いて、申請書の主張どおりに薬を製造している企業を載せた「公正なリスト」を公開した。ネルソンはスピーチをおこなったときに、「後発品を信用しますか？」という質問をよく受けた。それに対する彼の答えは、こうだった。「いいえ――公正なリストに載っていない限りは」。汚職の調査を最初に始めたマイランの幹部ですら、腐敗のひどさに驚いた。彼らは、自分たちの会社――さらには自分たちの業界――が、合法性をめぐる「食うか食われるかの闘争」から抜け出せないことに気づいた、とネルソンは述べている。結局、後発品企業の複数の役員を含めて合計で四二人、そして後発品企業一〇社が、不正行為や汚職の罪で有罪を認めたり有罪判決を受けたりした。

後発品スキャンダルを受け、ディンゲルの委員会は、このときに暴かれたような汚職の再発防止に向けて活動した。それが後押しとなって、一九九二年に「後発医薬品取締法」が成立した。この法律によりFDAは、必要があれば、不正データが含まれている承認申請を取り消したり、不正を働いた企業を完全に締め出したりする権限を得た。新しい規制によって、製薬企業は、ある薬の商業生産ロットを三つ連続して製造するだけではなく、承認前査察を受けることが必要になった。その査察によって、薬の承認申請をおこなった企業に、その薬を実際に製造する能力があることを確認するのだ。

ただ、アメリカで発展しつつある後発品業界の少なくとも半数に汚職が蔓延していたにもかかわらず、多くの医学専門家や消費者保護団体が後発品を擁護した。公共ラジオのNPRで「みんなの薬局」という番組のパーソナリティを務めていたジョー・グレードンと妻のテリーは、各新聞に配信される、番組と同名のコラムで、「二、三社の悪い企業」のせいで後発品業界に対する信頼が損なわれてはならないと書き、読者を安心させた。

しかし、下院エネルギー商業委員会がFDAの規制という武器の強化に成功し、規制を無視する企業の参入を防ぐためにバリケードをより多く築いたにもかかわらず、危険で不正な医薬品製造の問題は、国境を超えて入り込みつつあった。ざっと一五年のうちに、アメリカが中国から輸入する医薬品の原薬の量は、重量ベースで一七〇〇パーセント増となった。一九九二年には五〇〇万キログラムだったが、二〇〇八年には九〇〇〇万キログラムにまで増加したのだ。これは、本部から車で行ける距離にある企業の取り締まりにさえ悪戦苦闘してきたFDAが、今や地球の反対側にある企業を取り締まらなければならないということだった。FDAの監督機能がしょせん危ういという状況のもと、海外の医薬品供給業者は、FDAの元副長官、ウィリアム・ハバードがのちに議会で述べたように、「時を刻む一連の時限爆弾」となったのだ。

マイランの私立探偵が、FDAの化学者チャンの家でゴミ箱をあさってから一〇年後、汚染された抗菌薬のゲンタマイシンを投与されたアメリカ人のなかで、犠牲者が出始めた。ゲンタマイシンには、中国から輸入された安価な有効成分（原薬）が含まれていた。これらの患者の死亡について調査した下院エネルギー商業委員会は、海外からなだれ込んでくるゲンタマイシンの原薬を、FDAがほとんど監視していないことを知った。委員会は、FDAの法化学センターが一九九六年に作成した文書に、次のように書かれているのを見つけた。「われわれはアメリカに入ってくる原薬を、文字どおり、どうすることもできない……それでも、これらの薬は、大統領を含めて誰にでも投与される可能性がある」

その時点でFDAは、毎年およそ一〇〇箇所の海外施設を査察していた――アメリカ会計検査院が一九九八年に出した痛烈な報告書によれば、海外の製造工場一箇所あたり、査察は約一一年に一回しかおこなわれていなかった。査察官が問題を見出した場合でも、指摘された点は改善します、と企業側が約束すれば、FDAはフォローアップ査察を飛ばすこともあった。FDAは、海外のどの工場で査察がおこなわれたのかや、どの工場で査察の必要があるのかを、ほとんど把握していなかった。というのも、一五種類ものデータベースの寄せ集めを利用しており、それらの大半がインターフェースで相互に接続されていなかったからだ。海外査察は、甘い考えと、たまにしかおこなわない調査の上に築かれたシステムであり、それは悲惨な結果をもたらした。マイランの役員だったヘザー・ブレシュは、アメリカは「見て見ぬふりをしています」と述べ、海外の製薬企業に挑発的な質問を投げかけた。「捕まる可能性がほとんどゼロだとすると、あなたならどうします?」

毒の入ったペットフードや鉛を含む塗料を用いた子ども用のおもちゃが中国の工場からアメリカ市場に流れ込んでくるなか、アメリカ政府は、食品や医薬品の安全性を向上させるために中国の規制当局と議論を重ね、二〇〇七年に「協力協定」を成立させた。二〇〇七年八月、下院エネルギー商業委員会は、FDAの査察官が中国やインドに出張するときに委員会の職員を同行させた。職員たちは、査察を受ける側の企業に査察の手配を取り仕切ってもらうという、お粗末な査察プログラムを目の当たりにした。

その年の一一月におこなわれた公聴会で、下院議員のジョー・バートン(共和党、テキサス州)は新任のFDA長官、アンドリュー・フォン・エッシェンバッハに、海外での査察の取り組みを強化するよう訴えた。「汚染された薬が海外から流入しているわけですが、私には、FDAがそれを阻止する手段を思い切って改善するために必要な支援を、いつでもおこなう用意があります」。しかし、さらに深刻な危機がすでに迫りつつあった。

まさにその一一月、セントルイス小児病院で、二人の子どもの患者に、ただごとではない奇妙な症状が現れた。その子どもたちは透析を受けていた。透析は、腎臓がうまく働かない患者の血液をろ過して命を救う処置だ。ところが、透析中に患者たちの目がはれ始め、心拍数が上がり、血圧が下がった。これは命に関わるアレルギー反応の兆候だった。腎臓科長のアン・ベック博士は、子どもたちの血管と透析器をチューブでつなぎ直す前に、チューブを通常より多くの蒸留水で洗い流すよう医療スタッフに指示した。それからの二カ月間は、すべてが順調に見えた。ところが二〇〇八年一月、同じ症状がふたたび患者を襲った。

ベックが小児感染症を専門とする疫学者に連絡すると、その疫学者は、ただちに指令センターを立ち上げた。そしてセンターの調査チームが、奇妙なアレルギー反応の原因を明らかにするため、二四時間体制で働いた。それでも、さらに多くの子どもが倒れ、医療スタッフが恐怖を募らせたので、疫学者は疾病対策センター（CDC）に事態を報告した。CDCが、すぐさまほかの州の透析センターに連絡を取ったところ、ほかの地域でも同じようなアレルギー反応が起きていることがわかった。

CDCとFDAが共同調査を始めると、子どもたちの症状から共通の特徴が浮かび上がった。アレルギー反応が出た患者は全員、アメリカ最大のヘパリン供給業者である先発品企業、バクスターが製造したヘパリンを投与されていたのだ。ヘパリンは、血液凝固を防ぐため、透析中の患者に静脈内投与される。数週間のうちにバクスターは――FDAに迫られて――全面的な一連のリコールを始めた。このリコールは、アレルギー反応が最終的に見られなくなるまで続けられた。

それでも、謎の解決には程遠かった。ヘパリンは豚の小腸の粘膜から作られており、ほとんどが中国から輸入されていた。そのヘパリンがなぜ、不意に患者の容体を悪化させることになったのか、誰にもわからなかったのだ。二〇〇八年二月、FDAはヘパリンへの混入汚染が起きたと思われる場所を発見した。未精製のヘパリンをバクスターに供給していた中国の工場だ。それは上海から西に二五〇キロほど離れた常州サイエンティフィック・プロテイン・ラボラトリーズ（常州SPL）の工場だったが、FDAは事務的なミスから、その工場を完全に見落としており、査察を実施していなかった。何と、似たような名前の工場の査察をおこない、そちらを承認していたのだ。

FDAは二〇〇八年二月、ようやく常州に査察官を出張させ、現地で査察をおこなわせた。すると案の定、深刻な問題が見つかった。その工場では、製造タンクは手入れされておらず、ヘパリンから不純物を除去するための確実な方法もなかった。さらに、査察を受けていないほかの工場から、未精製のヘパリンを入手していた。

中国の規制当局は、まったく助けにならなかった。中国の規制には抜け穴があり、特定の製薬工場は化学工場として登録することが可能だった。化学工場なら、規制当局による監視のレベルははるかに低い。アメリカ議会調査員のデイビッド・ネルソンが所属する委員会は、今やヘパリン危機にも巻き込まれていたが、彼に言わせれば、この状況は「しっかりした規制当局がない、どんな国から入ってくる製品も疑いの目で見るという、昔ながらの正当な理由」を見せつけるものだった。FDAは二〇〇八年三月、輸入警告を発した。この措置が出ると、常州SPLから出荷された製品には、アメリカの国境でストップがかかることになる。

FDAの査察官は、バクスターのヘパリンが汚染源だと確認し、常州の工場に欠陥があることを明らかにしたが、FDAもバクスターも、ヘパリンに混入した汚染物質を見つけられなかった。バクスターは、自社製品の何が問題なのかを解明するため緊急に助力が必要になり、ニューヨークのトロイにあるレンセラー工科大学のロバート・リンハート博士に接触した。彼は、ヘパリンを長年研究してきた専門家だ。依頼を受けると、リンハートは即座にほかの仕事を脇に追いやってヘパリンの謎を徹底的に調べ始めた。彼の研究室も、この危機に取り組んでいるほかの研究室に協力した。

研究チームは行き詰まったが、最終的に高度な分析機器である核磁気共鳴スペクトル装置を用いることにし、その装置で分析をおこなって原因物質を明らかにした。それは、過硫酸化コンドロイチン硫酸（ＯＳＣＳ）という合成物質だった。ＯＳＣＳはヘパリンに類似した物質だが、検出することはほとんど不可能で、致命的なアレルギー反応を引き起こす。ＦＤＡは二〇〇八年三月、考えられる汚染物質としてＯＳＣＳの名を正式にあげ、薬を増量して利益を増やすために、ヘパリンよりはるかに安いＯＳＣＳがサプライチェーン（供給網）のどこかで混入されたと結論づけた。この汚染事件は、ＦＤＡの監視に危機的な穴があることをさらけ出すとともに、議会とＦＤＡのあいだで長年くすぶり続けている対立を激化させた。

二〇〇八年四月、規制当局者、製薬企業、被害者の家族を一堂に集めた公聴会が開かれた。この大々的に報道された会合の場で、関係者間の敵対意識が爆発した。そのときまでにデイビッド・ネルソンは、不良ヘパリンによる悲劇――少なくとも八一人の命が奪われており、犠牲者はさらに増えると見られていた――をもたらした失策をまとめていた。この公聴会では、工場の査察未実施、お粗末なリスク評価、貧弱な技術といったＦＤＡの失態がきわめて詳細に明かされた。もっとも、バクスターが追及を免れたわけではない。バクスターは、アメリカ人がヘパリンの汚染によって命を落とし始める数カ月前に常州ＳＰＬの監査を独自に実施していたが、それは「不完全で、失敗と言ってもいいものです」とネルソンは証言した。彼は、アメリカの産業界がＦＤＡの務めを果たすとは期待できないうえ、ＦＤＡがＦＤＡ自身の務めを果たすとも期待できない、と結論づけた。

公聴会で質問を受けたＦＤＡ医薬品評価研究センター（ＣＤＥＲ）所長のジャネット・ウッドコック博士は、医薬品の原薬をアメリカに輸出している海外の工場がいくつあるのかについて、ＦＤＡがほとんど把握していないことを認めた。「たぶん、三〇〇〇箇所から七〇〇〇〇箇所でしょう」と彼女は述べた。さらにFDA側は、自社製品の品質を保証するのは企業の責任だという常套文句を使って、バクスターに責任を転嫁しようともした。デイビッド・ネルソンはかねてからウッドコックに腹を立てていたが、この公聴会で怒りはさらに増した。ウッドコックが、査察という脅威がなくても、製薬企業に正しいことをしようという気にさせることは可能だ、という考えを提唱しているように思えたからだ。「ウッドコック——彼女の魂は永遠に地獄の火で焼かれるがいい——は、医薬品供給の安全性を確保するために工場の査察をおこなうことの意義を信じていませんでした」と、彼は数年後に語っている。

ウッドコックはのちに、この問題はネルソンが考えているよりはるかに複雑なのだと、あるジャーナリストに述べた。「査察は万能の解決策ではありません」というのが、彼女の説明だった。「査察は、つねにおこなう必要があります。私もばかではありません。ですが、この業界に品質への責任を持つようにさせることは本当に重要なのです」と彼女は話し、こう続けた。「製薬企業は、品質に責任を持つことを企業活動の不可欠な要素とする必要があります。査察官を欺こうとするだけではいけません」

公聴会で最も迫力ある証言をしたのは、亡くなった患者の遺族だった。オハイオ州のトレドからやって来たルロイ・ハブリーは、不良ヘパリンによって、四八歳だった妻のボニーと息子のランディを一カ月以内に失ったと証言した。「今の私には、妻子を亡くした苦しみだけでなく、安全でない薬の販売が、この国で許可されていたことへの怒りに折り合いをつけることしか残されていません」と、この七一歳の寡夫は証言し、こう訴えた。「FDAとバクスターは、やるべき務めを果たしていません。

誰かが、やるべきことを実行していないのは確かです」。議会の議員たちは、ハブリーの代わりに怒りを表明した。あるとき、証人が発言している途中に下院議員が割り込んで叫んだ。「これは殺人だ。窃盗だ。重大な犯罪で、アメリカの国民に対する直接の攻撃だ……誰かが、これを故意にやったんだ」

だが、容疑者が中国にいるとすると、どうすればアメリカは彼らに責任を取らせることができるのか？　ＦＤＡは、まとまりのない弱腰の機関で、持っている権限は限られている。そのＦＤＡが相対していたのは、実効的な規制がほとんどできない外国、そして悪いニュースを握りつぶすためのあらゆる動機を持った外国の政府だ。それで、どうやってアメリカの捜査当局は、責任者を追い詰めて捕らえ、起訴できるというのか？　公聴会のあと、この事件に対する調査が一〇年続けられ、そのなかでアメリカ対中国、ＦＤＡ対議会という戦いが浮き彫りにされているが、まだ誰も責任を負わされていない。にもかかわらず、ＦＤＡのウェブサイト上にあるヘパリンについてのページには、ＦＤＡは「この状況の積極的な調査を継続している」と今も明言されている。

ヘパリンの公聴会から三カ月後、ネルソンは、アメリカ社会の無防備さがまだ記憶に新しいなかで、ランバクシーに対する検察の申立書を読んだ。そして、一九八〇年代の後発品スキャンダルとランバクシーの件が、何かほかの問題でつながっていることに気づいた。一九八〇年代の後発品スキャンダルに関与したのはアメリカの製薬企業だが、これらの企業の多くは、クアッド・ファーマシューティカルズのＣＥＯ、ディリップ・シャーのように、南アジア人によって経営されていた。公平な言い方かどうかはさておき、後発品スキャンダルの調査や起訴にかかわった担当者たちは、腐敗した企業の幹部を「ベンガルのマフィア」と呼んだ。当時、被告側の弁護士の一部は、被告人たちの母国では賄賂は許容できる商習慣と見なされていると説明して、彼らの犯罪を正当化しようとした。「贈賄は彼らにとって文化的に問題ない行為なので、賄賂を贈った者は無罪だ、という考え方に侮辱を覚えました」とネルソンはのちに語っている。

クアッド・ファーマシューティカルズで、研究員のボウカーは、一部のインドの企業では「困難な作業を回避して目的により早く、安く到達できる創造的な独自のやり方で何かを達成することが、一つの長所と見なされる」ことを知り、こう述べている。「私たちが不正行為と見なすことが、彼らの文化では独創性と見なされます」。これは強引な近道そのものであり、面倒な規則を逃れ、可能な限り最短の手段で望ましい結果を得る能力を表している。なお、この能力は「ジュガール」という言葉で知られているが、インドのイノベーションにくわしいインド国立化学研究所のR・A・マシェルカは、ジュガールを非難した。また、ランバクシーの不正を内部告発したディネシュ・タクールは、インドについて次のように述べている。「インドには、こんなことわざがあります。『われわれには、システムはない。あるのは、システムの回りで仕事をする方法だ』」

ジュガールは、社会システムの崩壊に対応する形で、生き抜くためのメカニズムとして発達した。インドのジャーナリストであるスケトゥ・メータは、著書『マキシマム・シティ：失われ、発見されたボンベイ（In Maximum City: Bombay Lost and Found）』のなかで、ムンバイ（一九九五年までボンベイと呼ばれていた）の日常生活を支配する一種の回避策、言い換えれば代替システムについて考察している。メータの結論は次のとおりだ。

あなたは生き抜くために法を破らなければならない……私は、賄賂を贈るのは嫌いだし、映画のチケットを闇で〔違法に〕買うのも嫌いだ。しかし、合法的な選択肢を取るのは途方もなく大変なので——運転免許証を手に入れるにつけても、映画のチケットを買うにつけても——、私は楽な道を選ぶ。もし国中が一斉に楽な道を選べば、代替システムが確立される。そして、そのシステムの規則がすべての人にある程度知られ、その相場が固定される。この「並行経済」は公式経済の旅の友と言えるもので、つねに存在しており、首を左右にちょっと回してみれば目に入る。

並行経済は、公式経済がガタガタになると必ず動き出す。薬の製造についても、インドの製薬企業が一連の代替規則を作った裏には、現実の規則がインドの規制当局に無視されていたという事情もあった。ランバクシーの場合、不正があまりにも広範囲に渡っていたため、長らくアメリカの規制当局者や査察官の想像力が及ばなかった。データを偽造するためのランバクシーの複雑な仕組みには、何百人もの従業員が関与していた。そして、アメリカ政府は査察を予告することで、進んでだまされたようなものだった。

議会調査員のデイビッド・ネルソンは、ジュガールについては何も知らなかった。だが、自分が調査してきた後発品業界については多くのことを知っていた。ランバクシーに対する検察の申立書を読み進めながら、ネルソンは、後発品業界の「手っ取り早くもうける」ための策略と、海外医薬品の規制におけるＦＤＡの「悪いものは見ない」という取り組み方のあいだに危険な接点があることを見抜いた。彼が恐れていたように、そこから公衆衛生上の災難が起こりつつあった。

第19章 Xを解く

アメリカ、オハイオ州クリーブランド

2007年
5月25日

六二歳の心臓専門医、ハリー・レバー博士は、車でクリーブランド・クリニックに通う三〇分のあいだ、いつも公共ラジオのNPRを聴いていた。通勤では、郊外の裏道を抜けて、朝早いクリーブランドの車の流れに入っていく。だがその朝は、あるラジオ番組に聴き入っていたため、窓を過ぎていく景色はほとんど目に入らなかった。

番組では、大量の不良な食品や原材料が中国からアメリカに輸入されつつある状況を取り上げており、それらの検査にFDAが苦労していると伝えていた。あげられていた輸入品は、ぞっとするものばかりだった。凍結防止剤の成分が入った歯磨き粉、汚染された水で養殖され、禁止されている動物用医薬品入りの餌を与えられた魚、有鉛ガソリンを使用しているトラックから出た排ガスで乾燥させたハーブティーの葉、というように。FDAは、アメリカに入ってくる食品や原材料のたった一パーセントほどしか検査していない、と番組では解説していた。輸入品のなかで、人間の食用には適さな

いとして押収される可能性が圧倒的に高いのは、中国からの輸入品だった。番組のなかで、ＦＤＡの元副長官ウィリアム・ハバードが、腐っているように見えたり腐敗臭がしたりする製品は、調査官が輸入をたいてい阻止すると説明した。ちなみに、そのような食品を言い表す官庁用語は「不潔な」だ。しかし、ＦＤＡはあまりにも人手不足なので、「不潔な」食品のうち、見つかって国境で止められるのは「ほんの一部でしかない」とハバードは述べた。残りは「網の目を潜り抜けてくる」のだ。

　レバーは、ラジオをつけたまま病院の駐車場に車を止めた。ポケットベルが鳴ったが、まだ車中に座っていた。その朝まで、彼はこれほど多くの製品――リンゴジュース、ガーリックパウダー、蜂蜜、ソーセージの皮、ビタミンＣ――が、こんなに危険なほど緩い規制のもとでアメリカに入ってきているとは知らなかった。たとえば、汚染された餌を食べて死ぬペットがいた。レバーには、それはひどい悪事だと思えた。

　彼は車を降りたが、ラジオ番組のことが頭から離れなかった。その夜、自宅の食料棚を調べてみると、中国製の瓶入りガーリックパウダーが見つかった。つづいて彼は、その食品が、ユダヤ教の戒律に従ったコーシャ食品（適正食品）だとして正統派ラビ連合会から認証されていることに気づいた。そのとき最初に頭をよぎったのは、これは信用の置けない認証ではないかということだ。レバーは、連合会のウェブサイトを開いてみた。やはり思ったとおり、ラビ（ユダヤ教の宗教指導者）が、中国からの輸入品にコーシャ認証を与えていた。それにしても、何が安全で何が安全でないのかを、彼らはどうやって知ることができるのだろう？　レバーが連合会に電話をしてラビにつないでもらうと、そのラビは、認証は正しいものだと請け合った。レバーは、例のラジオ番組に出演していたＦＤＡの元副長官、ウィリアム・ハバードの連絡先まで探し出した。そして問い合わせてみると、ハバードは、番組で話したことは、有鉛ガソリンを使用しているトラックの排ガスで乾燥させたハーブティーの葉にいたるまで、すべて真実だと明言した。

レバーの性格について、彼の患者でもある一人のいとこは、「情熱がすぎるといってもいい」と言い表し、こうコメントしている。「何かが正しくおこなわれていないと知ると、それこそ怒り狂うんです」。とはいえ、レバーが「不潔な」食品の問題を長々と考えたわけではなかった。いくらもしないうちに、彼は不良医薬品に注意を向けることになったのだ。

NPRの番組を聴いてほどなく、レバーは、ヘパリンを投与した患者の一部で血小板が減少することに気づき、この懸念を仲間の医師たちに伝え始めた。その後、中国でヘパリンが汚染されていたことが明らかになったとき、ある医師はレバーを「予言者」と呼んだ。レバーにしてみれば、頭のなかで、情報の点と点を結んでいただけだったのだが。とはいえ、そうするうちに懸念は高まり、彼は、自分の患者に投与されている薬が、意図されたように作用するはずだと決めてかかることは、もはやできないということに気づいた。

レバーは、肥大型心筋症の治療を専門としていた。それは、心臓の筋肉が肥大し（厚くなり）、血流を妨げる恐れがある病気だ。肥大型心筋症は何の前触れもなく起こることがあり、若いアスリートで見られる心臓突然死のおもな原因である。長年のうちに、レバーは肥大型心筋症患者を多く抱えるアメリカ有数の医師となり、この病気の新しい早期発見法の開発に貢献してきた。クリーブランド・クリニックで、彼は一階の小さな診察室で仕事をしており、部屋の壁面には、患者から感謝の気持ちを込めて贈られた思い出の品が並んでいた。机にはカルテがうずたかく積み重ねられ、キャビネットには、メモの書かれた付箋がいくつも貼りつけられている。ほとんど毎日、彼は自分の机で患者の心エコー図を検討しながら、妻が用意してくれたサラダのランチを取った。

レバーは、個々の患者の症例を代数方程式のイメージでとらえることを好んだ。それまでにない症状が現れたら、方程式に未知の変数「X」を入れる。ほかの変数が既知ならば、方程式を解いてXを求めるのは、そう難しくない。レバーが何年も前から処方してきた先発品は、既知変数だった。つまり、ほぼ必ず、それらは期待どおりの効果を発揮した。レバーにとって、患者を守る最良の手段は薬物治療だ。たとえば、ベータ遮断薬やカルシウム拮抗薬を使えば、不整脈を抑えたり血圧を下げたりすることができる。患者の多くには、利尿薬も必要だった。これは、体にたまった余分な水分を減らし、むくみを取ってくれる薬だ。あのラジオ番組を聴いたのち、レバーは、これらの薬によって症状がいったん安定したのに、特定の後発品に切り替えると症状が再発する患者がいることに気づき始めた。それらの後発品は、方程式全体を狂わせる未知の新たなXのようだった。

レバーはグーグルで検索を始めた。何かの薬に疑いを抱いたら、そのメーカーを検索して製造工場の場所を調べた――それは基本的な情報だが、薬の添付文書や製品ラベルには載っていない。また、クリーブランド・クリニックの上級薬剤師と連絡を取ることも増えていった。薬剤師たちは、この病院で採用すべき薬について調べる一環として、製薬企業やFDAからデータを日常的に集めていた。こうしてレバーは、どの薬を避けるべきか、どの製薬企業を避けるべきかを判断する目を養った。ランバクシーは、避けるべき製薬企業に入っていた。

ある夜、心臓病を患っているレバーのいとこが電話をかけてきて、ひどく調子が悪いと訴えた。いとこが服用している薬の一つが、フロセミドの後発品だった。フロセミドは、余分な水分の排出を促す利尿薬だ。レバーはすぐに尋ねた。「どこのを飲んでる？」。いとこは錠剤の瓶のラベルを読み上げた。ランバクシーだった。レバーはいとこの薬を、イスラエルの製薬企業テバが製造している別の後発品に切り替えた。そちらのほうが、後発品のなかでもよりよい、とレバーは見なしていたからだ。その結果、一週間で、いとこの体から約七リットルの水分が尿として排出された。

レバーの別の患者、演劇科教授のマーティン・フリードマンは、利尿薬を服用していたにもかかわらず、過剰な水分がなかなか減らなかった。それで足首がはれてしまい、枕にもたれて背筋を伸ばした姿勢でないと眠りにつけない状況だった。フリードマンはトラセミドという利尿薬を服用していたが、レバーはほどなくして、それがクロアチアの製薬企業プリバの後発品だと知った。そこでレバーはフリードマンの薬を、トラセミドの先発品であるデマデックスに切り替えた。デマデックスは、製薬大手のロシュがもともと製造していたものだ（その後、この製品は、ロシュからヨーロッパの製薬企業であるメダに売却された）。このときも、フリードマンの体の余分な水分は、すみやかに排出された。「かなり不思議でした」とフリードマンは述べている。「そっちの薬は、すぐに効き始めたんですよ」

治療がうまくいかない患者と、効果が疑わしい薬のリストは、長くなる一方だった。カレン・ウィルメリングという患者は、閉塞性肥大型心筋症を発症していた。それは肥大型心筋症の一つで、左心室から全身に送り出される血液の流れが妨げられてしまう病気だ。彼女は何年ものあいだ、血中コレステロール値を下げるため、ブリストル・マイヤーズスクイブ製のプラバコールを服用していた。プラバコールは、プラバスタチンというコレステロール低下薬の先発品だ。だがあるとき、薬が後発品に切り替わった。レバーがあらためて検査してみると、ウィルメリングの血中コレステロール値は恐ろしいほど高かった。

レバーはウィルメリングに、そのコレステロール低下薬はどのメーカーの薬かと尋ねた。彼女は、グレンマークだと答えた。そのときのレバーの反応について、彼女は次のように話している。「驚いて椅子から跳び上がらんばかりでした。なぜって、グレンマークはインドの会社だからです」。レバーはウィルメリングの薬剤師に電話をかけ、テバの後発品に切り替えるよう強く求めた。テバの薬のほうが、もっと効くだろうと思っていたのだ。それから一カ月足らずで、ウィルメリングのコレステロール値は正常範囲に戻った。レバーですら、下がった値に唖然としたほどだ。「先生は口をぽかんと開けました」と、ウィルメリングは述べている。翌年、グレンマークは何千瓶ものプラバスタチンの後発品をリコールした。患者から、強烈に魚臭いという苦情が寄せられたからだ。ただし、グレンマークの広報担当者は、リコールは「弊社が自発的に先手を打って始めたものであり、製品の有効性とは関係ありません」と述べた。

レバーが診ていた患者のなかには、レバーと同じく憤慨する者もいた。五四歳のクリスティーン・ジョーンズは、かつてペプシコのお客様相談部門を運営していたが、肥大型心筋症を患ったため早期退職した。彼女は、グラクソ・スミスクライン製のコレグを処方されていた。それはカルベジロールというベータ遮断薬の先発品だ。ところが、四カ月分の薬代が一〇・八七ドル(一カ月あたり二・七二ドル)の後発品に切り替わったのち、健康状態が悪化した。「すぐに息が切れるようになり、不整脈による動悸で夜中に目が覚めてしまうんです。それが何カ月も続きました」とジョーンズは話している。そうなったのは食事と睡眠不足のせいだろう、と彼女は思っていた。

しかしレバーは、原因はその後発品にある、とすぐに指摘した。それはインドの製薬企業、ザイダスの製品だった。「もし先生が、あれこれの情報を考え合わせて正しい判断をしてくださっていなければ、あの薬が原因だとは思いもしなかったでしょう」とジョーンズは述べている。レバーは、ジョーンズの薬をグラクソ・スミスクラインの先発品に戻してもらった。薬代は、六カ月分で四三八ドル（一カ月あたり七一・七三ドル）かかる。だが、先発品を服用し始めると、彼女の体調は、ほとんどすぐに改善した。彼女はインターネットでザイダスの情報を調べ始め、不満を抱いた患者がネット掲示板に投稿した情報を見つけた。これらの苦情に驚いた彼女は、ザイダスに「何度も」電話をかけ、お宅の後発品は先発品と同じように効くのですかと尋ねたが、明確な回答だと思えるものは、いっこうに得られなかった。ザイダスの薬の効き目がこれほど悪いのに、FDAがそれを承認したことは、ジョーンズにとって「許しがたい」ことに思われた。

レバーが患者の人生を変えるような調整をおこなう――患者の薬を粗悪な後発品から、よりよい後発品に切り替えたり、先発品に戻したりする――うちに、彼がしていることは、単なる患者の診断ではなくなっていた。それは、世界経済の動向を追跡して、医薬品の供給体制を診断しようとする取り組みと言えた。疑わしい薬の大半はインドで製造されているようだったが、一部はアメリカ製だった。最終製剤に用いられる成分の多くは、中国から輸入されていた。サプライチェーン（供給網）が複雑なせいで、薬がどこで作られたのか、どの企業が作ったのか、そしてどれが最もよく効くのかを知るのは至難の業だということが、レバーにはわかってきた。

いくつかの薬では、後発品の問題が明白だった。レバーは、ベータ遮断薬のメトプロロールが特定の後発品に切り替わると、患者がたびたび胸の痛みを訴えるようになり、心拍数や血圧のコントロールが難しくなることに気づいた。アストラゼネカ製の先発品であるトプロールXLは、徐放性製剤だ。つまり、製剤に工夫を加えることによって、有効成分が血中に長時間とどまるようにしてあるわけだが、そのメカニズムは、有効成分の物質特許とは別の特許によって守られている。トプロールＸＬの後発品は、二〇〇六年に販売が始まったが、それに向けて後発品企業は、有効成分を少しずつ血中に放出させる徐放メカニズムを独自に開発する必要があった。

その年、製薬大手ノバルティスの子会社であるスイスのサンドが、トプロールＸＬの最初の後発品を発売した。翌年、ミズーリ州セントルイスにあるＫＶファーマシューティカルの子会社、エセックスも後発品を売り出した。その時点では、ニューヨークを本拠とするパー・ファーマシューティカルだけがアストラゼネカから認定を受けており、製法などが先発品と同じ後発品を販売することができた。というわけで、パーの後発品の徐放メカニズムは先発品と同じだった。レバーは、エセックスとサンドの後発品には問題があると確信するようになった。「何か怪しいという感じがしてくるんですよ」とレバーは話している。その直観のとおり、ＦＤＡは二〇〇八年三月にサンドの工場を査察した結果、「数々のゆゆしい違反（逸脱）」を見つけた。二〇〇八年一一月、サンドはＦＤＡから厳しい警告書を受けたのち、この後発品を静かにリコールした。

ほぼ同じころ、警戒を怠らないクリーブランド・クリニックの薬剤師が、エセックスのメトプロロールの添付文書をレバーに送ってきた。九ページある添付文書のなかで、ひとつらなりの語句がマーカーで塗られていた。「本品は、『アメリカ薬局方』で規定されている溶出試験の判定基準には従っていない」。レバーは仰天した。もしその薬が、『アメリカ薬局方』で定められている合意された基準どおりに溶け出さないのなら、なぜＦＤＡはその薬を承認したのか？　レバーは薬剤師たちと一緒に、自分の診察室からＦＤＡの後発医薬品部に電話をかけた。彼らが知りたかったのは、次のことだ。患者の体内に取り込まれている薬の量は、過剰なのか？　それとも、逆に十分ではないのか？　だが結局、まともな返答は得られなかった。そのあと、エセックスは二〇〇九年一月二八日、六〇種類を超える製品の広範なリコールを発表した。メトプロロールも、そのなかに含まれていた。エセックスはのちに二件の重罪を認め、二七〇〇万ドル以上の罰金を支払うことに同意した。

レバーは、自分の観察結果を裏づける公式のデータを持っていたわけではないし、製薬工場の内部を見ることもできなかった。だが、医師としての技能と長年の経験を駆使して、医薬品の供給体制が、彼の言葉を借りれば「病んでいる」ことを見抜いた。レバーは、患者の薬を切り替えるときは、必ず用量が同じになるようにした。それによって、方程式に余分な未知のXが入るのを避けることができたからだ。

だが、異なるメーカーの薬に変更すると、用量が同じでも危険な場合があった。レバーがそれに気づいたのは、ケビン・パーネルという患者を治療していたときだ。パーネルは、三一歳のときに肥大型心筋症と診断された。それは事実上の「死刑宣告」だと告げられたことから、彼はクリーブランド・クリニックにセカンドオピニオンを求めにきた。そして三九歳だった一九九八年、重病のパーネルはレバーにかかることになった。パーネルは二〇〇三年に開胸手術を受け、それからの六年間は良好な健康状態を保った。しかし、時が経つにつれて薬の数が増え、利尿薬のフロセミドも、より高い用量が必要になった。

二〇一二年、パーネルの健康状態は悪化していった。彼が妻と一緒にレバーの診察室で腰をかけ、足がはれる問題を話したとき、レバーはただちに、質の低い後発品の利尿薬が問題なのではないかと見当をつけた。パーネルは、その薬をわざわざ持ってきてはいなかったが、妻が娘に電話をかけ、「パパの薬の瓶のラベルを見てきてちょうだい」と指示した。その錠剤はランバクシーの製品だった。レバーはパーネルの薬を、アメリカの製薬企業であるロクサーヌの後発品に切り替え、用量は同じにした。パーネルはすぐに新しい薬を飲み始め、体の余分な水分はさっそく減り始めた。ところが三日後、彼は深夜に目を覚まし、次の瞬間に意識を失ってベッド脇のテーブルに頭をぶつけた。彼が意識を取り戻して目を開けると、三人の救急隊員が、自分に覆いかぶさるようにして処置に当たっているのが目に入った。それからパーネルは地元の病院の緊急治療室に救急搬送され、その後、クリーブランド・クリニックに入院した。彼の症状は、心室頻拍——心拍が異常に速くなる不整脈——によるものだった。

レバーはこの緊急事態について、パーネルの薬が、効果のより強いものに切り替わったため、体に入った薬の量が急に過剰になったのではないかと考えた。それで、効果の強い利尿薬によってパーネルの血中のカリウム濃度が急激に下がり、心臓の拍動が不規則になってしまったのだ。パーネルは最終的に、心臓移植がどうしても必要になった。手術後、パーネルはレバーについてこう話した。「集中治療室に何度も来てくださいました。私の状態をまめにチェックしてくださったんです」。彼は、自分の命が救われたのはレバーのおかげだと思っている。一方のレバーは、パーネルの症例にとりわけ激しい怒りを覚えた。彼には、有効性が異なる薬のせいで、パーネルに危険が及び、科学に基づく医療が当て推量の仕事に成り下がったように思えて仕方がなかった。

レバーは、クリーブランド・クリニックの薬剤師をたびたび呼び出したり、問題のある薬について同僚に警告したりするうちに、その病院の医療システムで採用する薬のリストを修正し始めた。薬を油断なく監視しているクリーブランド・クリニックの薬剤師たちは、実質的にミニＦＤＡとでも呼べるものを運営していた。すなわち彼らは、後発品企業がおこなった生物学的同等性試験のデータを探し出し、有効成分の製造元を調査し、「情報自由法」（アメリカの情報公開法）に基づいてＦＤＡにさらなるデータの公開を求め、製造工場の訪問までおこなっていた。すべては、この病院がどの薬を使うべきか、そしてどの薬を使うべきでないかを見出すためだ。薬剤師たちは、レバーの警告に耳を傾け、より多くのデータを集め――ＦＤＡの査察報告書や警告書を調べたり、医師からの事例報告に対応したりすることによって――、そうするうちに、クリーブランド・クリニックがもはや購入すべきではない薬のブラックリストを作成していった。リスト上の薬は、インド製の後発品が多くを占めていた。

クリーブランド・クリニック心不全・心臓移植科のランダル・スターリング博士は、二〇一三年も押し迫ったころ、ドクター・レディーズ・ラボラトリーズというインドの製薬企業が作っているタクロリムスの後発品がブラックリストに載っているのを知って驚いた。タクロリムスは免疫系を抑制して臓器の拒絶反応を防ぐ薬なので、移植を受ける患者には欠かせない。ドクター・レディーズの後発品は、タクロリムスの後発品のなかで断然安かったが、同社の薬はリコールされることが多いので、クリーブランド・クリニック医療システムの薬剤師たちは不安を感じていた。

それから六カ月をかけて、スターリングは自分の医療スタッフと協力し、自分たちが診ている患者がドクター・レディーズ製のタクロリムスの後発品を使っていないこと、入院患者も外来患者も、もはやそれを所持していないことを確認した。彼は患者に、タクロリムスの先発品であるプログラフのみを使うように指示したが、患者がクリーブランド・クリニックを退院してしまえば、外部の薬局がどの薬を出すのかまで管理できないことはわかっていた。そして、いくらも経たないうちに、スターリングが恐れていたことが、やはり起こってしまった。

二〇一四年一〇月、セドリック・ブラウンという四八歳の患者が、心臓移植を受けてから約一八カ月後に急性拒絶反応の症状を起こして心臓医学科に入院した。ブラウンは、薬は欠かさず服用していたと断言した。その時点まで、移植後のブラウンの経過は驚くほど順調だった。手術後数日で起き上がって歩けるようになり、彼は二週間も経たないうちに退院していた。免疫系による拒絶反応を抑えるプログラフは月に三〇〇〇ドルほどかかり、ブラウンはそれを一生服用しなければならなかった。クリーブランド・クリニックに再入院したとき、彼の体重は二〇キロ以上増えており、具合はひどく悪かった。彼は一カ月後に退院したが、それから一週間足らずで集中治療室に戻る羽目になった。彼は、自分が死ぬのかどうかわからなかったとのことで、こう話している。「私はひたすら神に祈りました」

月曜日の朝、スターリングが回診に来た。スターリングはブラウンのベッドの脇に立って尋ねた。「新しい処方薬をもらったのですか?」

ブラウンは自分の薬を持ってきていた。「はい。マークス薬局で何か新しいものをもらいました」と彼は答えた。その薬は、ふつうのプログラフとは形と色が違っていた。

「何てこった、その薬を見せてもらえませんかね」とスターリングは言った。

ブラウンはうなずいた。「もちろんどうぞ。クローゼットを開けていただけませんか。なかにあるバッグに入ってます」

スターリングがバッグを取り出すと、タクロリムスのカプセル剤の瓶が入っていた。ドクター・レディーズ製だった。「二度とこれを飲んではいけませんよ」とスターリングは警告した。そして、ブラウンは二度と飲まなかった。スターリングは、ブラウンを担当しているほかの医師たちの教育に乗り出した。やがてブラウンは、パートタイムの運転手として仕事に復帰できるまでに回復した。服用する先発品のプログラフは、彼が加入していたメディケイド（低所得者向け公的医療保険）が価格の八〇パーセントを負担し、クリーブランド・クリニックの基金が残りを負担している。

タクロリムスに関する懸念を抱いていたのは、クリーブランド・クリニックの医師だけではなかった。二〇一三年一〇月、カリフォルニア州にあるロマリンダ大学医療センターの薬剤師が、ＦＤＡにオンラインで副作用を訴えられる「メドウォッチ」というデータベースを通じて、ドクター・レディーズのタクロリムスを服用した「複数の患者」において、血中濃度を「予測できず、その結果、免疫抑制効果が不十分で移植の失敗につながる可能性がある」と報告した。ロマリンダの報告では、「この問題はドクター・レディーズの後発品のみに認められる」と指摘されていた。タクロリムスは、いわゆる安全域の狭い薬で、治療効果が見られる投与量と副作用が出る投与量の間隔が狭いため、血中濃度を測定して適切な投与量を決める必要がある。血中濃度が少しでも低すぎたり高すぎたりすると、命にかかわる拒絶反応や副作用が起こりかねない。安全域の狭い薬をめぐっては、てんかんや高血圧、うつ病などの気分障害、内分泌障害などの患者にそのような薬を処方した医師のあいだで、次のような問題が長年論争になっていた。特定の後発品は、先発品と本当に互換性があるのか？　ＦＤＡの生物学的同等性試験の基準では、後発品が先発品と生物学的に同等と判定される許容範囲が広すぎるのではないか？　アメリカ神経学会、アメリカ内分泌学会、アメリカ心臓協会などの医学系学会は、医師の承認なく先発品を後発品に切り替えることに反対の立場を表明した［訳注：アメリカでは基本的に、薬剤師が処方薬を、同等の効果がある別の薬に変更できる］。

特定の後発品は先発品に置き換えられるのか、という医療上の不安を突きつけられたＦＤＡの後発医薬品部は、安全域の狭い後発品に関する一連の試験を二〇一〇年から大学に依頼し始めた。二〇一三年、シンシナティ大学の研究者が、サンド製とドクター・レディーズ製のタクロリムスの後発品について生物学的同等性試験を開始した。この試験では、腎移植患者と肝移植患者の二つのグループで、これら二つの後発品と先発品の生物学的同等性が検証された。結果は二〇一七年に論文で発表された。その結論によれば、これらの後発品は先発品と生物学的に同等であり、互いに置き換えられるということだった。

だがクリーブランド・クリニックで、スターリングと彼の医療チームは、この結果を知ってもほとんど安心できなかった。セドリック・ブラウンの入院から数カ月後、またもや同じことが起きた——心臓移植を受けた別の患者が、ドクター・レディーズのタクロリムスの後発品を服用したのちに拒絶反応を起こし、入院したのだ。その後、同じような症例が、さらに何例か続いた。これらの症例を調べた結果、スターリングの医療チームがたどり着いた唯一の説明は、後発品の効果が不十分だったというものだ。ドクター・レディーズのその薬は、間違いが許されない治療計画のなかで、影響が予測できない未知の変数となった。スターリングは医師として、物事をコントロールしている感覚を重視しており、病気に対しては治療法という解決法があることを当然のように思っていたが、このときは、それがない状態に置かれてしまった。彼は、ドクター・レディーズの後発品の効果が低いことを示すデータをクリーブランド・クリニックで得たわけではない。それでも、医師仲間のレバーと同じく、スターリングのなかで、後発品は先発品に切り替えられないという「確信の度合い」は高まった。

「私は自分の患者さんに、先発品を使ってくださいという態度を示しました」とスターリングは説明し、こう続けた。「なぜなら、変数はいっさい入り込んでほしくないからです」。彼は、先発品を用いることが、クリーブランド・クリニックの患者、患者の保険会社にとって財政上や物流上の負担になることは承知していたが、後発品を使ってまずい事態が起きた場合、その代償はあまりにも大きい。臓器移植は「莫大な投資です」とスターリングは述べている――臓器の入手は容易ではないし、心臓移植のコストは軽く一〇〇万ドルを超える。「もし、われわれが患者さんに効果のない薬を投与しているとしたら、それは臓器移植システム全体の大きな欠陥です。臓器がまったく無駄になってしまうこともありうるわけですから」

　スターリングとレバーの患者たちは、警鐘としての役割を果たした。彼らの心臓のリズムが異常になったことで、レバーは何かがおかしいと気づいたのだ。後発品の問題は、彼には見ることもできず、解決する術（すべ）もなかったが、原因は患者たちの薬を作っている遠方の工場にあるのではないか、と彼はにらんだ。それからＦＤＡやメディアの情報を調べるなかで、数カ月のうちに、彼の直観の正しさが裏づけられた。彼は、こう述べている。「そうとは知らずに、私は厄介な事態に遭遇したのです」

第20章 忍耐力の試練

アメリカ、メリーランド州シルバースプリング

2009年9月

数字だけに基づいても、ランバクシーの事件は、医薬品業界の一大事件になりそうだった。ランバクシーのアメリカ本社への強制捜査では、三〇〇〇万ページを超える文書が押収された。三人の最高幹部――前最高経営責任者（ＣＥＯ）のマルビンダー・シン、元ＣＥＯのブライアン・テンペスト、薬事担当副社長のアバ・パント――に、検察の照準がぴたりと向けられていた。「彼ら個人については、『重罪か否か』と言いたい気がしますね」。この事件を担当していた首席検事の一人で、メリーランド州連邦検事局に所属する連邦検事補のスチュアート・バーマンは、二〇〇九年九月に同僚たちへのメールで、そう断言した。彼はさらに、自分は「違法かそうでないかのボーダーラインのケースを処理するためなら軽罪」を考慮しただろうと思うが、と述べている。だが、ランバクシーの事件はボーダーラインどころではなかった。

二〇一〇年春、連邦検察は挑戦に打って出た。ランバクシーの刑事上と民事上の両方の責任を解決

する手段として、三二億ドルの和解金を含む和解案を同社の弁護士たちに提示したのだ。それが成立すれば、和解金の額はアメリカ司法省の歴史において、一つの製薬企業が支払う額として過去最高となる。

しかしFDAでは、特別捜査官のデビー・ロバートソンが、押収書類を収納した封筒が山積みにされた作戦指令室で、ほかの捜査官たちと仕事を続けていた。忍耐を要するこの事件の仕事は、五年目に突入してだいぶ経っており、彼女の失望感や苦い思いは日一日と募っていた。そのような感情を抱いていたのは、彼女だけではない。何十人もの捜査官や特別捜査官、弁護士にとって、この事件は一見、そう苦労することもなく決着するように思われたのだが、実際には事態が泥沼化してしまい、メリーランド州北部を管轄するボルチモア検事局、司法省の消費者訴訟部、そしてFDAの犯罪捜査部のあいだで非難合戦が拡大していた。ある種の宿命論や迷信から、捜査官のなかには、ランバクシー(Ranbaxy)の名を声に出すことさえ縁起が悪いとして避ける者もいた。そんな彼らは、この企業を「某R社」と呼んだ。

この事件には、刑事担当検察官が所属する連邦検事局、司法省民事局の二つの部署、いくつかの政府機関の監察総監室、メディケイド(低所得者向け公的医療保険)の不正管理部門など、政府のさまざまな機関や部署がかかわっていた。今やFDAだけでも、ランバクシー取り締まりチームは少なくとも三〇人からなっており、メンバーの所属部署は十数以上にのぼっていた。それらの略称——ORA、OIP、OCC、CDER、OC、OCIなど——を見ると、頭が混乱してくるほどだ。

この大所帯の捜査チームは、最良の状態のときでも往々にして機能不全に陥った。しかし、ランバクシーの事件には、ほかにはない難しさがあった。被告の企業が、別の大陸に本社を構えていたことだ。基本的な捜査業務――参考人の事情聴取や文書の入手――が、国の捜査権に絡む大きな難題へと変貌した。検察当局は、要請すればインドから誰かの身柄を引き渡してもらえるのか？　それは別にしても、事情聴取が必要な参考人のために緊急ビザを取得できるのだろうか？

とはいえ、この事件の難しさの中核にあったのは人間関係の問題だった。粉骨砕身して詳細な捜査に励むFDAの捜査官と、指名されてこの事件に取り組むことになった司法省の検察官のあいだで、敵意や不信感が深まっていったのだ。建前としては、これら二つのグループは同じチームだった。だが、この件がなかなか進まなくなるにつれて、彼らはなぜか敵同士になった。FDAの作戦指令室にはマルビンダー・シンの写真が壁に貼ってあり、誰かがそれに悪魔の角を描いた。だが、それを見た検察官たちが文句を言ったので、写真ははがされた。

それはFDAと検察の不和が垣間見えた一瞬だったが、両者の緊張関係を際立たせた瞬間だった。そして、検察との軋轢からロバートソンたちは、捜査のまさに最初の段階でくだした決断を疑問視するようになっていた。その決断とは、この事件を司法管轄区のメリーランド地区（メリーランド州）に持ち込むことにしたことだ。

FDAの法的権限は限られている。そのため、公式の捜査をおこなうには、FDAは検察と組む必要がある。その場合、事件を持ち込むのは、管轄権を主張できる司法管轄区ならどこでもよい――この事件では、ランバクシーのアメリカ本社があるニュージャージー州や、検察がたいてい権限を主張できるニューヨーク州でもよかった。しかし、ロバートソンをはじめとするFDAの犯罪捜査官たちは、FDAの本部に近いメリーランド州連邦検事局にこの事件を持ち込んだ。そのあげく、そこの検察官に絶えず注目してもらうことがいかに難しいか、ということを思い知らされた。検察官たちは、行政関連義務と進行中の公判（法廷での裁判）を抱えて余裕がない状態だった。ランバクシーで暴かれる不正の規模と複雑さが増していくように見えるなかで、彼らはこの事件の仕事へのスイッチを入れたり切ったりした。捜索令状の取得に必要な宣誓供述書の草稿を作成するためだけで、一年近くかかった。検察はそれを何度もＦＤＡに突き返して修正を求めてきたが、明確な方向性はほとんど示さなかった。

ひとたび捜索令状が承認されると、強制捜査によって、ランバクシーが有罪であることを示す資料が山のように得られた。だが、ランバクシーを代理する被告人側弁護士は、これらの資料は、企業弁護士とやり取りした内容を秘密にできる権利（弁護士・依頼者間秘匿特権）の対象だと即座に主張し、巧みなやり方で資料の検討をほぼ一八カ月にわたって遅らせた。検察が、これらの資料が本当に秘匿対象なのかどうかを検討する専任の検察官を任命しなかったため、押収された文書は政府の倉庫にそのまま放置された。「検察はあらゆる製造バッチ記録を取り上げ、メールのファイルを取り上げ、すべての実験ノートを取り上げ、何もかも持っていきました……ところが、それを調べる者は誰もいなかったというわけです」と、ＦＤＡのあるコンプライアンス担当官は述べて、こう言い添えた。「書類に目を通すには、検察は二〇人体制のチームを設置すべきでした。書類を差し押さえたのも無駄に思えましたね」

ロバートソンたちは、もしＦＤＡがスピードと積極性で名高いニューヨーク州東部地区連邦検事局に告発していたら、この事件はとうに決着しており、ランバクシーは閉鎖に追い込まれ、役員たちが投獄されていただろうと推測した。メリーランド州連邦検事局から、混乱や、物事をやり抜く態度の欠落ぶりを見せつけられたので、ＦＤＡの捜査官たちはこんな冗談を繰り返すようになったほどだ。

「もし、われわれに検察さえあれば……」

だが、何よりも検察への不信を浮き彫りにする出来事があった。プリンストンにあるランバクシーのアメリカ本社の強制捜査をおこなったのち、連邦捜査官たちは、ランバクシーの幹部の求めに応じて押収文書の目録を残した。ロバートソンたちはそのあと、はるかに慎重な扱いを要する文書を作成し、それを「プリンストン本社一覧表」と呼んだ。それは、差し押さえた証拠のなかでも特に重要なものをリスト化したもので、調査事項の重要な行にはコメントをつけてあった。その一覧表には、捜査の手がかりになりそうな情報も含まれていた。二〇〇八年末、ランバクシーの弁護士が、この一覧表のコピーがほしいと検察官に求めた。この依頼への対応を検討するため、ロバートソンたちは、消費者訴訟部の上級訴訟担当弁護士、リンダ・マークスを含む司法省の弁護士たちと話し合うことになった。そして話し合いの参加者たちは、この文書は機密性が高いのでコピーは渡さない、ということをグループとして決定した。

しかし、わずか数カ月後の二〇〇九年二月九日、マークスはロバートソンに、この一覧表を要求するメールを送った。コピーを被告人側弁護士に渡すつもりだった。ロバートソンは返信し、一覧表は渡さないとグループで決めたではないか、とマークスに注意した。マークスは、次のような返信をよこした。「マーカーの印や付箋のついていないプリンストンの差し押さえ目録の原本は、まだありますか?」。さらに、彼女はこう書いていた。「われわれが何に興味を持っているかを示すものを被告人側弁護士に開示するつもりは、けっしてありません。ですが、詳細な差し押さえ目録は、捜査官が作成したものであっても、被告人側弁護士に提供されるのが常です」。マークスのメールがきっかけとなって翌日に会合がおこなわれ、グループの全員が、この文書は被告人側弁護士と共有しない、ということにふたたび同意した。

ところが、二カ月後の四月、ロバートソンはランバクシーの弁護士から「プリンストン押収文書目録」にあげられている、ある文書を探すことへの協力を求めるメールを受け取ってぎょっとした。驚きが抜けないまま、ロバートソンは数時間後にこう返信した。「少々当惑しています。プリンストン押収文書目録とは何のことを言っておられるのか、それに、それをどこから入手されたのか、教えていただけませんか？」。その弁護士の返信によれば、目録は司法省の弁護士、リンダ・マークスから二月末に届いたとのことだった。マークスは、相談も事前の連絡もせずにグループの合意を破り、コメントの入った一覧表、すなわち、この事件に対する捜査側の考え方が読み取れる、彼らのロゼッタストーンとも言うべき資料を被告人側弁護士に渡していたのだ。なお、司法省のある職員は、のちにそれを否定している。

冷たい怒りを感じながら、ロバートソンはその件でマークスにメールした。「われわれの合意にもかかわらず、あなたは「その文書を」入手して被告人側弁護士に送るという積極的な手段を取ったのですね」。ロバートソンは、それを渡せば、被告に検察の戦略の「行程表（ロードマップ）」を与えてしまうことになるし、その文書は「われわれに協力してくれている証人の身元を、先方が割り出す助け」にさえなりうる、と書いたうえで、こう指摘した。「このような行為は、すでにぎくしゃくしているFDAと司法省の関係をさらに損なうものです。というのも、情報を隠すように見える弁護士を信用するのは難しいと思いますので」

数週間後、マークスはロバートソンを脇に連れ出して話しかけた。「ちょっと話があるんだけど」

「いいわよ」とロバートソンは答えた。「でも、今は上司がここにいないの。証人のいないところで、あなたと話すわけにはいかないわ」

二〇一〇年一月、ランバクシーの弁護士たちは、この事件のグローバルな解決策を政府に初めて求めた。これは、政府がランバクシーに対して追及しているすべての刑事、民事、規制上の責任を一つの和解で解決するという意味だ。和解をまとめるのは困難な仕事だが、和解によって解決できれば、法廷での裁判に進むよりも手間がかからないし、訴訟の費用もはるかに安くすむ。

三月、FDA執行担当次席法律顧問のスティーブン・テイブが解決策の案を練り始めた。その柱は次のようなものだ。ランバクシーが、共謀や虚偽記載といった複数の起訴事実に対して、罪を認める有罪答弁をおこなうこと。ランバクシーに刑事罰として罰金を科し、その額は、同社の全工場で製造された全医薬品のアメリカでの売上高に基づくものとすること。ランバクシーの「虚偽請求取締法」違反に関して、民事上の和解をすること。そして、ランバクシーの主要な工場で製造された薬がアメリカへの輸入を許可される前提として、同社に業務のあり方の根本的な改善を義務づける同意判決を裁判所がくだすことだ［訳注：同意判決は、重大な法律違反をした企業に対する法的措置。FDAが提示した条件を企業が受け入れる形式を取り、その内容に沿った判決を裁判所が出す］。ちなみに、このような判決を受けた海外企業は、それまでなかった。

しかし、この事件を真夏までに決着させるという目標を掲げたものの、FDAのチームと検察の協議は、和解金の額、内訳、さらにはその論拠をめぐって行き詰まった。和解金は、アメリカ全体での売上高に基づくべきか？ もしそうするのなら、総売上高と純売上高のどちらにすべきか？ 売上高は、ランバクシーの全製品の売上高とすべきか？ あるいは製品や販売期間を限定すべきか？

二つのグループが検討を重ねるにつれて、この訴訟の論拠はますます曖昧になり、和解金の見込み額は下がり始めた。二〇一〇年八月、ロバートソンは同僚のスティーブン・テイブに「純売上高か何かの売上高を選ぶことになるんでしょうね？」とメールした。

テイブはこう返信した。「そのためには、［連邦検事局が］FDAから何かをまだ待ち続けているところだ、という常套文句を使うのではなく、あちらが何かを決定する必要があるでしょうね（おっと、これはちょっときつい言い方ですかね？）」

やや時期をさかのぼるが、FDAと検察がささいなことで言い争い、ランバクシーの弁護士が解決策を求めていたころ、バラク・オバマ大統領の署名によって「患者保護ならびに医療費負担適正化法（ACA）」（通称オバマケア）が三月に成立した。この医療保険制度改革法によって、二〇〇〇万人のアメリカ人が新たに医療保険に加入できた。そして、保険でカバーされる薬物治療に手が届くようになった人びとにとって、後発品は欠かせないものとなった。ACAは、FDAと検察の難航する協議で取り上げられることはなかったが、この法律の成立によって、後発品の供給体制を立て直す重要性が明確に示された。

さて、和解案が固まらないまま何カ月も過ぎていくなか、検察とFDAのチームは、作業の遅れは誰の責任かについて、見え透いた嫌味をぶつけ合った。七月、連邦検事補のバーマンが、FDAのロバートソンとテイブにメールを出した。「上層部から、この事件はいつ解決するのか——そして、われわれは誰か個人を起訴するのか、とまた尋ねられています」

うんざりして、テイブはロバートソンにメールした。「同意判決がどうなっているのか、こっちが検察に訊きたいところです。もう一週間以上前に送ったんですよ……（とはいえ、もろもろのことを停滞させているのは、むろんFDAの側なんですが）」

　二〇一〇年九月、ロバートソンは、検察がランバクシーの売上高のデータを引き出してもいないことを知った。それは和解金の根拠となるはずの数値だ。「司法省は、この訴訟を和解に導くのに必要なことを何もしていない、と認めているようにしか私には見えません」と、ロバートソンは上司にメールした。「一〇カ月ものあいだ、検察は何をしていたのでしょう？」

　二〇一〇年も終わるころ、たまりかねたテイブは膠着状態を打破しようとした。検察に宛てた長いメールで、彼は強く訴えた。「これは和解案の論拠として確固たるものです。これは重要な論拠です。この論拠を現在の形にまで作り上げるのに、多くの人が多くの時間を費やしてきました」。テイブは、和解に向けた交渉で、なぜ和解金の額が一六億ドルから出発しなければならず、なぜ八億一七〇〇万ドルを下回ってはならないのかをくわしく説明した。そのうえで、それまでの遅々としたプロセスを踏まえて、こう述べた。「壊れたレコードのようにしつこく聞こえるのは承知のうえで申しあげますが、もし、証拠に基づけば別の結論になるはずだと思う方がいるのでしたら、別の結論とは何なのか、どのようにしてその結論に到達したのかを説明していただけませんか？　それと、その見解を裏づける証拠をあげていただけませんか？」。そして、テイブはこう続けた。「この事件を解決するため、交渉の席に着きたいと一年以上前から嘆願している被告人がいます……われわれには、そうできない理由はまったくありません」

　それでも、検察にはそれができなかった。二〇一一年三月、検察官の一人は、被告人側の主張を受け入れるつもりになっており、ランバクシーの主要な製造工場の一つに刑事罰を科さない方向に傾いていた。ロバートソンは、腹立ちを抑えかねて上司にメールを送った。「手を貸してくれそうな刑事担当検察官がいないので、事態は険悪になっていくばかりです」

二〇一一年八月、ランバクシーの弁護士は、和解金を二億六〇〇〇万ドルに減額することを提案してきた。一方、個人を起訴する計画――一時は、パントがマルビンダーの犯罪について証言をすれば、見返りとしてパントの刑事責任を追及しないことにするという案もあった――は、検討途上で断念された。何年かあとにマルビンダー・シンは、あるジャーナリストにこう述べている。「捜査官に質問を受けたり接触されたりしたことは、一度もありません」。アバ・パントも同じだった。

ロバートソンは、引退を何度となく考えた。この事件から手を引きたくてたまらなかった。だが、彼女を邁進させ続ける原動力が一つあった。タクールに対する義務感だ。「あの男性は前に進み出て、おおいに命を賭けたのです」と、ロバートソンは振り返っている。彼女にできるせめてものことは、ランバクシーを裁きにかける手助けをすることだった。たとえ、根を詰めるあまり、気がどうかなりそうになったとしてもだ。

ディネシュ・タクールは、ランバクシーに関する懸念を二〇〇五年に初めてFDAに報告したのち、インドやフィリピンなどの国から医療専門家を採用して、サイフォミックスという会社を設立した。サイフォミックスは製薬企業に対し、患者からの苦情や規制関連の問題に取り組むための支援をする会社で、黒字を出すまでになっていた。だがタクールは、ワシントンDCのスタイン・ミッチェル法律事務所で、ほとんどの時間を過ごしていた。二〇人以上の弁護士に協力していただけでなく、ランバクシーに対する政府の訴訟の証拠固めに尽力するため、アンドリュー・ベアトが所属するこの法律事務所のスタッフが、約四〇〇〇箱分にのぼる書類をより分ける作業に力を貸していたのだ。

サイフォミックスとランバクシーの事件に関する二重の責務から、タクールは毎日ほぼ一八時間働いていた。それに、インドとアメリカを何度も行き来していた。インドに帰ったときですら、グルガオンの自宅にいるよりも、仕事でムンバイにいる時間のほうが長かった。折り目がくっきりついたカーキ色のパンツと、きれいにアイロンのかかったワイシャツを身に着け、服装は相変わらず申し分なかったが、目の下のくまは一段と濃くなり、ますます目立つようになった。また、以前より気が短くなった。インドに残っていた家族と一緒に過ごしているときでも、ノートパソコンでの作業に埋没してしまったり、ランバクシーでの不正をアメリカ政府に知らせたのは賢明だったのか、という自問にとらわれてしまったりするようだった。

おそらく、タクールは家族の将来を確かなものにするため懸命に働いていたのだろうし、妻のソナールはインドにとどまることを自ら選んだ。それでも日々、彼女は二人の幼い子どもを抱えながら孤独を感じていた。タクールは家族にとって、実在する父親や夫というより、コンピュータの画面上に現れる顔としてなじみがあった。彼は家に帰ってくると、地下の仕事部屋に長時間こもり、弁護士から送られてきた資料を読むことが多かった。ソナールはタクールについて、こう述べている。「心という意味では、夫が家にいたことはありませんでした。そうしようと、どれほど心がけたとしても、です」

ベアトは、タクールが、ランバクシーに対する政府の調査や、そのなかでタクールが果たしている役割について、妻になるべく話さないでいてくれたらと思っていた。政府の訴訟と、その発端となったタクールのキイタム訴訟は、どちらも秘匿扱いとされており、関連の裁判所記録は封印されていたが、ベアトはタクールの家族の安全を心配していたのだ。ベアトはまた、ソナールの口は堅いかということや、彼女が事情を知ったらどう反応するかということも気にしていた。それでタクールがずっと沈黙していたため、タクールとソナールの関係は、これ以上は耐えられないというところまで緊張が高まっていた。

二〇〇九年二月、娘のモハビが三歳になるので、タクールは誕生日を祝うためインドに戻った。そして滞在中、ソナールをスコットランド王立銀行のオフィスビルに入っているグルガオンで人気の中華料理店のランチに連れていった。満席のレストランでウェイターがコース料理のスープを運んできたあと、タクールは静かな声で言った。「話しておきたいことがあるんだ」。自分の結婚生活のため、弁護士の注意に背く決意をしていたのだ。タクールはごく慎重に、すべてを説明し始めた。ランバクシーで実際に何が起こったのか。それに対して自分が何をしたのか。どういう経緯で今、自分に弁護士がついており、どうやって自分が、アメリカ政府に代わってランバクシーを訴えているのか。どのようにして自分の身元が秘密のまま保たれているのか。

ソナールは食事の手を止め、スープは冷めていった。彼女は呆然とした――そしておびえた。夫は、捜査の危険な歯車に巻き込まれているだけではなかった。夫が、それを勢いよく回し始めたのだ。夫は鍵となる証人であり、その身元は今すぐにも明かされるかもしれない。そうなったら、家族が危険にさらされる可能性もある。タクールは説明した。「いいかい、奴らはここで人の命をもてあそんでいる。傍観して何もしないでいることは、ぼくにはできなかったんだ」

「どうして、もっと早く言ってくれなかったの？」とソナールは訊いた。

「きみがぼくを支えてくれるか、確信が持てなかったんだ。きみが怖がるかもしれないと思ったし、そうなったら、行動を起こさなかったかもしれない」。タクールは、もし自分がソナールに相談していたら、という話をした。「そうしたら、ぼくは弱気になっていただろう」。ある程度、夫の言うとおりだ、とソナールは感じた。もしタクールから相談されていたら、彼女はランバクシーの不正を通報すべきではないとする相応の理由を一〇個ほども並べただろう。

「その費用は誰が払うの?」。ソナールはタクールの訴訟について尋ねた。

タクールは、自分は弁護士から請求されず、政府とランバクシーの和解金から支払われるだろうと説明した。だがソナールにとっては、夫に弁護士がついているというだけでも戸惑うのに、まして、その弁護士が無報酬というのは何が何だかわからない話だった。タクールは、自分たち内部告発者側が受け取るかもしれない金銭的報酬のことには触れなかった。報酬が支払われる可能性などありそうもなかったし、そもそも報酬がタクールを突き動かしたわけではない。

「私たち、安全なの?」と彼女は尋ねた。インドでは内部告発者がどうなるのか、彼女は知っていた。

「それは誰にもわからない」。タクールは、この訴訟が秘匿条件つきで起こされていることを説明したが、それもまた理解しがたい概念だった。なにしろ、インドでは、法律はあまりにもお粗末で政治の道具にすぎなかったからだ。

「訴訟を起こす前に、こういったことを全部考えたの?」

「実は、FDAに通報したら、それで自分の役目は終わると思ったんだ」とタクールは答えた。彼はずっと前、ランバクシーの不正を止めるためには、FDAに内部情報を一度知らせればいいだろうと想像していた。

このとき初めて、ソナールにはすべてが理解できた。次々に代わる上司、夫の突然の退職、地下の仕事部屋で過ごす長い時間。それらが、ようやくつながった。夫はどこまでも論理的で、早まった決断をする人間ではない。その夫が、次の職がないのに退職するなんて、どう考えてもおかしかったのだ――その謎がやっと解けた。こうしてソナールは、夫が家を空け、家にいても心はここにあらずだった理由をはっきりと知ったが、それがわかったとしても、家族の傷はほとんど癒されなかった。

レストランで話し合ったあと、タクールはＦＤＡとのやり取りについてほとんど口にせず、ソナールも尋ねなかった。ただ、彼女が「あなたは、必要なことは何でもするのね」と、むしゃくしゃして口走ることはよくあった。夫の決断が理解できなかったり、自分が夫の意思決定に関与していないと感じたりしたのだ。彼女が話に加わることがあれば、いつもこんな質問が飛び出した。「この訴訟はいつ終わるの？」。それは、タクール自身が何度も自問しているのにもかかわらず答えられない質問だった。

タクールがアメリカに戻ると、二人の結婚生活は、ますます張りつめたものになった。ソナールは、夫が家を空けているのは、ほかの人びとの助けになることをしているからだ、と理詰めで納得しようとした。それでもさびしかったし、子どもの世話に追われていると、頭ではわかっても心はほとんど慰められなかった。ソナールは、タクールと別れようかと何となく考えた。それはインド人の結婚観とはかけ離れた考えだったが、絶望のあまり、そんな考えが浮かんだのだ。

インドの文化では、夫婦関係に悩むカップルが二人で受けられるカウンセリングは普及していなかった。そこでソナールは、親しくなった年長の隣人に助けを求めた。ソナールとタクールは、夫婦で彼女に会った。その隣人の助言は、ごく一般的なものだった。結婚生活がうまくいくように心がけること、お互いの立場を理解しようともっと努力すること、というように。だが二人は、心は離れたままで互いに不満を抱え、一緒にいるときは言い争いをした。「私たちは、平和的な妥協点を見出せませんでした」とソナールは述べている。タクールは仕事に没頭しようとした。そんな夫をソナールはなじった。「あなた、のめり込んでいくばかりじゃないの」

インドでは、「結婚生活から、ただ抜け出すことはできません」とソナールは話している。夫婦の問題は、二人だけではなく家族の問題になった。そして、双方の両親が割って入り始めた。ソナールの母がタクールの父に、タクールの不在が長いことや家族にプレッシャーがかかっていることを話した。次に、タクールの父がソナールに話をした。この年配の男性は、息子の孤独な戦いについて何も知らなかったが、いくばくかの知恵を伝授しようとして、こう助言した。「あなたがやっていることが、容易ではないのは知っている。それでも最終的に、うまくいくようにしなければならない。一家の女主人は、すべてをまとめることも、すべてを手放すこともできるのだから」

これは、お世辞にも進んだものの見方とは言えなかったが、タクールたちの場合には、たまたま当てはまった。タクールは自分の道を選び、家族をその道にとどめるかどうかはソナール次第だった。インドの文化で受けたしつけが、彼女の憤懣を押しとどめる働きをした。彼女はそれに関して、こう述べている。「インドでは、私たちは物事に妥協するよう、ある程度教え込まれています。ですから、ほかの選択肢を探してはいけないのです」。それでも、心細さが募るにつれて、ほかの選択肢とは何だろうと考えずにはいられなかった。

ランバクシーに対する政府の訴訟が長引き、夫婦間の緊張が高まるなか、タクールは家庭内の平和を保とうとして弁護士のアンドリュー・ベアトに助けを求めた。ベアトはソナールに話をした。そして、タクールの身元については今後も秘密が保たれるし、訴訟はいつか終わるだろうと述べて、ソナールを安心させようとした。だがそれだけではなく、このときベアトは、少し踏み込んだメッセージを伝えたいと思っていた――タクールなら、それを妻に言おうとは思いもしなかったに違いない。「あなたのご主人が取り組んでいることは、比類のないことなんですよ」と、ベアトはソナールに言い、インド出身の内部告発者がアメリカでこれほど大規模な戦いに挑んでいる例はこれまでにない、と説明を加えた。ベアトは、家族の安全に対する彼女の心配は「もっともなことであり、最優先事項」だとしながらも、彼女に、「ひどい悪事を働いている企業に、それをやめさせるという、より大きな問題」があることを知ってほしかった。彼女の夫は「英雄」なのだ、とベアトは説明した。

当のタクールには、英雄のような気分はなかった。たいてい、彼は動揺を感じていた。何カ月かが――そして何年かが――いつのまにか過ぎるにつれて、恐ろしい薄暗がりのなかで宙ぶらりんにされているように感じていた。前に進めず、過去にとらわれて身動きができないような感覚だ。手続きの期限が迫り、政府がいよいよランバクシーを起訴するだろうというときになると、いつも政府の弁護士がベアトに電話をよこし、期限の延長を求めてきた［訳注：キイタム訴訟では、定められた期限までに、政府がこの民事訴訟を引き継ぐか、刑事訴訟を起こすかなどを決定する必要があり、それまでは内部告発者の身元が秘密にされる］。タクールは、政府が証拠を積み上げてきたことを知っていたので、この訴訟がうまくいってほしいと思う限り、不本意ながらも延期に同意するよりなかった。「私はすべてを計画するタイプです」とタクールは述べ、自分を次のように分析している。「自分は結果指向の人間です」。だが、この訴訟が何年も心に重くのしかかるなどということを、彼が計画したことはなかった。しかも彼には、その結果に影響をもたらす術（すべ）もない。

二〇〇九年夏、タクール一家は、静かな脇道に建っていた一軒家から、グルガオンの大通りを少し離れたところにあるゲート付きコミュニティに引っ越した。そこは周囲が塀で囲まれ、出入り口に守衛所がある住宅地だ。根が社交的なソナールにとって、この引っ越しは孤独をいくらか和らげてくれるものだった。周囲の環境ががらりと変わり、若い家族たちと隣人関係ができて、ソナールは夫と関係なく社交の機会を得た。その集合住宅はユニテック・ワールド・スパという名称で、ジムや居住者用の集会所（クラブハウス）があり、パーティーが開かれた。そのうえコーラスグループまであり、ソナールはその一員となった。彼女はタクールにも参加を勧めたが、彼はあまり乗り気でなく、たまに顔を出すだけだった。ソナールの新しい友人たちにとって、タクールが絶えず不在にしていることは謎だった。彼女はこう話している。「なぜご主人はアメリカでそんなに長く過ごしているの、とか、なぜいつもアメリカにいるの、などと訊かれたものです」。彼女は、友人たちには理由を言わなかった。しかし、この引っ越しによって、夫婦の関係はごくわずかながら変化した。ソナールは以前ほど夫に依存しなくなり、タクールは、妻の新しい生活に必ずしも自分が含まれていないことに気づいた。

二〇一〇年一〇月、タクールは、この住宅のクラブハウスで開かれたハロウィンパーティーに娘を連れていったとき、よりにもよってアバ・パントと顔を突き合わせる羽目になった。彼女は新たな隣人の一人で、そのときもランバクシーの薬事担当副社長を務めていた。タクールが明かした情報をもとに、ＦＤＡの次席法律顧問は近々、ランバクシーの不正におけるパントの役割は大きいとして、彼女の刑事訴追を勧告する長文の内部文書を検察に送るだろう。パントの名前はマルビンダー・シンとともに、司法省でランバクシーの「容疑者」リストの最上位にあった。一方、タクールの名前も、政府に協力している内部告発者とおぼしき者をランバクシーの幹部がまとめたリストに載っており、パントはそれを知っていたかもしれない。

二人は少しだけ話をした。彼女は、ランバクシーの新しいCEOもこの住宅に引っ越してきたと口にしたが、タクールは、そんなことは聞きたくもなかった。

「最近、ラシミに出くわしたのよ」とパントは話を続けた。タクールをランバクシーに引き抜いた昔の上司、バーバイヤのことだ。「あまり変わってなかったわ」

「それはどういう意味ですか?」とタクールは尋ねた。不愉快な気持ちが沸き上がった。

「今もプライドがかなり高いわね」。パントが無理に話題を作ろうとするので、タクールは、彼女が情報を探っているのではないかという気がした。彼女は、やはりタクールの上司だったクマールの話題も持ち出した。「あの人は、ランバクシーでは場違いな人間のように見えたわ」と彼女は言った。

「あの方と一緒に仕事ができてうれしかったです」とタクールは堅苦しく答え、会話を打ち切った。

タクールは、自分の姿をできるだけ消そうとした。それでも、ランバクシーと、そこに在籍したことによって生じた結果に取り囲まれていると感じた。彼は、パントにばったり出会ったことを弁護士のベアトに知らせ、この事件を記録しようと進めている取り組みの一環として、会話の内容をコンピュータに打ち込んだ。それから、自分自身に向けて一行書いた。「自分のニュースが公になったら、ここを出るんだ」

第21章 深く暗い井戸

1998〜2010年

アメリカ、ノースカロライナ州ダーラム

三〇年にわたり、グレードン夫妻は患者に寄り添った活動を続けてきた。薬理学者の夫ジョーと医療人類学者の妻テリーは二人三脚で、新聞各紙に配信されるコラムを執筆し、公共ラジオのＮＰＲで「みんなの薬局」という番組を受け持っていた。病気を治したい一心の患者を力づけ、教育してきたなかで、夫妻が長年、前提としてきた基本原則がある。それは、ＦＤＡは有能な規制当局であり、その主張は信頼するに足る、というものだ。

後発品スキャンダルが起こった一九八〇年代後半の暗黒時代でさえ、夫妻は、ＦＤＡが「徹底的な分析」をおこなっても消費者を危険にさらす問題は見つからなかったと確信していると表明し、後発品の忠実な支持者であり続けた。「先発品と後発品はまったく同じものだと思い込んでいましたので、後発品がすでにある場合に高価な先発品に金を出すなんて実にばかげている、という考えは揺らぎませんでした」と、グレードン［訳注：これ以降、グレードンは夫ジョーを指す］は述べている。

一〇年後、グレードン夫妻の代理人の事務所で起きたある出会いが、二人のなかで、FDAの分析ははたしてどれほど徹底的なのかという疑問を初めて本格的にかき立てた。事務所で、注意欠陥・多動性障害の子どもがいる職員が、「息子は、リタリンを飲んで学校に通っていたころは、とても調子がよかったんです」と語った〔訳注：リタリン（一般名：メチルフェニデート）の日本での適応症は注意欠陥・多動性障害ではなくナルコレプシー〕。ところが、後発品を服用し始めると、学校の先生から、以前ほど長い時間集中できないと指摘されるようになったという。一九九〇年代後半になると、グレードン夫妻のもとに、さまざまな後発品に関する不快な経験を綴った手紙が、新聞のコラムの読者やラジオ番組の視聴者から届き始めた。ある患者は、甲状腺ホルモン薬のシンスロイド（一般名：レボチロキシン）を後発品に切り替えてから不安や不眠症にさいなまれるようになったとして、次のように書いていた。「いつも以上に汗をかき、心臓がドキドキして胸から飛び出そうな気がしました」。別の患者は、偏頭痛の治療薬であるフィオリセット（ブタルビタール、アセトアミノフェン、カフェインの配合薬、日本未承認）を後発品に変えたところ、躁病状態になり、「信じられないほど興奮し、午前三時に手紙をタイプしてファックスで送ってしまいました」とのことだった。

グレードン夫妻は、これらの症状について一九九八年に新聞のコラムで報告し、「FDAは後発品を承認したのち、どの程度監視しているのか」と疑問を投げかけた。二〇〇二年には、グレードンはFDAに接触を図り、後発医薬品部長のゲイリー・ブーラーと連絡を取れるようになった。それは、以後何年にもわたる緊迫したやり取りの始まりだった。

やがて、「みんなの薬局」のウェブサイトは、後発品への変更後にひどい症状と格闘している患者同士の情報交換の場になった。患者たちは、必死に回答を求めながら書き込みをしていた。グレードンは彼らの訴えをＦＤＡのブーラーに送った。二〇〇七年から二〇〇九年には、少なくとも二〇種類の後発品に関する苦情を取り次いだ。そうしたのは、当局の高官たちが患者の経験を知りたがるだろうと思ったからだ。

二〇〇八年一月、グレードンはＦＤＡ医薬品評価研究センター（ＣＤＥＲ）臨床科学副部門長のロバート・テンプルに宛てたメールで、抗てんかん薬のダイランチン（一般名：フェニトイン）の後発品に関する次のような訴えを転送した。「一日あたり三〇〇ミリグラムのダイランチンを二〇年以上服用していたのですが、後発品に変えて費用を節約しようとしました。そうしたら、発作が数えきれないほど起こったのです」。グレードンはこの訴えについて、ブーラーにこう書いた。「これはきわめて懸念されることです。あなたも私たちと同じく、この件を深刻に受け止めておられることと信じております」

グレードンは、ＦＤＡが定めている生物学的同等性の基準と、後発品企業が薬の承認申請時に提出を義務づけられている生物学的同等性試験のデータをくわしく調べた。すると、後発品の生物学的同等性は、一般に考えられているほどではないとわかった。ＦＤＡは統計公式によって、後発品が先発品と生物学的に同等と判断する範囲を定めている［訳注：第８章を参照］。それはおおまかに言えば、九〇パーセント信頼区間法を用いて、後発品の血中濃度が先発品の八〇〜一二五パーセントに入らなくてはならないというものだが、この要件でも、同じ薬の後発品間で血中濃度に四五パーセントの差が出る余地がある。つまり、ある後発品から別の後発品に切り替えた場合、もとはこの許容範囲の下限（先発品の八〇パーセント）にあった血中濃度が、変更後には上限（一二五パーセント）に達するというようなことがありうるわけだ。ＦＤＡは後発品企業に、先発品とは異なる添加剤を用いることを認めていたが、それらは質があまり高くないこともあった。添加剤の違いは、薬のバイオアベイラビリティー（生物学的利用能）――投与された薬のうち、血液中に吸収されると考えられる量――に影響を及ぼす恐れがある。

しかし、グレードンの注意を本当に引きつけたのは別の問題だ。後発品企業は健康なボランティアで薬の血中濃度を測定し、その結果を、生物学的同等性を表すグラフにして当局に提出する。グラフの縦軸は薬の血中濃度（C）、横軸は薬の投与後の経過時間（T）で、結果として、描かれる曲線は山形になる。FDAは薬の血中への吸収速度を評価するため、この曲線の頂点、つまり薬の最高血中濃度（Cmax）を用いていた。最高血中濃度、すなわち血液中に吸収された薬が最も多いときの濃度は、薬を投与してからの、ある時点における一つの数値にすぎない。だが、FDAはこの数値を「吸収速度」の指標としていた。そのため、後発品の最高血中濃度が先発品とほぼ同じでありさえすれば、二つの曲線の形――薬の血中濃度が最大濃度に至るまでの推移を表す――がまるで異なっていても、その後発品は先発品と生物学的に同等と見なされる可能性があった。

だが、二つの曲線の形が異なっていたら、先発品と後発品が人体に与える影響はまったく違うということにグレードンは気づいた。薬の血中濃度が最高血中濃度に達するまでの時間（Tmax）は、徐放性製剤にとって非常に重要だ。しかし、FDAが一九九二年に生物学的同等性の基準を初めて策定した時点では、徐放性製剤はまだ広く使われておらず、生物学的同等性の基準はそれ以降、本格的に改訂されていなかった。「Tmaxの値はずいぶんバラバラな可能性がありますが、当局は気にしていません」と、グレードンはある記者へのメールで述べ、こう書き添えた。それは「私たちには、かなり奇妙に思えるのですが」。FDAは、後発品の有効成分の放出速度が先発品と異なるために先発品と「臨床的に重大な」差が生じる場合には、その後発品を承認しないと断言していた。とはいえ、後発品企業から提出されたデータを開示していないので、差がどれほど大きいのかは知りようがなかった。

「みんなの薬局」のウェブサイトでは、後発品を服用したときの辛い経験を書き込む患者が増えていった。それを見ていたグレードン夫妻は、薬の種類のなかでも徐放性製剤についての苦情が最も多いことに気づいた。その一つが、血圧を下げて心臓を休ませる薬であるトプロールXLの後発品に関するものだった。これは、クリーブランド・クリニックのハリー・レバー博士の患者を非常に苦しめた薬だ〔訳注：第19章を参照〕。トプロールXLの後発品が市場に出たのとほぼ同時に、それを服用した患者がグレードン夫妻のウェブサイトに書き込みを始め、血圧や心拍数が大幅に上がったと報告した。患者たちが訴えた症状には、吐き気、目まい、蕁麻疹、頭痛などがあり、そのほか髪の毛が抜けた、よく眠れない、生々しい悪夢にうなされる、といった声もあった。グレードンは、これらの報告を抜粋してFDAのブーラーに送った。そして、「これについて、どう対処されているのでしょうか？」と問いかけた。「もし犠牲者が出たら、大問題になる可能性があります」。それに対するFDAの反応について、夫妻は後日、新聞のコラムにこう書いている。「一言で述べれば、私たちは『のちほどご連絡を差しあげます』とだけ告げられた。それきり音沙汰はない」

しかし、グレードンが完全に要注意だと判断したのは別の薬だった。それは製薬大手のグラクソ・スミスクライン（GSK）が販売しているウェルブトリンXL（一般名：ブプロピオン、日本未承認）という抗うつ薬で、よく使われていた。この薬は「長時間作用型」の徐放性製剤で、有効成分が何時間にもわたって血液中に放出される。先に実用化されていた通常のウェルブトリンは、一日に数回服用する必要があったが、ウェルブトリンXLなら一日に一回でよい。ウェルブトリンXLの特許が二〇〇六年一二月に切れると、イスラエルの製薬企業テバが最初の後発品を市場に出し、それを製造するのにアメリカのインパックス・ラボラトリーズ〔訳注：現在は買収によりアムニール・ファーマシューティカルズ〕と契約を結んだ。テバはこの後発品を、ブデプリオンXLという商品名で販売した。もちろん、有効成分は先発品と同じブプロピオンだ。ところが、発売のほぼ直後から、「みんなの薬局」には、頭痛、吐き気、目まい、興奮、不眠、不安発作を訴える気がかりなメールが押し寄せた。自分の後発品は嫌な臭いがすると述べる患者もいた。涙もろくなったという患者がたくさんいたし、自殺を図った患者もいた。振戦（ふるえ）、さらには発作が起きたという報告も寄せられた。「ときどき、あまりにひどく手が震えてしまい、コップの水を飲むのにも苦労します。それに、食べ物をフォークでうまく口に運べません！」と、ある患者は書いてきた。ほぼすべての患者が、抑うつ気分（気分の落ち込み）がふたたび生じたと報告していた。

グレードンは、これらの報告が似ていることに驚かされた。ある患者は次のように書いていた。「自分には自殺傾向はありませんでしたが、後発品に切り替えた翌日から一週間にわたり、途切れることなく恐怖がこみあげてきました……これまでに経験した何事をもはるかにはるかに超えるような気が狂った感じと自己嫌悪に陥りました。私は自殺ホットラインに電話し、アチバンを二錠飲んで、ブデプリオンXLはもう飲みませんでした。それで最悪の事態を何とか乗り越えたのです。翌日、気分はずっとよくなり、今日はいつもの自分に戻っています」〔訳注：アチバン（一般名：ロラゼパム）は抗不安薬〕。別の患者は、ブデプリオンXLを二週間服用したときの経験を次のように報告してきた。「最後には、やたらと大胆になってしまったんです。自分の当座預金口座に入っていたお金を全部使ってしまいました。それに、高速道路で走っている車に割り込み、赤信号を突っ切ってしまいました。自分が命を落としていたか、ほかの誰かを殺していても不思議はなかったほどです」

ある患者は次のような苦しみに遭った。「時速六五マイル（約一〇〇キロ）で運転していたとき、めまいを伴うひどいパニック発作に襲われ……そして泣き出したんです……頭のなかで、こんなことを思っていました。自分はどうしてしまったのか？　気が狂ってしまうのだろうか？　発作が収まらないので、車から降りて、そのターンパイクの脇に座りました。すぐそばを、大型トラックや車が飛ぶように通り過ぎていました。この車の流れに飛び込みたいという衝動が手に負えなくなったため、道端の排水溝に横たわって両耳を手でふさいで気を鎮めるしかありませんでした」

グレードンは、殺到するメッセージをFDAのロバート・テンプルに送ったが、返信はなかった。とはいえ、やはりFDAにも患者の苦情が集まっていた。二〇〇七年の一月から六月にかけて、ブデプリオンXLの副作用に関する報告が八五件以上、FDAに寄せられたのだ。ただし、FDAの職員はほとんど真剣に取り上げず、患者の副作用は心理的要因によって生じることがあり、錠剤の形や色が変わったことで引き起こされる可能性もある、とほのめかした。

だが、そうこうしながらも、グレードン夫妻は二〇〇七年四月、FDAから近々協力が得られそうだという朗報を読者に知らせた。「FDAと話がまとまり、『みんなの薬局』の読者が先発品と同等ではないと思っている後発品を、FDAが分析してくれることになった」と夫妻は記事に書き、読者にこう呼びかけた。「みなさんの経験をお聞かせください。そして、みなさんが服用されている後発品を、なるべく多くの情報を添えてお送りください」。すると、アメリカ全土から薬が届いて、グレードン家の郵便受けにあふれかえった。そのなかに「ものすごい数」にのぼるテバのブデプリオンXLの錠剤があった。すぐさま、グレードンには何かおかしいとわかった。「ひどい悪臭を放っていたのです」。彼は、それらの錠剤をFDAに送った。

ある資金集めのパーティーで、グレードンはたまたまバローズ・ウェルカムの化学者に出会った。バローズ・ウェルカムはGSKの前身の一つで、ウェルブトリンの有効成分であるブプロピオンを創出し、その化学合成法を開発した製薬企業だ。「これは変な臭いがするのですが、何が起きているんでしょうか?」と、グレードンは尋ねた。

「それは頭を悩ませるような問題ではありませんよ」と化学者は答え、異臭がするのは錠剤が劣化しているサインだと説明した。「それは製造プロセスにかかわる問題です」

グレードンはFDAの試験結果を待つあいだにも、患者から寄せられたテバのブデプリオンXLに関する苦情をFDAに転送し続けた。二〇〇七年六月二一日、彼はテンプルへのメールにこう書いた。「私たちが最も危機感を覚えるのは、これらの患者の多くが、後発品に切り替えたことで自殺願望が生じたと訴えていることです」

グレードンはFDAの試験結果を待ちきれなくなり、患者が報告してくる症状の原因として何が考えられるのかについて、専門家たちと話をした。さらに、独立した民間の研究機関にまで支援を要請した。そのような機関の一つが、ニューヨーク州ホワイトプレーンズにあるコンシューマーラボで、社長のトッド・クーパーマンは、グレードンが掲げた目的にいち早く賛同した。コンシューマーラボでは、テバのブデプリオンXL三〇〇ミリグラム錠とGSKのウェルブトリンXL三〇〇ミリグラム錠の比較試験をした。その結果、患者に苦痛をもたらす原因らしきものが明らかになった。患者が薬を服用してから二時間のあいだに薬から放出された有効成分の量が、後発品では先発品の四倍もあったのだ。グレードンはこの影響を、アルコールの飲み方の違いにたとえて次のように説明した。「グラス一杯のワインを二〜三時間かけて少しずつ飲めば、酔った感じはしないでしょう。ですが、一五分で飲み干せば、多くのアルコールを短時間で摂取してしまいます」

グレードン夫妻は、このような「大量の有効成分が短時間に放出されること」によって、多くの患者が、頭痛や不安といった過剰摂取の兆候を経験し、そのあと、抑うつ気分の再発や自殺願望といった離脱症状に見舞われる理由が説明できると考えた。だが、テバはコンシューマーラボの報告を一蹴し、この独立した研究機関での試験方法は「適切ではない」と主張した。FDAは口をつぐんだままだった。

二〇〇七年一二月、ロサンゼルスで開かれたラジオのトークショーに、グレードンとFDAのテンプルがそろってゲストスピーカーとして招かれた。トークショーでは、FDAが後発品を承認するための必須要件が議論された。そのなかで、司会者がテンプルに、コンシューマーラボの試験で明らかになったブデプリオンXLとウェルブトリンXLの違いについて質問した。テンプルはこのとき初めて、有効成分が放出される速度が後発品と先発品で異なることを認め、次のように述べた。「ここでのおもなポイントは、確かに、後発品のほうが有効成分の放出は少しばかり速いということです。それは長所と言えるかもしれません」。それからテンプルは、有効成分の放出が速いからといって、患者のうつ状態を治療するうえで実質的に何らかの違いが生じることは「ありそうにない」とつけ加えた。グレードンは、テンプルが有効成分の放出の速さを薬の長所としてあげるのを聞いて驚き、トークショーのあと、トッド・クーパーマンへのメールにこう書いた。「FDAは、どんな『不思議の国のアリス』の世界に住んでいるのやら。そこは上が下になるあべこべの世界で、後発品の三〇〇ミリは何もありません」伝わってきますが、ほとんどは単発の報告です。生物学的同等性試験の結果を見れば、心配することテンプルはのちに、あるジャーナリストにこう述べた。「これについて心配する人びとから騒ぎがグラム錠での急速な放出は、望ましいことなんだそうです」

グラム錠での急速な放出は、望ましいことなんだそうです」

テンプルはのちに、あるジャーナリストにこう述べた。「これについて心配する人びとから騒ぎが伝わってきますが、ほとんどは単発の報告です。生物学的同等性試験の結果を見れば、心配することは何もありません」

グレードンは、テンプルと個人的に話をしたいと思った。だが、テンプルからは返事がなかったので、一月にブーラーへの連絡を試みた。「私たちは、このブデプリオンXLの現状に、どう対処するべきかという点で困り果てています……似たような報告が何百件も届いているわけですが、それらがすべて偶然の一致だと本気で信じることはできません」。グレードンはFDAにメッセージを送り続け、毎日のように送ることもあった。ある仲間には、こんなメールを書いている。「私たちはFDAに対して、しつこく文句を言う、おだてる、うるさく迫る、愚痴をこぼす、不満を訴えるなど、人から笑われるようなことをし続けています」

二〇〇八年三月には、グレードンは激怒していた。FDAが、テバの後発品を検討すると約束してから一年近くが経とうとしていたにもかかわらず、何も動きがなかったように見えたからだ。この問題に時間が取られていたので、できればこの件を打ち切りたかった。だが、患者の訴えはひっきりなしに届き続けていた。入院した人もいれば、体への負担が大きい精密検査を受けた人や、うつ病で仕事や家を失った人もいた。ある患者は、次のように書いていた。「私の前には長い道があります——私がもともといた場所に、ただ帰る道です——ですが、そこにはけっして帰れないでしょう。なぜなら、後発品を服用したことによって、人生で私にとって重要だったことのすべてが破壊されてしまったからです」

二〇〇八年三月一七日、グレードンはもう我慢できなくなり、患者からのメッセージについてブーラーにメールを出した。「このようなメッセージがどんどん届き続けています！……これらの人びとはあなたの雇い主ですよ！　彼らがあなたの給料を払っているのですから。あなたには、これらの人びとに対する説明責任があります。彼らは、いかれた人ではありませんし、変人でも間抜けでもありません。彼らは現実の問題を抱えた生身の人間なのですから、あなたは責任を持たなければなりません」。翌日、ブーラーはそっけない返事をよこし、FDAはまだ報告書を作成しているところだと述べた。グレードンの怒りは鎮まらなかった。翌月、彼はふたたびブーラーにメールした。「ずっと言い続けていますが……人の命が懸かっているのです。私たちは、FDAの報告書をすぐにでも手にする必要があります」

グレードンがテバの後発品に関する患者の悩みをFDAに初めて伝えてから一年以上が過ぎたあと、ようやくFDAは二〇〇八年四月一六日に報告書を発表し、ブデプリオンXLの三〇〇ミリグラム錠を承認したのは正しかった、と消費者に断言した。FDAによれば、後発品と先発品では有効成分の溶け出し方に「わずかな違いがある」とはいえ、テバの薬はFDAの基準を満たしており、したがってブデプリオンXLはウェルブトリンXLと「治療効果は同等」ということだった。その報告書では、患者の悩みは、うつ病の「再発する特性」によって引き起こされている可能性が高い——すなわち、原因は薬の欠陥ではない——と結論づけていた。

報告書を最後まで読んだグレードンは、唖然とした。FDAからは、薬を実験室で試験するという約束を二〇〇七年に取りつけていたのに、FDAはそうしておらず、二〇〇三年にテバが薬の承認を申請したときに提出した生物学的同等性試験のデータを再検討しただけだったのだ。なお悪いことに、

ＦＤＡが再検討したのは三〇〇ミリグラム錠のデータではなく、一五〇ミリグラム錠で得られたデータだった。通常、後発品企業は有効成分の含有量が最も多い錠剤（最高含有量製剤）のみを試験する。ＦＤＡは、含有量が少ない製剤は体内で最高含有量製剤と似た挙動を示し、生物学的同等性試験では含有量に比例した結果が得られるということを前提としている。しかし、ブデプリオンＸＬについては、最高含有量の三〇〇ミリグラム錠は、試験をおこなうボランティアで「てんかん発作が起こる危険性があるため」一度も試験されていない、というのがＦＤＡの説明だった。グレードンは、ひどく驚いた。データもないのに、ＦＤＡには、三〇〇ミリグラム錠の後発品が先発品と生物学的に同等だとわかるはずがないではないか？　それなのに当局は、含有量の少ない一五〇ミリグラム錠での試験データをもとに、何百万人もの人が服用することを見越して三〇〇ミリグラム錠を承認したのだ。

もう一つ、グレードンがとりわけ困惑したのは、ＦＤＡが報告書に盛り込んでいた一五〇ミリグラム錠の後発品と先発品の試験結果だった。それは、ボランティアに薬を投与したときの血中濃度の時間推移を示す二本の曲線で表されている。その二本の曲線が、まったく異なっていたのだ。一目見てグレードンには、後発品と先発品が患者で同じ効果を示すことはありえないとわかった。先発品の血中濃度は徐々に上がっていき、薬を投与してから約五時間半後に最高値に達している。一方、後発品の血中濃度は急に上がっており、最高値に達したのは約二時間後だ。その違いは「驚くほど一目瞭然」で「どんな小学生にも」わかる、とグレードンは述べている。

もし、ブデプリオンＸＬの三〇〇ミリグラムが先発品と生物学的に同等とＦＤＡが見なした背景にあるのが、こうした事実だとすると――ＦＤＡは何のデータも持っていない、報告書の作成に向けた試験すらおこなっていない、低含有量製剤での結果に基づいて同等だと推測した、その低含有量製剤での試験結果はどう見ても同等ではない——、事態はグレードン夫妻が想像した以上に悪い。「私たちの反応は、『まさか。これは大変なことを知ってしまった』というような感じでした」とグレードンは振り返り、言葉を続けた。「これは言うなれば、トランプで作ったもろい家を崩してしまうカードです。ある面で、それは後発品をめぐる状況を一変させてしまいました。後発品の承認プロセスが、ここまでめちゃくちゃだとは想像もしていませんでした」

グレードン夫妻は、テンプルとブーラーにメールを送った。「本日掲載された報告書を検討しましたが、当局はアメリカ国民を誤った方向に導いている、と私たちは考えています」。グレードンは、FDAが患者に救いの手を差し伸べてくれることを期待していたが、むしろ当局は、患者に害を与えることを水面下でおこなっているように見えた。あの二本の曲線を除いて、FDAは、製薬企業から提出された生物学的同等性試験のデータを公表しなかった。なお、テンプルは後日、あるジャーナリストにこう述べた。FDAの検討は「国民を誤った方向に導くものではありませんが、不十分だったかもしれません……」。グレードンは、ほかに何をすべきかよくわからないまま、科学界に広く情報を求めた。この問題は公衆衛生上の危機だと思っていたものの、このままではお手上げだと感じたからだ。自分は議会に赴くべきか？　医療ロビイストに働きかけるべきか？　それともジャーナリストに訴えるべきなのか？　FDAが動かざるをえなくなる魔法の圧力は何だろうか？

そのころには、グレードンはクリーブランド・クリニックの心臓専門医ハリー・レバーと、メールをやり取りするだけでなく相談ごとのできる友人になっていた。二人とも、医学および政治の一般常識の流れに逆らって泳いでいた。それに、似たような疑問を抱いていた。二人を最初に引き合わせたクリーブランド・クリニック循環器内科部長のスティーブン・ニッセン博士は、思いやりのあるメールをグレードンに送り、ＦＤＡののらりくらりとした態度を「あきれるばかりだ」と表現した。患者の代弁者として有名なニッセンは、ＦＤＡの怠慢ぶりをよく知っていた。薬の安全性に関する数々の調査を主導し、ＦＤＡの審査プロセスに疑問を呈してきたからだ。彼は、グレードンへのメールにこう書いた。「ＦＤＡが行動を起こすことを期待してはいけませんよ。このような場合、当局は決まって、現実を否定する態度を取ります。なぜなら、問題を認めると、当局がへまをしでかしたように見えてしまいますからね」

グレードンは、ＦＤＡのある元高官から聞き取りを始め、匿名を条件に、助言や情報を提供してもらった。グレードンは、この情報源を「密告者（ディープスロート）」と呼んだ。「ディープスロートは私たちの見解を基本的に後押ししてくれました。つまり、問題が存在している、それで私たちは正しい道を進んでいて、あきらめるべきでも降参すべきでもない、ということです」と、グレードンはコンシューマーラボのクーパーマンにメールしている。二〇〇八年七月、グレードンはＦＤＡの複数の職員と会った。ＦＤＡ側はグレードンとの協力に同意し、ブデプリオンＸＬを服用して問題が起きた患者で、その後発品の生物学的同等性を評価する研究に取り組むことになった。グレードンは、ＦＤＡがその研究に同意したのは、「私たちを今度こそ黙らせる」ためだと思う、とある記者に述べている。だが、六カ月後の二〇〇九年一月になっても、ＦＤＡの研究はまったく進んでいなかった。グレードンはＦＤＡのある職員に、こんなメールを送った。「まるで、非常に深く暗い井戸に小石を落としているように感じることが、しょっちゅうあります。パシャンという音を聞いたことは一度もありません」

グレードンは、患者の苦情をＦＤＡに送り続けた。その一つに、ブデプリオンＸＬのせいで「妻が危うく自殺するところでした」という、ある男性からの訴えがあった。二〇〇九年二月のある金曜日の夕刻、グレードンはこの報告をブーラーとテンプルに転送した。「あなたがた、これで考えが変わりますよね？」と彼は書いて、こう続けた。「まじめな話、何と言っても今回は、これが心理的要因によるものとは言えないでしょう……いつになったら、この問題への対策が取られるのでしょうか？」

二〇〇九年一二月、「ウォール・ストリート・ジャーナル」紙は、テバとインパックスがＦＤＡの指導のもと、ブデプリオンＸＬの三〇〇ミリグラム錠の生物学的同等性試験を計画していると報じた。だが一年後、その試験が行き詰まったため、ＦＤＡは独自に試験をすることにした。

ついに二〇一二年一〇月、ＦＤＡは試験の結果をプレスリリースで発表し、それによって、グレードン夫妻には最初からわかっていたことが裏づけられた。すなわち、ブデプリオンＸＬの三〇〇ミリグラム錠からは有効成分が十分に放出されないため、その治療効果は先発品のウェルブトリンＸＬと同等ではないということだ。その後発品は先発品と「同じ速度で血液中に吸収されず、吸収される量も違う」とＦＤＡは報告した。コンシューマーラボのトッド・クーパーマンは、この結果に満足したが、感銘を受けたわけではなかった。「この問題を明るみに出すことに尽力できたことは誇りに思いますが、ＦＤＡがこの製品を市場から排除するのに五年もかかったのは残念です」と、彼はＡＰ通信に語った。そのころＦＤＡは、ウェルブトリンＸＬの後発品を製造しているほかの四社に、それぞれの三〇〇ミリグラム錠の生物学的同等性試験を実施するよう指示した。これら四つの後発品のうち、ワトソン・ラボラトリーズの製品も不合格となり、同社はこの製品を市場から回収した。

グレードンは、ＦＤＡ後発医薬品部長のゲイリー・ブーラーに連絡を取って、次のように訊いてみたかった。「私が患者の悩みを初めて報告してからＦＤＡがテバの薬を試験するまでに、なぜ五年もかかったのでしょうか？　なぜこの薬は、生物学的同等性試験の具体的なデータがなかったのに承認されたのでしょうか?」。しかし、グレードンの願いはかなわなかった。というのは、患者たちを代理する原告弁護団がテバを訴える準備を始めてから約一八カ月後の二〇一〇年一〇月に、ブーラーはFDAを退職していたからだ。彼は、ある製薬企業でグローバル薬事規制情報・政策担当副社長の職に就くことにした——その企業とはテバである。

FDAが生物学的同等性の問題に正面から立ち向かいたければ、手元にあるFDA自身の副作用(有害事象)データベースを調べればいい。それは国民からの報告を集めたデータベースで、後発品に関する苦情もたくさん入っている。たとえば、薬がカビに覆われていた、「腐った魚」のような強烈な臭いがした、「猫の尿」のように臭かった、といった患者からの報告がある。なかには、自分の薬には治療効果がまったくないという報告もあり、ある患者は、「まるで、まったく効いていないようだ」と書いていた。また、FDAから製薬企業に直接連絡するように指示されたので、自分の薬を試験してもらおうとして製薬企業に送ったが、何も返事がなかった、という訴えもある。そのほか、薬に異物が混入していたという報告も多い。異物は睫毛(まつげ)から昆虫まで、さまざまだ。

FDAは、これらの苦情を「安全性の面で起こりうる問題に関する重要な情報源」と見なしてはいたが、FDAの報道官はのちに、そのような報告には「注意深い検討と解釈」を加える必要があると説明している。苦情の数も、訴訟からメディアの報道まで、何事にも左右される可能性がある。

二〇一六年一月、ニュージャージー州マウント・ローレルに住むカーラ・スタウファーという七一歳の年金受給者が、高血圧を下げるために毎日服用しているアムロジピンとベナゼピルの配合カプセル〔訳注:これら二剤の配合薬は日本未承認〕を飲もうとしたとき、一瞬何かが動いたのに気づいた。よく見ると、小さなムカデのような虫が一匹、カプセルに半分はまり込んでいて、生きたままぴくぴく動いていた。スタウファーはゾッとしながら、その虫がカプセルから逃げ出そうともがいているのを見ていた。彼女はそれまで、自分の薬をどのメーカーが作っているのか気にしたことはなかった。血圧を長期的に管理するためのこの薬は、薬剤給付管理会社〔訳注：医薬品のコストを抑えたい医療保険会社と製薬企業のあいだに入って薬価を交渉する企業〕のエクスプレス・スクリプトから三カ月分を入手したものだ。だが、彼女はそのとき初めて、それがインドのドクター・レディーズ・ラボラトリーズで製造されたものだと知った。その年、FDAのデータベースに追加された医薬品関連の苦情は一〇〇万件を超えたが、彼女の苦情はその一つとなった。

疑いを抱いている患者たちと同じく、グレードンはFDAに対する信頼を失ってしまった。「私は、FDAは秩序だっていると信じていましたし、承認プロセスは完璧なものだと、疑うことなく受け止めてきました。なぜって、みんなそう信じていたからです」とグレードンは述べている。だが、FDAについて知れば知るほど、FDAへの信頼はますます揺らいでいった。ある夜のパーティーで、グレードンは、ワインを飲みすぎたGSKの幹部と言葉を交わした。その男性は、多くの製薬企業が、経費を削減するために製造拠点を中国に移しつつあると教えてくれた――それはグレードンにとって、考慮すべき新たな問題だった。そして彼は、こんな疑いを持った。FDAが何十年も前の規制のことで忙しくしている一方で、アメリカ向けの薬を作っている製薬企業は、世界中でFDAとかくれんぼをしている、言い換えれば、当局の監視の目からうまく逃れているのではないだろうか。

こう思ったとき、グレードンの考えは根本から覆った。彼はずっと、FDAが承認した薬はFDAの基準を満たしていると思い込んでいたが、実はその基準に欠陥があるのだと気づいたのだ。では、アメリカの患者を苦しめている薬が、あまりにも低品質でＦＤＡの欠陥のある基準すら満たしていないのに、誤って承認されているとしたら、いったいどうなるのだろう？　それは、ＦＤＡの基準と承認プロセスの両方が破綻していることを意味する。しかし、たとえＦＤＡがその両方を修正したところで、薬の製造に関する、より大きな問題の解決には役立たないだろう。なぜならば、アメリカはもはや自前で薬を作っていないからだ。

第22章 六億ドルの承認申請書（ジャケット）

2011年

アメリカ、メリーランド州シルバースプリング

入念な仕事をするFDAコンプライアンス担当官、カレン・タカハシの机全体に、ランバクシーの最も貴重な財産が置かれていた。ファイザーのコレステロール低下薬、リピトールの初の後発品を発売するための承認申請書（ジャケット）だ。この議論の的となっているジャケットには、「医薬品簡略承認申請（ANDA）七六－四七七」というスタンプが押されている。その審査は、FDAの国際コンプライアンス部門に所属する、穏やかな話し方のタカハシや同僚たちの肩にかかっていた。時間が刻々と過ぎていた。

後発品の世界では、リピトールの後発品、つまりアトルバスタチンほど利益のあがるものはなかった。アメリカでは毎年、メディケア（高齢者向け公的医療保険）をはじめとする政府の医療費補助プログラムだけで、先発品のリピトールに二五億ドルが費やされていた。後発品の発売が少しでも遅れると、アメリカ国民は日々、最大で一八〇〇万ドルの負担を強いられる、と上院議員のグループが

二〇一一年三月にFDA長官への書簡で指摘していた。ランバクシーは、アトルバスタチンの製造販売に対するFDAの承認を待つ行列の先頭に立っていた。リピトールをめぐる特許訴訟でファイザーと和解したので、二〇一一年一一月三〇日にはアトルバスタチンを合法的に発売できる。あとは、FDAの最終承認さえ得られればよかった。ところが、ランバクシーに山積している問題のせいで、一時は確実視されていたアトルバスタチンの発売は、先の展開が読めなくなっていた。「ランバクシーにとって、これは運命を懸けた闘いです」と、ある製薬企業の弁護士は『フォーチュン』誌に述べ、こう言い添えた。「これは後発品における史上最大のチャンスです。ですが、これがどうなるのか誰にもわかりません」

FDAの内部では、ランバクシーの命運に関する協議が見通しの立たない混乱に陥っていたが、一部の職員には、次の点は明白に思われた。当局は、これほど不正だらけの企業が、アメリカにとって何より重要な後発品の発売権を独占し続けるのを絶対に許すまい。ランバクシーの第一申請者としての承認申請は、政府の内輪の話し合いで浮上した言葉を使えば「救いがたいもの」に見えた。「この申請は絶対に承認されないでしょう」とFDA特別捜査官のデビー・ロバートソンは二〇一〇年なかば、ある検察官に述べた。FDA医薬品科学部の副部長は、内部文書にこう書いている。「言うまでもないが……ランバクシーのANDA七六‐四七七を承認することは、FDAが同社に規制措置を取っていることと整合性が取れていないと思われるかもしれない」。そのようなことから、どのみちランバクシーの申請は却下され、同じ列に並んでいる別の企業が繰り上がると見られていた。「ランバクシーにとっては残念ながら、選択肢は尽きかけている」。ディネシュ・タクールは二〇一〇年はじめ、自分の弁護士を務めるアンドリュー・ベアトとの話し合いのなかで、そうメモしている。「たとえ、あの会社が法廷に持ち込んだところで、多くの選択肢があるわけではない。ＦＤＡはランバクシーの『アトルバ』を承認しないだろう」

公には、ＦＤＡはアトルバスタチンの検討状況について何も語らなかった。タカハシたちは、申請を却下することを十分に予想しながら申請書を詳細に調べていたが、そのうちにＦＤＡはいつのまにか、自らが招いた、証拠や規制や手順や官僚制度などに絡むさまざまな問題の泥沼にはまっていた。ランバクシーとの戦いはあまりにも複雑化しており、戦いの当事者である規制当局者のなかにも、ほとんど理解できていない者が多くいた。彼らは、叱咤激励の意味を込めた「ランバクシー――しっかりやれ」というメッセージ入りのブレスレットが必要だという辛辣なジョークを飛ばしていたほどだ。しかし、ほどなく彼らは、自分たちが冗談抜きで苦境に立たされていることに気づいた。ＦＤＡがランバクシーのアトルバスタチンを承認しなければ、いつアメリカ国民がリピトールの低価格版である後発品を入手できるのか――というより、そもそもそれを入手できるかどうかさえ――わからないのだ。

ランバクシーは、二〇〇二年八月にアトルバスタチンの承認申請をおこなっていた。当時の規則に従えば（数カ月後に変更されたが）、ＦＤＡがランバクシーの申請書に明確な誤りを見出して申請を却下しない限り、ランバクシーは第一申請者としての独占的な権利を持ち続けることができる。背後には、後発品を発売できないまま順番待ちをする競合他社が増えていくばかりで、国民は薬が安くなる恩恵をいつまでも得られない。その規則について、ＦＤＡのある弁護士が同僚たちにこう説明している。「ランバクシーがリピトールの後発品を販売できない限り、どこもリピトールの後発品を販売できないというわけです」

一見したところ、FDAには、ランバクシーがアトルバスタチンの六カ月にわたる独占販売権を獲得しようとする企てを阻む理由がいくらでもあった。ランバクシーは大がかりな不正を働いたのだから、処罰を受けさせるべきだった。だが、この事件のごたごたのなかで、ある主張が政府の内部協議で取りざたされ始めた。それは、この後発品企業は薄利の商売をしているのだから、科されて当然の記録的な罰金の原資としてアトルバスタチンの利益が必要だというものだ。もしタカハシが有無を言わせぬ不正の証拠を申請書で見出せなければ、大型製品になることが確実なアトルバスタチンをランバクシーがぬけぬけと発売できる可能性もあった。

タカハシは、ランバクシーの申請書を初めから体系的に審査していた。二〇〇二年以降、それぞれの審査担当者が、この申請書の異常な点について警告を出していた。たとえば、電子データがない、再提出されたデータに矛盾点がある、不純物のデータが意味をなさない、といったことだ。審査がのろのろと進むなかで、ランバクシーはこうした問題の原因として丸め誤差［訳注：数値の四捨五入や切り捨てによって生じる誤差］、コピーや計算上のケアレスミスをあげたうえ、社内の実験手順書が厳密でないため、という弁解までした。ランバクシーの幹部たちは、試験日に矛盾があるのは、社内で分析担当者に教えた内容に一貫性がなかったからだと言い訳した。

だがFDAの審査官は、ランバクシーが二〇〇二年に提出した最初の申請書と、二〇〇七年に提出した修正事項のあいだに無数の「説明できない」食い違いを見つけた。いくつかの試験結果は大きく変わっていた。不純物の量は、疑わしいと思えるほど減っていた。もともと「白」と記載されていた錠剤の色は、「灰色がかった白」になっていた。最初は「規格外」と報告されていた試験結果が、今では「規格内」とされている例もあった。この変わりようからすれば、データの一部は完全な嘘だったか、すっかりごちゃ混ぜになっていたのではないか——あるいはその両方だったのではないか——と思われた。

それでも、これらは小さな問題にすぎなかった。データの信頼性が損なわれていることを示す、もっと不吉な兆候があったのだ。ランバクシーのパオンタ・サヒブ工場には、摂氏四度に設定されていた冷蔵庫があった。FDAは、それが安定性試験用の薬の劣化を人工的に遅らせるために使われていたのではないかとにらんでいたが、そのいわくありげな冷蔵庫に、アトルバスタチンの瓶が入っていたのだ。タカハシは、ある内部告発者が二〇〇七年一〇月にFDAに伝えた情報から、FDAがその年のはじめにパオンタ・サヒブ工場を査察する直前に、ランバクシーの副社長がアトルバスタチンの記録を捏造したことを知った。また、二〇〇八年夏には、FDAがパオンタ・サヒブ工場から提出された文書を調べたときに、ランバクシーがアトルバスタチンなどの薬の安定性試験で不合格の結果を捨て去り、これらの薬が基準に合格するまで試験をやり直したうえで、合格した結果だけ報告していたことが判明していた。FDAがインドのグルガオンにあるランバクシーの研究開発センターを二〇〇九年春に査察したときも、同じようなごまかしが発見されていた。タカハシは、アトルバスタチンの申請書そのものの信頼性が損なわれているという証拠をまだつかめていなかったとはいえ、信頼性が損なわれていない可能性はほとんどゼロだった。

実はFDAには、この申請を確実に却下できる手があった——それでいて、却下に失敗した。二〇〇九年二月、FDAはめったに出さない罰則の「申請データの完全性に関する方針（AIP）」をランバクシーに発動した。それによってランバクシーは、自社製品の承認を受けるためには、それらのデータに不正がないことを自ら証明しなければならなくなった。タカハシと、廊下の先にいる同僚のコンプライアンス担当官ダグラス・キャンベルは、この罰則をランバクシー全社に科すべきだと主張する内部文書を次から次へと作成した。

だが驚いたことに、ＦＤＡは右手でランバクシーを厳罰に処しながら、左手で逃げ道を開けてやった。その月、ＡＩＰをパオンタ・サヒブ工場、ただ一箇所だけに科すと発表したのだ。その結果、この措置によって、アトルバスタチンを含む八五種類の薬の申請にブレーキがかかった一方で、ランバクシーには、特に利益を見込める薬の製造場所を、制裁を加えられたパオンタ・サヒブ工場から別の工場に移せる余地が残された。薬の承認申請をおこなう場合には、新たなデータを提出しさえすればいいのだ。

ＦＤＡがパオンタ・サヒブ工場にＡＩＰを科してから一〇カ月後の二〇〇九年一二月、ランバクシーはアトルバスタチンの申請で新たな修正事項を提出した。ファイザーとの特許訴訟が和解に至って取引が成立したことを受け、ファイザーの有効成分を用いること、そしてそれを製剤にする拠点をパオンタ・サヒブ工場からアメリカのニュージャージー州にあるオーム・ラボラトリーズの工場に移すことを提案してきたのだ。オーム・ラボラトリーズはランバクシーの子会社で、規制面ではわりと良好な記録を残していた。ただ、ＦＤＡの高官でさえ、当局が製造拠点の移動をランバクシーに突然許すわけはないと思っていた。「私の知るところでは、コンプライアンス部は、われわれが移動を認めることを望んでいませんでした。なぜなら、ランバクシーはこの作戦を、ＡＩＰの制約を逃れるための簡単な手段として利用できるからです」と、後発医薬品部の規制支援部門長は同僚たちへのメールに書いている。それでも、なぜかＦＤＡはこの移動を許可した。製造拠点の移動によって、タカハシたちには、ますます多くの仕事が降りかかることになった。彼女たちは、ＡＩＰを科されたパオンタ・サヒブ工場からの不正なデータが、修正された申請書で使い回されていないことを確かめるため、修正事項のすべてをしらみつぶしに調べなければならなくなったのだ。

二〇一〇年四月、タカハシは別の重要な手がかりを追い始めた。ＡＩＰを受けたことで、ランバクシーは外部監査機関を雇って、申請書のデータが正確だということを確認してもらう必要があった。ランバクシーはクインタイルズ・コンサルティング〔訳注：現在はＩＱＶＩＡサービシーズ〕を起用したが、クインタイルズは監査結果をＦＤＡに直接報告することを義務づけられていた。二〇〇九年一一月、クインタイルズの監査員がインドに赴き、アトルバスタチンの申請資料を詳細に調べた結果、ＦＤＡコンプライアンス担当官のキャンベルが同僚たちに伝えた言葉を借りれば、「大注目」の監査結果をＦＤＡに知らせることになった。具体的には、二〇〇二年に提出された溶出試験の元のデータがどこにも見つからず、手元にある生データは、ＦＤＡに提出されたデータと一致しないというのだ。この事態は、ランバクシーの申請に大きな打撃を与えそうだった。ＦＤＡの要件では、申請書は、提出された時点で「実質的に完全」でなければならない。これは、薬の試験すら終わっておらず、完全なデータが得られていないにもかかわらず、製薬企業が、ただ一番手を名乗る目的で見せかけの申請をおこなうのを防ぐためだ。しかし、元の記録がないということは、データを紛失したか、そもそも存在しなかったかのどちらかしかない。もし試験結果が捏造されたのなら、最初の申請書が不完全だったことを意味しうる。その場合には、第一申請者として失格だ。ＦＤＡの犯罪捜査部で、デビー・ロバートソンはデータが見当たらないことを検察官たちに指摘し、こんな皮肉を言った。「この話、聞き覚えがあるんじゃない？」

クインタイルズの報告書によって、ランバクシーは元のデータを見つけられない限り、新たな有効成分を用いて、研究室レベルの試験と人間での試験を再実施しなければならないかもしれないということが明らかになった。とすると、ランバクシーは完全な申請書を提出した最初の後発品企業なのか、という疑問が出てくるのはまず間違いない。ランバクシーは列の先頭にとどまるべきなのか、それとも後方に下がるべきなのか？

二〇一〇年五月、FDA犯罪捜査部の捜査官は、ランバクシーの現最高経営責任者（CEO）であるアトゥル・ソブティが、前年一一月の感謝祭の週末にクインタイルズの最高幹部のボブ・ローデスをインドに呼びつけ、なぜあれほどひどい問題を、まずランバクシーに相談することなくFDAに報告したのか教えろ、と迫ったことを知った。「彼は不満げでした」と、ローデスはソブティに厳しく叱責された会合を振り返って述べた。一方、のちにソブティは「長い話し合いのほんの一部にすぎないやり取りが誇張されているばかりか、不正確な見方で伝えられている」と驚きを表明した。

だがFDAの内部では、この会合のことを知った職員たちが、これはソブティによる明らかな妨害工作だと見なした。「もう我慢の限界とすべきだ」と、デビー・ロバートソンの上司はFDAの弁護士に言い切った。「まさに、あの会社のCEOだな。ランバクシーには不正と偽りの文化がまだ残ってるだけじゃない――それどころか、その文化が経営トップまで全体に脈打っている。申請は却下すべきだ」

FDAで、この見解に賛成しない者はほとんどいなかった。その一方でタカハシは、データがないという問題に立ち戻った。それは何を意味するのか？　そして、FDAはそれに対して何ができるのか？「医薬品の承認申請をおこなうための生データは永年保存しなければならない、とどこかに書いてありますか？」」。コンプライアンス部の製造および製品品質課長は部下たちにメールを出した。だがあいにく、どこにも書かれていなかった。コンプライアンス部の規制担当顧問は、次のように述べた。「まだ今のところ、生データは永年保存しなければならないと定めている規則をあげることができていません」

二〇一〇年五月五日、合わせて十数人にのぼるFDAの弁護士、規制当局者、犯罪捜査官が、FDAの本部で検察官や司法省職員と会合を開いた。ランバクシーに対する訴訟問題を解決するための取り組みがばらばらになりつつあったので、方向性を検討したのだ。ランバクシーへの処罰として、考えられる限りのあらゆる案――個々の役員を起訴することから、同社を医薬品事業から法的に締め出すこと、記録破りの罰金を科すことまで――が議題にのぼったが、話題はアトルバスタチンに戻り続けた。

「政府にとっては何が一番の得策なんだろうか？」。FDAのコンプライアンス部副部長のダグラス・スターンが、集まった面々に尋ねた。彼は、ランバクシーがアトルバスタチンの申請で疑わしい修正事項を提出したことに触れ、FDAはランバクシーに、承認をもって報いてやるべきではなく、重い罰金を科すべきだと指摘した。「大きな数字が物を言う」

メリーランド州の連邦検事補、スチュアート・バーマンが、グルガオンにあるランバクシー研究本部の副社長がクインタイルズの監査員に述べた、次のような驚くべき言葉をそのまま引用した。「データが生み出されるのと同時に、それを記録したり確認したりすることは、インドの文化的な特性ではありません。ですから私たちは、それを習慣として学ぶ必要があるのです」。そしてバーマンは、「「ランバクシーから」受け取ったデータは何から何までくずだ」という点は疑うべくもないと思われる、と述べた。

「何でまたわれわれは、ランバクシーの事業を存続させようとして、こんなに汗をかいてるんだ？」と、FDA執行担当次席法律顧問のスティーブン・テイブが割って入った。「なぜ、ランバクシーの製品を大々的に一掃しない？　二〇〇六年以降に市場に出た薬を残らず排除すればいいじゃないか」

いいや、とバーマンが別の案をあげた。「和解のことは脇に置いて、ランバクシーの人間を起訴し始めればいい」。ランバクシーが罰金をいくら払えるのかが誰にもわからないのなら、和解の問題は「本末転倒」にすぎない、と彼は断じた。

しかし、彼らが意見を述べ合ううちに、議論の論点は、もしランバクシーがアトルバスタチンの製造販売の承認を拒否されたらどんな影響があるかということに変わっていった。テイブは次のように認めた。「こっちが断固とした行動を取れば、ランバクシーは金を用意できないので、巨額の和解金は得られないかもしれない」

この点がスターンには気にかかった。「向こうに第一申請者の権利を持たせておけば、彼らは多額の和解金でも応じられるわけだが、それってどうなんだ？」

ランバクシーにアトルバスタチンの製造販売をしないようにさせ、それでも和解金を支払わせるようにすれば、製薬業界への強力なメッセージとなる。どうすればそのようにできるかについて彼らが頭を絞っていると、連邦検事補のロアン・ニコルズが質問を発した。「第一申請者としての権利を認めることはできないとして、向こうがその権利を売却する形に持っていける方法はあるだろうか？」。それならば、ランバクシーはアトルバスタチンを販売できなくても和解金の元手を確保できる。

しかしバーマンが、司法省の立場としては「悪銭」を罰金の原資とすべきではないと指摘した。

アトルバスタチンなしでは「政府はお金をまったく回収できないと思うわ」と、司法省消費者保護部門の上級訴訟担当弁護士、リンダ・マークスが述べた。彼女は、きわめて重要な内部情報をランバクシーの弁護団に開示したことをめぐって、FDA特別捜査官のロバートソンと言い争いをしたことがある。

「ランバクシーは独占権を完全に放棄すべきよ」と、FDAの弁護士のペイジ・テイラーが言葉を差しはさんだ。「承認申請が汚れてるんだったら、独占権も汚れてるということよ」

ランバクシーに裁きをくだすための完璧な道筋はなさそうだった。ニコルズが締めくくりをつけた。「誰かが結論を出さなければならない。いずれにせよ、『アトルバ』は面倒なことになるだろう」。それはまず間違いなかった。会合に参加した者たちは、アトルバスタチンの申請は支持しがたいものなので、ほぼ確実に承認の見込みはないと思いながら会合の場をあとにした。

FDAが海外の工場を規制する際には、どうしても妥協が必要とされる。そのようなことから、規制当局者たちの強硬な姿勢は早くも突き崩されつつあった。五月の会合からわずか三週間後、FDAはランバクシーから、インドにあるモハリ工場の査察を依頼された。そこは、FDAがまだ承認していない工場だ。FDAのコンプライアンス担当者たちには、これがランバクシーの「独創的な戦術」の一部だとわかった。つまり同社は、パオンタ・サヒブ工場への厳しい措置を迂回するため、より多くの工場の承認を受けようとしているのだ。この時点で、ランバクシーに対する犯罪捜査は、すでに五年に及んでいた。それでも、FDAはランバクシーから依頼を受けたとき、すべての海外施設に対するのと同じやり方――工場を査察で訪問してよいかという許可を何週間も前に求めること――をした。

二〇一〇年八月一九日、FDAのある査察官がモハリ工場に「二〇一〇年一〇月四日から八日に訪問する場合、そちらの都合と工場の準備態勢はいかがか」と尋ね、「査察官の空港／ホテル／工場間の往復の移動に関する助力や情報提供」を依頼した。ランバクシーの幹部は返信で、工場のより詳細な情報を伝えた。また、ホテルの予約を取ると約束し、ビザの取得に必要な「招へい理由書も手配する」と述べた。言い換えれば、ランバクシーは、例によって査察を主催するホスト兼旅行代理店の役割を果たすうえ、査察の六週間前に通知を受けたので、FDA査察官の到着に備えて工場を見違えるほど変えることができるということだ。

一方、タカハシはFDAの国際コンプライアンス部門で、ANDA七六－四七七、つまりランバクシーの承認申請書に、明らかに一線を越えている点がないかを調べるため、FDAのさまざまな科学専門家に接触を続けていた。だが、どんな質問をしても、一巡して同じ場所に戻ってくるようだった。要するに、この申請書に違法な点はないと証明することはできないが、そうかといって、確かに違法な点があると証明することもできないのだ。そうこうするうちに、二〇一一年三月一六日、タカハシの頭に名案が浮かんだ。申請書を検討するのはやめて、ランバクシーのいつもの手口を調べればいいのではないか。タカハシはデビー・ロバートソンに、犯罪捜査部が二〇〇七年にラジ・クマールから聞き取りをおこなったときの記録のコピーを依頼した。参考人として申し分のない資質と揺るぎない誠実さを兼ね備えたクマールは、ずっと重要な情報源だった。それで、タカハシは記録を片っ端から調べていくうちに、クマールが述べた、ある一つのデータ改ざん方法に注意を引かれた。クマールは犯罪捜査官に、アメリカ向けの二つの製品で、ランバクシーが先発品の化学的データを取り出して、あたかも自社製品のものに見えるようにコピーした、と話していた。

これを読んで、タカハシは考えた。ランバクシーが二〇〇二年にもともと申請をおこなったときに提出した溶出試験のデータは、先発品であるリピトールの溶出試験のデータとあまりにも似ていて何だか怪しい。おまけにランバクシーは、これに対応する生データが見つからないと主張している。ひょっとすると、ランバクシーはファイザーのデータをすべて盗用して、自社の後発品のデータだと嘘をついたのではないだろうか。この可能性は、追求しなくてはならない。それは、「確かな証拠」とまでは言えないが、FDAの内部で「確からしい証拠の仮説」として知られるようになった。その説が正しければ、それによって元の生データの一部が見つからない理由が説明できる——見つからないのは、おそらく、最初から存在していなかったからなのだ。

ランバクシーが、先発品のデータを自社の後発品のデータだと嘘をついたのかどうかを調べる一番よい方法は、ランバクシーの申請データとぴったり一致するクロマトグラムなどの試験結果が見つかることを当て込んで、ファイザーのリピトールの承認申請書や特許、そのほか公表されている情報を隅々までチェックすることだ。もっとも、タカハシがこれを実行可能なアイデアだと考えたこと自体が、彼女の必死さの表れだったかもしれない。結局、これは途方もない大仕事だとわかった。ファイザーのリピトールが承認されたのは一九九六年で、申請書はウェストバージニア州にある政府の倉庫に、バインダー二二〇冊分にのぼる紙ベースの資料として保管されていた。タカハシは、これらの文書をメリーランド州のFDA医薬品評価研究センター（CDER）本部に運び込むだけで四〜六週間かかることを知った。

タカハシは、公表されている記録に調査対象を限定せざるをえなくなった。だが、ランバクシーが承認申請書を提出した時点のそのような記録でも、数千件あった。そこからめぼしい情報を探そうとするのは、まさしく干し草の山に落ちた一本の針を探すような望みのない取り組みであり、結局、成果はほとんどなかった。

タカハシの選択肢がだんだん乏しくなっていくなかで、FDAに決断を求める圧力は強まっていった。上院議員たちがすみやかな承認を要求していただけでなく、ランバクシー以外にアトルバスタチンの申請をおこなっていた製薬企業六社も行動を求めていた。誰も、FDAがいつランバクシーの申請を承認するのか――あるいは、本当に承認するのかさえ――わかっておらず、競合他社は、FDAが躊躇していたら自社の後発品の承認も遅れるのではないかと懸念していた。

三月一八日、後発品企業のマイランが、FDAを相手取ってワシントンDCの連邦地方裁判所に訴訟を起こした。マイランは、ランバクシーは不正なデータを使っているので第一申請者としての優先権を剥奪されるべきであり、「FDAが優柔不断なので、ランバクシーは本来なら許されない恩恵を享受し続けている」と主張した。この訴訟についての新聞記事が回覧されると、インドに駐在するFDAのある職員は、同僚たちへのメールで次のように述べた。「この状況のなかで、こういう話はまずいですね」

マイランの訴えに対し、FDAは四月四日、当局には内部の協議を開示する義務も、マイランの事業計画を助ける義務もないと主張し、マイランの訴えを退けるように求める痛烈な申し立てをおこなった。五月二日、裁判官はFDAの主張に同意し、一つの企業が他社の承認申請に介入することはできないとする裁定をくだした。投資家はマイランの訴訟におけるFDAの姿勢を見て、当局はランバクシーが一一月にアトルバスタチンを売り出すのを承認するつもりでいるのだろうと受け止めた。とはいえ、FDA内部の協議がどうなるのかは、ランバクシーを含めて誰にもわからなかった。そのころにはウォール街のアナリストが、起こりうるシナリオと、それによる株式市場への影響を分析した複雑なフローチャートを作成していた。

だが、FDAのコンプライアンス担当者たちには、ランバクシーの承認申請がどうなるべきかがわかっていた。コンプライアンス部では一カ月前、数々の質問と、考えられる回答を列挙した内部文書が回覧された。質問の一つは次のようなものだった。「政府に支払われる和解金は高額になりそうだが、その額がかなり減るとしても、政府はランバクシーのアトルバスタチンに対する独占販売権の剥奪を主張すべきか?」。回答は次のように書かれていた。「そうすべきだ。それが公衆衛生にとって最善である」

にもかかわらず、FDAの審査機構はこの薬の承認に向かって進み続けた。二〇一一年五月、デボラ・オーター率いるCDERコンプライアンス部は、決定的に重大なことを提言する内部文書をCDERのセンター長に送った。この文書では、次の二点を強く促していた。一つ目は、後発医薬品部がランバクシーによるアトルバスタチンの承認申請を正式に審査することで、二つ目は、この申請をランバクシーに科されている厳罰、つまり「申請データの完全性に関する方針(AIP)」の例外として扱い、審査をすみやかに進めることだ。また、この内部文書では、申請書に不正があれば、審査の過程で見つけられると主張していた。これは、もし誰かがその気になれば容易に反論できる主張だった。しかし、アメリカ政府が先発品のリピトールに毎年二五億ドルを支払っているなか、アトルバスタチンの申請をめぐっては、もっと大きな力が働いていた。そこには、コンプライアンス部のダグラス・キャンベルがのちに何度も思い返したように、こんなロジックがあった。「われわれにできることは、承認を阻止することしかないが、そうするつもりはない。なぜなら、われわれはみな数百万ドルを節約するつもりだからだ」

ランバクシーの修正された申請書を後発医薬品部が正式に審査し始めると、ひところは圧倒的に見えた反論も影をひそめていった。一〇月中旬、審査を担当する各部署が、この申請の承認を認めた。FDAは承認の発表を準備した。一一月はじめにはプレスリリースの文面をまとめ、予想される質問に対する回答案を作った。承認の目標期日のちょうど三週間前にあたる一一月七日は、FDAにとって、ランバクシーの薬に青信号を灯す重要な日になると思われた。

ところが、その朝、FDAの職員たちはパニックに陥った。ランバクシーが最近になって有効成分のおもな製造拠点にあげた工場の承認前査察を実施していないことに気づいたのだ——とんでもない見落としだ。ランバクシーは以前、有効成分はアイルランドのコーク県にあるファイザーの工場で作られたものを使い、それをニュージャージー州の工場で製剤化して瓶に詰めるとFDAに説明していた。だが二〇一一年七月末、ランバクシーはこの方針を変更し、インドのパンジャーブ州にある自社のトアンサ工場で製造した有効成分も使うと申し出てFDAを面食らわせた。「ランバクシーが自前で作った有効成分を使うことにしただなんて、そんなばかげた話はないと思えます」とFDAの弁護士のマーシー・ノートンはダグラス・キャンベルにメールした。「この薬がどれだけ注目を浴びているかを踏まえれば、ふつうならファイザーの有効成分を使ったほうが賢明だと考えますよね」

FDA自身の基準により、査察はどの医薬品製造施設に対しても二年に一度おこなうこととされている。そしてトアンサ工場では、ふたたび査察の時期がめぐってきていた。その日の午後に開かれた緊急会議で、FDAの職員たちは、承認の発表を遅らせるとともに急いで査察をおこなうことを決定した。

一一月二一日、二人のFDA査察官がトアンサ工場に到着した。ランバクシーがリピトールの後発品の出荷を開始できるかもしれない日の九日前だ。査察官たちが見極めるべきことは二つあった。一つは、この工場が医薬品の「適正製造基準（GMP）」を遵守しているかということ、もう一つは、この工場に有効成分のアトルバスタチンを安全に製造する能力があるかということだ。ちなみに、査察官の一人、レジーナ・ブラウンは、パオンタ・サヒブ工場で薬の試験サンプルが詰め込まれた未記載の冷蔵庫を最初に見つけた人物だ。

トアンサ工場の査察が進められているあいだ、メリーランド州のFDA本部にいた職員たちは固唾をのんで結果を待っていた。感謝祭の一一月二四日、ブラウンは、それまでに気づいた問題を要約してキャンベルに連絡した。たとえば、作業員の訓練が行き届いておらず、アトルバスタチンのバッチを製造するときに、彼らはおおっぴらにメモ用紙を使っていた。これは、製造管理に落ち度があることや、データの改ざんが発生しうることを示す違反だ。一四時間後、ブラウンがキャンベルに査察結果の草案を送ってきた時点で、評価がいっそう下がったことは明らかだった。ブラウンは、製造現場の真ん中にシュレッダーが置いてあるのを見つけ、バッチ関連の記録が裁断されている証拠を発見したのだ。「メモ用紙の問題の一つ一つが、さらに厄介な状況へとつながっていきました」と、彼女はキャンベルへのメールに書いていた。

一一月二五日金曜日、ランバクシーがアトルバスタチンの製造を開始できるかもしれない日まであと五日に迫るなか、FDAはまだ結論を出していなかった。キャンベルは、ブラウンが見つけた問題点だけでなく、当局が承認へと容赦なく押し流されていくような気配にも悩まされていた。そのうえ、彼に残された時間は、もうわずかしかなかった。後発医薬品部から、承認に賛成か反対かについて、彼のチームの正式な提言を今週中に提出するよう圧力をかけられていた――そして、もう金曜日の朝だった。弁護士のマーシー・ノートンは、ランバクシーの弁護士たちとの和解交渉にかかりきりだったが、キャンベルに、月曜日まで待つように告げた。月曜日になれば、みなオフィスに戻ってくるからだ。間違いは許されない。「この決定は、おそらく厳しく精査されることになるでしょう。もしかすると法廷で。もちろん議会で、という可能性は高いですね」とノートンはメールに書いていた。

いずれにせよ、ノートンはブラウンが査察の結果を「行政措置が必要（OAI）」とするのではないかと心配していた。OAIは、医薬品製造施設にとって最低の評価だ。そんな評価が出てもFDAがランバクシーのアトルバスタチンを承認するとしたら、どう考えてもおかしい。キャンベルはノートンの不安を和らげようとしてメールを出した。「OAIが出るようなことがあれば、事前に連絡します」

ノートンには、FDAが絶望的な状況に追い込まれていることがわかった。もしFDAがランバクシーの申請を承認しなければ、議会に加えて、リピトールの手ごろな代替品を求める患者団体から批判が雨あられと降り注ぐだろう。それに、アトルバスタチンが承認されなかったら、ランバクシーは訴訟の和解に応じないだろう。しかし、もしFDAが申請を承認すれば、規制を満たしていない工場で製造されている薬だと知りながら、それにゴーサインを出したことになる。

緊張にかられた規制当局者たちは、申請にイエスと言うための明確な道筋を求めていた。だが一時間もしないうちに、レジーナ・ブラウンが最終の査察報告書を送ってきた。ノートンの最大の心配事が現実になった。ブラウンは、薬がGMPに従って製造されていないことを理由として、トアンサ工場にOAI、つまり不合格点を与えることを提案した。彼女はメールで「あまりにも多くのメモ用紙が使われているのを見ました」と要約し、次のように指摘した。「一般に広く用いられるシュレッダーまであそこにあるのは奇妙でした」

考えられる限りでは、トアンサ工場は安全に稼働できないのだから、この査察結果だけで、アトルバスタチンをこの工場で製造するという目論見は阻止されるはずだった。だがブラウンは事実上、赤信号と青信号を同時に出した。アトルバスタチンを製造する点でトアンサ工場は「許容できる」と見なし、申請の承認を提案するという驚くべき判断をくだしたのだ。彼女は、リピトールの後発品を製造するという目的に対しては、査察で見つかった欠陥は大目に見ることができると結論づけた。有効成分のアトルバスタチンの製造に関して「この工場には今や多くの経験があります」と、彼女は書いていた。それは、ブラウンが認めたように「異例の提案」だった。切羽詰まった状況下で、彼女は実質的にいちかばちかで賭けたのだ。工場はよくないが、よい薬を製造できそうだ、と。

規制当局者たちには、迫りくる災難の影が見えた。トアンサ工場はGMPの審査に合格しなかった。つまり、工場はFDAの基準を満たしていない。だが、ランバクシーのリピトールの後発品を承認するのか、何百万人ものアメリカ国民を見殺しにするのかを決めるのに、あと二四時間しか残されていなかった。

FDAの本部にいる職員たちは、FDAのインド事務所との緊急電話で根本的な問題を検討した。FDAは、とうてい容認できない製造手順を見つけたが、それでも有効成分のアトルバスタチンの品質は信頼している。これをどう説明すればよいのか？　何人かは、決断をくだすまでにもっと時間が必要だと述べた。ある規制当局者が、より重大なことを問いかけた。「なぜアメリカ国民が、これ「有効成分」をインドのこの会社から提供してほしいと思うんだ？」。弁護士のノートンが口をはさみ、F

DAがアトルバスタチンを承認しなければ、ランバクシーは、何年もかけて交渉を続けてきた和解契約である同意判決に署名しないだろうと説明した。どうやらランバクシーは、大規模な不正を働いてきたにもかかわらず、FDAを窮地に追い詰めたようだった。ノートンは、話し合いをこう結んだ。「この件は、FDAの長官に入っていただかなければならないかもしれません」

二〇一一年一一月三〇日、ワシントンDCの冷たく乾燥した夜が明けると、ダグラス・キャンベルは最悪の気分を抱きながら起き上がった。これからの一日のことを思うと、気が滅入った。出勤したときには、アトルバスタチンについて問い合わせるメディアからの電話が殺到していた。コンプライアンス部は、ランバクシーの申請に関する最終提言をまだ出していなかった。査察で見つかった事実は事実なので、おそらく変えることはできないだろうが、レジーナ・ブラウンの提案によって、FDAには「どう説明するか」という問題が残されていた。有効成分のアトルバスタチンを作っている工場が基本的な製造基準を満たしていないのに、FDAはどうやってランバクシーの薬の承認を正当化できるのか？

いや、事実を変えることができた。コンプライアンス部は、承認に向けた内部文書の草稿を作成した際、トアンサ工場のGMP管理に対する査察官レジーナ・ブラウンのあいまいな評価を「OAI」から『「現行適正製造基準（cGMP）』に照らして許容できる状態」へと書き換えた。そして、査察チームに「長時間の」ヒアリングをおこない、査察報告書の草案を再検討した結果、「再検討の過程で助言を求めた対象分野の専門家がみな、工場の不備をめぐる事実関係から見て、規制措置を取るのは正当ではないということで一致した」と、その文書で明言した。絶対に承認できないを承認できるに変えるため、ＦＤＡは不都合な事実を変え、明らかな危険信号の見て見ぬ振りをしたのだ。

その日のうちに、ＦＤＡはランバクシーに申請を承認したと伝えた。こうして、不正まみれの企業は、狙っていたものを勝ち取った。リピトールの後発品を六カ月にわたって独占的に製造販売でき、その後は競合他社とともに製造販売を続けられるという、もうかるビジネスの権利を手にしたのだ。

午後八時一二分、ＦＤＡはプレスリリースを出して、このニュースを国民に知らせた。インドでは、ランバクシーの当時の代表取締役兼ＣＥＯ、アルン・サウニーが、従業員に向けてスピーチをおこなった。そのなかで彼は、リピトールの後発品をアメリカで発売したことは「すべてのインド人、および世界の後発品業界全体にとっての歴史的瞬間です」と語った。そして、「それは、けっしてあきらめないという精神の賜物です」と勝ち誇ったように宣言したうえで、リピトールの後発品の開発ストーリーは「スリルに満ちていたとしか言いようがありません」と述べ、競争の激しい世界において「ランバクシーはアトルバスタチンの市場で首位になるでしょう」と続けた。翌朝、ランバクシーはこの薬の輸出を開始した。予約注文の分だけで、この後発品は発売から二四時間で一億ドルの売り上げをたたき出し、六カ月のあいだに売り上げは六億ドル近くに達した。

ＦＤＡで、コンプライアンス部の職員は互いにお祝いの言葉をかけ合い、突き詰めれば自分たちは正しいことをしたのだ、と自らに言い聞かせた。だが一方で、この決定と、決定に至ったプロセスに対して、祝賀ムードを上回る不安感が部内に充満していた。そして、自分たちがいかに操られていたのかということを規制当局者たちが思い知らされるまでに、それほど時間はかからなかった。ランバクシーは当初、可能な限り最高の製造品質管理のもと、この薬をアメリカのニュージャージー州で製剤化するとしてＦＤＡを安心させた。ところが、ＦＤＡが青信号を出した翌日の一二月一日、ランバクシーはアトルバスタチンの最終製剤を作るために別の製造拠点を利用する許可をFDAに申請した。その拠点とは、インドにあるランバクシーのモハリ工場のことだ。薬の承認がおりたのを見届けたうえで、ランバクシーは製造場所を、より低コストで運営でき、より監視の目が届かない工場に移すことを計画したのだ。モハリ工場は、FDAが査察に向けて「招待」を依頼し、査察の前に六週間の準備期間を与えた、あの工場である。

ランバクシーの「独創的な戦術」を熟知していた規制当局者ですら驚きあきれた。「モハリについて、何がわかっているんだ?」と、医薬品科学部の副部長が周囲に訊いた。「まあ、あそこはニュージャージー州内じゃないってことですかね!」と、FDAのある弁護士がすかさず答えを返した。

勝ち目がないと思われる状況のなかで、ランバクシーは手持ちの不利なカードを完璧に使った——そして逆転勝利を収めた。「彼らはFDAを操って、ハモンドオルガンのように、いやすばらしいストラディバリウスのように奏でました」と、キャンベルはのちに述べている。

ランバクシーはFDAに対し、規制を遵守しているように見せかけ続けた。二〇一二年三月、ランバクシーのグローバル品質担当責任者がキャンベルに次のようなメールを送ってきた。「透明性&FDAへの協力という精神に基づいて申しあげますが、トアンサ工場のシュレッダーは、製造エリアから確かに移動させており、今ではトアンサ工場の品質保証部門がある棟にあって、その使用については引き続き管理されていることを確認しております」。しかし、その数カ月後、タカハシたちが抱いていた懸念——ランバクシーは**いまだに**不正を隠し続けており、アメリカ国民は粗悪な薬を服用することになるのではないか——は、悲惨な形で的中することになった。

第 VI 部

分水嶺

第23章 明かりのスイッチ

2012年
12月7日

インド、パンジャーブ州トアンサ

　FDAが、インドに異動してスタッフの少ない現地事務所に加わる気のある査察官を探しても、それに応じる者はあまりいなかった。だが、若手の消費者安全担当官、ピーター・ベイカーは手を挙げた。彼は旅と冒険を愛し、所属していたオートバイグループで毎年、モンゴルからフィリピンまで、遠く離れたさまざまな場所に旅をしていた。もっとも、ベイカーがインド赴任に立候補したのには、より実利的な理由もあった。評判によれば、インドは高度で精緻な科学技術を要する無菌医薬品の製造で世界をリードしているという。そのようなことからベイカーは、インドで無菌製造分野のベストプラクティス（優れた事例）の評価に携われば、任期後にはキャリアアップにつながる知識を身につけてアメリカに帰ってこられるだろう、と考えたのだ。

　ニューデリーに着任してからわずか三カ月後、彼は非常に重要な任務を与えられた。パンジャーブ州北部の僻地にある、ランバクシーのトアンサ工場の立ち入り検査だ。その工場では、リピトールの後発品の有効成分であるアトルバスタチンを作っていた。

トアンサ工場は、アトルバスタチンの承認間際におこなわれた査察を、もっぱらFDAの官僚が介入したおかげで何とか乗り切った問題の多い工場だ。だがランバクシーは、大きな利益を生み出すアトルバスタチンを発売してからたった一〇カ月で、信じがたい出来事をFDAに報告した。すでに数百万個の錠剤がアメリカ中の患者の手に渡っていたが、その一部に青いガラスの微細な破片が混入していることが判明したのだ。この製造上の欠陥によって、FDAのコンプライアンス担当者たちの最も恐れていたことが現実になってしまった。ランバクシーに、この薬の製造販売を承認すべきではなかったのだ。さて、ガラス破片の混入が疑われる数百万個の錠剤をランバクシーがリコールするなか、FDAは問題の原因を特定するため、有効成分が製造されたトアンサ工場にベイカーを急きょ派遣した。

この重大な査察のため、ベイカーはFDAのベテラン査察官であるアトゥル・アグラワルと組むことになった。アグラワルはムンバイの駐在員だ。二人は対照的だった。ベイカーは若くてハンサムで、筋骨たくましく、茶色がかった金髪を刈り込んでいた。一方、アグラワルは背が低く、髪は薄くなりつつあり、足を引きずりながら歩いた。しかし、二人のあいだには共通する性質が一つあった。それは、だまされるのをよしとしないことだ。この査察はきわめて重要だったので、今回、FDAのインド事務所がランバクシーに通知したのは、査察を開始するほんの数時間前だった――通常の査察に比べて、証拠を隠せる時間は少ない。だがあろうことか、ベイカーとアグラワルは間違えて別の町に行ってしまい、引き返さなければならなかった。それで数時間ロスしたため、ランバクシーはいくらか時間を稼いだ。

二人の査察官は、ようやく巨大な工場施設に着いた。敷地は二〇万平方メートル以上あり、何十棟もの建屋が立ち並んでいる。ランバクシーの本社から、一人の役員がベイカーたちに先んじて到着していた。その役員は、ニューデリーから朝一番の飛行機でやって来た。きっと、前の晩に査察の知らせを受けたのだろう。FDAのインド事務所にいる誰かが査察の情報を漏らしたのは、ほぼ確かだった。

工場の幹部たちは、まず査察官たちに説明をしたいと提案した。だがアグラワルが、ガラスの混入が起きた建屋へすぐに連れていくよう主張し、幹部たちは二人をMP－11棟に連れていった。その製造棟で工場側は、混入したガラスは、グラスライニング製〔訳注：グラスライニングは、機械強度のある金属の表面に、化学薬品に強いガラスを焼きつけた複合材料〕の反応釜の最上部にあるハッチのような形の蓋（原料投入口）を囲む青い保護リングに由来すると説明した。反応釜とは大きな円筒形の容器で、それに投入口から原料を仕込み、それらを混合して化学反応を引き起こす。幹部たちは、保護リングは事故のあとに取り除いたので査察官に見せることはできないと主張し、その代わりとして、ガラスに小さな欠け目がある保護リングの写真を見せた。ベイカーは小さな丸い欠け跡の画像をまじまじと見て、あまりにも完璧に見えると思った。それは、あたかも誰かが注意深くハンマーでたたいてできたかのように見えた。これだけのことで、数百万個の錠剤に混入するほどのガラス破片が出るわけはないだろう？

アグラワルとベイカーは、ほかにいくつもの反応釜を点検し、グラスライニング製の壁のてっぺんにある投入口から内部を覗き込んだ。さらに、工場の従業員に足を押さえてもらい、投入口から逆さまにぶら下がってまで反応釜の内部を調べた。ランバクシーの幹部集団が沈黙して待つなか、ベイカーは巨大なステンレス製サイロのような反応釜の内部で、円筒形の内壁の隅から隅まで懐中電灯の光線を向けた。グラスライニング製の壁の一つに蜘蛛の巣状のひび割れが見つかったので、割れ目を懐中電灯で追った。そのひび割れが事故の原因とは思えなかった。だがどのみち、そばをうろついている幹部たちが、真相を嗅ぎつけられないようにあらゆる手を使っていることはわかっていた。

　別の反応釜の内部には粉末状の残留物の塊があちこちにあり、まるで反応釜が一度も洗浄されたことがないかのように見えた。ベイカーは点検表を見せてほしいと工場側に依頼した。すべての項目に「ＯＫ」とだけ記入されており、隣の注記欄は空白だった。洗浄チェックリストは、二人の技術補佐員（テクニシャン）が署名していた。ベイカーが工場の幹部に問いただすと、事実を確認しようとするかのように、幹部同士がまずヒンディー語で言葉を交わし始めた。ベイカーが突っ込んだ質問をしていくと、幹部たちは、点検記録に署名した者が実際に洗浄したのではないと認めた。

　査察が続くうちに、一人の幹部が、ガラス破片が混入した有効成分をすりつぶして再度ろ過したうえで、ふたたび販売することをランバクシーでは計画している、と口にした。しかし査察官たちが、この有効成分の品質にはあまりにも欠陥があると説明したので、幹部たちはそれを破壊すると確約した。アメリカでは、危険すぎて使用できないと見なされた製品を破壊する現場に査察官が立ち会うことが、標準の手順とされている。ベイカー自身は廃棄物集積場を訪ねたことがあり、破壊対象の腐った魚の山に消毒剤がかけられ、ブルドーザーによる埋め立て処分がおこなわれるのを見守った。そのときには魚が、体内に蓄積された有毒ガスで破裂した。ベイカーもアグラワルも、問題のある有効成分を破壊するというランバクシーの話を信用しなかった。二人はその後、ＦＤＡインド事務所の所長に破壊処分を見届けたいと許可を求めたが、その必要はない、というのが所長の答えだった。

二人の査察官は、トアンサ工場で八日間を過ごした。彼らは著しい規制違反をいくつも見つけたが、査察のあとには自分たちが手玉に取られたという憂鬱な気分が残った――ガラスの完全に丸い穴は、事故でできたのではなく作られたものだったし、反応釜のおもなガラスの破損箇所は提示されず、その場所を迂回させられたのだ。ランバクシーはまず間違いなく、ガラスが混入した有効成分を約束どおりに破壊せず再販売するだろう、という懸念を二人は持った。

このときの経験から、ベイカーはある決心をした。もっと賢く、もっと果敢になって、工場の幹部たちによる組織的な防御と否定の壁を突破すると誓ったのだ。その固い決意と、ほどなく暴いた事実によって、ベイカーはインドの製薬企業のあいだで要注意人物として名を馳せるようになり、インドの製薬企業のビジネス慣行は世界各地で疑問視されることになる。

ベイカーは、グローバルな虚偽の世界とはおよそかけ離れたオレゴン州レバノンの採種圃（さいしゅほ）［訳注：採種目的で農作物を栽培する畑］で育った。両親は、キリスト教プロテスタント系の一派であるメノナイト派の信者だった。一家が所属する教会は他者への奉仕を説き勧め、ベイカーの家族は教会コミュニティの伝道活動で、遠く離れた場所――コロンビアのアマゾン川下流にある先住民の村やドミニカ共和国の孤児院――を訪れた。ベイカーは夏のあいだ、はてしなく続く青空のもと、近所の農場でトラクターやコンバインを運転して過ごした。

彼はサンディエゴのキリスト教系大学に進学し、在学中に化学への興味に目覚めた。その後、バックパッカーとしてヨーロッパを旅行していたときに、スウェーデン人の女性に出会った。二人は一緒にサンディエゴに戻って落ち着き、ベイカーは、製薬企業のために薬を試験する民間の受託研究機関で職を得た。職場では毎日何時間も、高速液体クロマトグラフィー（ＨＰＬＣ）装置を用いて試験をした。その会社は、「適正製造基準（ＧＭＰ）」を厳守することよりも、試験の料金を時間単位で顧客に請求することに関心があるようで、その傾向が実験室にもじわじわと浸透してきていた。実験室では、ほとんど監督もされない状況に置かれた化学者たちが、仕事を早く終わらせるため、手っ取り早い方法としてデータの数値を上や下にちょっと動かしていた。そうしたことは、会社がビールの樽を運び込み、従業員がバスケットボールに興じる金曜日の午後によく見られた。

一年後、ベイカーは恋人と中国に移動し、現地で工学部の学生に英語と西洋文化を教えた。サンディエゴに戻ると、二人は結婚した。ベイカーは最終的に、アメリカの医薬品・医療機器大手アボット・ラボラトリーズで品質保証研究室の技術者として働くことになった。彼の本当の学習は、そこで始まった。彼は上司から、正式な管理体制が整っていない実験室を受け持って、規制や基準を満たせるように業務を改善するという任務を与えられた。これは、透明で客観的な基準に則った品質管理の基盤を全面的に構築するということだった。こうして、ベイカーはＧＭＰを一から学んだ。

二〇〇八年、サンフランシスコ州立大学で分析化学の修士号を取得しようというころ、彼はＦＤＡに入局した。そして一年もしないうちに、アメリカ国内の工場を査察していた。訪れた工場では大半が規制を遵守しており、彼は一箇所に何週間か滞在しながら、製造プロセスを完全無欠なものとするよう企業側に促した。彼がアメリカ国内でおこなった五五件の査察のうち、警告書を出したのは二件だけだった。その後、警告書を受けた一社は、最終的に製造工場を台湾に移した。それは一つには、徹底的な査察を逃れるためだ。ＦＤＡで海外査察が追いつかなくなっていた二〇一一年なかば、ベイカーは中国での査察任務に志願した。大学で習った標準中国語にはまだ熟達していなかったが、それを活かすつもりだった。

数カ月後、ベイカーはある動物用医薬品工場の査察に向かい、都会から離れた福建省浦城県のホテルで眠っていた。午前一時、部屋のドアを激しくドンドンとたたく音に起こされた。覗き穴から見てみると、外出着姿の男たちが十数人いる。中国政府の治安部隊だった。ベイカーがドアの掛け金をはずすまもなく、男たちはドアを破って踏み込んでくると、一時的にベイカーを拘束して部屋のなかを探し回った。のちにホテル側は、ベイカーをほかの外国人宿泊客と間違えたと言い張った――しかし、彼がそのホテルに泊まっていた唯一の外国人だったのは、ほぼ確実だった。

ベイカーが足を踏み入れた海外査察の世界について、FDAは彼に通り一遍の研修しかおこなっていなかった。そのなかに、二〇ドル以上の金品を受け取らないこと、という警告は含まれていたが、外国政府が監視している、金貨などの贈り物を提供される、夜遅くにコールガールをホテルの部屋に呼んであげようという申し出がなされる、といった話題はなかった。それに、査察対象の工場を所有する企業に支配されている片田舎の町で、どうすれば安全に過ごせるか、といった助言もまったくなされなかった。ベイカーは、そのようなリスクを伴う状況の切り抜け方を体得していくうちに、長時間の査察、さびれた町、査察の予測のつかなさによって気力をくじかれるのではなく、むしろエネルギーがみなぎるのを感じた。それから数カ月のうちに、彼はインドに常駐職員として赴任することに同意した。

二〇〇八年の終わり、FDAはインドなどの数カ国に海外事務所を開設した。その動きは、同年に起きたヘパリン汚染危機［訳注：第18章］を受けた対応であると同時に、以前から明らかだった、ある事実をFDAが認めたことも示していた。それは、FDAの恒久的な出先機関がない国で工場を規制することなど、とうてい望めないということだ。とはいえ、FDAのインド事務所は、おぼつかないスタートを切った。八人――ムンバイに四人、ニューデリーに四人――という最低限の人数からなるチームが、インド全体で数百箇所にのぼる工場の査察任務を負ったのだ。インド駐在を最初に買って出た職員のなかには、査察でインドの製薬企業を訪れたときに甘い対応をしていたマイク・ガビニもいた。彼は二〇〇九年六月、ムンバイのチームに加わった。

ムンバイの事務所はアメリカ総領事館が入居しているビルにあったが、そこでは鼠が走り回ってコンピュータの電源ケーブルをかじった。ガビニは何キロか離れた家に住み、たびたび運行停止となるローカル鉄道で通勤した。彼はFDAの査察を受けたことがない製造工場に赴いた。そして現地で、訓練も教育もされていない従業員が、工場内を下履きのままで歩き回るのを目にした。従業員のなかには、読み書きができない者もいた。だが、ガビニがのちに述べたように、彼はこれらの田舎の人びとに「むやみに［恥ずかしい思いをさせまい］」と努めながら、規制の遵守に消極的なインドの工場主をやんわりと説得したり、丸め込んだり、指導したりし、これから改善すると相手側が約束すれば、査察で合格点を出すこともしばしばあった。ガビニの寛大な査察のもとでインドの製薬企業は成長していき、アメリカ向けの薬の販売を承認されたインドの工場は急増した。二〇一二年九月にベイカーがやって来たころには、インドの製薬産業は強大な医薬品輸出産業になっていた。

ベイカーは自分で査察を始めると、インドが大げさに称賛されていた理由が見えてきた。製造工場の多くは新しく、きちんと整った状態に見える。機器には汚れ一つない。しかし彼は、別の面に気づいた。査察が始まった瞬間から終わる瞬間まで、工場の管理者たちがFDA査察官を、紐につないだ犬のように工場を案内して回る。最初は歓迎レセプション。次に開会のスライドショー。そしてガイドつきの工場見学。こうした入念なおもてなしの演出によって、結局のところ査察は時間切れになってしまう。

ベイカーは、インドでの五番目の査察でムンバイのＲＰＧライフ・サイエンシズという製薬企業を訪れたとき、回り道をして工場の品質管理研究室に向かった。それは工場が試験データを集約している研究室で、目立たない場所にある。その研究室で彼は、試験で不合格となった製品に関係する記録をすべて見せてほしいと求めた。おろおろした品質管理責任者が、それらの記録は破棄したと答えた。ベイカーは、これは厄介だと思った。だが、その会社のコンピュータシステムで画面をスクロールしていくと、それらの製品に関する文書で、正式に記録されていないものがいくつか見つかった。本来なら、すべてが透明性のある形で文書化されなくてはならないのに、この会社には、なぜ非公式の記録があるのか？　彼はこの工場に、査察の落第点にあたる「行政措置が必要（ＯＡＩ）」という評価をつけた。彼がアメリカで査察をおこなったような安全でしっかりと運営されている工場ならば、記録の隠蔽や破棄、内密の方法、それに何だろうと非公式のものはないはずだった。

インドに赴任してから四カ月目の二〇一三年一月、ベイカーは東部のカリヤニにある製造工場に到着した。そこは注射用抗がん薬の有効成分を製造している工場で、フレゼニウス・カービというドイツの先発品企業が所有していた。ＦＤＡによる前回の査察は四年前におこなわれており、そのときの指摘事項は一つだけだった。具体的には、工場で試験していた薬について、試験サンプルの管理記録が正しく文書化されていないというものだ。ベイカーは、一カ月前にランバクシーのトアンサ工場で経験したことを踏まえ、今後は企業側の人間に工場内を連れ回されないようにしようと誓っていた。

どこへ行くか、何を調べるかは自分で選ぶ。ということで、RPGライフ・サイエンシズでの査察と同じように、彼は品質管理研究室に直行した――そこは究極の裏工作の場所だ。

品質管理研究室の表向きの目的は、工場の製造現場からあがってくる試験結果をチェックして、記録が改ざんされずに保存されていることや、異常なデータが出た場合に調査がなされていることを確認することだ。品質管理研究室は、不合格品を検出して取り除く気がある工場にとって、品質管理の最後の砦でもある。

しかし、この研究室は不正な目的を担うことも可能で、不合格品であることがばれる恐れのあるデータをごまかしたり破棄したりする拠点になることがある。カリヤニの品質管理研究室で、ベイカーはデータについて質問するのではなく、さっさとコンピュータの前に座り、HPLC装置による試験の結果を詳細に調べた。この大きな装置を使えば、薬に含まれている不純物が分離され、その量が測定される。そして分析結果が、クロマトグラムと呼ばれる図に、物質ごとのピークとして表示される。

ベイカーはコンピュータの画面で、表示するファイルをあちこちへ切り替えているうちに、妙なことに気づいた。まず、公式な試験のデータが見つかり、それらは適切なデータフォルダに格納されていた。だが、「MISC.（その他もろもろ）」というファイルには、同じ薬のサンプルを事前に試験したと見られるデータが入っており、公式な試験の一日前のデータや、一カ月前のデータがあったのだ。このような予備試験のデータの一部は、ほかの場所に作成されている「MISC.」などの補助フォルダに保存されており、一部は、適切なフォルダに保存されていたとしても、「DEMO.（デモ）」というファイル名がついていた。これらの非公式な予備試験や、その後の再試験に関する説明はまったくなかった。そのようなやり方を認める手順もなかった。ベイカーは、何台かのHPLC装置が書類に正式に記載されておらず、工場のメインサーバに接続されていないことを見抜いた。この工場は、オフラインの試験をおこなっていたのだ。

ベイカーは、第一の製造作業の裏に隠された第二の製造作業の全体像を暴き出した。テクニシャンたちが、最初に秘密の試験をおこなって予備的な結果を得る。そして、その結果をもとに、試験の設定条件をいじり回す——パラメータを調整したり、溶媒の量を変えたりする。それから工場の公式なシステムで再試験をおこない、望ましい結果を得るというわけだ。だが、ベイカーが工場の管理者たちに不正行為のあからさまな証拠を示しても、彼らはベイカーが見出したことを否定した。「すべての試験結果が中央サーバに保存されています」。ベイカーがもろもろの非公式なデータを目の前に突きつけても、管理者の一人はそう言い張った。査察を進めるにつれて、ベイカーは工場のさらに奥深くへと入っていった。タイトルが何もないバインダーがあったので開けてみると、メモ用紙が見つかった。ある管理者が、彼の手からそれをひったくってポケットに隠そうとした。ベイカーは、その紙切れをよこすように要求した。メモ用紙には、製造過程でのミスなど、修正が必要な問題が書かれていた。品質上の問題はすべて公式の記録に残す義務があるが、こうした秘密のメモは、工場が明らかにその義務を怠っていることを示していた。ベイカーは、溶媒のろ過に用いる密閉構造の容器に異質な粒子が入っていることにも気づいた。だが、工場の管理者はそれを否定し、ガラスに光が反射してそう見えるだけだと主張した。のちほどベイカーが戻ってきたときには、粒子は取り除かれていた。その管理者は、粒子の除去などしていないと述べ、テクニシャンが「隠蔽行動」を取ることはないと断言した。

翌日、ベイカーは自分の疑念を裏づける報告書を見つけた。それには、彼がその作業室から一時間ほど出ていたあいだに、作業員が「粒子状物質」を除去したと明記されていた。粒子は、ろ過容器内部の劣化したガスケット［訳注：接続部をふさいで液体の漏れを防止するシール材］に由来していた。報告書には、管理者のコメントが書き添えられていた。「二〇一三年一月一四日のアメリカFDAによる査察の期間中、私はうろたえてしまい、部下にその装置を開けて洗浄するよう指示した」

ベイカーが質問を続けると、インドの工場の管理者たちは、それらをドイツの品質管理責任者に取り次いだ。これが警報を鳴らした。査察の最終日、ベイカーは、動転しているとともに疲れきった顔の上級副社長に向き合った。上級副社長は、ベイカーが査察の最終判断をくだす場に立ち会うため、品質管理チーム全体を連れてドイツから飛行機に夜通し乗ってきたのだ。これらのドイツ人が、自分たちの工場で何が起きているのか知らなかったことは明らかだった。ベイカーの質問がきっかけとなり、彼らはインドの従業員を厳しく追及することになった。

ドイツ人たちはベイカーにすべてを包み隠さず話し、それまでの七二時間に判明した事実を明らかにした。工場長が、薬の成分の予備試験をおこない、あらかじめ結果を見て、試験の設定条件をひそかに調整し、合格するまで薬を再試験する、という悪だくみを監督していたのだ。工場長は、内密の予備試験で用いたHPLC装置を、ベイカーが到着する前に現場から離れた場所に移動するよう命じていた。そして工場では、不純物が多くて不合格となった有効成分を、より高純度の有効成分と混ぜ合わせて再試験をおこない、試験に合格するまで、その作業を繰り返していた。ベイカーは、こうした一連の悪事を工場のトップが指示していたという事実にとりわけ驚いた。

それから数カ月のあいだに、フレゼニウス・カービは自社工場の徹底的な調査を開始した。その結果、ゾッとするような事実がいくつも見つかった。のちほど同社はＦＤＡに、非公式の試験、成分の違法な混合、虚偽の製造記録が見つかり、数千箇所に及ぶ記録が削除されていたと認め、ベイカーの査察以前については、この工場から提出されたどの記録も信用できず、どのバッチも規制を遵守して製造されたとは確信できないと述べた。それは総崩れと言える状況だった。ただ、フレゼニウス・カービの名誉のために言っておけば、同社はカリヤニの工場での製造を止め、管理職を全員解雇し、混合し直した成分で作った薬をすべてリコールした。これはとんでもない事態だったが、フレゼニウス・カービは管理の不十分なオフショアリング（製造拠点の海外移転）の犠牲になったように見えた。ベイカーが不正を発見しなければ、この企業は自社工場で起きていることに気づかなかったかもしれない。

とはいえ、それはフレゼニウス・カービに限られた話ではなかった。世界中の先発品企業や後発品企業が、自社の有効成分や製剤をわずかなコストで作るため、インドの工場を手に入れつつあった。そのような企業は、利益を急速に伸ばせた。それはひとえに、人件費や物資調達費を抑えることができたからだ。しかしベイカーには、経費を節約できる工場で実際は何が進行しているのかを企業経営者がほとんど把握していないのではないか、という気がした。

ベイカーがインドに赴任する前、ＦＤＡの査察官たちは、インドでは何かがおかしいと長らく怪しんでいた。通常、規制を遵守している製造工場では、さまざまな理由によって、薬のバッチのうち、いくらかの割合が不合格となる。だがインドでは、不合格とされたバッチを査察官が見ることはまずない。どういうわけか、ほとんどすべてが合格となるからだ。また、工場では文書が抜け落ちていることも珍しくなかった。「［インドの企業が］書類をなかなか保管できないことは、前から知っていました」と、あるＦＤＡ査察官は説明した。彼は、インドでよく耳にする言い回しを使って、次のようにも述べた。「文書を保管しないことが彼らの習慣であり、日ごろ実践していることです。彼らは『チャルタ・ハイ』という態度を取るんです」。チャルタ・ハイとは、理想的とは言えない結果でも問題ないとして受け入れる態度を意味し、この言葉は通常、両肩をすくめながら口にされる。その査察官はこう言い添えた。「頭では、何かが正しくないに違いないとわかっていました」

だが、査察で事前通知がおこなわれるうえ、無秩序に広がる工場施設群に対して査察の期間が一週間しかないため、何が正しくないのかを正確に知ることは難しかった。そんな状況を変えたのがベイカーだ。その変革はある程度、ほかの誰も見たことがなかった場所を覗き込んだことでもたらされた。彼はデータをくまなく調べながら、さまざまな手がかりを追った。たとえば、アクセスが制限されているはずのソフトウェアシステム内にある監査証跡機能〔訳注：データの作成・変更・削除の履歴を記録する機能〕が無効にされている、試験が繰り返されたうえで結果が公式のネットワーク・サーバから削除されている、といったことだ。彼は、コンピュータ上の情報を解析するデジタルフォレンジック技術を用いた大変な作業を進め、メタデータ〔訳注：測定機器の情報や測定条件、データの単位など、データの理解に必要な付随情報〕を照合することで、削除された試験結果と、同じ薬について、あとから実施された公式の試験結果を対応させていった。どの工場でも、おびただしい数の試験データがあるなかで、彼は直観に従って調査を進めた。でっち上げではないかと疑われる薬の試験、試験結果を偽造するために使われている可能性がある機器に狙いをつけたのだ。

ベイカーは、秘密の試験に使われ、工場の中央ソフトウェアシステムに接続されていないＨＰＬＣ装置を発見することがうまくなった。ＨＰＬＣ装置は、秘密の実験室に隠されていることもあれば、ネットワークでつながれたほかの装置のあいだに紛れ込ませてあることすらあった。だが、ベイカーは隠された装置を見つけ始めた――それは、そのような装置を探し始めたから、というところが大きい。以前には、何十台ものHPLC装置が並べられた実験室に査察官が入っていくと、工場の幹部が査察官を一台の前に案内して、それがどのように機能し、どのようなデータが出てくるのかを説明していた。工場での査察の持ち時間がわずか五日しかなく、調べるべき項目が山ほどある状況で、ネットワークに接続されていない一台か二台の装置を見つけ出すことは、ほとんど不可能だった。だが、ベイカーはある査察で、実験室の作業員に単純な質問をした。「これらの装置は全部ネットワークに接続されていますか?」。テクニシャンの一人が、甲高い声で答えた。「いいえ、つながってませんよ」。「あそこのは、つながってません」と、そのテクニシャンは言った。二人は押し問答をした。「いや、つながってますよ」。その区域の管理者が、話をさえぎった。ともかく、ベイカーは簡単なことを尋ねるだけで、ネットワークに接続されていない装置を見つけたのだ。

ベイカーが仕事をするうちに、ほかのFDA査察官たちが彼のテクニックから学び始めた。違いは劇的だった。「『こりゃすごい』という感じでした」と、FDAのある職員は述べている。「暗い部屋に入っていったら、突然、誰かがパチッと明かりのスイッチを入れた、というようなものです。衝撃的でした」。しかし、ベイカーの見方をすっかり暗いものに変え、彼の意識を捏造データの危険性に向けさせたのは、それから二カ月後の決定的な査察――彼が、ある従業員が工場から外に出そうとしたゴミ袋のなかで、引き裂かれた製造バッチ記録を見つけた例の査察――だった。

二〇一三年三月一八日、ベイカーは、ムンバイから東に三二〇キロ離れたアウランガーバードのワルジ地区にあるウォックハルト株式会社の主力工場に到着した。査察の開始ミーティングで、製造担当副社長はベイカーに、アメリカ向けの製品を作る製造ラインは一つしかないと繰り返し断言した。だが、査察の二日目にベイカーは、工場の従業員が吹き抜けの階段の下に投げ落としたゴミ袋を回収した。袋から出てきたのはウォックハルトのインスリン製品の破られたバッチ製造記録で、それを見ると、多くのバイアルに黒い粒子が入っており、それらが目視検査で不合格になったことがわかった。ほどなくベイカーが見つけ出したように、その試験結果は同社の公式なシステムには記録されていなかった。これらのインスリン注射剤が作られた製造ラインは、公式には記録されておらず、工場のなかでひそかに稼働していたのだ。公式の記録では、インスリン製品は、削除されたバッチ記録よりはるかに高い割合で検査に合格していた。これらの薬の出荷先は、インドや中東の市場だった。

ベイカーが査察で対象としなければならないのはアメリカ市場向けの薬だけだったが、彼と、この査察に同行していた同僚の微生物学者は、引き裂かれた記録から見つかった手がかりを追跡し続けた。次の日、彼らは秘密の製剤区域を見つけ、黒い粒子に関する非公式の「調査報告書」を発見した。報告書には日付も署名もなかったが、工場長宛てに書かれていた。その報告書から、黒い粒子が「金属性」であることや、薬を充填する前にバイアルやカートリッジを滅菌する装置内の加熱コイルが破損して生じたことがはっきりした。滅菌装置の内部は相当な高温になるので、熱によってコイルが壊れたのだ。工場では、加熱コイルは修理したが、費用がかかるという理由で交換はしていなかった。黒い粒子が混入していた薬は、患者向けに出荷された。

ベイカーは仰天した。企業側が、粒子の混入を知らなかったか、誤って出荷を指示してしまったというのなら、話はまた別だっただろう。それは、ずさんな仕事や過失行為の部類に入る。だがウォックハルトの工場長は、患者の命取りになる可能性を重々承知のうえで、このインスリン製剤の出荷を命令したのだ。金属性の粒子は、免疫力が低下した患者に重いアレルギー反応のアナフィラキシーショックを容易に引き起こし、患者を死に至らしめる恐れがある。なお悪いことに、ベイカーは、アメリカ市場向けで不整脈の治療に用いられる注射剤のアデノシンが、同じ秘密の製造ラインで、同じ危険な装置を使って作られていることを突き止めた。非公式の調査報告書には、アデノシンのことは何も書かれていなかったが、ベイカーは、インスリン製剤と同じことが起きていると確信した。

もし彼がアメリカでこのような虚偽行為を見つけたら、それがきっかけとなって法執行機関による強制捜査がおこなわれ、起訴につながるのはほぼ間違いない。そして、誰かが投獄されるだろう。だがインドでは、ベイカーにそのような権限はない。唯一の対応策は、規制上の措置だ。彼は、ウォックハルトのワルジ工場で製造されたすべての薬がアメリカ市場に入ってこないようにするための十分な証拠をつかんでいた。

査察は五日間続いた。ベイカーが指摘した事項——重大な問題が七つ——は深刻なものだった。二人の査察官は、精巧に仕組まれた不正、きわめて危険な状況、不潔な環境の実態を報告書で伝えた。工場の幹部たちは、協力を再三にわたって拒否した。ベイカーがバイアルの内容物について尋ねると、幹部の一人はバイアルを排水溝に投げ込んだ。無菌製剤実験室に入る作業員用の更衣室から六、七メートルしか離れていないトイレでは、小便器に排水管がついていなかった。ベイカーが報告書に記したように、「尿は直接床に落ち、蓋のない下水溝に流れ込んだ」。トイレは「すさまじい下水の悪臭」がした、とも彼は書いている。査察の最中に、ベイカーと同僚は二人とも体調を崩した。それは、密封されていない水のボトルを工場の幹部から渡されたあとだった。二人は、査察の時間を短縮するため、工場の幹部が自分たちの腹を壊そうとしたのではないかと疑った。

公表された査察報告書は言うまでもなく、ベイカーが指摘した事項についての噂は、ウォックハルトの株価を暴落させる可能性があった。査察の終了時、ベイカーはＦＤＡの手順の一つとして総括の講評をおこない、査察の指摘事項を製造担当副社長に述べた。すると、その役員は威嚇するような顔でベイカーを見据え、インスリン製剤の非公式のバッチ記録と公式のバッチ記録の食い違いに関する最初の所見を指摘事項から削除するよう要求した。それは脅迫だった。

「すみませんが、それはできません」とベイカーは答えたが、相手がにらみつけている前で、この工場から安全に脱出できるかどうかが、いよいよ心配になってきた。

「ここから出よう」と、彼は同僚に言った。二人とも、ウォックハルトの社用車に乗りたいとは思わなかった。この工場は辺ぴな場所にある。この地域ではトラックが多く、道路事情もひどいとあっては、犠牲者が出る交通事故が起きたところで誰も驚かない。

ベイカーの同僚は、集めた証拠を荷物として持ち帰るのではなく郵送したがった。ウォックハルト側が、輸送業者のＤＨＬを呼びましょうと申し出た。だがそのうちに、ＤＨＬの偽の制服のような服を着た男が入ってきた。工場の従業員が、何が何でも証拠の書類を奪って査察を妨害するつもりなのは明らかだった。ベイカーがＤＨＬの運搬トラックを見せるように迫ると、その男は出ていき、それきり戻ってこなかった。恐怖感を覚えた二人の査察官は、荷物をまとめて道路へと向かい、「トゥクトゥク」という軽便な三輪タクシーを呼び止めた。

ベイカーは査察報告書で次のように指摘した。「今回の査察で遭遇した脅迫行為および個人の安全に対する懸念から、事前に明確な緊急対策を立てたうえで、査察チームがフォローアップ査察を実施することを提案する」

ベイカーにとって、二〇一三年三月におこなったウォックハルトの査察は分水嶺だった。秘密の実験室、ひそかに繰り返される試験、改ざんされた試験結果。そうしたものに囲まれるなかで、ベイカーは、個人による不正行為をはるかに超えるものを探り出したことに気づいた。彼は、インドの後発品企業が繰り広げている大がかりな策略を暴いたのだ。それはつまり、第三世界（発展途上国）のレベルにある薬を作って第一世界（先進資本主義国）の価格で売るということだ。これらの企業は、科学技術の知識が豊富で言いなりの従業員と、不正に慣れて無感覚になっている企業文化を利用していた。それに、FDAの旧態依然とした査察手法や、欧米が安価な薬に依存する状況にも助けられていた。

アメリカ人は、安価な後発品からもたらされる恩恵――先発品と同一の薬をわずかな値段で買えること――に期待した。そして、異国に存在する後発品企業が、品質について妥協することなく後発品を製造していると思い込んだ。そのような前提ができあがったのは、おもにFDAがそう主張したからだ。しかし、ベイカーが悪事の現場を押さえたインドの企業は、処罰を受けることなく最低品質の薬を作って最大の利益をあげることを目指していた。きっと、これらの企業は、完璧な薬を作ろうとすれば作れるだろう。知識に格差があるわけではない。設備や機器は一流のものがそろっている。違うのは、ただコストだけだ。ある業界筋の推定によれば、厳格な品質管理をおこなえば、製造コストは二五パーセント上がるという。

これらの企業は、自社の薬が承認される保証なしに多額の先行投資をするのを避けるため、製造工場の人目につかない場所に隠した秘密の実験室で、何から何まで予備試験をした。その部屋で、試験条件をこっそりと調整するため、どの試験で不合格の結果が出るのかを前もってより分けた。製剤の実際の品質がどうであれ、書類上では完璧な品質に見えるように画策した。試験の条件をいじる、試験ずみで合格することがわかっているバッチを再試験する、さらには自社の後発品の代わりに先発品を使って試験をすることによって、間に合わせの試験結果をこしらえた。そうしてから初めて、FDAが調べるコンピュータシステムにデータを移した。ベイカーがインドに現れるまで、捕まった企業はランバクシー一社だけだった――内部告発者のディネシュ・タクールがいたからだ。

ベイカーは従来の査察の型を打ち破ることによって、こうした不正を明るみに出した。工場の現場をただ歩き回って機器の保全記録をチェックするのではなく、その企業のコンピュータシステムをデジタルフォレンジック技術によって解析することに集中した。彼は、そのための正式な訓練を受けたわけではない。独学でテクニックを習得した。それはリスクを伴う手法だった。まるまる一週間を費やしてコンピュータファイルを丹念に調べたあげく、何も見つからなかったら、査察で従来要請されていることを調べる時間はほとんど残っていない。だがベイカーには、何を探すべきかの見当がついた。そして、「MISC（その他もろもろ）」「CHRON（年代順）」「DEFAULT（初期設定）」といったファイルのなかで、正式な品質管理システム外で取り扱われていた、膨大な数にのぼる秘密の試験データを発見した。

こうした偽の製造システムを動かすには知識と数百人分の人手が必要なので、アメリカでそんなシステムが成立することは、ほとんどありえないだろう。アメリカでは、工場は抜き打ち査察の脅威に絶えずさらされているし、従業員は、訴えに応答してくれる規制当局に接触することができ、法的に保護された内部告発者になれる見込みもある。しかしインドでは、もし従業員が既存の慣行に異議を申し立てれば、最悪の場合、業界から追放されることもある。新しい職に就くためには、以前の雇用者からの推薦状が必要だ。生き残るためには、円満退職しなければならない。内部告発者になると、死を招くこともある。それは不正を働く製薬企業にとって理想的なシステムだったのだ。

後発品企業の工場では、従業員の多くが契約労働者で、遠隔地の工場では、従業員の一部が貧しい農民という場合すらあった。従業員に対する訓練は、たとえあるとしても内容は貧弱だった。さらに、工場では勤務時間中の活動を記録して署名する必要があるにもかかわらず、読み書きができない従業員もいた。彼らは、従うべき規則に関する試験を定期的に受けることが規制で定められている。だが、ある工場では、試験のすべての解答が壁に張り出してあり、従業員は単に答えを見て書き写せばよかった。従業員の大多数は一日一食で暮らしており、多くの者は日常生活で水洗トイレや水道水を使えない。ベイカーには、彼らが無菌製剤工場に一歩入ったら、そのとたんにすべての規則に従う、ということを期待するほうがおかしいと思えた。

時とともにベイカーは査察の方法に磨きをかけ、隠された不正をよりうまく、より手際よく、よりすばやく発見できるようになった。それらが補助ファイルのなかに隠されていようと、コンピュータシステムから削除されていようと、ゴミ箱に放り込まれていようと――さらには、たとえ彼が査察に入る前に工場外に搬出されていようと――見つけ出した。彼は不安に駆り立てられて仕事を進めた。もし不正があって、彼が見つけるのに失敗したら、ほかに誰も見つけられないのだ。ウォックハルトをはじめ、インドの工場で作られた最終製剤は、工場からアメリカの卸売業者やドラッグストアに直送される。消費者には、自分が使っている薬を知る権利、それに使いたくない薬を選ぶ権利がある。それなのに、アメリカの患者は、自分が使っている安い後発品の製造に入り込んでいるごまかしについて何も知らず、FDAにはそれを警告する考えがない。ベイカーは、自分がアメリカの患者と、隙あらば不正に走るつもりの企業のあいだに立つ最後の人間だと感じていた。

第24章 伝説のチャンピオン

ウィー・アー・ザ・チャンピオンズ

2011年8月

アメリカ、メリーランド州シルバースプリング

ランバクシーに対する政府の訴訟がだらだらと長引いて六年目に入ったころ、ＦＤＡ犯罪捜査部の特別捜査官、デビー・ロバートソンは五五歳で退職しようと決心した。確たる解決策が見えないのに、ランバクシーの事件から離れる、言い換えればディネシュ・タクールに背を向けるつもりはまったくなかった。そうは言っても、これ以上検察官と戦うには、人生は短すぎた。

タクールは身を切られるような喪失感を覚えた。もし彼女がいなければ、捜査はおそらく最初の段階――偽名を使い、ＦＤＡにランバクシーの犯罪を食い止めてほしいと嘆願している状態――で止まっていただろうとわかっていた。グルガオンから、タクールは心を込めたメールをロバートソンに送った。「捜査の初期には、あなたが支えてくださる手が、言葉で言い表せないほどの慰めを与えてくれました」と彼は書き、こう続けた。「あなたが意識されているかわかりませんが、あなたとのメールや電話は、私が人生の特に困難な時期を乗り越えるのを助けてくれました」。そして彼は、薬を「私

たち全員にとって少しでもよりよく安全な」ものとするうえでロバートソンが重要な役割を担ったことに感謝した。さらに、公衆衛生システムの規制が欠如しており法執行機関が「腐敗しているも同然」のインドでは、ロバートソンのような人はめったにいないと強調した。「ここには、あなたほど良心的な特別捜査官はいません」

タクールの弁護士を務めるアンドリュー・ベアトも、長年にわたる訴訟で犠牲を払っていた。メリーランド州ベセスダの自宅で、彼はタクールの身の安全と、自分が所属する法律事務所、スタイン・ミッチェルの支払い能力を案じながら、毎晩のように眠れぬ夜を過ごした。この訴訟には、二四人のスタッフが専任で対応しており、数百万ドルの費用がかかっていた。もし訴訟が公開の法廷での裁判（公判）に至る前に解決しなければ、スタイン・ミッチェルは財政的打撃に耐えられないかもしれない。一方、この訴訟は秘匿扱いとされていたので、タクールが訴訟について話せる相手はベアトだけだった。時差が九時間半あるため、二人はいつもアメリカ東部が深夜の時間帯に話をした。ベアトは電話のあとに寝つけなくなると、ずっと忠実な相棒でいてくれている愛犬のジギーと夜の散歩に出かけた。

来る年も来る年も、二人はこの訴訟のグローバルな解決策、すなわちランバクシーの刑事上、民事上、規制上の責任を一挙に解決する和解を待ち焦がれていた。これに関して、政府とランバクシーが実際の契約をいずれ結ぶという確かな見込みが一つあった。それは、和解金を支払うというランバクシーの約束だ。二〇一一年一二月、ベアトは連日、司法省からの知らせを待っていた。ランバクシーは支払いを確約するだろうか？　もしそうなら、その特別な意味を持つ金額はいくらか？　そのうち何パーセントを自分の依頼人は報奨金として得られるのか？　自分の法律事務所は投資をいくら回収できるのか？　何年にも及ぶ奮闘の末に、スタイン・ミッチェルは元が取れる以上の額を手に入れられるのか？

　連絡が入ると期待された日、ベアトは司法省からの電話を何時間も待った。すでに妻と約束した夕食の時間には間に合わない時刻になっており、事務所を出ようとしたとき、彼の電話がようやく鳴った。ランバクシーが、すべての法的責任を解決する費用として五億ドルを用意することに、第一三共を通じて合意したという。これは、この日本企業が、公判を避けてランバクシーの過去の行為に対する法的責任を取る意思があることを意味した。話し合いはまだこれからだが、和解金の一部はタクールとベアトの法律事務所に入るだろう。一二月二一日、ランバクシーはプレスリリースを出し、この訴訟を解決するために五億ドルを支払うと明言した。莫大な売り上げを生み出すことが確実なリピトールの後発品、つまりアトルバスタチンを発売してから、ちょうど三週間後のことだった。

「メリークリスマス」。ベアトはタクールにメールを送った。タクールは家族とともに、インド北部にあるヒマラヤ山脈の麓の小屋で過ごしていた。ベアトはそれから車で帰宅したが、積もり積もったストレスのせいで、家のガレージにあるコンクリートの柱にフロントバンパーからリアバンパーまで車の側面全体をこすってしまった。ただ、基本的には合意がなされたとはいえ、ランバクシーが署名をするのかどうか、ベアトにはまだ確信が持てなかった。

　数週間後、ランバクシーが本当に署名をおこなうと、FDAの職員たちは歓声をあげた。「何と長い道のりだったことか!!!」。FDAのある高官は同僚たちへのメールにそう書いて、次のような言葉を添えた。「彼らがペンで署名していて、消せないのならいいのですが！」。FDAの国際医薬品品質課を率いるカルメロ・ローザは、コンプライアンス担当官のカレン・タカハシとダグラス・キャンベルに温かい言葉を送り、彼らがこの訴訟に「数えきれないほどの」時間を費やしたことに感謝した。「あなたがたは二人とも、一貫して、ただ一つの目標を胸に抱いていました。消費者を守るという目標を」

だが、和解の見通しを伝えるニュースが流れたあとでさえ、政府とランバクシーの双方の弁護士たちは和解に関する契約の細かい点をめぐってもめ続け、ランバクシーの役員は相変わらずFDAの規制当局者を苛立たせた。報道からほとんど間髪を入れず、ランバクシーはFDAとの会合を求めてきた。その理由は、FDAのある弁護士が同僚たちにメールで伝えたところでは、「ランバクシーの経営陣は、FDAがランバクシーを公平に扱ってくれるとは信じていないから」というものだった。FDAの上層部の何人かは、ランバクシーがそんな見方をしたことに二の句が継げなかった。ローザは、その弁護士への返信で次のように書いた。ランバクシーの役員が「そのような意見をほのめかすだけでも」彼らの「厚かましさに、ただ閉口させられます」

二〇一二年五月、タクールは自分が設立した会社のサイフォミックスで共同経営者と衝突し、最高経営責任者（CEO）の職を辞した。そうこうするうちにも彼の蓄えは減りつつあり、妻のソナールは、この事件はもう決着しないだろうとあきらめていた。タクールは、ランバクシーの事件における自分の役割が公になったら、すぐさま自分は製薬業界ののけ者になるだろうと覚悟していた。

最終的な和解契約にはまだ署名されておらず、司法省の弁護士はベアトとタクールに何度も期限の延長を求めた。内部告発訴訟に関する規則のもとでは、それを認める権限を持つのは、この二人だけだ。二〇一三年一月三日、政府のある弁護士がさらに二カ月の延長を求めてきたので、ベアトは怒って返信した。「なぜ六〇日という期間が必要なのですか？　私も、私の依頼人も、事務所のパートナーも、もう参っています。ディネシュは金銭的に苦しい状態にあります。彼の家庭の状況もよくありません。彼の忍耐は限界を超えつつあります。私も、自分の法律事務所でいろいろな難題を抱えています。私は活動を厳しく制限されています。ランバクシーに六〇日を与えれば、彼らはその時間を目一杯使うでしょう」。タクールは期間延長に同意しようとした。この訴訟がうまくいくことを願う限り、そうする以外になかったからだ。しかし、ベアトは政府に、ランバクシーにまだ六〇日あると告げないよう強く求めた。なぜなら、また向こうが引き延ばしを図ってくるだけだからだ。ある連邦検事補は、ベアトを安心させようとしてこう述べた。「われわれは、あと少しというところまで来ていますよ」

同時に、ベアトはランバクシーの弁護士たちと戦っていた。彼らは、タクールが内部告発者だということを以前から知っていた。そしてタクールに対し、ランバクシーを公に非難しないと約束するだけでなく、すべての文書、特にあの衝撃的な「自己評価報告書（SAR）」を返却するよう求めた。それを永遠に葬り去りたいと思っていたのだ。待ち望まれている和解契約には、ベアトの法律事務所が諸経費をまかなう金額をランバクシーが負担する義務が盛り込まれているが、ランバクシーの弁護士が、タクールがそれらの文書を返却しない限り支払いを保留すると脅したので、タクールは書類を返却した。だがついに、メリーランド州連邦地方裁判所の法廷日程表に和解公聴会［訳注：和解案が公正、適切、妥当かを裁判所が判断するためのヒアリング］の日付が入った。二〇一三年五月一三日月曜日だ。本当の終結が視野に入ってきた。

公聴会の前日、タクールはワシントンゲストスイーツホテルで朝早くに目を覚まし、コーヒーを淹れてニュースを見てから、ビデオ通話サービスのフェイスタイムで娘のモハビ、息子のイシャンと会話を交わした。これは日曜日の朝の習慣となっており、彼は習慣を大切にする人間だった。ただし、その日には、ふだんの日常と同じところはまったくなかった。

タクールは、まだひんやりしている朝の街へと歩き出した。マンホールから蒸気が立ちのぼっている。ポトマック川沿いの桜並木の花はとうに散っていたが、ほかの花々が咲き誇り、鮮やかな緑にあふれていた。彼は国務省の直線的な建物の前を通り過ぎて、ワシントンDCの国立公園、ナショナル・モールに向かった。リンカーン記念堂の前にあるリフレクティング・プール（人工の池）の水面（みなも）が、早朝の静寂のなかでわずかに揺れ動いていた。少年時代、ハイデラバードの記念建造物や寺院——壮大なファラクヌマ宮殿など——は、タクールの想像力を膨らませた。だが、人生最大の戦いによってワシントンDCに導かれ、アメリカ政府の力がバックにあるなどという今の姿は、子どものころには想像もつかなかっただろう。

タクールは世界中の患者のためにランバクシーの不正問題に介入しようとして、アメリカを頼りにした。そうしたのは、絶望していた時期にいろいろと考えた結果だったが、当時は、自分が引き金を引こうとしていたことの具体的なプロセスについては何一つ知らなかった。ランバクシーに多少なりとも罪を償わせるために、これほど多くの政府の部門や部局——監察総監室からメディケイド（低所得者向け公的医療保険）の不正管理部門、主任法律顧問室、訴訟部門まで——の関与が必要になるとは考えもしなかった。そして八年の長きにわたり、彼はアメリカ政府のうまく機能しない不完全な法的機構を間近で見てきた。

リンカーン記念堂に着くと、タクールは階段を駆け上がり、リンカーン大統領の巨大な座像の下にしばらく立っていた。リンカーンがタクールの挑戦の旅路を作る手助けをしてくれた、と言っても過言ではない面がある。タクールの弁護士たちがランバクシーを訴えるために利用した「虚偽請求取締法」は、「リンカーン法」という名でも知られている。この法律は、南北戦争中にリンカーンが導入した。それで内部告発者が政府の代理として、業者が欠陥品を北軍に売ってぼろもうけをするのを防ぐために訴訟を起こせるようになったのだ。ゲティスバーグ演説が記念堂の内壁面の一つに刻まれており、タクールはそこに立ったまま演説文を何度か読んだ。人はみな平等に創られているという信条に捧げられた国家が［訳注：「人はみな〜国家」は演説の一節］、国民が使う医薬品の均一な品質を求めて進んで戦うことは、もしかしたら何ら驚くことではなかったのかもしれない。アメリカの法と慣習は、正義を追求する道をタクールに拓いた。そして、翌日に予定されていた法的解決により、彼は成功したという見方もできた。

タクールは、ワシントンDCとバージニア州を結ぶアーリントン記念橋の欄干のベンチに腰をおろした。それから、何年も前に不正の調査を手伝ってくれ、ランバクシー時代に部下だったプロジェクトマネージャーの一人に電話をかけた。相手が電話に出ると、明日報道される、あるニュースに注目してほしいと話した。次に、すべての出来事が動き出すきっかけを作った元上司のラジ・クマールに電話をした。彼らは何年ものあいだ、連絡を取り合っていた。二人とも仕事の面では順調ではなかったが、クマール――思慮深い振る舞いと職業的な資質からCEOの器だと思われた――は、とりわけ苦労していた。

ランバクシーを退職したのち、クマールはインド最大規模の後発品企業、ドクター・レディーズで研究開発担当社長に就任した。だが、長くはとどまらなかった。ドクター・レディーズに二年間在籍したのちケンブリッジに戻り、自らの経験についてはほとんど語っていない。彼は、自らがけっして想像できなかった世界、すなわち患者の治療よりも利益が重視される世界で自分を見失ってしまった医師・科学者だった。タクールはクマールにも、明日発表される、あるニュースに注意していただきたいと伝えた。話したいことはもっとあったが、話せなかった。

電話をかけ終わると、タクールはあまりにも得意になってしまったあることをするため、ワシントンゲストスイーツホテルに戻った――あること、それは待つことだ。


月曜日の朝、メリーランド州ボルチモアの連邦裁判所五A法廷の前に人だかりができていた。法廷のドアにはまだ鍵がかかっており、廊下には落ち着かなげな連邦政府の検察官に加えて、ランバクシーの役員や被告側弁護士が入り混じっていた。アンドリュー・ベアトと同僚たちがタクールを連れて群衆の横を通り、空いていた場所に陣取った。集まっていた人びとは、彼らがそばを通り過ぎると振り向いた。ランバクシーの役員たちは、自分たちにこれほど悲惨な状態をもたらしたのが誰なのか、すでに知っていた。とはいえ、当の本人を目にし、本人と同じ廊下にいることは、扱いの難しい感情をもたらした。裁判所に入ったことのないタクールは、不安そうに待っていた。

ドアが開き、群衆が一列になって法廷に入ると、ベアトの顔に珍しく笑みが浮かんだ。法廷内で、みなが席についた。タクールは弁護士にはさまれる形で座っていたが、ドアのほうに目を向け続けていた。ロバートソンがいないかと探していたのだ。その後、公聴会の直前になって彼女が姿を現した。タクールは顔をほころばせて立ち上がったが、ベアトがそっと制した。

J・フレデリック・モッツ判事が公聴会の開始を宣言した。それはランバクシーにとって暗い朝であり、ほとんどの企業にとって、ふつうには経験することのない朝だった。さまざまな企業が絶えず罰金を支払っているが、刑事事件で有罪を宣告されることはまれにしかない。

ランバクシーは、金をだまし取る意図で不良医薬品を販売したこと、自社の薬が規格を満たしていないことを当局に報告しなかったこと、政府に提出する報告書で意図的に虚偽の記載をしたことなど、連邦法違反をめぐる七件の訴因（起訴事実）について有罪を認めることに同意した。政府は主張を立証するため、ランバクシーの不正行為を示す特にひどい例として、三つの薬に焦点を絞った。ニキビ治療薬のソトレット、抗てんかん薬のガバペンチン、抗菌薬のシプロフロキサシンだ。ランバクシーは刑事上の罰金・没収および民事上の制裁金として、総額五億ドルの罰金を支払うことに同意した。それは政府が最初に目指した三〇億ドルよりはるかに低い金額だったが、後発品企業に科された罰金額としては史上最大だった。

モッツ判事は、ランバクシーの社名をうっかり「ランクスベリー」と呼び、罰金の総額を五〇万ドルと読み間違えた。連邦検事補のスチュアート・バーマンが判事の発言を訂正し、罰金は五億ドルだと述べた。

モッツ判事が冗談をはさんだ。「こういう数字は、私には全部同じように見えましてね」ランバクシーの代表として罪を認めることに同意した同社の役員が立ち上がり、先に言われた数字のほうが好ましいですが、と述べて法廷で笑いを誘った。しかし彼が、「当社を代表し、有罪を認めたいと思います」と述べると、法廷は沈黙に包まれた。モッツは和解を承認した。ただし、ランバクシーの個々の役員は誰も刑事責任を問われなかった。

それで、そのようにして公聴会は終わった。法廷の外で、タクールはロバートソンを抱擁した。その朝の出来事は「ある企業の代表者が出席した単なる裁判所の公聴会以上のもの」を象徴するようだった、とベアトはのちに語っている。彼は、この訴訟における自分の働きに誇りを感じたが、同時に、何百何千万人もの人が依存している業界の浄化に自分の法律事務所が役立てばとも願った。もしかすると、これは転機になるかもしれない、と彼は思った。

ベアトとタクールが、ベアトのホンダ「パイロット」に乗ってワシントンDCに帰る途中、司法省のプレスリリースが公表された。ベアトの同僚が、後部座席で読み上げた。「医薬品の安全性をめぐる後発品企業との過去最大の和解事案で……」

「すばらしい！」。ベアトが大声で叫んだ。

このニュースがワシントンDCからニューデリーへと速報で伝えられるころ、ベアトはCDプレーヤーのスイッチを入れてクイーンの「伝説のチャンピオン（ウィー・アー・ザ・チャンピオンズ）」を大音量で流した。男たちは車の窓を下げ、曲に合わせて歌った。彼らがベアトの法律事務所に着いたときには、ニュースメディアからの問い合わせが殺到していた。

タクールがインドにいるソナールに電話をしたのは、その日の夜遅くなってからだった。その電話で、二人は感想を語り合うことができた。彼女は子どもたちに学校を休ませ、家の表玄関の前に警備員を駐在させていた。ランバクシーがアメリカで有罪を認めたことはインドのメディアでもトップニュースになっており、それとともに、タクールがこの訴訟で果たした役割に対し、和解金の一部である四八〇〇万ドルを報奨金として与えられたことも報じられた。タクールの写真がテレビに出た。友人や家族からソナールに電話がひっきりなしにかかってきて、驚きや祝意の言葉が寄せられた。不安とストレスにさらされたソナールは、それまでのタクールの役割を説明しようとするうちに疲れきってしまった。だが翌日、まだ心配ではあったものの、彼女は子どもたちを学校に行かせた。

ランバクシーの有罪答弁から二日後、『フォーチュン』誌のアメリカのウェブサイトに、ランバクシーの事件とタクールの役割を描いた一万ワードの記事が掲載された。この記事で、ランバクシーおよび元CEOのマルビンダー・シンが、何年にもわたって世間からも第一三共からも隠そうとしてきた文書、すなわちラジ・クマールが役員会の科学委員会で示した「自己評価報告書（SAR）」の内容が公開された。なお、この記事で投げかけられた一つの疑問が、第一三共はランバクシーの不正の規模や深刻さを知っていたのかというものだ。この記事の関係で二〇一〇年に取材を受けた第一三共グローバル戦略担当役員の采孟は、『フォーチュン』誌にこう答えている。「われわれがだまされているなんて、思いもしませんでした」

だが、その記事が出てから一週間後、第一三共はマルビンダー・シンにはっきりと照準を合わせたプレスリリースを発表した。そのなかで同社は、マルビンダーにだまされていたことを基本的に認め、「ランバクシーの特定の以前の株主が、DOJ［アメリカ司法省］およびFDAの調査に関する重要な情報を隠蔽した」［訳注：第一三共のプレスリリースから引用］と述べたうえで、「法的な措置」を講じていることを明らかにした。事実、第一三共は、シンガポールの国際仲裁裁判所でマルビンダーに対する仲裁手続きをおこなった。

それからの数カ月間、タクールは何が何だかわからないまま過ごした。彼は、ロバートソンやベアトをはじめ、この事件に取り組んだ人びとと、お祝いの夕食会を開いた。また、内部告発者に贈られる賞をいくつも受賞した。その一つが「市民の勇気に対するジョー・A・キャロウェイ賞」で、彼は受賞にあたって、ワシントンDCでの晩餐会に出席した。この賞は、彼が「かなりの職業的・個人的な危険を冒してまで、以前の雇用主をはじめとした不正な製薬業界の慣行に立ち向かい、世界的規模で医薬品の安全性に貢献した」ことに注目したものだった。

タクールは、ある程度は家族のもとへ帰った。タクール家はフロリダ州タンパにコンドミニアム（分譲マンション）を購入した。その家からは、息をのむような海の絶景を望むことができた。ソナールと子どもたちは夏のあいだ、そこで一カ月を過ごし、一家はディズニー・ワールドに遊びにいった。「やっと私たちは生活を取り戻しました」。ソナールは、ようやく夫がくつろいでいるように見えることに驚きつつ、そう述べた。「今では、一緒に過ごすことを楽しめます」

しかし、何事もそう単純ではなかった。ランバクシーの訴訟によって、いったい何が達成されたのだろう？　ランバクシーが有罪を認めた日、当時のメリーランド州連邦検事、ロッド・ローゼンスタインはあるジャーナリストに向かって、この訴訟の限界を認めんばかりの発言をした。海外の製薬企業は、規制に従っていることを「かなりの程度まで自ら証明しています」と彼は述べ、こう続けた。「製薬企業が［規制に］違反する道を選んだ場合、その企業で何がおこなわれているのかを証明するのは非常に困難です」。この問題を踏まえ、検事は次のように認めた。「個人の刑事訴追が、不正に対する抑止力として、より有効でしょう」。だがランバクシーの事件では、そうはならなかった。

ＦＤＡで、コンプライアンス担当官のダグラス・キャンベルが見た限り、ＦＤＡは勝ったことで損をした。確かに、和解の一環として、アメリカだけでなくインドの工場にも強制力が及ぶ国際的な同意判決を成立させたことは、これまでに例がなかった。「こんなに大規模な判決は過去にありませんでした」とキャンベルは認めている。だが、判決の規模が大きく、ランバクシーに規制を遵守させるための厳格な条項がいくつも含まれていたため、今や、ランバクシーの規制遵守状況を確認する「以外に何もしていない人間がＦＤＡに三人」いた。それは、ＦＤＡの人的資源を最大限に活用していると言えるのか？

ＦＤＡ査察官のマイク・ガビニは、ランバクシーの有罪答弁につながった面倒なプロセスを軽蔑した。個人に刑事責任を負わせなかったことで、ガビニは次のように述べている。ＦＤＡは「鼠を殺そうとして山を掘り起こしました」が、「鼠は逃げてしまいました」。そのとおりだった。ランバクシーの幹部の多くは、データをごまかす達人になっていた。彼らは長年、研究開発段階から商業生産段階にいたるまで、試験データの複雑な改ざん行為にどっぷり浸かって過ごしながら、懐疑的な規制当局者の質問をうまくさばいてきた。そうやって彼らは、企業が薬の製造法をまだ確立していなくても、その薬の承認を記録的なスピードで得ることを狙った不正システムをものにした。

今やこれらの幹部は、第一三共から解雇されたり、ランバクシーの有罪答弁に伴う激変で追い出されたりして、ぞろぞろとランバクシーを去りつつあるが、同僚を引き連れ、一連のスキルを携えて、製薬業界のいたるところで職に就き始めていた。ランバクシーの事件に取り組んだ規制当局者や捜査官、査察官にとって、ランバクシーの人間の離散は一つのことを意味した。それは、次にどこで不正が起こるかを見つけ出すには、ランバクシーの元幹部の足取りを追い、どこで職にありついたのかを調べるのが一番の方法だということだ。

第25章 ファイルの強制破壊（クラッシュ）

2013年
1月

アメリカ、ペンシルベニア州キャノンズバーグ

後発品企業マイラン・ラボラトリーズのガラス張りの本社で、ランバクシー出身のずぶとい化学者ラジブ・マリックは、最高執行責任者（COO）を経て社長になったのち、専務取締役も兼任することになった。かつての同僚たちは、マリックの昇進ぶりに驚いた。研究開発畑出身の化学者がアメリカ企業の重役にまで出世すること自体がまれなのに、マリックの経歴で――パンジャーブ州で教育を受け、インドの製薬企業でしか働いたことのない研究者として――そこまで昇りつめるのは、異例ともいうべきことだったからだ。しかし、先見の明があり、いつも挨拶のために手を差し出している朗らかなマリックは、昔から並の研究員ではなかった。彼は、かつての部下の言葉によれば「不可能なことを成し遂げる驚嘆すべき洞察力と意志力」を持つことで知られ、「経営陣から与えられた任務にけっして失敗しない」人物として有名だった。だが、その元部下は今のマリックについて次のように指摘した。「あの人は自らの任務を設定できます――何と言っても、自分が経営者側なんですから」

マリックの最も新しい任務は、マイランにとって過去最大の海外買収案件を監督することだった。マイランは近々、世界に九つの製造工場を持つインドの無菌注射剤メーカー、アギラ・スペシャリティーズを一六億ドルで買収する予定だったのだ。マイランが成長するにつれて、マリックは、より大規模でより複雑な、ある任務をたびたび口にするようになった。それは、世界のあらゆるマイランの工場で「品質の水準を上げ」、マイランが世界のどの市場に対しても同じ品質の薬を製造できるようにすることだ。ただし、これは口で言うほど簡単ではなかった。マリックは、彼いわくインドの「低い水準」に引きずられて、マイランの品質が低下したり、マイランが彼の以前の雇用主であるランバクシーに似た企業に変わってしまったりすることがないようにする必要があった。

数十年にわたって、マイランは後発品業界の旗手として名声を得ており、二〇一二年に最高経営責任者（CEO）に就任したヘザー・ブレシュが自負したように、「物事の正しい側に立つ」企業として高く評価されていた。しかし、世の中の後発品企業が、労働力が安くて当局の監視があまりうるさくない場所にある工場の買収に目を向けるにつれて、物事――そして、その正しい側に立つこと――は、だんだん複雑な話になっていった。公には、マイランは腰の重い後発品業界を、改善に向けて引っ張っていく指導的役割を果たしていた。あるときブレシュは、世界旅行でオーストラリアを通った折に自社工場を視察したのだが、帰国後、FDAがその工場を一〇年以上も査察していないことを知った。アメリカ向けの薬を作っている海外の工場は、彼女が述べたとおり「天井知らずに増加」していたが、査察はアメリカの地にある工場と比べてはるかに後れを取っていた。

そこで、ブレシュ――ピンヒールを履いた魅力的な女性で、父は元州知事にして現上院議員のジョー・マンチン――は国内外における査察の格差問題に立ち向かうため、奇想天外な運動を始めた。

同僚や競合他社に、査察をもっと受けるためFDAに手数料（ユーザーフィー）を支払うよう説得しようとしたのだ。これは無理難題に見えた。どこの企業が、より厳しい監視を受けるために金を出すというのか？　だが、ブレシュは次のような説得力のある議論を展開した。その手数料は、海外での査察を増やすためだけでなく、後発品の承認審査を加速するためにも費やされるので、薬の承認を遅らせる元凶として知られている、後発品の承認申請の未処理案件を減らすことができる、と。

その結果、「後発医薬品ユーザーフィー法（GDUFA）」が二〇一二年七月に成立した。これはブレシュの尽力によるところが大きく、この功績によって、マイランが物事の正しい側に立っているという評判はいやがうえにも高まった。理論的には、GDUFAによって、FDAは世界の後発品業界をより効果的に規制できるようになり、不利な立場に置かれていたアメリカの企業――工場がアメリカ国内にあるため、当局の監視の目がはるかに届きやすい――が、公平な競争の場を得られるはずだった。そうなれば、より高品質の薬がどこでも入手できるようになるだろう。それについて、ブレシュはこう述べた。「われわれが世界中で品質の基準を引き上げ続けるということを、私は今もおおいに望んでいますし、それについて楽観視しています」

しかし、品質の基準を上げることは、単に法律や規則を変えればよいという問題ではなかった。それを実現するには、多くの場合、企業文化を生まれ変わらせることが必要となる。ほどなくマイランは、その問題に国内外でぶつかっていた。

二〇一三年六月、FDAはインドのカルナータカ州バンガロール（現名称ベンガルール）にある無菌注射剤製造工場を査察するスケジュールを組んでいた。そこはアギラ・スペシャリティーズの工場で、マイランがアギラからの買収予定をほんの数カ月前に発表していた。査察のなかでも、無菌注射剤を作っている工場の査察ほど手間のかかるものはまずない。理想を言えば、FDAは無菌技術に精通した微生物学者を含む査察チームをバンガロール工場に派遣すべきだった。だが、このときFDAは——遠い場所に出張してくれる職員を探したが、なかなか見つからず、職員たちに苦労の分かち合いを求めた結果——、ニューヨーク州バッファローの駐在所にいる査察官を担当に指名した。

その査察官はニューヨーク州の中心都市から離れた北部をおもに担当しており、酪農場の査察や牛専門の獣医師の監督などの仕事をしていた。酪農場の査察では、その結果が人間の生死に影響を与えることはない。しかし、バンガロール工場の査察となると、話はまったく違う。もし何かを見逃したら、アメリカ人が死ぬかもしれないのだ。無理もないことだが、その査察官は怖気づいた。だが彼にとっては運のいいことに、もっと経験豊かな査察官が同行を要請された。その査察官とはピーター・ベイカーだ。このようなわけで、二人の査察官は六月一七日にバンガロール工場に到着し、一〇日間滞在した。

無菌製造工場では、無菌環境への影響を踏まえて、あらゆる動作や行動が制御されていなければならない。だが、バンガロールで査察官たちが見たのは、危険なまでに管理がいい加減な工場だった。たとえば、使用ずみのモップが、開口したバイアルが並ぶベルトコンベアの近くで無造作に放置されていた。作業員はゆっくりと慎重に動作する必要があるが、バンガロール工場では未熟な作業員があわただしく動いていた。そのせいで、ベイカーの査察報告書によれば「埃や微生物を排出するための一方向の空気の流れを乱す可能性が生じていた」。また、機器の主要な部品が非無菌区域に保管されており、使用前にまったく消毒されていなかった。トイレでは、使用後に手を洗わない従業員が何人もいた。

しかし、この工場の実態を如実に物語っていたのは手袋だ。二人の査察官は、一部が破れたり小さな穴が開いたりした手袋を技術補佐員（テクニシャン）たちがはめており、彼らが取り扱っている薬が汚染にさらされているのを目撃した。さらに、収納庫の内部で、手袋の配送箱に「つぶれた昆虫の死骸が複数」あるのを見つけた。そこにしまい込まれていた未使用の手袋は、ひびが入ったり変色したりしていた。査察の四日目にベイカーは注意を与えたが、査察が終わるころになってもテクニシャンたちは劣化した手袋を使っていた。

それはひどいありさまだったが、さらにアギラの二つの工場でFDAが深刻な問題を見出すに及んで、事態はますます悪くなった。二年と少しのあいだに、FDAは、無菌環境が確保されていないという理由でマイランの三つの工場を厳しく批判した。そのうち二つは、もともとアギラが所有していた工場だ。これらの工場ではファイザーやグラクソ・スミスクライン（GSK）の薬の有効成分も受託製造しており、問題の波紋は世界中に広がった。だが、最大の打撃に見舞われたのはペンシルベニア州キャノンズバーグにあるマイランの本社で、マリックは自分が負わされた問題に怒り狂った。

「われわれがアギラを買収した時点では、FDAに承認され、ANVISA［ブラジルの規制当局］に承認され、世界のどの規制当局からも承認された製造拠点が［インドに］六箇所ありました」と、のちにマリックは説明し、こう続けた。「ファイザー。GSK。それらの薬を作っていて、工場には最新鋭の設備が完備され、すべてロボット化され、ビデオカメラがあって……それで六カ月が過ぎたと思ったら、警告書をたたきつけられたのです」。それから彼の話は、当然の成り行きかもしれないが、ピーター・ベイカーと彼の大胆な査察方法へと移った。「あの査察官はパニックをかき立てるような雰囲気を作り出しました」とマリックは強く主張し、作業員が恐れたり沈黙したりしたことさえ査察官たちのせいだと責めた。それでも、マイランは徹底的な対応をしたとして、マリックはそれをくわしく話した。同社は、破れた手袋によって影響を受けた可能性がある一九九バッチのうち一一九バッチを市場から回収し、品質試験を実施した。それらのバッチに異物の微粒子などは混入しておらず、マイランはこの試験データをFDAに提示したという。

そのころにはマイランは、FDAの高官だったデボラ・オーターを戦略的グローバル品質・規制方針担当上級副社長として迎えていた。「マイランが正しいことをしているということに一〇〇パーセント満足していなければ、この会社を去っていたでしょう」と、オーターはのちに語っている。アギラの件について、マリックはこう述べた。「ほぼ三年のうちに、三つの工場を閉鎖しました」。こうした行動は、マイランが本領を発揮していること、すなわち透明性があって品質管理に全力を注いでいることを示した、と彼は言ってのけた。どこに触れても真っ白なままの手袋、塵一つない機械、「正しくおこなえ」の信念がすべて一つに合わさったもの。それがマイランの企業精神ということだった。

だが実際には、マイランは変わりつつあり、それもよい方向にではない、と一部の従業員は思っていた。社内では、薬を市場に出すという一点に集中してマリックが動くうちに、インドとアメリカの双方の従業員がマイランの方針転換を感じ始めた。マリックや彼の部下たちはスピードをほかの何よりも重んじているようだった、と何人かの元従業員は話している。医薬品の「適正製造基準（GMP）」の明確な規則を守るべきだと主張する者は、脇に追いやられているように感じていた、と退職した元上級役員は述べ、こうつけ加えた。「規則を厳守すると、その人は仕事が遅いというレッテルを貼られます」

マリックの指導のもと、マイランのインドの事業所は、生産性の観点で同社の中心地になった。マリック自身の報酬は、マイランが世界各国の規制当局におこなった承認申請の数に左右される面もあった。それで、マリックおよび彼のチームの申請数は、毎年のように目標を上回った。開発パイプライン（開発中の薬）が充実し、彼らの研究室が良好なデータで活気づくなか、マリックたちはしばしば、社内の期待より何十も多くの承認申請をおこなった。だが従業員たちには——データの改ざんを求められて退職した者もいるとされる——、ある疑問が残された。マリックが自ら人選したチームは、ランバクシーで仕込まれたことを断ち切ってきたのか？　それとも、それをマイランに持ち込んだのだろうか？

マイランの旗手としての評判は、やがて地に堕ちることになった。二〇一六年八月、アメリカ大統領選挙戦の真っただなかでもあり、新学期がもうすぐ始まるというとき、マイランは別の件で間違った側を突き進んだ——そして突如、間違ったことをする企業として悪名をとどろかせた。その原因は、命にかかわるアレルギーのある子どもが急性アレルギー反応の症状を緩和するために自ら注射するアドレナリン（エピネフリン）注射薬、エピペンの価格を四倍以上につり上げたことにある。

マイランは、二〇〇七年にドイツの医薬品・化学品大手メルクの後発品部門を買収し、それに伴ってエピペンを取得した。それから、その自己注射器にいくらか改良を加えたのち、エピペンを一パック（二本入り）あたり一〇〇ドルで発売した。その後、ある競合他社がエピペンの後発品を承認申請したが、設計上の欠陥によってＦＤＡが承認を却下したことから、マイランは独占的な立場を獲得し、エピペンを値上げした。二〇一六年には、エピペンの定価は六〇〇ドルにまで上がった［訳注：アメリカでは製薬企業が薬の定価を決める。なお先発品でも三〜四割引きで販売されている」。アレルギーの子どもを持つ親たちは、家や学校に置いておいたり、通学用のバックパックに入れたりするためにも十分な量のエピペンを買う必要があったが、いつのまにか法外な負担を強いられていた。

ソーシャルメディアでは、怒りの声が瞬く間に広がった。ハッシュタグの「#エピゲート」［訳注：「〇〇ゲート」はウォーターゲート事件の「ゲート」をつけてスキャンダルを意味する言葉］が盛り上がりを見せ、ブレシュと彼女の急増する報酬額の話題も取りざたされた。ブレシュの年俸は、二〇〇七年には二四〇万ドルだったが、二〇一五年には一九〇〇万ドル近くになっていた。しかも、マイランが節税対策として低税率国のアイルランドに拠点を置くことを二〇一四年に決定したため、彼女をはじめとする幹部たちの報酬ははるかに高くなった。二〇一四年には、彼女とマリックの報酬は、年棒にボーナスなどを合わせた総額で、それぞれ二五〇〇万ドルを超えた。その時点で、エピペンは同社の収益の約一〇パーセントをかせぎ出していた。

一夜にして、ブレシュは製薬企業の強欲さの象徴となった。彼女はメディアで、マーティン・シュクレリと同等の悪者として扱われた。シュクレリは元ヘッジファンド経営者で、アメリカのある製薬企業のCEOとなり、数十年前に開発されたエイズ患者向けの感染症治療薬の価格を五〇倍に引き上げた男だ。だがブレシュは、世間から非難の波が押し寄せてきたとき、むしろマイランの傷口を広げるようなことをした。さんざんな結果になったのが、大手テレビネットワークCNBCのインタビューだ。彼女はエピペンの値上げに言及し、「誰よりも苛立ちを感じているのは私です」と述べた。続けて、サプライチェーン（供給網）に入っているほかの事業者を非難し、破綻した医療制度について国民的な話し合いをしようと提案した。だが彼女の言葉は、現代のフローレンス・ナイチンゲールというより現代のマリー・アントワネットの発言のように響いた。

マイランは、メディア対応の大失敗をカバーしようと躍起になった。割引カードを発行した。エピペンの半額に設定した後発品をじきに売り出すと述べた。医薬品の価格が決定されるまでの複雑怪奇な仕組みや、マージンを取っているすべての中間業者について延々と説明した。しかし、そもそもなぜ、ある後発品企業が単独でとんでもない値段の薬を売っているのか理解できない国民にとって、マイランの説明はどれもうなずけるものではなかった。

それから突然、糸巻きから糸が引き出されるように、マイランの過去のスキャンダルが次々とメディアに報じられた。一つはブレシュの経営学修士号（MBA）問題だ。二〇〇七年一二月、『ピッツバーグ・ポスト・ガセット』紙は、ブレシュがこの学位に必要な単位を取得していないのに、彼女の父ジョー・マンチンが州知事に就任するやいなや、ウェストバージニア大学が過去にさかのぼって成績証明書を書き換えたうえで彼女にMBAの称号を与えたという暴露記事を掲載した。これは大騒ぎになり、ウェストバージニア大学は二〇〇八年、ブレシュの学位を取り消した。また、マイランの会長ロバート・コーリーが社用ジェット機をちょくちょく私用に使い、ミュージシャンの息子がアメリカの各地で演奏をするときに、その飛行機に乗せてやっているという疑惑も浮上した。そのほか、マイランが新しい本社ビルを建てた土地をめぐる、同社の副社長が関与した後ろ暗い土地取引もあった。

だが、エピペンのスキャンダルは数ある問題のなかでも突出していた。やがて議会による調査が始まり、集団訴訟が起こされ、反トラスト法（独占禁止法）違反で複数の州の司法長官による調査がおこなわれた。二〇一六年九月二一日、全米にテレビ中継された下院監視・政府改革委員会の公聴会で、不機嫌そうな面持ちのブレシュは宣誓のもとに証言したが、気がつくと厳しく追及されていた。議員たちは、なぜ彼女が、もはやこの薬を買う余裕のない家族たちを見放すのかと詰問した。

だが、こうした事態が展開しているさなかにも、はるかにゆゆしい一連の変化――マイランのインテグリティ（誠実さ）および同社の薬の品質に疑問を投げかける変化――が、世間の目から遠く離れたところで進行しつつあった。


約一年前、マイランの元従業員がメリーランド州シルバースプリングのFDA本部を訪れ、FDAの高官たちと直接話し合った。その男性は、マイランの悪事についての具体的な申し立てを内密におこなった。それによれば、ラジブ・マリックのリーダーシップのもとで、ハイデラバードにあるマイランの研究開発センターが、データに不正を加える拠点になってしまい、データ改ざんの手法をマイランのインド中の事業所に広めたという。その内部告発者は、目下マイランで最高幹部の地位にある人びとが、自分たちのスキルを利用してデータの改ざんをおこなっており、そのような人びとのなかにランバクシー出身者も含まれていると主張した。

マイランの内部告発者は、アメリカ市場で発売されることになっている承認申請中の薬の名前を具体的にあげた。また、マイランでは品質試験で合格の結果を出すため、いくつかの製品で、より不安定な商業生産規模のバッチの代わりに、より制御しやすいパイロット規模（予備的生産規模）のバッチを使って試験をしたと述べた。しかし、おそらく彼が主張したなかで最も驚くべきことは、マイランのチームが、不正の発覚を逃れるため、その手口を進化させたということだろう。改ざんしたデータを工場のソフトウェアシステムから削除するとメタデータに履歴が残ってしまうので、ピーター・ベイカーのようなFDA査察官なら見破ることができる。そこで工場の管理者たちは、隠したいデータをわざと破壊していたのだ。これは、査察官の目をかわす、より巧妙な方法だと考えられた。

ＦＤＡの職員たちは、この内部告発者の主張は信用できると判断したが、意外なことに、当局は一年あまり何も手を打たなかった。マイランはＦＤＡで、影響力のある人びとの威光に守られているようだった。マイランのＣＥＯがアメリカ上院議員の娘というだけでなく、今や同社では、ＦＤＡとの関係構築を監督する規制担当の最高幹部にＦＤＡの元高官のデボラ・オーターが名を連ねている。

二〇一六年七月、この内部告発者は、ＦＤＡが何もしないことへの幻滅をメールで伝えてきてＦＤＡの目を覚まさせた。その男性は、ＦＤＡにはアメリカの患者に起きている事態に対する責任があると明言した。そして、ＦＤＡが消極的な原因は、マイランの政治的なつながりや、ＦＤＡからマイランへのいわゆる天下りにあるとほのめかした。

「正直に申しあげれば、私は不正を働く者を処罰する当局のアプローチに絶大な信用・信頼を寄せていました」と彼はメールに書き、こう述べた。「しかしながら、ＦＤＡの役人の受け皿を用意するマイランの戦略は非常にうまくいっていることがわかりました」。彼のメールは続いた。「どうやらＦＤＡは、安全性と有効性の基準を満たしていない不良後発品によって、アメリカの国土で決定的な悲劇が起きるのを待っているようですね（アフリカで実際にそうした事態が起きているように――アフリカで使われている抗エイズウイルス薬は十分な薬効を示していません）」

彼の意見では、どう見ても何かの事情か何者かが、マイランにＦＤＡの査察が入らないように立ちはだかっていた。「官僚が手を回すこうしたケースは、インドなどの国では『よくあること』と見なされるかもしれません。ですが私はむろん、アメリカの政府機関に対して、はるかに高い期待を抱いていました。というのは、それらは高い倫理基準と高い道徳的価値観を持つことで知られていますから」

この非常に的を射た警告メールがきっかけとなり、ＦＤＡはあたふたと対応に走り出した。二カ月後の九月五日――ブレシュが議員たちの前で証人席に座る約二週間前――、あるＦＤＡ査察官がインド西部の都市、ナーシクの幹線道路をはずれ、ヤギや鶏が歩き回っている埃っぽい脇道へと入り、マイランのインドの主力工場に到着した。今回、査察官は事前通知なしにやって来た。

マイランのナーシク工場は、ムンバイから車で五時間かかるところにあった。焼けるように暑い農地や人気(ひとけ)のないバスの停留所をいくつも通りすぎた先だ。だが、わびしい場所にもかかわらず、工場は巨大で最先端の設備を誇っていた。約九万平方メートルの敷地が不規則に広がっており、年間八〇億回分の投与量に相当する薬をオーストラリアからアフリカ、さらにアメリカまで、世界中の市場に向けて製造する能力があった。

ナーシクに到着したＦＤＡ査察官は、九日間にわたる査察のあいだに、工場のソフトウェアシステムで「計器の故障」「停電」「クロマトグラフィー・システムへの接続切断」などのエラーメッセージが頻発している証拠を見つけた。だが、工場の管理者たちが、何度も起きている破壊(クラッシュ)について調査した様子はなかった。工場では、エラーメッセージが出ると薬の試験をただ繰り返していた。それで査察官は、内部告発者が主張したように、これらは意図的な破壊ではないかと考えた。望ましくないデータを削除すると、その跡が残ってしまうので、マイランは、あたかもテクニシャンがコンピュータのプラグを文字どおり壁から引き抜いたと言わんばかりに、そのシステムを破壊したように見えた。この手口は特筆すべきものだったので、ＦＤＡの職員たちは「ファイルの強制破壊(クラッシュ)」と名づけた。

それから二カ月以内に、三人の査察官がアメリカのウェストバージニア州モーガンタウンにあるマイランの工場に抜き打ちで現れた。工場で査察官たちは、怪しいデータ管理の慣行らしきものを発見して驚いた。たとえば、公式の試験に先立って、テクニシャンがHPLC装置に薬の試料を事前注入していた。まるで、あらかじめ結果を知るために予備試験をしたかのようだった。また、薬の製造バッチの試験で不合格や異常な結果が出ているのに、分析担当者が、必要な調査をしていない例もあった。工場では、その薬を単に再試験して合格という結果を得ていたが、ならばどんなごまかしが加えられたのか、という疑問が生じた。

FDAのコンプライアンス担当官にとって、破壊されたソフトウェア、予備試験、異常な結果に対する調査の怠りはどれも、FDAを欺く行為のように思われた。FDAは書面でマイランに説明を要求し、ナーシク工場で見つかったエラーメッセージは「生み出されたデータの完全性や信頼性に関する疑問を引き起こす」と指摘した。FDAがこのように認識したことで、マイランは深刻なリスクにさらされた。もしFDAが、品質の問題は一つの工場だけで起きているのではなく全社に及ぶものだと最終的に判断したら、法的措置や罰則は格段に厳しいものとなる。FDAの疑念によって、誠実な企業としてのマイランのイメージも危うくなった。ガラス張りの本社や部分的に透明な名刺にいたるまで、そのようなイメージ作りにひたすら励んできたというのにだ。マイランは政治的影響力を持っていたとはいえ、清潔な研究室を運営しているとは思われていないほかの世界的な後発品企業と同列に見なされる恐れがあった。

後日、あるジャーナリストと面会したマイランの幹部は、FDAの指摘事項をたいしたことではないように装い、当局から「データの完全性」に関する落ち度を指摘されたというと、いかにもただごとではなさそうだが、それは実際には単純な規制面の不備を何でもひっくるめた言い方なのだと説明した。マイランでグローバル品質システム・コンプライアンス部門の責任者を務めるデレク・グローバーは、こう述べた。「指摘されたことのいずれかがデータの不正と関係しているという証拠は、何も見出されていません」

マイランは、ナーシクとモーガンタウンの工場への査察に力強く対応をした。FDAとの一連の会合や電話、文書連絡を通じて、マイランのトップ弁護士や人脈の豊富な経営幹部は、FDAへの全面的な協力と透明性の確保を誓った。彼らは、マイランが徹底した品質管理システムを備えており、自ら調査をおこなう用意があるということを示そうとして、FDAに大量のデータや分析結果を送りつけた。

二〇一七年一月、マイランは極秘扱いの長々とした書簡をFDAに送り、ナーシク工場でエラーメッセージが多かった――七日間で四二件発生――理由を説明しようとした。だが、はっきりした説明は提示せず、エラーメッセージは「イーサネット・ケーブルや電源コードの接続切断とは無関係」と主張したうえで、こう続けた。「あとで再点検しましたが、これらの切断事象が、ケーブルを人間が取り扱った（誤ってケーブルに衝撃を加えた）ことによるのか、電気信号が途切れたことによるのかは明らかではありません」。七日間に一五〇回生じた別のエラーについては、ソフトウェアの設定の一部によって「何度も繰り返しエラーメッセージが生じるという、意図しない結果」がもたらされた、とする部分的な説明をした。翌月、マイランはFDAに送った極秘扱いの書簡で次のように請け合った。「エラーメッセージが出たことによるデータの完全性や妥当性への影響は、バッチを出荷する決定に際して問題となるようなものではありませんでした」

だがFDAは、この説明を受け入れなかった。二〇一七年四月三日、FDAはナーシク工場に警告書を発行した。これによって、マイランが問題を是正するまでのあいだ、ナーシク工場で作られる薬の承認審査は事実上凍結されることになった。警告書は、マイランの品質管理システムでは「データの正確性や完全性が十分に保証されない」と指摘していた。FDAがエラーメッセージに依然として疑念を抱いていたことは、次の文言からはっきりとわかる。「貴社の品質管理部門は、査察中にエラー信号の問題が検討されても、これらの問題に包括的に対処せず、消失したり削除されたりしたデータの範囲やその影響の見極めをおこないませんでした」。マイランが警告書を受けたというニュースによって、同社の株価は二パーセント下がった。

ナーシク工場に警告書が出されてから三週間も経たないうちに、マリックとほかに六人のマイランの役員が、一九人の不満そうなFDAの職員と向き合っていた。マリックたちは、ウェストバージニア州のモーガンタウン工場に規制措置が講じられるのを防ごうとして、FDAの本部に赴いたのだ。FDA側が、なぜ研究室のテクニシャンが異常な試験結果について調査せず、その薬の再試験をして合格の結果を記録したのかについて厳しく問い詰めるうちに、マリックたちは、FDAから次のようなもっと大きな質問を突きつけられていることに気づいた。マイランに何が起こったのか？　規制当局者たちは、モーガンタウン工場でのさまざまな過ちに「驚いている」と述べた。そして、そこでの慣行は「実にひどい」ことがわかったとして、マイランに「すべての製造工場で透明性を確保」しているのかと問いただした。ある職員が、ずばりと述べた。「マイランの全社的な品質文化に照らして、なぜこのような違反がモーガンタウンの工場で起こりうるのかということをFDAは疑問に思っています」

マイランおよびモーガンタウン工場の根底にある価値観が変わっていないことをＦＤＡに納得させる責任は、マイランの変革を体現するとともに、その後押しをしてきたマリックにゆだねられていた。「マイランの品質重視という哲学は、データの完全性や患者の安全性にいささかも妥協しないことを意味しています」と彼はＦＤＡの職員たちに説明した。それから、モーガンタウン工場に対する当局の厳しい監視を解いてもらうことを意図し、この工場は比類がないと述べ、その理由として「マイランのビジネスがここで始まり、初日から、この工場が完全性という原則に基づいていた」ことをあげた。最終的にマイラン側は、異常な試験結果を調査せずに再試験をおこなったのは、改訂する必要があった古い標準作業手順書に従っていたためだと説明した。

今回、マイランの作戦はうまくいったようだった。二〇一七年五月、ＦＤＡ製造品質部長のトマス・コスグローブは、ＦＤＡの二つの部署から猛反対されたのを押し切って、論議を呼ぶ決定をくだした。モーガンタウン工場の査察で、査察官は不合格にあたる「行政措置が必要（ＯＡＩ）」の評価をつけたが、それを条件つき合格にあたる「自主的な是正を望む（ＶＡＩ）」に上げたのだ。そのうえコスグローブは、ＦＤＡのウェブサイトに掲載される警告書ではなく、外部からはわからない無題の書簡をマイランに送ることにした――コスグローブがマイランに対する評価を緩くし、ＦＤＡの対応を世間の目から隠したのは二年間で二回目だ。

コスグローブはＦＤＡの同僚たちに宛てたメールで、マイランにおける再試験の慣行が「ますます蔓延しており、マイラン自身の調査は不十分だ」という彼らの見解は確かにそのとおりだと認めた。それでも自分の決定を擁護し、メールにこう書いた。「マイランはこれまで問題への対応も早くて協力的ですので、あの企業が自主的に改善しないと信じる理由はありません」

この対応によって、マイランのモーガンタウン工場は、厳しさを増していたFDAの監視から一時的に逃れ、窮地を脱した。だとしても、それにはモーガンタウンで起こりかけている嵐を鎮める効果はほとんどなかった。二〇一八年はじめ、工場のある従業員がFDAに接触し、人出不足から設備の洗浄不行き届きまで、悪化している管理状況を報告した。その主張を詳細に記載してあるFDAの内部文書によると、その内部告発者は、マイランの経営幹部が問題を改善しようと積極的に取り組むどころか、FDAの追及をかわすため「文書のうわべ」を作り上げることに注力していると主張した。さらに、インドから従業員のチームが呼ばれ、モーガンタウン工場で社内調査の未処理分を急いで片づけていることや、モーガンタウンの従業員がインドのチームの作業に異議を唱えないように指示されていることを説明した。内部告発者の主張によれば、マイランは不正を許容する文化を発展させ、その「文化は深く根づいている」という。何人かの元従業員も、同じ見方をしていた。

ムンバイの最も有名なホテルであるタージマハル・パレスのシーラウンジから、マイランの元社員の化学者が、ムンバイ港と、一九二〇年に完成した凱旋門のようなインド門を見ていた。だが、彼はこの眺望を楽しんではいなかった。絹のクッションや気配りの行き届いたウェイターたちに囲まれていても、その心はかき乱されていた。彼は、そこにこっそりと来ていた。あるジャーナリストに会うためだ。そして、マイランが製造プロセスの各段階で「でっちあげた」データを用いながら、薬の承認申請に向けて、何十種類もの薬の開発を社内のシステムのなかで迅速に進めてきた話をした。彼の説明によれば、データの改ざんはラジブ・マリックと彼の部下たちの指揮のもとでおこなわれた。マリックのチームはインドの事業所を、マイランの成功の中核をなす拠点に育て上げ、その過程で、アメリカに本拠を置くこの企業を変えた――そして堕落させた――と、その化学者は述べた。

マリックのチームは、重要な製品が早く承認されるように、さまざまなごまかしの手を使ったと彼は述べ、次のように説明した。マリックたちは開発データが審査を通るのに「必要なこと」をおこない、当局にデータを提出するバッチの製造を「管理した」。必要ならば、薬の試験サンプルを交換して生物学的同等性試験のデータを作り出した。「賢い人びと」が、規制当局に提出する資料一式を準備した。承認後の製造は、その道の専門家たちが「引き受けた」。マイランは規制当局に高く評価されている世界的な専門家に意見を求め、マイランの申請資料を「称賛」してもらうが、それらの専門家は、部分的な情報しか与えられていない。こうしたすべての介入行為により、後発品の開発や製造で一般に必要とされる期間の「短縮化」につながった。

シーラウンジで、その化学者は、データを大規模に操作するための周到な仕組みについて語った。その話によると、不合格品のデータをうまく処理するため、研究部門や開発部門の人員からなるチームが製造プロセスの各段階に配置されているということだ。マリックは部下とともにすべての製造システムを統括しており、彼のチームは阿吽の呼吸で動いていた。「一人が文を書き始めれば、別の人間がそれを仕上げることができます」と、その化学者は説明し、マリックの部下たちは、細かいことをほとんど指示されなくてもマリックの命令を実行できる、と言葉を続けた。「命令がすごく具体的である必要はありません」。目標は薬をできる限り早く市場に出すことであり、マリックの下で働いている者たちは、そのためには手段を選ばないという。

彼らはどの段階でも、問題が起きた場合、それを解決しようとせず迂回策を使う、とその化学者は話した。たとえば、隠してある装置を使ったり、試験に手を加えたり、試験サンプルをひそかに置き換えたりするのだ。薬の製造は、研究室から工場に移ってスケールアップされるが、スケール（バッチサイズ）が大きくなると、製造時に失敗が起こり始める。「そうなると、電話が飛び交います。メールは使いません」と彼は述べた。「分析担当部署からQC〔品質管理部門〕に誰かをよこすと、QCがデータをうまく取り扱います。それで、データはきれいになるというわけです」

工場ではつづいて、薬の商業生産、すなわち大規模な製造に向けた検討がおこなわれるが、その規模の製造プロセスを制御するのは、それまでよりはるかに難しい。「商業生産規模のバッチは、安定性試験で不合格になることがあります」と、その化学者は話した。その場合、問題はやはりデータの操作によって解決される。「試験のパラメータをいじって不純物が検出されないようにします」と彼は説明し、次のように言い添えた。各段階で、「研究開発部門からいろいろな人がやって来て、どのように問題を解決するのかを示します」

このようなシステムのもとで、多くの製品のデータ――承認を得るためFDAに提出された――が改ざんされた。それが理由で、その化学者は急いでこの企業と決別したということだった。

マイランの総合弁護士を務めるブライアン・ローマンは、同社がデータを改ざんしているという疑惑を「全面的に強く」否定すると主張した。そして、FDAはマイランで、いかなるそのような行為も確認していないと指摘し、あるジャーナリストにこう話した。「もし、われわれが試験サンプルをすり替えたことを示す証拠を持っていると言う人がいたら、私が思うに、その人は嘘をついています」。ローマンは、そのような主張をする者は「調査ができる形で報告」しなければならない、とつけ加えた。だが実のところ、その化学者はそうした。退職したのち、自分の主張を文書で述べて上級管理職たちに伝えたのだ。

　シーラウンジで、その化学者は、ＦＤＡ査察官のピーター・ベイカーが、公式の試験システムの裏に存在する秘密の試験システムを発見して「インドのはっきりした傾向を把握」したと説明し、こう述べた。「それは、いつもトップダウンで指示されます」。彼は声を抑えて泣き、涙が頬を伝って落ちた。「この業界で起きていることは、ものすごく汚いのです」

第26章 究極の試験場

2013年
2月7日

ウガンダ、カンパラ

ムラゴ国立病院で、ボランティアとして働いていたカナダ人外科医のブライアン・ウェスターバーグ博士は、症状の重い一三歳の少年を診察していた。少年は熱と悪寒があり、嘔吐もしている。外耳道から液体がにじみ出ており、そこが感染源と見られた。ウェスターバーグは細菌性髄膜炎ではないかと考えたが、CTスキャナーがまたもや壊れていたので、診断を確定することはできなかった。少年には、セフトリアキソンの静脈注射がおこなわれた。セフトリアキソンはいろいろな細菌に有効な広域抗菌薬なので、ウェスターバーグは、これで細菌が死滅して脳の周辺のはれが引くだろうと思った。少年が治ることを確信していた。

ウェスターバーグはボランティア活動のため、一六年前からムラゴ国立病院で働いてきたが、物資が足りないのはいつものことだった。一方で、患者数は日ごろから一五〇〇床の病床数を超えていた。赤字に苦しむ病院は水道代を支払えず、水道を止められたことも一度ある。長年、医薬品が不足していたので、ウェスターバーグは自分の薬をカナダから持ってこざるをえなかった。しかし、わりと最近、地元の政府や国際救援機関を通じて低価格の後発品を広く入手できるようになった。ウェスターバーグはこの有望な動向を、正しい方向への一歩と見なしていた。

だが少年は、セフトリアキソンによる治療を四日間続けてもよくならなかった。むしろ頭痛は悪化しており、「耳だれ」は膿（うみ）を持つおできのような塊になっていた。ウェスターバーグは少年の耳を切開して感染組織を取り除かなければならないと考え、手術の準備を始めた。手術に入る直前、少年は発作を起こした。病院のCTスキャナーがまた動くようになっていたので、ウェスターバーグが緊急スキャンを実施してもらったところ、少年の脳に小さな膿瘍（のうよう）が見つかった。感染によって引き起こされた可能性が高かった。

スキャン画像を見た病院の神経外科医は、自信に満ちた様子でウェスターバーグに言った。「手術はしなくていい」。神経外科医は、有効な抗菌薬を使えば、はれも膿瘍も収まるに違いないと思っていたのだ。だが、それを聞いてウェスターバーグは混乱した。少年にはすでに抗菌薬――セフトリアキソンの静脈注射剤――を使っていたのに、感染を抑えることができていなかったからだ。そのあと、同じ薬でもっと値段の高いものに変更してはどうかと同僚の医師から提案され、ウェスターバーグの混乱はさらに深まった。「なぜ、あるセフトリアキソンを、別のセフトリアキソンに切り替えるのか？」。ウェスターバーグは疑問を持った。だが彼はほどなく、ウガンダの医師には嫌というほどわかりきっている、ある事実によって、病院に供給される薬に厄介な問題が生じていることを知った。

実は、アフリカは物資の不足に悩む世界でありながら、インドや中国で作られた後発品であふれ返っていた。しかし、それらが効かないことがあまりにも多かったのだ。アフリカ大陸全域で、医師は患者の反応を見ながら薬の量を調節しており、治療効果があるとされる推奨用量の二倍から三倍の量を投与することもあった。また、多くの病院が、一通りの薬物治療をおこなっても、なぜか回復しない患者に使うため、いわゆる「高級な薬」――先発品ないし後発品のなかでも高品質のもの――をひそかに備蓄していた。

ウェスターバーグの同僚たちは、病院の外部で購入したセフトリアキソンを予備として用意していた。そこで医師たちは少年の薬を、より高価なセフトリアキソンに切り替え、治療計画に二つの薬を追加した。手術はおこなわなかったが、その後、少年の耳だれは確かに止まった。このときの薬の変更や追加が功を奏したのかもしれない。ただし、それは遅きに失した。少年が回復することはなく、治療開始から一一日目、脳死の宣告がなされた。

ウガンダの医師たちは、一三歳の少年の死に驚かなかった。患者が、命を救うはずの薬を投与されたのに死亡することは珍しくなかったからだ。「高級な薬」は備蓄されていたとしても、患者全員に行き渡る量はなかったので、医師たちは毎日、薬を使う患者を選別するトリアージを実践しなければならなかった。「正直言って、私たちはうんざりしています」。ウガンダの西部地域で働くある医師は、この状況についてそう述べた。彼女には、どの後発品が安全で、どの後発品が信用できないかについて記録するのも難しいことがわかったという。「今日は麻酔薬、翌日は抗菌薬のセフトリアキソン、翌々日は別の抗菌薬のアモキシシリンというように、日々変わるものですから」

FDA査察官のピーター・ベイカーが製造工場の査察任務を新しく担う場合、どの査察でも彼がやるべき唯一の仕事は、アメリカ市場向けの薬に注目し、それらを使うアメリカの国民を守ることだった。だが彼は、インドの工場で見つかる不正や製造上の欠陥を記録に残していくうちに、発展途上国向けの薬はアメリカ向けの薬よりも品質が悪いことに気づき、ますます危機感を募らせていった。二〇一三年五月、彼は、あるインドの後発品企業が運営しているハイデラバード南部の製造工場にやって来た。その工場では、ゲムシタビンという抗がん薬（化学療法薬）の注射剤のバイアルが適切に密封されておらず、したがって無菌状態が保たれていなかった。「これらの薬をいったいどうしたんですか？」。ベイカーが工場の幹部に訊くと、こんな答えが返ってきた。「アフリカに送りましたよ」。別の工場では、FDAがアメリカへの輸入を禁じている薬の成分を使っていた。それを見たベイカーは、出荷先を尋ねた。すると、ウクライナだと告げられた。彼はその情報をウクライナ政府に伝えたが、返事はなかった。

ディネシュ・タクールはランバクシーの薬について、品質の低さと患者への危険の関係を世界地図に描き出し、そこから明らかになったことに衝撃を受けたが、ベイカーにも、それに似た世界地図が徐々に見えてきた。どの製薬企業も、世界のあらゆる市場に対して同じ高品質の薬を作っていると述べてはばからなかった。だが、タクールはランバクシーで不正なデータを発見し、その主張が嘘だということを暴いた。一方、ベイカーは薬の現物を見ていた。彼は、最もひどい露骨な不正や品質上の欠陥を、規制が最も緩いアフリカや東欧、アジア、南米の市場に向けた薬の製造現場で、この工場でも、また次の工場でもというように次から次へと見つけた。品質試験で不合格とされたバッチをインドで見ることはめったになかったが、それは一つには、たとえ明らかな不良品だろうと、その薬を出荷できる市場が世界のどこかに必ずあったからだ。

タクールとベイカーが出くわしたのは突発的な事故や例外的なトラブルではなく、後発品業界でかなりありふれている慣行だった。それは、高品質の薬を作るための製造基準と、それと同レベルではない基準を設けて薬を作ることだ。それを指す呼び方は、いくつかある。「並行製造」「複層製造ライン」「A列／B列製造」などで、どれも意味は同じだ。後発品企業は、自社の薬をどの国に出荷するかによって、製造品質を日常的に加減していた。最も高品質の薬は、警戒が最も厳しい規制当局がある国に送り、最も低品質の薬は、審査体制が最も脆弱な国に送り出す。利益率の低い後発品業界において、企業は低品質の有効成分を用い、製造工程を減らし、低い品質基準を用いることでコストを大幅に削減し、そうやって作った低品質の薬を、規制のお粗末な国に売っていたのだ。

　そこに人種差別が絡んでいたのは疑いない。ランバクシーで医学担当の幹部が、アフリカに向けた低品質の抗エイズウイルス（HIV）薬について、「誰が気にするんだ？　黒人どもが死ぬだけじゃないか」と言い捨てたように。だが根本において、複数の製造基準を設けることを駆り立てたのは、ある冷酷な計算だった。すなわち、捕まる可能性がほぼない市場に対しては、最もコストをかけないで薬を作ればいいという打算が働いていたのだ。企業は、並行製造について問われた場合、異なる品質の薬を作ったのは、品質の基準が市場ごとに異なるからだと言い張った。だが、薬の品質基準の設定にかけて世界最高峰の組織であるアメリカ薬局方協会で世界的な健康影響（グローバルヘルス・インパクト）プログラムの副委員長を務めたパトリック・ルクレイは、その主張を「まったくのたわごと」と一蹴し、こう述べた。どの薬についても「基準はたった一つしかありません。それは、その薬の生みの親によって設定されます」。つまり、その製品を開発した先発品企業によって設定されるということだ。

　ベイカーは、アメリカ以外の国の患者に販売される薬については、どうすることもできず、何の権限も持っていなかった。それでも、見出したことを査察報告書にくわしくまとめた。それらの報告書は、ほかの国の規制当局にとって警告の指針となり、一部の国の当局はベイカーの指摘事項を追跡調査した。ベイカーは、アメリカにとどまらない、はるかに大きな公衆衛生上の危機のごく一部を報告書に記録していたわけだ。彼は、ほかの国の患者に何が起こっているのかよくわからなかったが、発展途上国に流れ込んでいる後発品は非常に質が低かったので、悲惨な結果につながるに違いないと思っていた。彼の見方では、低品質の後発品は「時限爆弾」以外の何物でもなかった。

ウガンダでウェスターバーグ博士は、品質基準を満たしていない薬、つまり不良医薬品を使った患者が亡くなっていくという、この新たに知った事実にうろたえた。彼はカナダに戻ってから、ガーナで粗悪な薬を扱って同様の経験をしたカナダ人の呼吸療法士、ジェイソン・ニッカーソンとチームを組んだ。二人は、ウガンダの少年の死亡に関係があるとされたセフトリアキソンの後発品の化学的性質を調べてみることにした。

ウェスターバーグの同僚が、疑わしいセフトリアキソンの注射剤をムラゴ国立病院の薬局から取り寄せてくれた。その薬は、国際的な製薬企業である石薬集団の子会社、石薬集団中諾薬業(以下、石薬中諾)が中国の河北省で作ったものだった。この企業は、アメリカなどの先進国にも薬を輸出していた。しかし、ウェスターバーグたちがニッカーソンの研究室でセフトリアキソンを分析してみると、有効成分の量は、ラベルに表示されている数値の半分に満たなかった。

ウェスターバーグもニッカーソンもショックを受けた。これほど量が少なければ、この薬は基本的に使い物にならず、一人の患者を治すこともできなかっただろう、とニッカーソンは述べている。二人は、アメリカ疾病対策センター（CDC）が発行する『罹患率・死亡率週報』に事例報告を発表した。

彼らは、その少年が品質基準を満たしていないセフトリアキソンによって死亡したと断定することはできなかったものの、この論文は、それが死亡の原因だという有力な証拠を示した。

石薬中諾は、過去に何度も品質問題を起こしている。二〇〇九年、パプアニューギニア大学医学健康学部教授のジャクソン・ラウウォは、同国内で使われている薬の品質に懸念を持つようになった。そこで、ドイツのフランクフルトにいる薬学者のジェニファー・ドレスマンに連絡を取り、薬を彼女の研究室で試験してくれる気はないかと尋ねた。ドレスマンが協力に同意したので、ラウウォは首都ポートモレスビーにある五軒の公認薬局から、さまざまなメーカーが製造した抗感染症薬のアモジアキンとアモキシシリンを集め、ドレスマンの研究室に届けた。数カ月後、試験の結果が返ってきた。一つ残らず、品質試験で不合格だった。

一四種類の薬のうち三種類は偽造医薬品で、犯罪者が製造したまったく偽りの薬だった。残りは不良医薬品で、合法な企業が意図的に製造した低品質の製品のようだった。このような不良医薬品のなかに、石薬中諾の薬が含まれていた。

石薬中諾の薬は、アメリカ市場向けの製品でさえ品質に難があった。二〇一三年以降、ＦＤＡは石薬中諾に対して、品質にかかわる規制違反を四回、指摘している。ピーター・ベイカーは、北京の北東にある同社の工場を査察したとき、あからさまなデータの改ざんを発見した。彼はその査察で、品質試験で不合格となった結果が日常的に削除されていたり、合格の結果が出るまで試験が繰り返されたりしていた事実も見つけた。

アメリカには、査察官を海外に派遣するだけの財源がある。だが、ウガンダやパプアニューギニアなどの貧しい国は、最低価格の入札者から薬を輸入することが多いうえ、そのような国には品質をチェックする規制当局がない。薬を購入している国で監視がほとんどなされていないことに加えて、薬を製造している国で法律の力が弱くて規制が緩いことが、並行製造の横行を許してきた。

たとえば、インドの規制当局は、有効成分が所定の量の七〇パーセント未満でなければ法的措置を取らないが、この数値は、FDAや世界保健機関（WHO）などの主要な医薬品規制当局が設定している許容基準の値より大幅に低い。もっとも、必須医薬品の入手しやすさの改善に取り組むインドの組織「全インド医薬品行動ネットワーク」のアナン・パドケは、インドでは並行製造は違法ではないとして、こう述べている。「これが道徳的に正しいかどうかという点については、解釈の余地があります」

ウガンダでウェスターバーグが少年の治療に当たったのと同じ年、ユタ州出身のアメリカ人麻酔専門医、ショーン・ラネルズ博士がルワンダに到着した。同国の国民医療保険制度のもとで働くためだ。ラネルズがまず気づいたことの一つは、ルワンダの医療保険プログラムから供給される多くの後発品が「まるで効かない」ことだった。当時、ルワンダには、購入している薬を試験する公的な医薬品規制当局がなく、薬の品質を検証することができなかった。

ルワンダの首都にあるキガリ大学病院でラネルズは、患者を眠らせるための麻酔薬や感染を治療するための抗菌薬には、もはや頼れないのだと悟った。彼は、帝王切開で出産したばかりの女性が、必要とされる量の抗菌薬をすべて投与されたにもかかわらず、細菌感染で死亡するのを、その目で見た。ラネルズたちは薬物療法の代替手段として外科的処置までおこない、命を救うぎりぎりの努力として、女性の腹部を水で洗い流してから感染組織を取り除いた。しかし、「生き残った女性は、ほとんどいませんでした」と彼は述べている。

ラネルズは当初、薬の品質があまりにも一定していないことに啞然としたが、ウガンダの医師と同じく、ルワンダ人の医師仲間はこの問題を見慣れており、それに対処する仕組みを作っていた。ある後発品が効かなかったら、違うメーカーが製造した同じ薬を探してみるか、違う種類の薬に切り替える。もしどちらの選択肢も使えなければ、治療効果を得る目的で、品質基準を満たしていない後発品の用量を上げるのだ。

裕福な患者たちは恵まれていた。民間の薬局から先発品を購入することによって、生命の危機を脱することができたからだ。違いは驚くべきものだった。ラネルズは次のように話している。「先発品を見た瞬間、その患者が突如として快方に向かうとわかるのです」。その効果は実にてきめんだったので、ラネルズはそれを、イエス・キリストによって死からよみがえった聖書の登場人物、ラザロにちなんで「ラザロ効果」と呼び始めた。

過去一〇年で、アフリカの医薬品問題は劇的に変わった。以前、この大陸で用いられる医薬品は、寄付によるものにせよ、少量の購入によるものにせよ、ほとんどは先進国に由来していた。最大の問題は、費用が高く、結果として量が不足していたことだ。二〇〇四年、インドの医薬品営業担当者がアフリカの全域に現れ始め、安い後発品を提供するようになった。しかしガーナでは、後発品は最初こそ歓迎されたものの、有益な結果をもたらさなかった、と国立カトリック医療サービスの地域・施設内ケアコーディネーター、アニタ・アッピア博士は振り返っている。アフリカは「およそどんなものでも送れる」相手先として利用されるようになった、とガーナのクマシにあるクワメエンクルマ科学技術大学薬剤学部長、クワベナ・オフォリ=クワチャ教授は述べた。教授によれば、健康に対する悪影響は「天文学的」とのことだ。薬の品質の低さは、あらゆる薬物治療に影響を及ぼしている。

精神科医のゴードン・ドニールは、クマシのコンフォ・アノチェ教育病院で精神科部長を務める一方、個人でも開業しており、中産階級のガーナ人を診察している。彼は、自分などの医師が、あらゆる分野で低品質の薬に悩まされていると話した。ドニールが処方する後発品のほぼすべて――オランザピン（抗精神病薬）、リスペリドン（抗精神病薬）、ジアゼパム（抗不安薬）など――が品質基準を満たしていない。そのため彼は、用量を増やすことを余儀なくされている。ヨーロッパから来たドニールの同僚たちは、精神病の治療でハルドール（一般名：ハロペリドール）という抗精神病薬の後発品を使うとき、たいてい二・五ミリグラムを一日に数回服用するという前提で処方していた。だから、二・五ミリグラムでは「まったく効かない」ことを知っているドニールから、一〇ミリグラムを一日三回処方している、と聞いたときには仰天した。しかし、最初は驚いた同僚たちも、薬の効果を得るためには用量を上げなければならないということを理解すると、考えを変えた。ドニールはかつて、ジアゼパムの後発品を通常の一〇倍量、一五歳の少年に投与したことがある。それは、ふつうなら少年が意識を失うほどの量だ。だがドニールの話では、患者は「依然としてニコニコしていた」という。

データは不十分だが、ガーナ食品医薬品庁は二〇一二年、アメリカ薬局方協会とアメリカ国際開発庁の支援を受けて、市場に出ている妊産婦用の薬の品質を試験した。当局は試験の対象をオキシトシンとエルゴメトリンに絞った。どちらも分娩後の出血予防に使われる必須の薬だ。品質試験の結果はひどいものだった。二〇一三年に発表された論文によれば、さまざまな後発品企業で製造されたオキシトシン注射剤の半数以上とエルゴメトリン注射剤のほぼ四分の三が、品質試験で不合格だった。そして、エルゴメトリンの錠剤は全滅だった――つまり、効果が全然なかったのだ。試験された薬のなかには、有効成分がまったく含まれていないものや、無菌性の試験で不合格となったものもあった。この結果が指し示す結論はただ一つ、薬の適正な製造がおこなわれていなかったというものだ。これらの薬は、ほとんどすべてがインドか中国から輸入されていた。出産で出血した女性にとって、それらは救いではなく死をもたらす薬だった。

ほとんどの場合、ガーナの患者は、自分がどんな種類の薬を使っているのかや、どのメーカーが製造したのかについて何も知らない。技術イノベーターのブライト・シモンズは、ガーナの文化は宗教や信仰心に基づいていると説明し、こう述べている。「実際のところ、人びとは［自分の使っている］薬が効きますように、と祈るのです」

二〇〇八年、アフリカの科学者アレクサンドラ・グレアムは、医薬品の「適正製造基準（GMP）」に関する国際基準に従った高品質の薬を作るという目標を掲げて、ガーナの首都アクラの郊外にラグレイ・ケミカルという製薬企業を設立した。ナイジェリア人のグレアムと、夫でガーナ人のポール・ラーティは、この取り組みに乗り出すうえで理想的な経歴を持っていた。二人は、アメリカのシカゴにある医薬品・医療機器大手、アボット・ラボラトリーズで働いていたときに出会った。化学者のグレアムは特殊医薬品部門の部長を務めており、同じく化学者のラーティは抗感染症薬探索部門のユニット長だった。二人ははじめ、低コストの環境下で高品質の薬を製造するための手本として、インドの後発品業界に関心を向けた。それは、後発品大手シプラのユスフ・ハミード博士が、低価格の抗ＨＩＶ薬を発展途上国に提供することで世界に示してくれた手本だ。

グレアムは、どうやってインドがそのような偉業を達成したのかを学ぶため、インドに飛んだ。しかし、インドの企業に触発されたのではなく、自分が見たものに愕然とした。たとえば、グレアムが見学した、ある製造施設は非常に老朽化しており、そこは実質的に一軒の家で「製造場所である小さな部屋」がいくつかあるだけだった。その施設では、製品間の交差汚染を防ぐための品質管理がなされていなかった。「空調設備もなく、［換気］装置もなく、そこらじゅう埃だらけでした」と、彼女は述べている。帰りぎわに、彼女は警備員が薬を包装していることに気づいた。宛て先はナイジェリアとケニアだった。それらの製品は、インドでの販売すら認可されていなかったのだ。

グレアムは、違うやり方で自分の事業を営もうと決意したが、実際にそうすることは大変な挑戦だった。電力供給が不安定なので、照明をずっとつけておくのは容易ではなかったし、繊細な機器で複雑な化学反応をおこなうとなると、なおさら困難だった。しかし、より大きな課題としてのしかかってきたのは外国勢との競争だ。彼女の話によれば、インドや中国の医薬品営業担当者が「この国に勢いよく乗り込んできて」、安価な薬を売り、「特典やら賄賂やら、ありとあらゆるものを差し出す」とあって、ラグレイは苦戦を強いられた。おまけに、腐敗している地元の卸売業者は、薬を安くしたいので有効成分を減らした薬を売ってくれないか、と製薬企業に交渉を持ちかける始末だった。

援助を求めて、グレアムはある同業者を頼った。その人物は、あるインドの製薬大手の最高経営責任者（CEO）兼会長で、一目置かれていた。ところが、その男性の助言を聞いて、グレアムはひどく狼狽した。「模範的な製品」を製造できる「優れた工場」を一つ作ったうえで、「地元の基準」に合わせた第二の工場を作ることを提案されたからだ。グレアムには、低コストで高品質の薬を作るという考えは絵空事だということがわかってきた。自社工場が「アメリカFDAの査察に合格」や「WH

Oの認定を取得」などと誇らしげに宣伝している企業が、安価な二流品をアフリカの人びとに嬉々として売っていた。グレアムは、にっちもさっちもいかない状態に陥ってしまった。たとえ自分たちは高品質の薬しか作っていないと主張したところで、有効成分の供給元がそうしていると保証することはできないのだ。

二〇一四年、グレアムは抗HIV薬の有効成分を購入するため、上海デサノという中国の製薬企業に目を向けた。上海の浜海工業地区にある上海デサノの工場は、WHOの査察を受けて承認されていた。交渉の初期段階で、デサノの営業担当者が「アフリカの顧客」向けに用意してある割引価格の有効成分を薦めてきた。担当者の説明では、それらの有効成分は、WHOに承認された浜海工業地区の工場ではなく、江蘇省普信にある秘密の工場で作られているので安いとのことだった。グレアムは激怒した。彼女は上海デサノの副社長にメールを送りつけ、抗議の声をあげた。「ガーナにふさわしいのは、ほかのどの市場でも通用する高品質の製品です！」

グレアムが設定した基準を守るためには、コストがかかる。品質より利益を優先するのを拒む彼女の姿勢は投資家に受け入れられず、投資家はラグレイの株を売却し始めた。二〇一六年、ラグレイは閉鎖され、アクラ郊外の工場は、グレアムいわく「草ぼうぼう」になってしまった。アフリカやインド、中国で強力な規制改革がおこなわれない限り、彼女には不良医薬品の製造を阻止する方法など想像もできない。「業界全体がこんな状況で、品質を確保しようという気もありません」と彼女は述べ、こうつけ加えた。「ルールに従って活動していたら、とても生き残れません」

公衆衛生の専門家が並行製造の問題を暴き始めたのは、何年も前のことだ。二〇〇三年、国際援助機関で働く薬剤師のジャン＝ミシェル・コードロンは、国際的な後発品企業を訪問して薬の製造プロセスを視察することにした。製造工場に入るのは「実に簡単」だったという。「当時、私は『国境なき医師団』やユニセフと一緒に活動していて、大量の薬を購入していました……ですから、私の訪問は歓迎されたのです」。コードロンは見込み客のような待遇を受け、彼や同僚たちは、インドを含めて世界中の地域で、薬の製造施設に入ることが特別に許可された。そして彼は、それらの工場で並行製造を目撃した。「インドのある有名企業で、管理職たちが、アメリカのFDAやヨーロッパの規制当局に自社製品が認められているのはとても光栄だと言い、［そのあとで］規制のない国向けには品質の異なる製品を作っている、と非常にはっきり言うのを聞きました」とコードロンは話している。彼がある管理職に、市場によって別々の基準で製造しようとする理由を尋ねると、相手はこう答えた。「ああ、アフリカやアジア市場のことですか？　当局が安全性の証拠を求めていないんですよ」

コードロンたちは四年をかけて一八〇箇所の施設における並行製造の実態を一覧にまとめ、熱帯医学や国際衛生を扱う専門誌の『ヨーロピアン・ジャーナル・オブ・トロピカル・メディスン・アンド・インターナショナル・ヘルス』に画期的な論文を発表した。この論文には、規制が甘い市場に対しては品質を落とし、「富める者には一つの基準、貧しい者には別の基準」を巧みに作り出すという、恐ろしいほどよく使われるビジネス戦術が述べられている。

国際的な研究者たちが並行製造の問題に取り組むなかで、並行製造と、別の世界的規模の大惨事である薬剤耐性を結びつける研究者が増えつつある。薬剤耐性とは、細菌などの病原菌が進化して、まさにそれらの感染症を治療する目的で作られた薬への耐性を獲得してしまうことだ。その問題は、ピーター・ベイカーが憂慮していた時限爆弾のようなものにほかならない。イギリス政府は二〇一四年、薬剤耐性の悪影響を分析して解決案を提言するための野心的な調査プログラムを立ち上げた。一連の報告書の第一報では、現在の傾向が続けば、二〇五〇年には薬剤耐性菌による感染症の死者数が年間一〇〇〇万人にのぼるという推定を示した。当時、イギリス首相のデイビット・キャメロンは次のように警告した。「もし行動を起こさなければ、われわれは、抗菌薬がもはや効かず、医学の暗黒時代に戻されるという、ほとんど考えられないようなシナリオに直面することになります」

最終的に、このプロジェクトの成果は九つの主要な報告書にまとめられた。そのほとんどで問題視されたのが、薬剤耐性の要因としてよくあげられる次の三点だ。一つ目は、薬の製造によって湖や川に薬が流出し、発展途上国で汚染が起きていること。二つ目は、家畜に対する抗菌薬の乱用が広がっていること。そして三つ目は、患者が、処方されたとおりに薬を服用しないこと、つまり薬の誤用だ。しかし、報告書の一つでは第四の要因として、品質基準を満たしていない後発品をあげていた。そのような薬のせいで、発展途上国では幅広い人びとが、いわば組織的に不十分な量の薬を与えられているのだ。発展途上国では質の低い後発品の使用と薬剤耐性菌の両方が広く認められることから、現地で働いている研究者は、これら二つの関連をますます調べるようになっている。

低所得国は低品質の薬に苦しめられている。そのような薬には、犯罪組織が作る偽造医薬品と、二流の製薬企業が作る、基準を満たしていない後発品、言い換えれば不良医薬品がある。偽造医薬品は本物の薬のように見えるが、多くの場合、有効成分がまったく含まれていない。一方、不良医薬品には、たいてい有効成分が含まれている。ただし、量が十分でないか、うまく製剤化されていないため、薬がよく効かない。政治的な怒りを引き起こしたりメディアの注目を集めたりするのは、もっぱら偽造医薬品だが、一部の専門家は今や、実際には不良医薬品のほうが公衆衛生にとって大きな脅威だといが、多少の有効成分は含まれている。そのような不良医薬品を使うと、弱い病原菌は退治されるが、強力な病原菌は影響を受けない。これらの生き残った病原菌は増殖し、適切に製造されて効力が十分あるはずの薬にも耐性を示す新世代の病原菌を生み出すのだ。

二〇一一年、タイとカンボジアの国境周辺で薬剤耐性のマラリアが急激に広がった。このとき、アメリカの公衆衛生専門家のクリストファー・レイモンドは、薬剤耐性菌が蔓延した原因として不良医薬品を指摘した。有効成分が少ししか含まれていない薬で患者を治療するのは「ガソリンで火を消そうとする」ようなものだ、とアメリカ薬局方協会のインドネシア事務所で以前に主任を務めたレイモンドは語っている。東南アジアの状況を大局的に見る立場にあった彼は、不良医薬品が多用されている地域と、薬剤耐性が「頻発している地域」の明らかな相関を見て取ることができた。

東南アジアで仕事をしているイギリス人のマラリア専門家、ポール・ニュートンは、品質基準を満たしていない抗マラリア薬の使用地域と薬剤耐性マラリアの出現地域が重なっている問題を二〇年近く観察してきた。二〇一六年、彼は共著者として論説を執筆し、そのなかで、「殺傷能力が不十分な」濃度の有効成分しか含まれていない抗マラリア薬は、そのような効力の弱い薬に耐えられる寄生虫(マラリア原虫)に「生存上の優位性」を与えると解説した。それでもニュートンは、不良医薬品と薬剤耐性のつながりは、論理的だし、おおいにありうるとはいえ、まだ確かな科学的裏づけがあるわけではないという注意点を添えている。

二〇一七年、状況証拠が積み上がっていくなか、非営利組織のアメリカ薬局方協会は「品質研究所」という新たなセンターを開設した。このセンターは、薬の品質と薬剤耐性の関連を調べる研究に資金を提供する。二〇一八年の終わりになって、センターによる財政的支援は実を結んだ。ボストン大学のムハンマド・ザマン博士は、不良医薬品と耐性菌のつながりを調べた最初の研究の結果を共著者として発表した。ザマンは実験室で、よく使われる抗菌薬のリファンピシンについて研究した。適切に製造されていない場合、リファンピシンは分解し、リファンピシンキノンという不純物が生じることがある。ザマンが細菌をこの不純物で処理すると、細菌は突然変異を起こし、リファンピシンやほかの類似した薬への耐性を持つようになった。ザマンは、世界的な脅威である薬剤耐性にとって不良医薬品が「独立した重要な要因」だということを政策立案者に納得させるのに、自分の研究が役立てばと願っている。不良医薬品の使用は、医師の服薬指示を守らないことや処方薬を誤用することと同等の問題になりうるのだ。

インドネシアで使われる薬の品質を研究してきた疫学者のエリザベス・ピサニは、二〇一五年に「抗菌薬耐性：医薬品の品質とどのような関係があるか」という報告書を作成した。彼女はそのなかで、効力の弱い薬が低所得国で薬剤耐性の危機に油を注いでおり、高所得国も早晩それを無視できなくなると述べ、こう指摘している。「実のところ、病原菌には国境などない」

病原菌が進化して、あらゆる既存の治療薬に対する耐性を獲得すると、世界中の患者が犠牲者になる恐れがある。二〇一六年八月、アメリカのネバダ州に住む七〇代の女性が、インドへの長期旅行から帰宅したが、彼女は旅行先で大腿骨を骨折していた。骨折した部位で起きた感染は、ほどなく臀部に広がった。彼女がネバダ州のリノにある病院に入院すると、医師はすぐさま多剤耐性菌の検査をおこなった。そしてCDCは、女性がカルバペネム耐性腸内細菌科細菌に感染していることを確認した。それは、CDCの元所長トマス・フリーデンが記者会見で述べたように「悪夢の細菌」で、この細菌の感染症に対する治療法はわかっていない。

ネバダ州で、その女性を救うために医師が打てる手はあまりなかった。医師たちにとって、より重要だったのは、ほかの患者が同じ運命に遭わないようにすることだ。病院では、感染を広げないため、ただちに隔離室を設置し、医療スタッフは女性の治療に当たる際、マスクや手袋、ガウンなどの防護具を着用した。だが一カ月も経たずに、その女性は息を引き取った。

マハトマ・ガンディーの修行所「アーシュラム」でインドの独立運動として始まった活動は、世界で最も恵まれない患者たちを薬で救う活動へと姿を変えた。ハミード博士が引き起こした医薬品革命は、轟音をとどろかせながら進んでいった。そのおかげで後発品企業は、世界の医薬品供給を均等化する役割を担い、貧富を問わず誰もが同じ治療薬を入手できるようにする機会を与えられた。だが、タクールがランバクシーでスプレッドシート上に初めてまとめたもの、そしてベイカーがインド各地の製造工場で目にしたものは、その理想が実現した世界ではなかった。彼らが見たのは、その完全な破壊と悪用だった――それで最も貧しい患者に向けて最低品質の薬が作られており、それはやがて生死にかかわる事態を私たちみなにもたらす。

ガーナで、技術イノベーターのブライト・シモンズは厳しい現実を次のように要約した。「すべての薬に毒があります。薬が良薬となるのは、完全に制御された条件下のみなのです」。要するに、製造プロセスを刻一刻と追跡したデータのある薬だけが、きちんと効果を発揮してくれる薬として信用できるのだ。しかし、十分に規制されていない世界市場では、どうやってその品質基準を保証できるというのか？　アフリカ諸国のなかで、機能している規制当局があるのはわずか一〇分の一にすぎず、五分の二の国々では、薬の品質を日常的に試験できる実験室がない。

こうしたアフリカの弱点を危惧したパトリック・H・ルクレイ博士は、ガーナの首都アクラにやって来て、アフリカのピーター・ベイカーとなるべき世代の育成を始めた。彼はアクラで、二〇一三年に開設されたアメリカ薬局方協会の出先機関である薬学振興研修センター（CePAT）を運営した。この施設は、舗装されていない泥道を進んだ先に位置しており、長い金属製ゲートの背後にあるため、外から見ると目立たない。しかし、内部は驚くほどの充実ぶりだ。ドアの開閉は生体認証を利用する指紋読み取り機で制御され、最先端の微生物学実験室には高価な高速液体クロマトグラフィー（HPLC）装置がずらりと並び、安定性試験室には、薬がどれほど早く分解するかを試験するための特殊な冷蔵庫が設置されている。

このセンターは、アフリカの医薬品規制当局者の育成に特化したプログラムを同大陸で唯一提供し、十分に基準を満たした医薬品品質試験室を運営している。これらの資源を活用して、ルクレイはアフリカ全域で薬の品質を改善したいと望んだ。「近隣諸国がどこも失敗している」状況では、一つの国だけ努力してもメリットはほとんどない、とルクレイは述べている。

高度な訓練を受けた科学者のルクレイは、人の上に立つ者の雰囲気を持ちながらも温厚さを漂わせた人物で、ガーナでの自らの任務に比類なく適していた。彼は、シエラレオネの貧困にあえぐ村で育った。村長だった父親には、子どもが二五人いた。ルクレイは灯油ランプの明かりで勉強し、ヤシの葉のベッドで眠った。どんな苦難にも耐える根性を持つ彼は、すばらしい学業成績を収め、シエラレオネの首都フリータウンにある学校に進学し、最終的にミシガン州立大学の大学院を修了した。それからアメリカで製薬大手のファイザーとワイス（現ファイザー）に勤めたのち、アメリカ薬局方協会に転職した。とはいえ、子どものころの経験は、アフリカが直面する障害を彼の心に実感として残し、それがぬぐい去られることはない。

二〇一六年三月、モザンビーク、スワジランド（現エスワティニ）、ルワンダ、ザンビア、リベリアなど、アフリカ諸国の政府に勤務する数十人の若い規制当局者が、研修会に参加するためCePATに到着した。彼らは二週間にわたって研修を受け、講師の一人の言葉を借りれば、チェックリストを形式的に確認するのではなく、どのようにして製薬企業から提出される書類をより厳しく審査し、書類で主張されていることを批判的に考えるかについて学んだ。研修会の修了式典は厳粛に執りおこなわれ、低品質の医薬品に対する防御の最前線として規制当局者が重大な役割を担っていることが強調された。ルクレイの同僚が研修の修了者たちに、「究極の試験場」であるアフリカ各地へと、流れる水のごとく進んでいくよう促した。

次に、長いチュニック、ゆったりとしたパンツ、刺繍入りの帽子という式服姿のルクレイが、前に進み出た。「あなたがたは国の戦士です」と、彼は修了者たちに語りかけた。「あなたがたは弾薬を与えられ、国民を殺害したがる者と戦うための装備を整えました」。ルクレイは、彼らがいつか腐敗や政治的妨害に遭遇することを想定し、彼らの仕事は「気高い」、そして「倫理にかなったもの」だと力説した。だが、最も重要なこととしてルクレイが強調したのは、申請書を前にしたときに、規制当局者は次のように自問しなければならないということだ。「自分は、チェックリストの欄に印をつけていくのか？　それとも、真の評価をおこなうのか？」

第 VII 部

報い

第27章 蠅が多すぎて数えられない

2013年6月

インド、ニューデリー

アメリカ政府が訴訟でランバクシーと和解してから一カ月後、FDAとインドの規制当局の関係は破綻している状態だった。FDAは外交的手腕に優れた公衆衛生の専門家をインド事務所の所長に据える必要があり、公衆衛生分野で申し分のない経歴を持つインド系アメリカ人のアルタフ・ラルを起用した。彼は薄くなりつつある白髪を持った温かく気品のある人物で、ニューデリーのアメリカ大使館で健康担当の大使館員として六年間勤務したことがあった。

FDAはラルの就任を、政府の健康関連機関としては可能な限り華々しく発表した。その一つとしてFDAのウェブサイトにラルのブログ記事を掲載し、ラルは記事のなかで、自分が掲げる三つの目標の概要を説明した。一つ目は、インドの規制当局と緊密に協力して信頼関係を築くこと。二つ目は、「迅速で徹底的な査察」を実施すること。そして三つ目は、インドの「規制当局と製薬業界が、あらゆる製品の品質、安全性、有効性を守ることが不可欠だと理解する」手助けをすることだ。ラルはブログ記事に、こんなことも書いた。「最近、ある同僚がＦＤＡでの私の新しい役割を、エベレストの急峻な岩壁を登ることにたとえました。ですが、ご存知のとおり、私はトレッキングや山登りが好きですので、この新たな挑戦を……冒険と見なしています」

ＦＤＡが、インド事務所を運営する責任者としてラルに白羽の矢を立てたとき、彼はＦＤＡが求める人材そのものに見えた。つまり、アメリカ政府が期待するものを理解していると同時に、インドでの物事の進め方も理解している人物ということだ。ラルはインドで中央政府の上級会計士の息子として生まれ、カシミール地方で育った。それから化学の博士号を取得し、研究者の道に進んだ。アメリカ国立衛生研究所で博士研究員（ポスドク）として働いたあと、アメリカ疾病対策センター（ＣＤＣ）に採用され、マラリアを引き起こす寄生虫の研究に従事した。そしてＣＤＣに一四年間在籍したのち、ニューデリーでＦＤＡの上位機関であるアメリカ保健社会福祉省に勤めた。

ＦＤＡにとって、ラルの任務の特に重要な部分は相互の信頼関係を深めること、わかりやすく言えば、アメリカ政府とインド政府は一致協力して製品の安全性を向上させることができるという考えを推進することだった。その意図は自明だと思われた。医薬品について言えば、アメリカはインドにとって最大の顧客であり、インドはアメリカにとって最大級の供給元だったからだ。両国が協力を望むのも当然だろう。だがインドで、ピーター・ベイカーは事実上の無法地帯にいる孤独な警察官のように感じていた。インドの規制当局者は、アメリカの規制当局者にあたる立場として振る舞っていなかった――それどころか、彼らはベイカーが査察で指摘した事項に無関心だったり、あからさまに反発したりすることが少なくなかった。

ランバクシーの大事件の影響が残るなか、ラルは実質的に、インドにおけるＦＤＡのリセットボタンと言えた。彼は、現地でインドの規制当局者との仲間意識を醸成することを求められた。だがそれだけではなく、インドの製薬企業に、ほかでもなく医薬品の「適正製造基準（ＧＭＰ）」を厳守すれば十分なのだと伝えることも彼の役目だった。

ラルがまず取り組んだことの一つは、ＦＤＡの基準を遵守する方法について、業界向けに一連の講習会を計画したことだ。この件に打ち込んでいくうちに、彼はインドの政府や製薬業界のなかで情報源を開拓していった。ある製薬企業の上級役員は、インドにおけるＦＤＡのそれまでの仕事ぶりを、彼にこう要約してくれた。「お宅らは夢の世界にいるに違いないね」。言い換えれば、ＦＤＡは現場で何が起きているのかについて、ほとんど知らないようだった。だがラルはすぐ、変革を起こすために自分の手足となってくれる存在がいることに気づいた。ピーター・ベイカーである。

ラルの着任から一カ月後の二〇一三年七月、ベイカーはアウランガーバードにあるウォックハルトの工場で査察に取りかかった。数カ月前にはアウランガーバードのワルジ地区にある工場を査察したが、今度はチカルサーナ地区にある別の工場だ。この工場では、ウォックハルトで最大の売り上げを誇る製品のメトプロロールを作っていた。それは心臓病や高血圧の治療に欠かせないベータ遮断薬、トプロールＸＬの後発品で、ウォックハルトの製品はアメリカでトプロールＸＬの後発品市場の約三分の一を占めていた。ＦＤＡはこの薬に問題があることをまだ認めていなかったが、アメリカの患者にはわかっていた。ラジオ番組の「みんなの薬局」に、この後発品への不満を訴える声が殺到していたのが、その証拠だ。今回の査察では、ウォックハルトに通知がなされたのは、ＦＤＡ査察官が工場に到着するわずか三日前だった。

七カ月前、クリーブランド・クリニックで肥大型心筋症の治療を専門とする心臓専門医ハリー・レバーは、トプロールXLの後発品、なかでもウォックハルトの製品に関する気がかりな事柄を手紙にくわしく記し、FDA医薬品評価研究センター（CDER）所長のジャネット・ウッドコックに直接送った。レバーは手紙のなかで、この薬を患者に処方したときに、胸痛を抑えることができず、心拍数や血圧を適切にコントロールできなかったということに触れた。そして、薬を先発品に戻したら患者の症状が和らいだと述べ、こう指摘した。「私の懸念を裏づけるデータはありませんが、私はこの病気に関してそれなりの経験があり、多くの患者を診ています。先発品と後発品のあいだに大きな臨床上の差があることは、私にはまったく明らかです」

二日以内に、レバーはFDA医薬品品質部から詳細な返事を受け取り、それには先発品であるトプロールXLと後発品の比較試験をおこなうと約束されていた。このときのやり取りから判断する限り、FDAは問題にスムーズに対応していると思われた。レバーは試験の結果を待った。しかし、彼にはほとんど知る由もなかったが、ウォックハルトの薬の何が悪いのかを見抜くことにおいては、インド駐在のFDA査察官ピーター・ベイカーがFDAの本部にいる職員よりはるかに先を行っていた。

七月二四日、ベイカーはウォックハルトのチカルサーナ工場に向かう途上で、アウランガーバード空港に降り立った。彼がハイヤーに乗り込むと、見知らぬ男がドアをグイっと開けて飛び乗ってきた。男はベイカーの顔をじろじろと見ながら、どこへ行くのか、目的地でどの工場を査察するのかと尋ね、信号が赤に変わったときに飛び降りた。ベイカーは、自分はウォックハルトから監視されていると観念した。彼はウォックハルトにとって天敵のような存在だったが、相手を敵視する感情は互いに持っていた。ウォックハルトの幹部とまた対峙することになるのかと思うと、ベイカーのなかで不安が膨れ上がった。どんな証拠を発見して突き出しても、無愛想な受け答えか、まったく現実離れした反応が返ってくるのはわかっていた。

今回、ベイカーと組むことになった、もう二人のFDA査察官、ディペシュ・シャーとアトゥル・アグラワルは二日前に到着し、時を移さず作業に入っていた。彼らは工場の品質管理研究室から査察を開始した。その研究室でアグラワルは、一台一台の高速液体クロマトグラフィー（HPLC）装置について、操作の履歴が記録された監査証跡を入念に調べていった。座って何時間も作業した結果、一〇台のHPLC装置で、「試行注入」という名のフォルダがハードドライブから削除された痕跡を見つけた。それは、ベイカーが三月にウォックハルトのワルジ工場を査察した直後におこなわれていた。工場は、非公式におこなった予備試験の証拠を隠滅していたのだ。

アグラワルがコンピュータのハードドライブをくまなく調べていくと、それぞれのHPLC装置に対して「二〇一三年五月初期設定」というデータフォルダが見つかった。フォルダのなかには、薬の試料をHPLC装置に試行注入したときの記録が何百件も入っていた。これは、予備試験の慣行が続けられていたことを示す明確な証拠だ。しかし、ウォックハルトは以前より悪賢くなっていた。数カ月前におこなわれたワルジ工場での査察では、FDAの査察官が予備試験と公式の試験のデータを対応づけるのは比較的容易だった。なぜなら、どちらのデータにも同一のロット番号が載っていたからだ。だが今回、ウォックハルトは予備試験の記録から、それが何のデータなのかの特定につながる番号をすべて取り除くことによって、公式の試験との対応関係を隠そうとしていた。

アグラワルは、あきらめなかった。その週のあいだに、一見、関係があるのかどうかがわからない二組の試験データを重ね合わせて比較することで、それらが秘密の予備試験と公式の試験だということを明らかにしていった。だが、ウォックハルトが予備試験と公式の試験の関連を隠そうとしていたので、査察官側としては、社内の人間に予備試験のことを白状してほしかった。その発言が得られれば、ウォックハルトも二組の関連を否定できまい。

毎晩、三人の査察官はホテルでアグラワルの部屋に集まり、下っ端の化学者なり工場の従業員なりを一人だけうまく呼び出して、二組の試験は結びついており、それらが試験の結果をごまかそうとするウォックハルトの試みの一環だと正直に言う気にさせるにはどうすればよいかを相談した。そのあとついに、アグラワルはある従業員と二人だけになれたので、あれこれ熱心に質問した。相手はアグラワルに懇願した。「お願いですから、私の言っていることを察してください。もしも試行を認めようものなら、私は職を失います」。なお、「試行」は予備試験の別の言い方だ。

過酷な八日間の調査によって、査察官たちは二件の部分的な告白に加えて、工場の劣悪な状況を示す数多くの証拠を入手した。トイレには排水管がなく、尿が床にたまっていた。工場のある管理者は、小便器の上の貼り紙に排水管は修理中だと書いてある、と言い張ろうとした。だが、査察官たちは貼り紙などなかったと指摘し、その男に嘘をつかないよう警告した。また別の場所では、作業従事者が薬の試験サンプルを秤量していたのに結果を記録していなかった。その作業従事者は査察官たちに、結果は頭に入っており、あとでコンピュータに入力すると話した。

この工場は明らかに管理がなされておらず、ご都合主義と経費削減の原則に支配されていた。査察報告書は九〇ページに達した。査察の最中、社長——ウォックハルトの会長の息子——が、スイスに向けて出発すると発表した。査察官たちは、ＦＤＡが査察の結果を公表して株価が急落する前に、彼が会社の金を引き出してスイスの銀行口座に隠すのではないかと怪しんだ。ちなみに、FDAが以前にワルジ工場への強制措置を取ったとき、その情報が公になる直前にウォックハルトの株式が大量に売却されており、インド証券取引委員会が数カ月後にその件を調査した。ウォックハルトの株は、FDAがウォックハルトのワルジ工場とチカルサーナ工場に警告書を出して輸入禁止措置を講じた結果、最終的に七〇パーセント下落する。

査察が終わるまでに、社長は帰国した。ある時点で彼はアグラワルの脇をかすめて通り、声を荒げて質問してきた。「当社に品質の問題があると思っているのか?」。アグラワルは答えた。「それは、かなりはっきりしていますね」

ほかにも二つの事情により、ウォックハルトでの経験は査察官たちに衝撃を与えることになった。まず、査察のさなか、アグラワルが体調を崩した。査察官たちは、ウォックハルト側が彼の食事にこっそり水道水を入れたのではないかとにらんだ。またベイカーは、試行注入を指摘したことに対して、工場の管理者たちが『鏡の国のアリス』の登場人物のような人を煙に巻く返答をすることにも特に悩まされた。彼らが示し合わせて不正を否定することに、ベイカーは激しい怒りを感じた。というのも、ほかの企業は、ひとたび違反を見つけられたら罪を認めるからだ。だが査察官たちは、のちにインドのある政府職員から、自分たちが毎晩、ホテルのアグラワルの部屋で不正の証拠を集める手立てについて計画していたとき、それをウォックハルトの幹部が聞いていたことを知って、さらなる衝撃を受けた。彼らは部屋を盗聴していたのだ。

ラルは自分の仕事に慣れたころ、アメリカとインドが共有する規制上の目標についての対話に、どうやってインドの規制当局者を引き込むか、ということ以上に大きな問題があると気づいた。彼が監督を期待されている査察システムがすっかり腐敗しきっており、ほとんど無力だったのだ。査察の事前通知は、インドの製薬企業の不正行為を煽っていただけでなく、ＦＤＡの査察官も堕落させていた。インド事務所の駐在職員が少ないため、大半の査察では、ＦＤＡは依然として査察官をアメリカから出張させなければならなかったが、これが接待旅行になっていた。たとえば、査察官が泊まる標準的なホテルの部屋代は、アメリカ政府によって認められた旅費規程の範囲に収まるが、それがいつのまにかアップグレードされ、査察官が請求書を見ることはない。査察官のなかには配偶者や交際相手を連れて出張する者もおり、同伴者は現地で買い物に出かける。それらの諸費用を、査察される側の製薬企業が補助していた。ほかにも、ゴルフツアー、マッサージ、タージマハルへの小旅行などが手配された。ラルはそのような遠出を「査察観光旅行」と呼んだ。査察のこうしたシステム、というよりシステムの欠如によって、ＦＤＡの査察官は、査察すべき企業の「捕らわれの身となり、分別のある判断ができなくなります」とラルは述べている。

ラルは、査察を受ける企業と、マイク・ガビニのような査察官のあいだに育まれた親密すぎる関係も詳細に調べた。ラル配下の査察官たちは、ガビニが、査察で訪れた工場の会議室に腰を据え、工場の幹部に書類を持ってくるよう促すのを目撃していた。ガビニはそれを繰り返していたので、彼には「会議室査察官」というあだ名がついていたほどだ。そのようなガビニのやり方は、企業側に書類を偽造する機会を与えた。また査察官たちは、査察の前後にガビニが工場の幹部と携帯電話でおおっぴらに話をしているのを聞いた。さらにガビニは、査察報告書を正式に提出する前に、それを企業側に送って検討させていた。だがガビニの言い分では、自分は製薬企業と情報を共有したが、「情報を秘密にしておく」査察官と同じ成果をあげているということだった。

ガビニは何年ものあいだ、ハイデラバードに単独で出張していた。現地で彼が工場にゴーサインを出すにつれて――アメリカに薬を輸出したことがない工場の査察で、約八五パーセントの工場を承認した――、ハイデラバードの製薬産業部門は成長した。だが、今やガビニの同僚たちが、査察でこれらの工場をふたたび訪れて不正な慣行をいくつも見つけており、彼らは、そもそもガビニは何か調査をしたのだろうかと疑念を抱いた。二〇一一年六月、ランバクシーのある内部告発者がFDAの職員にメールを送り、数年前にガビニ、そして最近では別の査察官が、査察での悪い指摘をなるべく少なくする見返りとしてランバクシーから贈り物を受け取ったと主張した――ガビニはこの疑惑を否定している。その内部告発者は、つづけてこんな提案をした。「インドに査察官を派遣するときは、一つの施設につき少なくとも二人を派遣すべきです。できれば経歴や民族が異なる査察官のほうがいいですよ」。チームによる査察は、確かに腐敗の防止につながる。一度に複数の人間に賄賂を贈ったり取り入ったりするのは、一人を相手にするより難しいからだ。注目に値する例を一つあげれば、ある製造工場で、三人のFDA査察官がそれぞれ金貨を差し出されたが、全員がきっぱり断った。だが話を戻せば、FDAの本部では、この内部告発者からの申し立てに対して、一部の職員が、そのメールをこれ以上内部で転送すべきでないと主張した。

FDAの報道官はのちに、「FDAの職員による不適切な行為が疑われた場合には、すべて調査されます」と強調した。

査察官が訪れる工場が、企業が君臨する辺鄙（へんぴ）な町にある場合もある。そのような田舎町のホテルは、歓迎委員会ならびに偵察本部としての役目を担う。ホテルのスタッフは、どの客が査察官なのかを前もって知っており、多くの場合、訪問の目的も把握している。査察官の旅程は、密接につながっている製薬業界全体にすぐさま知れ渡り、各社の役員がワッツアップという対話アプリのグループチャット機能を通じて内密に連絡を取り合う。あるとき、ラルはアグラワルから電話を受けた。アグラワルは、ウォックハルトのチカルサーナ工場の査察中に腹を壊した消費者安全監督官だ。「査察官が次にどこへ行くのか、ホテルが知りたがっているんですが」と伝えてきたアグラワルに、ラルはこう答えた。「アメリカ政府の職員がどこに行くのかを、ホテルが知る必要はない」

査察のこうした困難な状況を打開するため、ラルは遅ればせながら一つの解決策にたどり着き、その案をFDAの本部に投げかけた。それは、査察の時期を何カ月も前に通知することや、査察対象の企業に出張のお膳立てをしてもらうことをやめ、インドでのあらゆる査察で、査察官の到着時期を直前にしか通知しない――あるいはまったく通知しない――ことにするというものだ。ラルの提案は、アメリカ国内と国外の査察の最もはなはだしい相違に注意を向けていた。つまり、国内の査察は、つねに抜き打ちでおこなわれるのに、国外ではほぼ例外なく数週間前、ときには数カ月も前に予告がなされていることだ。

二〇一三年一二月、FDAはラルの提案を承認し、ラルはインド試験的プログラムとして知られるようになる計画を開始した。彼はアグラワルに、アメリカから出張してくるFDA査察官の代わりに連絡をすべて引き受けるよう指示した。これによって、インドの企業は、誰がいつ工場にやって来るのかを知ることができなくなる。それだけでなく、ラルはアグラワルに、誰がどの施設を査察するのかを自分にも知らせてくれるなと命じた。そうすれば、たとえラルが介入したいと思っても、その余地はなくなる。アグラワルはさらに踏み込んだ。査察官の移動の手配を、FDAのインド事務所ではなくアメリカ大使館を通じておこなうようにし、FDAの職員が介在しないようにした。また、査察の予告を直前にしかしなかったとしても、査察日を変更して企業側の準備時間を減らすようにした。アグラワルが考え出し、アグラワルが実行に移したインド試験的プログラムによって、FDAはインドの工場内部で起きていることを、これまでで最もごまかしのない形で把握できるようになると見られた。FDAは世界のどこに対しても、これに匹敵するプログラムを持っていなかった。アメリカを除いて、インドは唯一、FDA査察官が抜き打ちで訪れる国となるのだ。

二〇一四年一月二日の木曜日、FDAインド事務所はランバクシーの幹部に急な通知をおこない、翌週の月曜日からトアンサ工場の再査察を実施すると告げた。トアンサ工場は、コレステロール低下薬リピトールの後発品の何百万個という錠剤にガラスの破片が混入した責任を問われている工場だ。混入——アメリカではすでに、消費者の代理人による集団訴訟の対象となっていた——の原因は、それまで完全には説明されていなかった。アグラワルは担当の査察官たちに、トアンサ工場で起きていることの実態をつかんでほしいと思った。そこで、ランバクシーに告げることなく、査察の開始日を日曜日の朝に前倒しすることにした。航空券は、FDAの公式の出張システムを使わずに予約した。予告なしで日曜日に査察官が到着することは、インドの製薬企業の幹部が誰も予定していないだろうし、見当もつかないだろう。

日曜日の朝早く、FDA査察官のピーター・ベイカーとディペシュ・シャーが広大なトアンサ工場に着き、守衛所で身分証明書を提示した。外からの様子では、工場は静かで人気もなさそうに見えた。まさにベイカーが望んだとおりだ。

二人は、少なくともしばらくは工場の人間に気づかれずに動ければいいがと思いながら、品質管理研究室にすばやく向かった。だが研究室に着くと、大勢の人間が忙しく活動しているのを目の当たりにして驚いた。何十人もの従業員が書類にかがみ込み、翌日に予期されている査察官の到着に備えて、日付を前にずらす作業にいそしんでいたのだ。ベイカーがある机で見つけたノートには、彼の到着を見据え、偽造する必要のあるすべての文書がリストアップされていた。どの文書の表面にも、どの日付を変更すべきかを示す付箋が貼ってある。従業員たちは、部分的に記入されている書類の山――従業員の訓練記録、実験室での分析記録、機器の洗浄記録――に、実際より前の日付を書き入れていた。これらは本来、実施された時点で記入されなければならない。

ベイカーとシャーが、周囲で繰り広げられている作業をじっと見ているあいだ、従業員たちは彼らの存在をほとんど気にかけなかった。ランバクシーのコンサルタントだと思っていたのだ。しかし、上役たちが到着して、彼らがFDAから来たのだという話がみなに伝わると、従業員たちは大あわてで書類を机の引き出しにしまい込んだ。今回、二人の査察官は、突然やって来ることによって、抜き打ち査察でなければけっして見られなかったものをいろいろ目撃した。たとえば、バイアルが引き出しの奥深くに押し込まれていた。分析試料準備室は、窓が閉まらず、すぐ外にゴミの山があったため、蝿がうようよしていた――ベイカーは査察の最終報告書に、微生物学関連の略語を使って「蝿がTNTC（測定不能多数）」、つまり多すぎて数えられない、と記している。この査察の結果、FDAは査察の指摘事項を示す「FDA四八三」という報告書を発行し、トアンサ工場で製造された薬に対する輸入禁止措置を取った。

理論上は、アメリカの規制当局が査察を事前に通知しようとしまいと問題ではないはずだった。製薬企業は医薬品の「適正製造基準（ＧＭＰ）」につねに従うことになっているからだ。きちんと運営されている工場は、規制にいつでも対応できる状態にある。コンプライアンスは、ときどき取り組めばいいというものではない。ラルは、こんなふうに言い表している。「規制には、交渉の余地などありません。一月はＧＭＰを守る月とする、というようなことはできないのです」

しかしインドで、査察の予告を直前にしかしない、あるいは予告なしの査察をするというＦＤＡの新たなプログラムが始まると、以前には見えなかった広範な不正行為が暴き出された。査察官たちはいきなり姿を現すことによって、長年存在していた、ある仕組みの全体像を明らかにした。それはすなわち、完全な薬を作り出すことではなく、完全な試験結果を作り出すことに特化した仕組みだ。査察の事前通知と安い労働力を利用し、インドの工場はどんなものでもどんなものにも見せかけることができた。「週末が一回あれば、彼らはビルだって建てるでしょう」と、あるＦＤＡ査察官は話している。

査察官たちは、ある無菌医薬品製剤施設では鳥が群がっているのを目撃し、別の施設では実験装置のそばで蛇がとぐろを巻いているのを見つけた。ある工場でベイカーが微生物学研究室に直行したところ、無菌環境の管理に関する文書業務は完璧に整っていた。そして、医薬品に対する微生物限度試験、エンドトキシン試験などで、すべての試験サンプルの結果が完璧だった。ところが、試験サンプルそのものが存在していなかった。つまり、試験は何もおこなわれておらず、微生物学研究室が丸ごと偽りだったのだ。ほどなく査察官たちは第二の工場を見つけたが、そこも、工場が無菌の状態であることを示すデータを全部でっちあげていた。それは「信じがたい」発見だったと、あるＦＤＡの職員はのちに述べている。

現場を監督するアグラワルの指示のもと、査察官たちは多くの企業で次々に違反を指摘した。その結果、「FDA四八三」、さらには警告書の発行が増えていった。やがて、インドの四一箇所の工場で製造された薬に対して、アメリカ市場への輸入禁止措置が講じられた。こうした動きを受けて、結束の固いインド製薬業界では憤りが広がり、アメリカ大使館員はインドでのFDAの活動に、より厳しい視線を注ぐようになった。アメリカ国務省のある職員はアグラワルに、査察官が「荒くれカウボーイのような振る舞い」をしていると注意した。ある面では、こうした対立が起こるのも無理はなかった。国務省の役割がアメリカのインドでの経済的利益を促進することなのに対し、FDA査察官の使命はアメリカ国内の消費者の安全を保証することだからだ。それでも、アメリカ、インド両政府の不満が、ラル配下の査察官たちの周囲に立ち込めてきた。

インドの製薬企業——自国の規制当局をおとなしく追従させることに長けている——は抵抗した。一部の企業の代表者が新たな査察プログラムを公然とけなし、そのような方針は反インドという偏見から生じたと主張した。だがそれだけでなく、インド側は奸智を絞って陰険な戦いを仕掛けてきた。企業は、もはや査察の事前通知を受け取れず、担当の査察官が誰なのかもわからなかったが、誰がいつ来るのかを何とかして知ろうとした。空港やホテルを偵察した。工場では、つねに査察官の一歩先を行こうとした。記録を見つけるためにゴミ箱を引っかき回すのが査察官の手だと気づくと、工場からゴミ箱をすべて撤去した。

たいていの戦いと同じく、この戦いもエスカレートした。ベイカーなどの査察官は、工場がゴミを集積している場所を念入りに調べるようになった。そのためには、ときとして壁をよじ登ることや、大型の金属製ゴミ収集箱に飛び込むことも必要だった。査察官たちはあるゴミ収集箱で、患者から寄せられた苦情の記録用紙を大量に見つけ出した。それらは、追跡調査もなされずゴミ収集箱に放り込まれたものだった。ラル配下の査察官たちが仕事を進めるうちに、FDAの本部は懐疑的な見方を強め、アメリカ大使館は規制の手綱を緩めるべきだと要求したが、ラルははねつけた。大使館は、特にインドでの選挙前には、インド政府にとって不利な報道が生まれないようにしたかった。しかし、ラルは毅然とした反応を示した。「査察は査察です。査察を変えるつもりはありません」

抜き打ちの査察は明らかに新時代を画するものだった。だが、このままではFDA査察官が、インドの強力な後発品企業の幹部や、たいてい後発品産業の保護者と見なされる規制当局者だけでなく、FDAの本部とも衝突することになるのは目に見えていた。

インドの医薬品規制当局者のトップ、G・N・シン博士が運営している中央医薬品基準管理機構（CDSCO）は、ニューデリーのコトラロードにある、まばらな低木の茂みに囲まれた老朽ビルに入っていた。内部の受付では、「受付（RECEPTION）」の「E」の文字が一つ、セロハンテープで貼ってはあったものの、だらりと垂れていた。二階にある国際協力事務所は、勤務時間中でも南京錠がかけられていることが多かった。

CDSCOはFDAに相当するインドの政府機関だが、本部の重苦しい雰囲気は、数十年にわたってCDSCOを取り巻いている非難を映し出しているようだった。CDSCOは、インドの消費者を悪質な薬から保護するよりもインドの製薬企業を規制から保護するためによほど多くのことをしてきた、と責められていたのだ。四〇年前からさまざまな国別報告書が、インドの医薬品規制当局は技量に欠け、人員不足で堕落していると激しく批判しており、CDSCOの抜本的な改革を求めていた。インド市場に低品質の医薬品があふれていることを踏まえ、それらの報告書では、CDSCOのどうしようもない無気力状態、大きな欠員、記録の紛失について特に言及していた。

シンの機関に対する非難で最も多かったのは、シン配下の官僚たちが、製薬企業とも、本来は中立なはずの医療専門家とも結託しているというものだ。世界各地で販売が禁止されている薬でも、インドのさまざまな地域にいる専門家が、製薬企業が作成したとおぼしき同じ文言の評価結果を提出したのち、CDSCOによってインドの消費者向けに承認されていた。「規制当局と業界の癒着は非常に強固ですので、断ち切ることはできないでしょう」と、ある著名なインドの医薬ジャーナリストは述べている。

二〇一五年一月、シンは珍しく、アメリカ人ジャーナリストのインタビューに応じた。表の秘書室では、受付係が訪問者の記録を保管しており、それには、走り書きされたインドの上位製薬企業のCEOたちの名前が並んでいた。秘書室の奥にある小さなオフィスにいたシンは、質問を受けること自体はあまりうれしくなかったとしても、礼儀正しく快活な態度を保ち続けた。彼はそれからの三〇分間にわたって「他国の規制当局と力を合わせる」ことを語り、CDSCOは患者を保護する取り組みで「けっして妥協しない」と説明した。また、自分が率いている規制当局と、自分が規制している製薬企業のあいだに「癒着などまったくない」と断言した。それでいて次の瞬間には、なぜ製薬企業がCDSCOの規制当局者を少しも恐れる必要がないのかを明らかにした。「われわれは企業に、向上する機会をつねに与えます」と彼は述べ、内部告発者に関しては、彼らの情報のほとんどが「いかさまです」と言い切った。

ほぼ一年前、シンはインドの『ビジネス・スタンダード』紙のインタビューを受けたとき、より本音に近い意見を述べている。たとえ工場に蠅がいたり錠剤に毛髪が混入していたりしても、自分にとってはインドの製造工場を閉鎖する理由として十分ではないと説明したのだ。そのうえで、彼はこう認めた。「インド市場に薬を供給している施設を査察するときに、アメリカの基準に従わなければならないとすると、ほとんどすべての施設を閉鎖せざるをえなくなります」

何十年ものあいだ、FDAは査察の「相互承認」に向けた外国政府との協定の交渉に奮闘してきた――相互承認とは、アメリカの規制当局がどの工場を承認すべきかを判断する際、外国規制当局と協力したり、彼らを当てにしたりすることができるという考え方だ。しかし、規制面でアメリカと同じく高い基準を持つ先進諸国と交渉するときですら、その国の基準がアメリカと比べて遜色のないものかどうかをめぐって、FDAの職員たちは互いに言い争いをした。FDA内部のある陣営は、信頼できる外国規制当局が実施した査察の結果を、FDA自身による査察の結果の代わりに受け入れることができると主張した。一方、別の陣営は、アメリカの基準はどの国のものより優れているという理由をあげ、相互承認に猛反対した。

FDAは、世界各地でアメリカの規制を守らせるのにてこずり、他国の規制当局のレベルがアメリカと同じくらいよいのかどうかについて内部で合意できない状態が続くなか、外交戦略を変えて「相互信頼」を打ち出した。この戦略によれば、さまざまな国の規制当局者が健康や安全に関する議論に参加することはできるが、他国の査察結果を自国の査察結果の代わりに用いることはできない。だがインドとは、相互信頼協定すらFDAの手の届かないところにあるように見えた。ラルがFDAで働き始めた時点で、アメリカとインドの規制当局は、最も基本的な相互信頼協定をまとめようとする交渉に三年を費やしていた。この交渉プロセスは非常に緊迫していたため、ＦＤＡの職員からインドでの抜き打ち査察の実施要請がなされても、ＦＤＡの上層部が拒絶することがあった——その理由として、査察を強行すれば、この大型交渉が決裂しかねないという主張を押し出した。

だがついに、その時が来た。ラルは相互信頼に関する「共同声明書」の内容を詰める作業の監督に携わった。共同声明書は、アメリカとインドが情報を共有し、協力し、査察には互いの規制当局者を加えるとした四ページの文書で、これは「権利や義務を生む」ものではない、という但し書きが付されていた。二〇一四年二月、ＦＤＡ長官のマーガレット・ハンバーグ博士が、インドに一〇日間出張してニューデリーでの調印式に臨むことになった。

ＦＤＡ長官のインド訪問では、アメリカに向けた医薬品の最大級の輸出国としてインドが重要だということが強調された。しかし、この演出された外交ショーは、規制の基準をめぐって繰り広げられている戦いを隠せなかった。ある私的な会合では、ＦＤＡの報道官が、席の配置に手違いがあったことについて痛恨の念を漏らした。ハンバーグが、ランバクシーの役員とウォックハルトの役員にはさまれてしまったのだ。ランバクシーの役員はその機会を利用し、ハンバーグに次のように訴えて働きかけをおこなった。ランバクシーは品質問題を解決するために資金が必要だが、その金は、ハンバーグが同社のいくつかの製品に対する輸入禁止措置を解除してくれさえすれば調達できる、と。ハンバーグは、この嘆願を丁重に退けた。

どんなに写真撮影時間を取ったところで、この訪問にかかわる大きな問題——つまり、アメリカとインドの規制水準の違いをめぐる両国間の深い亀裂——を目立たなくすることはできなかった。ハンバーグのインド訪問を締めくくる行事で、G・N・シンは反撃に出た。「われわれは、アメリカがおこなっていることや査察している内容を認めませんし、それに拘束されることもありません。FDAは自らの国を規制するかもしれませんが、インドがどのように行動すべきか、どのように約束を果たすかについて規制することはできません」。もっとも、これは真実とは言えなかった。インドの企業が薬をアメリカ市場に輸出することを望む限り、アメリカのルールに従うことが必要だからだ——そして従わないときは法的措置を受けなければならない。ハンバーグのインド訪問後、ラルは彼女から依頼を受けて、FDAの海外事務所への人員配置を見直す提案の素案を作成した。彼が海外要員として思い描いたのは、何年も海外で勤務することを誓い、緊急任務で「主力」部隊となる「専門の、高度な訓練を受けた、能力のある」戦力集団だ。

ラルの提案は、FDAが海外駐在員を補強できていない状況の背後にある問題を改善できる可能性があった。その問題とは、明確な「キャリアアップや昇進の機会」がないことだ。海外で勤務した職員がFDAのアメリカ本部に帰任したとき、ポストが確保されていないことや、ときには降格を受け入れざるをえないこともあった。だが、ラルが提案したように、国務省の外交官に用意されているような高度な訓練、報酬、キャリアパスがあれば、ピーター・ベイカーのような優秀な査察官を養成するのに役立つだろう。この計画は、FDAの本部がきっと採用するだろうと思われた。

ベイカーの驚くべき査察結果はFDA中に波紋を広げていき、それに対する反応は賛否両論にはっきりと分かれた。二〇一四年三月、ラルとアグラワルは当局全体を対象としたFDA年間最優秀査察官賞にベイカーを推薦し、彼はその賞を獲得した。ある職員は、ベイカーや彼の同僚たちをラルの

「海軍特殊部隊（ネイビーシールズ）」と呼んだ。FDAのなかでも特に熱心な公衆衛生推進派は、ベイカーを「高潔」で「比類のない」と評価した。一方、FDAのなかには、ベイカーのやり方は長続きしないし、ほかの査察官には無理だとして懸念を募らせる職員もいた。確かに、FDAは査察官に大型のゴミ収集箱に飛び込めと命じることはできない。

ベイカーの手法についても議論があったが、彼が査察で見出した事実に対しては、それ以上にさまざまな反応が出た。彼の指摘事項に基づけば、FDAは何社もの企業を罰して、それらの製品の輸入を禁止しなければならなかった。これはFDAを窮地に陥れた。FDAは、なるべく多くの後発品を承認して医薬品不足を減らし、その実績を議会に提示したいと望んでいた。だが、後発品企業の活動やそれらの医薬品に制限をかけると、逆の影響がもたらされる。ベイカーの査察報告書がFDAの本部に届くと、それらは不透明な協議プロセスに取り込まれ、政治や駆け引きによって問題がはぐらかされ、結局、企業が最悪の処分を逃れるのを許すことになった。

たとえば、ベイカーは二〇一二年一〇月、インドのチェンナイにある後発品企業ホスピーラ・ヘルスケア・インディア［訳注：現在は買収によりファイザーの子会社］の工場で無菌製造工程に重大な不備を見つけた。FDA国際医薬品品質課はベイカーの報告に基づいて、同社に対する警告書の発出と製品の輸入禁止を提言した。だが、FDAの高官たちはその判断を覆し、「輸入警告」を出すのをやめたうえ、世間の目には触れない私信の形で「無題」の書簡をホスピーラに送ることに決めた。そうした決定に国際医薬品質課長のカルメロ・ローザは激怒し、CDERコンプライアンス部の副部長宛てのメールにこう書いた。「全員、指示されたとおりにやりますが、残念ながら、コンプライアンスの評価プロセス全体が脅かされていることに失望している者もいます」。そのうえで彼は、次のように申し添えた。

部内の一部のメンバーは「FDAの決定が、もはや科学、政策、規制に基づいておらず、政治に突き動かされているため、ほかの職を探すつもりでいます」

ベイカーたちがより多くの違反を見出すほど、FDAの高官がますます介入するようになった。ラルの敵も増えていった。彼はFDAのインド事務所で、政策分析官の一団と数人の査察官を役立たずと見なしていた。給与やもろもろの手当を合算すると、アメリカの納税者は、これらの職員一人につき年間約五〇万ドルを支払っている計算になる。だがラルの見たところ、政策分析官の何人かは、公衆衛生のためになることをほとんどしていなかった。税金の浪費だ。さらにラルは、開設予定のないFDAのハイデラバード事務所のために、ほぼ三〇万ドル分の備品が注文されているのを知った。それらの購入は、メリーランド州の本部にいる職員によって承認されていた。また、外部の会議に参加するために職員全員が事務所を空けることもよくあったが、それは実質的に有給休暇だった。ラルはFDAインド事務所の職員数人に生産性の向上を求めた。ところが、彼らはラルを相手取って、アメリカ雇用機会均等委員会（EEOC）に申し立てをおこない、差別を受けたと主張した。

それから、マイク・ガビニがいた。彼はインドの製薬企業の幹部には歓迎されたが、同僚たちには嫌われていた。なにしろ彼らは、ガビニが以前に査察して合格と判定した工場で、規制違反を見つけ続けていたからだ。だが当のガビニはと言えば、ラルが主導している改革を嘲笑するばかりだった。彼は、ラル配下の査察官たちが、十分に意思疎通のできない組織末端の従業員を一人だけにして質問することや、日曜日に抜き打ちで査察に訪れることなどを含めて、彼らがインドの製薬企業を不当に犯罪者扱いしていると考えていた。「査察官は神様にはなれません」とガビニはのちに述べ、こう続けた。不正の調査をするためには「三〇〇〇件のクロマトグラムを調べなければなりません。そんなエネルギーを誰が持っているというんですか——ピーター・ベイカー以外に?」。ガビニは当時の状況について一つの考えを持っており、査察における違反の指摘は企業の行為とはほとんど関係がないと思っていた。「[FDAの]人間はしきりに賞を取りたがります」と彼は指摘した。要するに、査察官たちは出世するために厳しい取り締まりをしており、ほとんど成果は出ていない、というのがガビニの見方だった。彼はランバクシーのことを、ずっと「最も評判の高い会社」だったと評価しており、こう話している。それなのに、FDAが「優秀な役員や社員をみんな追放して、あの会社にとどめを刺してしまいました」

二〇一三年一二月、ちょうどガビニがアメリカへの帰任を予定していたころ、ラルはFDAの犯罪捜査部宛てに、ガビニに関する以前からの懸念事項をくわしく記した内密の手紙を送った。ラルはガビニについて、次の三点を主張した。製薬企業の幹部と密室会議をしていた。査察報告書が公式に発表される前に、企業側にその草稿を送った。企業が改善を約束しただけで、査察の評価を甘くした。ラルは、証拠はないとしながらも、ガビニが贈り物を受け取っているという噂も手紙に記載した。

さらにラルは、査察の結果が公表される前に、インドの企業がその情報を入手しているのは間違いないと述べた。そして当局に、ガビニの行為についての調査が完了するまで、彼に「査察の関連資料」を閲覧できる新たな地位を与えないよう強く要請した。こうした疑惑に対して、のちにガビニはあるジャーナリストに、「企業を査察にパスさせるために金銭などの賄賂を受け取ったこと」は絶対にないと話しており、もし受け取っていたら「今ごろは金持ちになっていたでしょう」とも述べている。

ガビニについての調査は、彼が知る限りおこなわれなかった。だが一方で、二〇一四年の四月末、ラルはアメリカに戻るよう命じられ、アトゥル・アグラワルはFDAのインド事務所での日常業務を停止するよう指示された。六月、ラルは懲戒免職処分を受けた。

彼らが排除されたことは、ラル配下の査察官たちにとって大きな打撃となった。彼らはニューデリーに呼び出され、アメリカ大使館の人事担当官からインド事務所の緊張状態について質問を受けた。査察官たちはこの出来事を、働きたくないインド事務所の職員と後発品業界の強力な圧力団体が画策した「クーデター」と見なした。インドの製薬産業を改革する一歩手前まで来ていたのに、ラルがいなければ、その進展も止まってしまう、と彼らは思った。

噂が渦巻くなか、ラル自身がＦＤＡの内部問題課から疑いを持たれていることが明らかになった。内部問題課は特に、ラルのインドでの資産所有に関連したアメリカへの送金について調査し始めた。だがラルの反論によれば、彼はインド事務所での職を引き受けたときに、ＦＤＡとアメリカ大使館の双方に情報を開示していたという。彼は、不適切なことは何もしていないと疑惑を激しく否定し、自分が懲戒免職となったのは、ＦＤＡインド事務所の無能ぶりと職権乱用を暴いたからだと主張した。その後、ラルとＦＤＡのいざこざは解決し、彼は復職したのち、二〇一五年に退職することになった。

ラルの追放をめぐるどす黒い争いのなかで、明らかだと思われることが一つあった。それは、彼がインドを去ったことで、アメリカの消費者のために公衆衛生と医薬品の安全性を向上させるという目標は後退するだろうということだ。そしてラルはラルで、自らの経験によって心に深い痛みが残った。それについて、彼はこう述べている。「私には、アメリカにいてこれらの薬を使っている人びとの顔が見えます。私にとって、人は単なる数字じゃありません」

ピーター・ベイカーはインドに残ったが、心は暗雲に覆われていた。心配の種は、何度か危険な目に遭ったことで湧いた、自分の命は大丈夫かということだけではない。彼がより心配していたのは、自分がインドにいて守るべき、すべてのアメリカ人消費者のことだった。

低品質の薬を故意に作り、捏造した記録でその証拠を隠そうとした、けんか腰で無責任な製薬企業の幹部とのやり取りによって、彼は心理的な痛手を受けたと感じていた。それに、悪事の現場を押さえた工場の管理者を相手にしたことでも心に傷を負っていた。企業側は、ベイカーが証拠を目の前に突きつけても、その存在にすら異を唱えた。彼らが、それと知りつつ患者の命を危険にさらし、良心の呵責も見せないという事実は、ベイカーにとって邪悪としか言いようがないものだった。

彼がインドで査察した工場のほとんどは、最終製剤——患者がすぐに服用できる完成品のカプセル剤や錠剤など——を製造していた。注射剤を作っている無菌製剤工場も多かった。そのような工場は、完璧な無菌環境のもとで操業しなければならない。一本一本のバイアルが患者の命を意味しているのだ。次々におこなう査察のなかで、彼は——そして彼だけが——、アメリカ国民と、アメリカ市場向けの危険性をはらんだ薬のあいだに立っていた。そのストレスは容赦なく押し寄せた。

ベイカーがまだニューデリーにいたときに、いくつもの症状が彼を襲い始めた。ふらつきや不安の悩み、めまいが生じた。彼はアメリカ大使館の精神科医にかかった結果、心的外傷後ストレス障害（PTSD）と診断された。二〇カ月に及ぶ精神的な闘いが、心に大きな犠牲を強いた結果だった。

第28章 訴訟を起こす権利

2014年9月17日

インド、ニューデリー

ディネシュ・タクールが内部告発者として報奨金を受け取り、引退して家族との時間を楽しんだとしても、誰も彼をとても責められなかっただろう。アメリカ政府がランバクシーと和解してから一年以上が経ったある日、タクールはインド保健家族福祉省の三四八－A室の古ぼけた控え室でもどかしげに待っていた。三カ月前から、インド保健相ハーシュ・バルダン博士に会う約束を取りつけようとして、電話をかけ、メールを出し、さらには書留郵便まで送ってきた。だが、それではうまくいかなかったので、タクールはチャッティスガル州の首相を務めているソナールの叔父を頼り、面会を手配してもらった。そして、ついにその日が来たのだ。しかし、バルダンがほかの用件を処理しているうちに三〇分、一時間、二時間、と時間が過ぎていった。

バルダンに会いたいと強く求めたものの、タクールに明確な計画があったわけではない。ただ、彼はあることを確信していた。それは、九年前に初めてＦＤＡに接触したときに着手した運動はまだ終わっていない、ということだ。ランバクシーで働いていた者は、誰一人として起訴されなかった。不正行為を指図していた元役員たちは身を転じ、同じ業界のさまざまな企業に散らばっていた。タクールがランバクシーの犯罪を申し立てたことを受け、FDAはインドの製薬企業を以前より注意深く調べるようになった。それでも、FDAが摘発した慣行――低品質医薬品の大規模で意図的な製造――は続いており、ほとんどは野放し状態だった。

タクールには、自分がインドの自助努力を何らかの形で後押しすべきなのは当然だと思えた。インドの製薬企業が取っている非常に危険な近道のことを、誰よりも知っていると言えるほどだったからだ。彼は、どんな解決策がありうるかについて、長いあいだ懸命に考えた。自分が役に立つことを強く望んだ。タクールはいわゆる著名人になったわけではないが、名は知られた――正しいことをして富を築いただけでなく、内部告発者が命を落とすことになるのも珍しくない国で、まだ生きている内部告発者として。とはいえ、誰もが彼を前向きな変革をもたらす人物と見なしたわけではない。アメリカ政府がランバクシーと和解したのち、製薬業界のロビイストたちはジャーナリストにタクールの悪口を吹き込んだ。そして、彼を「反国家的」と非難し、彼の取り組みはインド企業を破滅させようとする「外国の関与」を反映しているとほのめかした。タクールは、そうした非難のせいで、バルダンに時間を取ってもらうことがいっそう難しくなったのではないかと思っていた。

タクールがようやくバルダンのオフィスに通されたとき、この大臣はタクールに興味がないことを露骨に示した。バルダンはニュースに注意を半分向け、カシミール地方で発生した洪水の報道を見続けており、傍らでは、秘書がバルダンの指示を受けながら出張の手配をしていた。タクールはさらに待たされたのち、バルダンから、言いたいことは何なりと書面で送るようにと告げられ、この短い面会は終わった。一カ月以内に、タクールは三ページにわたる痛烈な手紙をバルダンに送った。「あなたが秘書とスケジュールを打ち合わせておられた、あの五分間に私が言わねばならなかったことに関心を向けていただき、誠にありがとうございます」と、彼は冒頭に書いた。それから続けて、インドの製薬企業は外国の規制当局による処分を受けても慣行や態度をほとんど変えておらず、インドの規制当局である中央医薬品基準管理機構（CDSCO）に焚きつけられて傲慢な姿勢を取っていると説明した。ちなみに、バルダン自身がCDSCOを「既得権益がのさばる醜悪な場所」と呼んで公然と批判していた。

新たな物の見方なくしては「このひところ栄えた製薬産業は徐々に衰え、それとともに、インド国民のための何千何万という高給の仕事も将来的になくなるでしょう」とタクールは警告した。そして、インドの製薬産業を立て直すための第一段階は、インドが自国の医薬品の一部に品質問題があるのを認めることだ、と提言した。それはタクールのよき指導者、ラジ・クマールが何年も前にランバクシーの経営幹部に提案したのと同じく、いっさいを白状するということだ。そのうえでタクールは、インドの製薬産業の改革という目標に向けて尽力を申し出た。「インドの出身者、公衆衛生の仕事に打ち込む者、インドの製薬産業の成長と繁栄を見たいと願う者として、貴殿がこの問題を解決されるのに貢献するため、私の活動、知識、経験、それに責任感を役立てていただければと思い、貴殿の執務室に参りました」

だが、何の反応もなかった。

タクールは製薬産業の改革に関心を持つ者を探そうとして、インドの官僚機構のなかを動き回った。

しかし、協力者が見つかるどころか、沈黙や無関心、さらにはあからさまな敵意で迎えられた。彼は何度も次のように言われた。あなたはアメリカ国民だから、あなたの取り組みは反インド的なもの、インドの製薬産業を中傷しようとする欧米の陰謀と見なされる、と。

インドで何なりと問題点を正常化することは、最良の環境下でも容易ではなかった。おまけにタクールは、誰の敵とも味方ともつかぬあいまいな立場で活動していた――その立場については多くの内部告発者がよく知っている。彼を雇いたがる企業は一つもなかった。製薬企業は彼を敵と見なした。インドの政府は、彼が立ち去ることを望んだ。つまり、彼は職業上の追放者になっていた。そのうえ、実質的に国籍もないようなものだった。帰化したアメリカ市民にして生涯ビザを持つ海外インド市民［訳注：外国の市民権を持つインド出身者で、インドでの無期限の労働や居住が認められている］でもあったので、自分について、どちらの国にも属していながら、どちらの国にも属していないと感じていた。彼は、ソナールと子どもたちのいるニューデリーの家と、フロリダ州タンパにある一家のコンドミニアムのあいだを行き来していたが、必要だからというより習慣でそうしていた。そうやって旅をするたびに、自分がどこに属する人間なのかが、ますますわからなくなっていった――内部告発者たちのなかにいる場合を除いて。

ランバクシーとの和解から五カ月後、タクールはダークスーツとグレーの絹のネクタイを身に着け、ワシントンDCのグランド・ハイアット・ホテルで数百人の前に立ち、「不正に対抗する納税者教育基金（TAFEF）」から年間内部告発者賞を受賞した。TAFEFは、さかのぼること二〇〇七年にタクールが弁護士を見つけるのを最初に助けてくれた団体だ。彼はこの授賞式の機会に、社会生活における模範的な人物の重要性について語ることにし、ランバクシーでラジ・クマールが示した手本と、

FDAで犯罪捜査官のデビー・ロバートソンが遂行した闘いを引き合いに出した。

授賞式の数週間前、ある集まりがやはりTAFEFによって催され、そのおかげでタクールは、自分のグループだと正当に呼べる集団のなかで、より打ち解けた気持ちになれた。その集まりは、TAFEFが設立されてから初めて開かれたもので、同基金が数十年にわたって支援してきた内部告発者を全員招き、週末をフロリダキーズで一緒に過ごすという企画だった。対象の内部告発者のうち、二〇人弱が集まった。無名の人もいたが、集客力のある有名人もいた。たとえば、元ナスダック会長のバーナード・マドフによる出資金詐欺を最初にアメリカ証券取引委員会に警告した金融詐欺調査官、ハリー・マルコポロスがそうだ。製薬大手グラクソ・スミスクライン(GSK)の元品質保証部長シェリル・エッカードが、この催しを手伝っていた。彼女は、プエルトリコにあるGSKの工場で製造された薬が微生物で汚染されていることを暴いた。それにより、内部告発者の報奨金として過去最高額の九六〇〇万ドルが彼女に支払われていた。

TAFEF事務局長代理のパトリック・バーンズは、内部告発者を集めることに不安を持っていた。「彼らは集団としてうまくまとまりません」と、のちに彼は述べている。とはいえ、内部告発者にはみな共通するものがあった。バーンズはこう言い表している。「彼らは誠実さを選んだ人びとであり、そのために代償を払ったのです」。集まった内部告発者たちは、釣りを楽しんだり食事をともにしたりして週末を過ごし、作家のアーネスト・ヘミングウェイが執筆活動をした住居を訪れた。よく知られているように、この家には六本指の猫が何十匹も暮らしている[訳注:ヘミングウェイが飼っていた六本指の猫の子孫とされる]。異分子と見られがちな内部告発者たちが多指症の動物を訪ねるのは、さほど違和感のないことに思われた。

その週末はタクールに、胸のつかえを吐き出すカタルシス（心の浄化）効果を与えてくれた。彼はシェリル・エッカードと親友になり、エッカードは集った内部告発者のことを「この人たちは私の仲間よ」と、うれしそうな顔でバーンズに宣言した。バーンズはのちに、こう振り返っている。「内部告発者はカンザス州の道端の動物園にいるシロクマのようなものです。世界のどこかに、ほかのシロクマがいるに違いないと思っているのですが、まったく見かけたことがありません」［訳注：道端の動物園は、辺ぴな場所にある店などが客寄せ目的で開いている小さな商業施設］

二〇一四年一〇月、タクール一家はグルガオンにあるゲート付きコミュニティ、ユニテック・ワールド・スパの西地区、スパ・ウェストのなかで、より広く豪華な家に引っ越した。ソナールは、この家が、ひびの入った家族関係を修復するための楽しい場所になればと願った。それでインテリアにはこだわり、模様の入った淡い色の窓枠飾り、濃い色の木製家具を選んだ。子ども部屋は、娘のモハビにはお姫様のイメージ、息子のイシャンには恒星や惑星というように、遊び心あふれるものにした。一階には一段床の下がったリビングルームがあり、ガラスのドアを開けると、柵で囲まれた裏庭に出た。一家は、広々とした家族用スペースで一緒に朝のコーヒーを飲んだ。タクールは、アメリカ映画を鑑賞できるようにホームシアターを地階に作った。その隣には彼の仕事部屋があり、彼は、内部告発者としての務めを称賛する記事や写真を額縁に入れて壁に飾った。

だが、この家に引っ越してからも、ソナールとタクールはささいなことで口げんかをした。ソナールは孤独を感じており、自分の努力が認められていないと思っていた。一方、タクールはこの新しくつろぎの世界で、どうにも落ち着かない気持ちと居心地の悪さを感じていた。なぜ彼がランバクシーの件にかかわることにしたのかという疑問が、二人の結婚生活につきまとっていた。「ランバクシーは二万人の人を雇っていたのよ」とソナールは主張し、疑問を口にした。「どうして私や家族をこんな目に遭わせなければならなかったの？」。彼女はまだ、自分の意思が尊重されていないという気がしてならなかった。そうした思いは、そもそもの結婚の決定にまで及んだ。この縁談は、二人の両親がまとめたものだったからだ。

タクールの返事が変わることはなかった。「もしそうしなかったら、夜眠れなかっただろう」

タクールの娘や息子は彼のざらついた気持ちを和らげてくれたが、彼は子どもたちと過ごしていても、それを打ち切って仕事部屋に引っ込んでしまうことがしょっちゅうあり、部屋にこもって、薬の品質に関するブログ記事を書いたり、関係を築いてきた記者からの電話を受けたりした。

彼は新居に出入りしている職人と口論し、インドのいたるところに染み込んでいる低い基準について文句を言った。それは一時期、電気配線の手抜き工事のせいで自分の仕事部屋の機器が壊れるのではないか、と心配していたからでもある。彼が職人たちに機器の正しい設置方法を説明しようとしていたとき、ソナールがある来客にこう話した。「あの人は適切にやろうとしているのよ。アメリカ流のやり方をインドでね」。何年ものあいだ、アメリカの考え方――それに加えてアメリカの厳しい基準と公平さの保証――が、タクールを精神的に支えてきた。以前、彼は一度に何カ月も家から離れ、わが子の成長はビデオ通話サービスのフェイスタイムで見守った。そうしたのは、アメリカのシステムが真実を明らかにして患者を守ってくれると信じていたからだ。それで、彼の挑戦はある程度うまくいった。しかし今、彼はふたたび関心を寄せた母国を見渡して、もろもろの低い基準に悩まされた。タクールには、自宅の電気配線工事のことだけではなく、インドの低い基準がこの国の貧困層に及ぼす影響という、まったく異なる問題も気になった。「家を出て一キロほども行かないうちに、食べていくのがいかに難しいか」を見せつけられる、と彼は述べている。彼の新居で仕事をしている職人たちは、毎日何キロもの道のりを自転車で通ってくる。薬が必要なときは、一日分の稼ぎを使って買うのだろう。彼らが買う薬は最低品質のもので、ほとんど規制されていない。そのような現実を見て、タクールの胸には怒りがこみ上げてきた。

彼は、恵まれた者だけが住めるゲート付きコミュニティ、言い換えれば、塀で囲んで要塞化した住宅地を見回したとき、ほとんど満足感を覚えなかった。逆に思い詰め、目の前にある闘いに引きつけられていった。彼はある知人に、それを説明しようとした。「私には、公衆衛生の問題を何とかしようと行動する義務が、ある程度あります。私は、状況を知っている立場の人間なんです。自分の問題じゃない、と言うのは責任回避の口実にすぎません」

タクールが後発品産業を変えようと模索するにつれ、思いがけない仲間が周囲に集まってきた。一人はクリーブランド・クリニックの心臓専門医、ハリー・レバー博士だ。公共ラジオのNPRで「みんなの薬局」のパーソナリティを務めるジョー・グレードン、ワシントンDCにある保守系シンクタンクのアメリカン・エンタープライズ研究所で健康政策を専門とするエコノミストのロジャー・ベイトも協力者になった。さらに、カナダ人弁護士で生物学者のアミール・アタランも加わった。彼は、質の劣る医療の問題に対処する国際法の欠陥について研究してきた。

やがて、臨床脂質学の専門誌『ジャーナル・オブ・クリニカル・リピドロジー』に掲載された一つの論文が、彼らの目に留まった。この論文の共著者の一人でハーバード大学協力研究員のプレストン・

メイソンは、二〇一一年から二〇一三年にかけて、コレステロール低下薬リピトールの後発品を一五カ国から三六サンプル（三六群）集めた。それらは三〇社以上の後発品企業によって製造されていた。メイソンはそれぞれの化学組成を調べてみて、結果に驚いた。三六サンプルのうち三三サンプルが、不純物の含有量が多すぎて薬の効果はないと判定されたのだ。同じ企業によって製造され、別々の国で販売されていた薬のサンプル同士でも、不純物の含有量にはずいぶん違いがあった――一部の後発品企業が、同一製品でも欧米向けには高品質の薬、低所得国には低品質の薬というように、異なるバージョンを作っていたことを示す証拠だ。

ほどなくメイソンは、タクールと新しい仲間たちのグループに加わった。メールでつながった専門家の同志たちとして始まったこのグループは、まもなく正式な権利擁護団体である「安全医薬品連合」となった。彼らは、アメリカにおける公衆衛生関連の超特価品――海外で製造された低価格医薬品――は、ずさんな製造と行き当たりばったりの規制のせいで危険なまでに欠陥がある、と国民に警告しようとした。

安全医薬品連合は公開討論会の開催や論説の執筆、ジャーナリストの支援をおこなったほか、アメリカ議会の職員と丸一日かけて話し合いをすることまであった。さらに、連邦議会で状況説明会も開いた。参加者は、多いときもあれば、ほとんどいないときもあった。また、グループの各メンバーは別々に、入り組んだパズルのピースのような断片的な情報を何年もかけて引き出していった。タクールはあらゆる機会に、インドの規制当局の能力のなさと腐敗の問題は対岸の火事ではなく、アメリカで出回る薬の品質に直接影響を及ぼすという点を強調した。ＦＤＡは、パートナーになれる現地の機能的な規制当局がなければ、インドの企業が低品質医薬品を故意に製造していることに対して、なかなか影響力を及ぼせない。

安全医薬品連合の活動は、メディアから少しは取り上げられることもあり、自己防衛を図るFDAから攻撃されることすらあった。だが、国民の怒りの矛先は、高騰し続ける薬の価格にばかり向けられており、タクールたちのメッセージ――この国で最も無理なく買える薬には欠陥がある――は歓迎されなかった。

それでも、タクールの気持ちはくじけなかった。彼は、世界で最も貧しい患者たちのために薬を一括購入しているクリントン財団やグローバルファンド（世界エイズ・結核・マラリア対策基金）、ビル＆メリンダ・ゲイツ財団、国境なき医師団などの非政府組織（NGO）に接触した。これらの団体は、薬の価格や世界中の患者にとっての入手しやすさに注目していたが、タクールの見たところ、購入時に品質の問題は重視していなかった。タクールは各団体に面会を求めてみたが、ほとんど反応はなかった。だが、グローバルファンドでプロジェクトを実行するオペレーション・オフィサーからは返事があったので、タクールは自費でニューデリーからジュネーブに飛び、その男性と会った。タクールは面会の場で、グローバルファンドが薬を購入する際、薬は一定の基準を満たしたものでなければならないとする文言を購入契約書に加えるよう強く促した。しかし、この面会では何の成果も得られなかった。

二〇一五年一月二六日、インド政府はニューデリーで、共和国記念日〔訳注：一九五〇年に憲法が公布されてインドが共和国に移行したことを記念する祝日〕を祝う毎年恒例のパレードを開催した。全世界にインドの高度な知識と軍事力を披露する盛大な行事だ。ミサイルや戦車、インド人ダンサー、装飾されたラクダに乗った軍人のきらびやかな行列が何キロも続いた。もっとも、パレードの主要なメッセージは軍事面ではなく商業面にあった。パレードの目玉は、回転する何千個もの歯車を組み合わせて作られた目を見張るような金属性のライオンを乗せた山車だ。山車には「インドでモノづくりを」というスローガンが掲げられ、インドを世界の次なる技術・製造拠点として売り込もうというナレンドラ・モディ首相肝いりの製造業振興策が反映されていた。このメッセージはある程度、パレードの主賓であるアメリカ大統領のバラク・オバマに向けたものだった。

このライオンが象徴する製造業振興策の一環として、モディは六カ月前、ニューデリーにあるムガル帝国時代の城塞、赤い城(レッド・フォート)から独立記念日の演説をおこなったときに、「欠陥ゼロ、環境負荷ゼロ」という運動を打ち出した。それはインド製品の品質を、愛国者が誇れる美点にしようという取り組みだ。モディは演説で次のように語った。「われわれは、欠陥ゼロとなるように商品を製造しなければなりません。輸出したインドの商品が、けっして返品されないように」。一方、モディは「環境負荷ゼロ」という言葉に、モノづくりが環境への悪影響を与えてはならないという意味を込めていた。しかし、「インドでモノづくりを」のライオンがお目見えした共和国記念日のパレードのわずか三日前、モディの欠陥ゼロ運動は深刻な打撃を被った。ヨーロッパ最高の医薬品規制当局である欧州医薬品庁(EMA)が、さまざまな製薬企業によって製造された七〇〇種類の後発品について、ヨーロッパ市場での販売を禁止するよう勧告したのだ。それらの薬には共通点が一つあった。先発品との生物学的同等性を裏づけるデータがすべて、インドのGVKバイオサイエンシズという企業から出されたものだったのだ。GVKは医薬品開発業務受託機関で、薬を人で試験する業務を製薬企業から請け負っていた。

二〇一二年五月、GVKの元従業員が、アメリカのFDAをはじめ、世界の五つの医薬品規制当局にメールを送り、GVKでは、後発品が先発品と生物学的に同等であるように見せるため、人の血液を採取しておこなう試験のデータを日常的に改ざんしていたと申し立てた。その主張はきわめて詳細に説明されており、憂慮すべきものだったうえ、世界の市場に出回っている非常に多くの薬にかかわることだったので、六週間後、FDAを含む四つの規制当局の査察官たちが、ハイデラバードにあるGVKの臨床薬理部門を訪れて調査した。一行のなかに、先駆的な仕事をするフランス人査察官のオリビエ・ルブライエがいた。彼は八年前、ランバクシーが利用していた医薬品開発業務受託機関、ビムタ・ラボでの不正を最初に見破った査察官だ。ルブライエの見出した事実から、タクールの上司だったクマール博士の疑念に火がつき、ランバクシーの事件が動き出すことになった。

ルブライエはGVKを査察し、不正があったことを疑ったものの、それを証明することはできなかった。だが、その後二年にわたり、彼やフランスの規制当局者が、GVKのデータが使われている薬の承認申請書を精査した結果、心拍のリズムを記録した心電図が九件の異なる試験でまったく同じように見え、それらは捏造された可能性が高いということがわかった。ルブライエの調査結果は、二〇一四年の衝撃的な報告書で提示された。GVKの幹部は、疑惑は真実ではないと反論しようとしたが、EMAはルブライエの主張を支持し、当然の結論を導いた。すなわち、GVKがいくつかのデータに意図的な不正をおこなったということは、同社のいずれのデータも信用できないということを意味する、と判断したのだ。

このスキャンダルが渦巻いて収拾がつかなくなっていくなか、インドの政府高官たちは、怒りの矢をGVKではなく内部告発者のコンドゥル・ナラヤナ・レディに、そしてしまいには欧州連合（EU）

に向けた。なお、EMAが七〇〇種類の薬を市場から回収する決定を発表したころ、その内部告発者は独房にいた。GVKから、データを盗み出したうえで歪曲して嘘の話をでっちあげた、同社に対する背任行為をおこなった、同社の社員を脅迫した、として訴えられたのだ。

内部告発者のレディは、ディネシュ・タクールのような冷静さも自制心も持ち合わせていなかった。釈放されると、彼は世界各地の査察官、政治家、ジャーナリストに、自分の境遇についてとりとめもなく書き連ねたメールを送り、投獄されたせいで自分の経歴も家族も暮らしもめちゃくちゃになったと主張した。彼は結局、保護された形で内部告発をおこなう道筋を見つけられなかった。それは一つには、インドにはそのような方法がないからだ。だが、彼が必ずしも間違っていたとは限らない。

インド政府では、最上層部の高官たちから、EMAには秘めた動機があるという批判の声があがった。インドの医薬品規制当局のトップ、G・N・シンは、インドのある新聞にこう述べた。「ここでは、より大きな思惑が動いています」。つまり、巨大製薬企業がインドの後発品企業を誹謗中傷する目的でGVKの事件を企んだ、と主張したのだ。もっともこの場合、シンの陳腐な主張は筋が通っていなかった。なぜなら、EUの決定によって痛手を受けたのは、インドの製薬企業だけではないからだ。GVKに試験を委託した世界中の後発品企業も、自社製品が市場から回収されて悪影響を被った。にもかかわらず、インド政府は新たな自由貿易協定に関するEUとの交渉予定をキャンセルし、GVKに関連した薬の販売差し止めが解除されるまで交渉に復帰しないと断言した。首相のモディは販売禁止を解いてもらおうとして、ドイツのアンゲラ・メルケル首相に個人的な働きかけまでおこなった。

EUとインドの対立が過熱していく間、タクールたちは事実の経過を丹念に追った。「びっくりするなよ！　こんなことは信じられない」。あるとき、グレードンはグループの仲間たちに宛てたメールで、インド側の対応に驚きの声をあげた。だが、タクールは少しも驚かなかった。インドの規制当局は、製薬業界を抑制する役割を果たすどころか、その親衛隊として働くのだ。さらに、タクールにとって驚きでも何でもなかったのは、ＧＶＫの会長がＤ・Ｓ・ブラー、つまりランバクシーが最も急ピッチで成長した一九九九年から二〇〇三年にかけて、同社の代表取締役兼最高経営責任者（ＣＥＯ）に就いていた人物だったということだ。ブラーはランバクシーのＣＥＯだった当時、アメリカのフロリダ州ボカラトンでの事業運営会議で議長を務め、その会議で同社の最高幹部たちは、危険なニキビ治療薬のソトレットを、欠陥があると知りながらアメリカ市場で販売する決定をくだした。そのようなこともあったのに、インド産業界の大物であるブラーは、無傷のまま表舞台に姿を現していたのだ。彼はウォール街の投資会社コールバーグ・クラビス・ロバーツから日本の自動車メーカー、スズキのインドにおける子会社まで、世界のさまざまな企業で役員の座にある。

のちに、ＧＶＫのＣＥＯマンニ・カンティプディは、ルブライエの結論を不公平だと見なして嘆いたが、彼の結論を直接否定はせず、代わりに「査察官のあいだに見解の相違」があったと指摘した。その後、二〇一六年なかばにＧＶＫは、ルブライエが不正の証拠を見出した二つの試験部門を両方とも閉鎖し、生物学的同等性試験の受託ビジネスからひっそりと退場した。

一方、ＦＤＡはインドの三〇箇所以上の製薬工場に対して薬の対米輸出を禁止したが、インドの医薬品規制当局は製薬業界を擁護した。

タクールは、インド政府にほとんど協力者がいないまま、この国の破綻した医薬品規制制度を独力で研究した。その制度は、薬の承認および製造の監督機能を中央当局と三六の州・連邦直轄領の規制当局に分割した七〇年前の法律に支配されており、各当局がそれぞれ異なったやり方で規制をおこなっていた。新たな法律を制定するか、既存の法律を全面的に改正しない限り、諸問題に手をつけることはできないということが、タクールには明らかに思われた。実は、インドの議会の常任委員会や専門家の報告書はそのような変更を何十年も前から強く求めてきたのだが、まったく取り上げられていなかった。

タクールは、新しく見つけた仲間に相談したり、手持ちの資金を評価したりするうちに、インドの製薬産業を救うだけでなく世界の医薬品供給事情を改善するためには、インドの規制制度を改革するのが最もよい方法かもしれないと考えるようになった。インドが自国の基準を徹底的に見直したうえで新しい基準を適用すれば、インド製の薬を購入する世界の人びとのためになるだろう。だが結局、インド政府の内部では同志が見つからず、それを踏まえて彼は、自分の目標に到達するための新たな道筋を決めた。インドを相手取って訴訟を起こすことにしたのだ。

共和国記念日のパレードから三日後、グルガオンにあるタクールの家は、時間をかけて計画した新居移転祝いの準備でにぎわっていた。電気技師や庭師が出たり入ったりしていた。ケータリング業者や花屋が注文品を届けにきた。ソナールの親しい友人たちが衣装や食べ物の相談で家中を歩き回り、このお祝いのために振りつけたダンスの練習をした。

ソナールはこの日のパーティーを、ひさしぶりにタクール一家が帰ってきたことを自分の社交コミュニティに知らせる機会だと考えていた。彼女はワールド・スパの広範な住民を招待していた。その多くは、グルガオンにひしめくグローバル企業の最高幹部たちだ。しかし、パーティーに対するソナールの期待が高まるにつれて、タクールの心は沈んでいった。それは単に彼がパーティー嫌いで、いつもそうだったからというだけではない。彼は、周囲のすべてが悲惨な状態にあるのに、自分たちは幸運を得て別世界でお祝いをするということ自体にも疑問を持っていたのだ。それでも、タクールはサルワール・カミーズという民族衣装のこぎれいな白いチュニックと、それに似合うパンツを身に着けた。ソナールは青緑色の絹のサリーを着て、金色の縞の入った透けるような赤いスカーフを合わせた。ケータリング業者が豪華なご馳走を並べた。庭では、簡易ステージが絹のクッションで飾られ、一端に小編成のバンドが配置された。

客が到着し始めた。女性たちはスパンコールや宝石をあしらったドレス、クラッシュド・ベルベット生地のチュニックなどに身を包んでおり、髪型は完璧に整えられていた。カメラマンが、女性たちのあいだをすばやく動き回っていた。パーティーが盛り上がり、ソナールと友人たちが輪になって踊っていたとき、印象的な女性が人混みを縫って進んできた。黒い髪に赤い唇のその女性は、落ち着き払い、白い生地に金の縁取りが施された見事なサリーをまとっている。それはランバクシーの元薬事担当副社長、アバ・パントだった。タクールはいかにも彼らしく、ソナールが彼女を招待していることを知ったときも不平を言わなかった。パントはタクール一家の隣人だったし、ほかの隣人たちと同じく、彼らの交友関係に属しているように思われたからだ。そうは言っても、タクールの情報によって彼女は起訴寸前まで行った。この日、彼女はタクールの洗練された新居のお客様だったが、その家は、彼女が事業の統括に関与していた企業をタクールが内部告発し、それで支払われた報奨金で購入されたのだ。にもかかわらず、彼らは誠意をもって会話を交わした。タクールが少数の客を呼んで家のなかを案内したとき、彼女も喜んでついて来た。

地下にあるタクールの仕事部屋でパントが壁をじっと見ているあいだ、タクールは黙って立っていた。壁に飾ってあったのは次のようなものだ。二〇一四年に公認不正検査士協会から「自分の身よりも真実を選んだ」ことに対して与えられたメダル。「不正の文化と戦う」という見出しとともにタクールの写真が掲載された『フロード』誌〔訳注：不正リスク対策を扱う同協会発行の専門誌〕の表紙。「市民の勇気に対するジョー・A・キャロウェイ賞」の額入りの表彰文。ランバクシーとの和解のあと、歓喜に沸くベアトの法律事務所の弁護士たちに囲まれたタクールの写真――へりには弁護士全員がサインしている。パントは無言のまま、それらを食い入るように見つめた。その後、上の階ではパーティーが延びて夜遅くまで続いていたが、タクールは客たちから離れて地階の部屋に引きこもっていた。

パントはリビングルームに残り、ワインを少しずつ飲んで客と談笑しながら、後発品業界の移り変わりに思いを馳せた。そして、FDAの規制のある重要な転換について語った。もはや、どの後発品企業がFDAの駐車場で先頭に並んでいるか、二番目か、三番目かというのは問題ではない。今では、同じ日に後発品の承認申請をおこなった企業は、申請書に押された受領のスタンプの時刻とは関係なく「第一申請者」と見なされ、それぞれが薬を発売して利益を得ることができる。こうした規制の変更によって市場の熱はかなり冷め、後発品企業の代表者がFDAの駐車場でテントを張ったり、リムジンで寝泊まりしたりすることはなくなった。パントはこんな感想を口にした。「あの楽しみが全部なくなってしまったのは残念だわ」

二〇一五年を通じて、タクールは苛立ちから生じるエネルギーを、インドおよび機能していないインドの医薬品規制制度に対する訴訟を起こすことに注ぎ込んだ。彼は弁護団を雇った。弁護士たちはインドの情報公開法にあたる「情報への権利法」を利用し、一〇〇件を優に超える情報開示を政府機関に求めた。それは時間がかかる非効率的な方法だったが、タクールは、インドの規制当局が国民を守れなかったという確実な証拠を集めるには、それが一番よい方法だと信じていた。弁護士たちの請求によって、医薬品規制制度――インド全国の三六の州・連邦直轄領で、規制の基準や根拠がまったく異なる――が腐敗していて時代遅れだという証拠が見つけ出され、次のようなことがわかった。危険な薬やほとんど効かない薬が、理由も何もなく承認されていた。問題の多い決定に関連した記録がなくなっていた。外国の規制当局がインドの工場の危険な状況を見つけたときでさえ、インド政府は自ら調査するのではなく、それらの指摘事項を無視するか、外国の規制当局を非難していた。

二〇一六年一月、タクールの弁護団の準備は整った。彼らは、インドの医薬品規制制度が分断されているのは、壊れているというだけでなく憲法違反だと主張する長文の請願書を二通作成した。そして、これらの請願書を公益訴訟としてインド最高裁判所に提出した。公益訴訟というのは、市民が社会的公正にかかわる問題について国の司法の最高機関に請願することを認める法的な仕組みだ。請願書の提出を受け、今度は最高裁判所が聴聞会（訴訟審理）を開くかどうかを決める必要があった。

地元のニュース番組や新聞がこの訴訟について報じると、ソナールはタクールに、お願いだからこれ以上続けないでと懇願し、「家族への影響を考えず、自分のやりたいことは何でも」している、と夫を責めた。

タクールは自分の立場を弁明しようとした。「誰かがやらなきゃならないんだ」

もう一〇代になっていた息子のイシャンですら、強い口調で父に訊いた。「どうしてこんなことをやろうとするの？　出ていって、余計な注目を浴びるだけじゃない」

だが、タクールの決意は揺らがなかった。むしろ、この訴訟に取り組んでいると、エネルギーや自信が蘇ってくるようだったし、逆に苛立ちは収まっていった。友人たちは、タクールが以前より落ち着いて気力も充実している様子に気づいた。この時期、タクールは何度も祖母を思い起こした。祖母は、無私無欲の行動を説いた古代ヒンドゥー教の聖典『バガバッド・ギーター』の教義をタクールにたたき込んだ。祖母は夜にタクールや弟、妹に読み聞かせをしてくれたとき、情動――恐怖、興奮、不安、喜び――は、すべて人生の一部だとしても一時的なものにすぎないと強調した。すなわち、人がどんな行動を取るかを決めるには、責任や義務が情動より優れた指針になるのだ。

二〇一六年三月一〇日木曜日の朝、タクールはフロリダ州タンパのコンドミニアムで目覚めた。日程の変更がきかなかったミーティングに出席するため、アメリカに来ていたのだ。彼はコーヒーを淹れ、テラスにつながるドアを開けて、メキシコ湾を一望に見渡せるようにした。そのようにして、海の向こうで鳥が舞い降りるのを見るのがとても好きだった。朝早い時刻だと、イルカの姿がちらりと見えることもあった。その夜、彼は近くのマイアミから放送された共和党大統領候補者の第一回討論会を見ながら、うとうとと眠り込んだ。

アメリカに木曜日の夜が訪れるころ、ニューデリーでは金曜日の朝が始まる。その日は、タクールがインドでささやかながらも変化を起こせるかどうかが公の場で試される日だ。彼の弁護団が出廷し、少数の最高裁判所裁判官の前で、「ディネシュ・S・タクール対インド共和国」の訴訟に対する聴聞会の開催を請願することになっていた。この民事訴訟の被告であるインド中央医薬品標準管理機構のトップ、G・N・シンは、すでにタクールをおおっぴらに攻撃しており、ロイター通信にこう述べていた。「内部告発者は歓迎しますし、われわれは非常に敬意を持っています。ですが、告発者の意図は本物であるべきですし、国家の利益を何より優先するものであるべきです……この男性について言うことは何もありません」。それでも実を言えば、タクールは一縷（いちる）の望みを抱いていた。

ニューデリーでは金曜日の朝、精力的な知的財産権弁護士のプラシャント・レディが、両脇に何人かの弁護士を従えてインド最高裁判所の急な階段を上った。タクールは金に糸目をつけなかった。彼の弁護団には、レディだけでなく、憲法を専門とする弁護士としてインドでも特に老練の上級法廷弁護士、ラジュ・ラマチャンドランが加わっている。ただし、タクールの訴訟の聴聞会を実施すべきだと、タクールの弁護団が二人の最高裁判所裁判官を説得するための時間はわずかしかないだろう。

第一法廷は、ごった返していた。インドの大手新聞各社の記者が、タクールの申し立てが認められるかどうかを見届けるために集まっていた。黒い法服を着た二人の裁判官は、弁護団を鋭い視線で見下ろしながら口を開いた。

「海外インド市民が、ある規則に挑むために、はるばる来ています。あなたに原告適格はあるのですか？」。主席裁判官が尋ねた。

「原告適格」とはタクールの「法的地位」を指しており、裁判官は、彼には訴訟を起こす権利があるのかという点を問うていた——突き詰めれば、彼はどこに属しているのかという質問だ。それは弁護団が想定していた問題だった。ラマチャンドランが、インド憲法では、誰が公益訴訟を起こせるかという点で国籍の制限を設けていないと説明した。とにかく、タクールはインドで税金を支払っていたので、医薬品規制制度の機能不全により消費者が損害を被ったとして法的救済を求める権利があった。

次に裁判官は、この訴訟を起こしたのが売名目的なのかどうかを問いかけた。「あなたがたは、多くの人が獄中で辛い生活をしているときに学問上の問題を持ち込んでいます。われわれには、ほかのことに手を回している余裕はありません」

「それはあまりにも無慈悲というものです」。ラマチャンドランは異議を唱え、請願書で述べたことは生死にかかわる非常に懸念すべき問題だと説明した。だが、裁判官とのやり取りは一五分もせずに終わった。最高裁判所は、聴聞会の開催を認めようとしなかった。

プラシャント・レディはタクールに電話をかけた。タクールが電話に出たとき、タンパは深夜二時だった。レディは、訴えが門前払いされたという致命的なニュースを告げた。タクールは暗闇のなかで起き上がった。コーヒーを淹れ、コンピュータの前に座った。それから、なぜこの訴訟を起こしたのかを説明する情熱的なブログ記事を書き始めた。彼は記事のなかで、インドの医薬品規制制度は、インドや世界の最も弱い立場にある人びとの健康を守るという点でほとんど役に立たなかった「驚くべきできそこない」だと表現した。そして、インドの規制当局や製薬企業が使うお決まりの言い訳を激しく非難した。

あいにく、インドの法律のどこに、だましてもよい、薬の試験で不合格となった結果を破棄してよい、望ましい結果が出るまで試験を繰り返してよい、品質基準を満たさない製品だと知りながら発売してよい、といったことが書いてあるのか、まだ誰も指摘することができていない……インドの製薬業界で特に評判の高い大手企業がそんな振る舞いをするとしたら、中小企業が物事を正しくおこなう能力をどれだけ信用できるというのか？　誰もこの問題が気にならないのか？

彼は四杯のコーヒーを飲み干すと、書き終えた記事に「世界中の人びとのために医薬品の品質を向上させようとする真摯な試み」というタイトルをつけて投稿した。それから、多少とも励ましてもらえないかと思いながら、ソナールに電話をした。彼女は訴訟が終わったことをただ喜び、以前に忠告したことを思い出させた。「こんなことをしちゃだめだって言ったでしょう」。タクールは、ほとんど言葉を返さなかった。後日、彼は、製薬業界の主要な利益団体であるインド製薬連盟が、請願却下の決定に大喜びしたことを知った。

それからの何カ月間か、暗闇は晴れなかった。二年に及ぶ作業と訴訟費用の二五万ドルが無に帰した。タクールはもはや、医薬品規制制度の改革運動に取り組む意義を妻に説明できず、自分にもほとんど説明できないことすらあった。彼の努力は、改革に抵抗する勢力と現状維持を好む勢力によって打ち負かされた。彼の家族は、以前は心の支えだったが、今や亀裂が入りつつあるようだった。彼が次のようなことに対して何らかの後悔を感じたとしても、無理からぬことだったかもしれない。たとえば、ランバクシーに職を得たことに対して。進むべき正しい道の選択を迫られていると感じたことに対して。内部告発者となったことに対して。自分の使命を果たしたあともずっと闘い続け、そのいだに家族の心を引き裂いてしまったことに対して。だが、タクールは悲しみこそ感じたものの、それに後悔が混じっていたことは一度もなかった。それは、彼がある知人に話したとおりだ。「真実で、正しくて、正義にかなっているとわかっていることを、どうして後悔するというんです？」。日々が過ぎていくなかで、あるとき彼はふたたび祖母の教えに戻った――結果がすべて自分の思いどおりになるわけではないとわかっていても、自らの責任と見なしたことを果たさなければならない。これは、最高裁判所の決定を受け入れたうえで、次にやるべきことに気持ちを切り替えなければならない、ということを意味していた。

それから二週間もしないうちに、タクールはインド保健家族福祉省の次官補、K・L・シャーマにメールを出し、自己紹介をおこなって、実質的にもう一度最初から始めた。「私が知りえた情報から、貴殿は公衆衛生に関して鋭い善悪の感覚を持っておられる方とお見受けいたしました。つきましては、デリーの貴殿のオフィスでお目にかかる機会をいただけないかと思い、本日メールを差しあげた次第です」

エピローグ

二〇一七年一〇月、FDA査察官のピーター・ベイカーは、ある国際的な不祥事に注意を引かれた。日本の鉄鋼メーカー、神戸製鋼のデータ改ざんが発覚したのだ。同社は一部の製品で引張強度などのデータを偽っていた。それは、アルミニウムや銅、鉄鋼製品が、同社が主張したほどの荷重に耐えられないことを意味している。たちまちのうちに、警告が世界中に鳴り響いた。神戸製鋼の製品を使って作られた橋や鉄道車両、自動車、航空機は本当に安全なのか？

ベイカーは世間の関心の高さに驚いた。彼は連日のように世界の製薬工場に出向き、データ不正を明るみに出していた。彼の査察報告書は公的に入手可能だ。彼が査察で見出したことは、アメリカで使われている薬、さらには世界で使われている薬の安全性や有効性に対して恐ろしい意味合いを持っていた。にもかかわらず、彼が発見したことは、人びとのレーダーから少しはずれていて注目されないようだった。もしかしたら、五〇万トンの橋が落ちたらどんな影響があるかということのほうが、わかりやすいのかもしれない。とはいうものの、では、きちんと効かない薬を使ったらどうなるのか？有害な不純物、試験されていない有効成分、表示されていない成分が含まれた薬を使った場合は？有効成分が長時間にわたった徐々に放出されるのではなく、急速に放出されてしまうカプセルや、熱ですぐに分解してしまう薬を使った場合は？　ベイカーやタクールをはじめ、薬の安全性への警鐘を鳴らそうとしてきた人びとにとって、低品質の薬は、崩落していく橋と変わらなかった。ただし、違いが一つだけある。それは、粗悪な薬による危機は体内で、言い換えれば目に見えない形で起こり、生死にかかわる結果をもたらす可能性があることだ。

後発品業界の調査に何年も携わり、利益を優先して品質を犠牲にする業界の姿勢や、後発品が患者に及ぼしかねない危険性について調べてきた人びとは、自分の健康を守るため、不完全ながらも次のような方法に頼るようになった。つまり、欠陥があると疑われる薬を使わないようにしたのだ。ある業界会議で、ＦＤＡ国際医薬品品質課長のカルメロ・ローザは、自宅の給湯器が爆発して負傷し、入院する羽目になった経験を聴衆に話した。彼は、いくつかのメーカーの後発品については服用を拒否した。なぜなら、それらの後発品企業がすべて、データを改ざんしたとしてＦＤＡの調査を受けていたからだ。ローザは聴衆にこう述べた。「私は祈りを捧げることが好きです。ですが、このバッチはよいバッチでありますように、と祈る必要は本来ないはずです」

インドの工場を訪れたことがあるＦＤＡ査察官は、こう認めた。「薬局で処方薬を出してもらうたびに、この後発品は大丈夫かということを考えます」。彼は、質の低い医薬品が最も大きなリスクとなるのは、薬を「毎日毎日」服用する慢性疾患の患者だと考えており、次のような意見を述べている。「たくさんの薬を飲むなかで、いつか粗悪な薬に当たる可能性がかなりあるわけです。そんな不良医薬品は体に取り込まないほうがいいですよ」

タクールの弁護士だったアンドリュー・ベアトは、次のように話した。ランバクシーの事件にかかわるまでは「薬の容器を見たり、あのいまいましいラベルを読んだりしたことは、一度たりともありませんでした」。だが、タクールの代理人を務めてから変わった。「二〇〇七年から、わが家には一つの決まりがあります」とベアトは述べ、こう続けた。海外製の後発品を避けるためならば、「いくらかかってもいい、ということにしています」。FDAの元特別捜査官デビー・ロバートソンも同じ結論に達し、こう語った。「[ランバクシー]事件の担当になってすぐ、家族全員にインド製の後発品を使わせないようにしました」。アメリカ議会調査員のデイビッド・ネルソンは、ランバクシーの工場に足を踏み入れたことがある七人のFDA査察官に、ランバクシーの薬を使いたいかどうかを尋ねた。「全員がノーと答えました」とネルソンは述べている。

ベイカーは、ウォックハルトの製造工場を査察したときの強烈な経験から、海外製の安価な後発品はもう使わないと誓った。彼は、ある同僚にこう話した。「もし世間が本当に理解したら、誰も［こういう薬を］使わないだろう」。ベイカーは二〇一五年にインドを去ったのち、片方の腕の内側に新しく筆記体の入れ墨をした。その言葉は、彼が製薬企業に守らせようとした要件を一言で表している。そう、「誠実さ（インテグリティ）（Integrity）」だ。

世間はほとんど何も知らないままだったとしても、薬の品質をめぐる見えざる戦いと、その予期せぬ影響は続いていた。インドで、タクール家の夫婦、ディネシュとソナールは、ランバクシー事件の訴訟中に生じた夫婦関係のひずみをどうしても解消できなかった。二〇一六年夏、二人は別居し、辛い離婚訴訟が始まった。だが別の領域では、タクールは意を決して口を開き始めたように見えた。粗悪な薬の蔓延を許したインドの沈黙、利己主義、腐敗について、彼はますます的を射たブログ記事や意見記事を書くようになったのだ。

二〇一八年二月、タクールはインドのニュース・意見サイト『ザ・ワイヤー』にコラムを書き、ランバクシーのスキャンダルに対する同社の元CEOマルビンダー・シンや役員、「机上の空論を振り回す」公衆衛生専門家の身勝手で誤った発言をふたたび取り上げて検討を加えた。彼らはみな、ランバクシーの問題は記録管理上のささいな違反にとどまると公言していたのだ。タクールはコラムのなかで、アメリカのFDAがランバクシーの問題を見出しても同社をほとんど処罰しなかったインドの最高規制当局、すなわち中央医薬品基準管理機構（CDSCO）を特に非難した。インドの当局は、この企業に「無罪証明」を与えることによって、「ランバクシーでの不正を隠蔽する盾」の役割を果たした、と彼は書いている。

同じ月、CDSCOのトップだったG・N・シンは、補佐官や数人の中堅職員とともに職を解かれた。法律で定められた五年の任期を超えて在職している、という指摘への対応だった。

今日、ランバクシーという企業は、もはや存在しない。第一三共は、ずいぶん多くの厄介ごとを持ち込んだ同社を手放したがっていたが、二〇一四年四月、この汚れた子会社をインドの後発品企業サン・ファーマに買値より安く売り払った。売却のタイミングは、新たな内部告発者がランバクシーのデワス工場とトアンサ工場で続いている手の込んだ不正行為について第一三共に警告した直後だった。その内部告発者は、これらの工場では高品質の成分の代わりに低品質の安い成分を使っており、こうした代用について、いわゆる裏帳簿に記録していると主張した。内部告発者の報告には、次のようなことも含まれていた。ランバクシーは活性炭で黄色い錠剤を白く脱色することによって、一部の薬に不純物が多く含まれている事実を覆い隠している。分解してしまった成分を天井タイルの裏に隠し、証拠を川に捨てた。ランバクシーが薬の成分を購入している工場では、内部に雀が巣を作っており、猿が出没している。

現在、サン・ファーマの所有のもとで、モハリ工場はFDAの査察を乗り切り、アメリカ市場に薬を輸出しているが、デワス工場、パオンタ・サヒブ工場、トアンサ工場に対するアメリカへの輸入禁止措置はまだ解除されていない。サン・ファーマの広報担当者によれば、同社は「今後、これら三つの工場からアメリカに製品を提供できるかどうか検討中」とのことだ。

一方、第一三共がランバクシーの元CEOマルビンダー・シンを相手としてシンガポールで仲裁を申し立てていた件では、第一三共が勝者となることがはっきりしてきた。注目すべきことは、ランバクシーの元弁護士ジェイ・デシュムクが、数人の社外弁護士とともに、マルビンダーに不利な証言をする証人の列に加わったことだ。彼らは、マルビンダーと部下たちが、ランバクシーの不正行為を明らかにした資料の「自己評価報告書（SAR）」を、ランバクシーの買収に当たった第一三共の役員、采孟の目から必死で隠そうとした経緯を詳細に述べた。二〇一六年四月、シンガポールの国際仲裁裁判所は、マルビンダーと弟のシビンダーに損害賠償金として五億五〇〇〇万ドルを第一三共に支払うよう命じた。この金額は、だまされた第一三共が、SARの隠蔽によりランバクシーの株式をどれほど不当な高値で購入したかを見積もった結果に基づいていた。

シン兄弟は反撃し、金額についてシンガポールの法廷で不服申し立てをおこなったが、最終的に敗訴した。二〇一八年には、彼らの弁護士がインドの高等裁判所を頼り、シンガポールでの判決はインドでは無効だと主張した。だが、彼らはそこでも敗訴した。この決定によってシン兄弟は、もう一つのファミリービジネスであるフォルティス・ヘルスケアという病院チェーンのトップの座を退かざるをえなくなったが、二人をめぐっては、この上場病院事業者から七八〇〇万ドルを家族名義の個人口座に流用した、という新たな疑惑も浮上した。さらに彼らは、ニューヨークの未公開株式投資会社からも、似たような主張を突きつけられた。その投資会社は訴訟を起こし、シン兄弟が個人的な負債を返済する目的で、同社の金融サービス部門である上場企業のレリゲア・エンタープライジズから一六億ドル近い額を「計画的に横領しつつある」と申し立てた。一連の疑惑に対し、マルビンダーは「フォルティスの資金や地位の不適切な管理や利用」はいっさいないと否定し、企業間の資金移動は自分の一存ではなく組織的な意思決定によるものだと述べた。

二〇一八年九月、シン兄弟同士の争いが突然、世に知られるところとなった。シビンダーは兄に対する申立書をインド国立会社法審判所に提出し、マルビンダーが不正を働き、ファミリービジネスのかじ取りに失敗した結果、「返済不可能な借金地獄」に陥ったと主張した。だが数日後、シビンダーは一転して申し立てを取り下げた。彼の主張によれば、母親から、兄弟で争うのではなく調停手続きに入りなさいと諭されたのだという。しかし、休戦は長くは続かなかった。一年もしないうちに、マルビンダーは、シビンダーから暴行を受けたとして弟を公然と非難した。それに対してシビンダーは、兄の言い分は「偽り」で「嘘」だとこきおろした。

後発品の品質をめぐる激しい攻防にかかわった人びとのなかには、大変な時期を乗り越えて成功を獲得した者もいる。ランバクシーとの和解が成立したのち、アンドリュー・ベアトは自分の法律事務所でパートナーに昇格した。この事務所は今では、スタイン・ミッチェル・ベアト&ミスナーＬＬＰと呼ばれている。そしてデビー・ロバートソンは、ＦＤＡを退職したあと、ベアトの事務所で調査員としてしばらく働き、その後、完全に引退した。

そのほか、新たなポストを見出した者もいる。マルビンダー・シンにランバクシーを追われた同社の元弁護士ジェイ・デシュムクは、二〇一八年九月にカソウィッツ・ベンソン・トレスＬＬＰという法律事務所のパートナーになり、特許法を扱っている。ＦＤＡのインド事務所で改革運動を主導した元所長のアルタフ・ラルは、ランバクシーを買収した製薬企業のサン・ファーマで、グローバルヘルスおよびイノベーション担当上級顧問になった。彼はその高い地位に立って、薬剤耐性マラリアに有効な薬の開発計画など、サン・ファーマの熱帯病プログラムを監督している。

二〇一五年、FDA査察官のホセ・ヘルナンデス、マイク・ガビニ、そしてコンプライアンス担当官のダグラス・キャンベルは三人ともFDAを退職した。彼らは別々にコンサルタント業を始め、さまざまな企業にFDAの規制の遵守について助言している。ヘルナンデスは、査察官のピーター・ベイカー――それに製薬企業が彼を恐れていること――が自分を金持ちにしてくれている、と好んで言う。

FDA製造品質部長のトマス・コスグローブは、二〇一七年にマイランのウェストバージニア州にあるモーガンタウン工場での査察の評価を格上げし、マイランに警告書を出さないように計らったあと、まもなくFDAを去り、ワシントンDCのある法律事務所で製薬企業の代理人を務めている。

二〇一七年一〇月、マイランの社長ラジブ・マリックは、深刻かつ新たな疑惑に直面した。四七州の司法長官が、以前に提起された民事訴訟を拡大する形で、後発品企業一八社がカルテルを結んで製品の価格を人為的に高止まりさせていると訴えたのだ。司法長官たちは、元の訴状の修正許可を連邦裁判所に求めたのちに修正訴状を提出した。その訴状は数年に及ぶ捜査に基づいており、後発品企業のなかから、価格を固定すべく共謀したとして二人の経営者を特に名指ししていた。それがインドのエムキュア・ファーマシューティカルズのCEOと、マイランのラジブ・マリックだったのだ。マイランは声明を出し、マリックの擁護に走った。「弊社は社長ラジブ・マリックのインテグリティを深く信じており、彼を全面的に支援します」。そして、マイランは疑惑と戦うことを誓った。

一方、ＦＤＡはマイランの工場で引き続き問題を発見していた。二〇一八年三月、ＦＤＡは八人の査察官をモーガンタウン工場にふたたび派遣し、二五日かけて査察をおこなった。この徹底的な査察は、内部告発者の主張がきっかけとなっておこなわれ、このときの査察により、機器の洗浄に重大な不備があることが明らかになった。それはきわめて深刻なものだったので、ＦＤＡは製品への異物混入、さらには製品間の交差汚染が起きている可能性に懸念を募らせた。

ＦＤＡが警告書を発出すべきかどうかを検討していたとき、マイランはＦＤＡの幹部との裏ルートを確立しようとして水面下で緊急に動いた。警告書が出されると、モーガンタウン工場で作られる薬の新たな承認申請の審査が停止される可能性もあったのだ。二〇一八年六月、マイランの地域品質コンプライアンス部長が、ＦＤＡのある部長の個人携帯電話に電話をかけ、コーヒーでも飲みながら非公式に話をさせていただけないかと打診した。マイランの部長は、このお願いは社長のラジブ・マリックからの指示によるものだ、と説明した。電話を受けたＦＤＡの部長は、この求めを断固として拒絶し、マイランから接触があったことを同僚たちにメールで知らせた。「私は相手に、このようなことを求めるのは不適切だと説明しました」と、その部長は書き、こう続けた。「私は、産業界の関係者との個人的な会合はしません。まして、審査の最中にそんなことをするのは、もってのほかです」

およそ六週間後の八月には、ラジブ・マリックがその慎重なＦＤＡの部長に直接連絡を試み、今度は公式の会合を求めた。だが、これもうまくいかなかった。二〇一八年一一月、ＦＤＡはマイランのモーガンタウン工場に警告書を出し、機器の洗浄に不備があること、製品間の交差汚染リスクの問題に対応がなされていないこと、異常な試験結果に対する適切な調査がなされていないことを指摘した。それは、かつては後発品業界の鑑（かがみ）と称えられたマイラン、およびその旗艦工場のモーガンタウン工場に対する厳しい叱責だった。マイランは警告書に対する回答を発表し、「モーガンタウン工場で包括的な改革と問題の改善計画」を実行に移したと説明したうえで、FDAの懸念を払拭することを約束した。

その計画――マリックが八月にメールでFDAの部長に会合を求めた際、そのメールでくわしく説明していた――には、モーガンタウン工場での薬の製造量を「投与量と製品数の観点で、二〇一八年以前の半分以下の量にする」ことが含まれていた。マリックは、モーガンタウン工場での製造をアメリカ国外に移すかどうかには言及しなかったが、そうすれば事実上、マイランの製造活動とFDAの監視のあいだに、より距離を置けることになる。

クリーブランド・クリニックでは、心臓専門医のハリー・レバーが自分の患者に、FDAが承認した――そして承認を引き続き正当化している――後発品を使わせないようにしており、彼の直観に基づく判断の正しさが示され続けた。レバーは以前、ベータ遮断薬メトプロロールの後発品が先発品（トプロールXL）のように効かないという問題をFDAに報告した。それから一五カ月後の二〇一四年三月、FDAの高官から連絡があり、広範で「総合的な調査」によって、それらの後発品が先発品と生物学的に同等だと証明された、という説明を受けた。FDAは一つには、製薬企業が後発品の承認を得るために最初に提出したデータを再検討することによって、そのような結論に達していた（どうやら、企業からのデータに不正があるかもしれないということは考慮していないようだった）。

だが、それから一カ月もしないうちに、ウォックハルト、つづいてドクター・レディーズが、自社のメトプロロールは先発品と生物学的に同等ではないと認め、それらの後発品をリコールした。結局のところ、レバーは正しかったのだ。

二〇一八年六月、胸痛と息切れを訴える女性がクリーブランド・クリニックの緊急治療室に運び込まれた。患者のクリスティー・ジョーダンは三五歳で、三年前に心臓移植の手術を受けていた。そして手術が成功したのち、移植臓器の拒絶反応を抑えるため、免疫抑制薬タクロリムスの先発品であるプログラフを毎日服用していた。だが六カ月前、また薬を受け取りにいったとき、ドラッグストアのCVSファーマシーは、ドクター・レディーズが製造したタクロリムスの後発品を出した。ジョーダンがそれを服用しているうちに、体調がだんだん悪化していった。クリーブランド・クリニックの緊急治療室で検査した結果、彼女は臓器拒絶反応を起こしており、タクロリムスの血中濃度が予想以上に低いことがわかった。つまり、ドクター・レディーズの薬は十分に作用していないということだ。その後、医師たちはとりあえず彼女の容体を安定させた。

　今回、レバーと医師仲間のランダル・スターリングは、点と点をつなぎ合わせて全容を明らかにする準備ができていた。血中濃度の測定結果という確かなデータが手元にあったので、彼らはジョーダンが服用していたタクロリムスのカプセルを回収し、マサチューセッツ州のある研究機関に送って試験を依頼した。だが、その間にもジョーダンは不調を感じ続け、健康が完全に回復することはなかった。二〇一八年九月、彼女は心臓発作を起こして亡くなった。スターリングは、ドクター・レディーズ製のタクロリムス、そしてジョーダンが苦しんだ症状の悪化が死亡に寄与したのかを知る手立てはないと語っている。だが彼は、病院は今や、患者が再入院した場合、医療の質が低いとしてメディケア（高齢者向け公的医療保険）から制裁金を科されると指摘し、こう述べた。「もし、患者の再入院を防ごうとするわれわれの努力の一部が、粗悪な薬によって妨げられていることがわかった場合、それは非常に重要な発見でしょうね」。二〇一九年二月の時点で、マサチューセッツ州の研究機関は予備段階の試験結果を得ている。それによれば、ドクター・レディーズのタクロリムスからは、有効成分が先発品よりずいぶん早く放出されるとのことだ。その後も試験は続いている。

二〇一五年二月、ピーター・ベイカーはインドから北京に異動し、中国に駐在する唯一のFDA査察官となった。中国での任務は、薬やその有効成分をアメリカに輸出することが承認されている四〇〇箇所以上の工場を査察することだ。中国政府は、どの査察官もスパイかもしれないという疑いをかけており、ごく少数のビザしか承認していなかった。

ベイカーは、自分の一挙一動、メール、電話がことごとく中国政府に監視されるだろうとわかっていたが、ニューデリーをあとにして気が楽になった。彼はもう、アメリカの消費者と安全でない薬のあいだにいる最後の人間ではなくなるのだ。彼が中国で査察することになる製造工場は主として、最終製剤ではなく有効成分を作っていた。それに、ほとんどの工場は無菌製造施設でもなかった。万一、何かが彼の監視の目をすり抜けたとしても、最終製剤を作る次の工場で査察官が問題を見つけ出せる――少なくとも理論上は。

一カ月もしないうちに、ベイカーは上海から南に三〇〇キロ少し離れた浙江省台州市にやって来て、中国の製薬企業、浙江海正薬業(浙江海正)の広大な工場に着いた。そこには、浙江海正とファイザーが高品質の薬を安く作る目的で二〇一二年に立ち上げた合弁企業、海正輝瑞製薬有限公司(海正ファイザー)の製造拠点がある。浙江海正は査察を問題なくクリアするのではないかと思われた。ちなみに、同社はアメリカへの有効成分の輸出業者として中国最大手だった。

ファイザーが自社で運営するか契約を結んでいる工場は、世界で二〇〇箇所にのぼったが、同社には品質の維持に注力する強力な組織があった。熟練した監査員から研究室の分析担当者まで、数百人がファイザー製品の安全を守るために働いていた。ファイザーは自社の品質基準が満たされていることを保証するため、利害関係があるどの工場にも原則として自社の従業員を配置しており、浙江海正の工場も例外ではなかった。ファイザーの元サプライチェーン・セキュリティ部長、ブライアン・ジョンソンは、完全な不正を見破るのは難しい仕事だと認めていた。だが一方で、ファイザーの重層的なチェック体制に対する自信から、アウトソーシングに余計なリスクが伴うとは考えていなかった。彼はこう述べている。「適切な品質管理システムがあれば、アウトソーシングがさらなるリスクを招くとは思いません」。この工場にはＦＤＡ査察官が十数回訪れていたが、懸念すべき問題はほとんど見出されていなかった。

ベイカーは工場に到着すると、まず品質管理研究室に向かった。そして、コンピュータの操作履歴が記録された監査証跡を参照し、大学で学んだ初歩的な標準中国語に頼りながら、ずらりと並ぶ漢字のなかで「試行注入」「実験サンプル」を意味する文字列を探し回った。ファイザーは品質管理という点で三年前にスタートを切っていたわけだが、この工場が公式の試験とは別に内密の試験をこなしていることをベイカーが突き止めるまでに、ほぼ一日しかかからなかった。

この工場は、ひそかに薬の予備試験をおこなったうえで、その結果を隠していた。一つの手口が、監査証跡機能をオフにして、試験の証拠を残さないようにすることだ。一例をあげれば、ベイカーは、技術補佐員（テクニシャン）が二〇一四年二月六日午前九時九分に監査証跡機能をオフにし、秘密の試験を八〇件実施したことを見つけた。監査証跡機能は二日後の午前八時五四分にふたたびオンにされ、それから公式の試験――そのときには、すべての条件が整えられており、合格の結果が出るとわかっている――が、もう一度おこなわれていた。ベイカーはソフトウェアのメタデータを調べることで、動かぬ証拠を見つけたのだ。

査察の三日目には、ベイカーの査察が工場にとって大打撃になりかねないことを、工場の管理者や分析担当者がはっきり意識していた。ベイカーは、昼休みを終えて品質管理研究室に戻ってきたとき、分析担当者が高速液体クロマトグラフィー（HPLC）装置の一台から小型メモリを急いで取りはずして実験着のポケットに滑り込ませるのを目撃した。

ベイカーは、小型メモリを渡すように要求した。だが、彼の査察報告書によれば、その男は「走り出し、研究室の建物から逃げ去った」。一五分後、管理者が戻ってきて小型メモリを差し出したが、それがHPLC装置に挿入されていた現物なのかどうか、ベイカーにはわからなかった。彼はこの件を、記録の提供の拒否として指摘した――この工場が作る有効成分に対し、FDAがアメリカへの輸入禁止措置を発動する十分な理由になるほど重大な違反だ。

ベイカーは、調査結果を四七ページの査察報告書にまとめた。それは、中国の製薬企業がそれまでに見たこともないような文書だった。その噂は衝撃となって中国全土の製造工場を駆けめぐった。なにしろ中国では、ある欧米の製薬企業幹部に言わせれば「外国人はいつでもだませる」という態度が長らくまかり通っていたのだ。もっとも、ベイカーはただの外国人ではなかった。二年半後、ファイザーは浙江海正との提携に終止符を打った。

浙江海正の査察から六週間後、ベイカーは遼東半島の大連市に向かい、別の工場を査察した。そこはファイザーが所有・運営している工場で、アメリカ市場向けの最終製剤を作っていた。彼は大連の工場でも、試験にごまかしがなされていることや、試験結果がきちんと報告されていないことに加えて、この工場が期限切れの原料を使っていることを示す、いい加減なバッチ記録を見つけた。それだけでなく、査察の期間中に大量の文書がそっくり消えた。彼はのちに、それらが上の階で木箱に押し込まれているのを発見した。

ほどなく、ベイカーは中国の広い範囲を股にかけていた。彼は中国各地でさらに三四箇所の工場を査察し、次々に違反を見つけた――その多くが、それまでに見つかったのと同じくらいひどいデータ改ざん事例だった。ベイカーの査察は、不正が蔓延している中国の医薬品製造の問題だけでなく、FDAの海外査察プログラムの課題を否応なく浮かび上がらせた。「彼は、企業に足を踏み入れると必ず、さらに多くの問題を見つけ出す」。FDAのある高官は、ベイカーについてそう述べたうえで、こんな疑問を口にした。「とすると、問題を見つけていない査察部隊は機能しているのだろうか?」

実は、FDA査察官たちは、時代に即した訓練を受けていなかった。彼らに与えられた訓練は、紙に印刷されたデータしか存在していない時代向けのものだったのだ。FDAは何十年ものあいだ、査察官の訓練プログラムの大幅な再検討や抜本的な見直しをしていなかった。FDAのあるコンサルタントは、その状況をこう言い表した。今どき、「一九九〇年代当時の頭を使って考えているんですから」

中国に派遣されたFDA査察官のほとんどは、中国語を話せず、製造記録も読めなかった。それなのに、FDAは、査察対象の企業とつながりのない独立の通訳を手配しなかった。そこで企業側が通訳を用意したが、それはたいがい企業の営業担当者だった。FDA査察官は中国の工場にあっさりと合格点を与え、三段階の評価のなかで最も高い「特段の措置は必要なし（NAI）」とすることがあまりにも多かった。というのも、そうでない評価にした場合、それをどう伝えればいいのかわからなかったからだ。

査察官たちは道路標識を読むこともできなかったので、途方もないごまかしに引っかかりやすかった。その最たる例が、製薬企業が彼らを偽りの「展示用」工場に誘導したことだ。その工場では、すべてが規制を遵守しているように見えるが、そこで実際に薬が製造されているわけではない。ときには複数の企業が資金を出し合って、一つの「展示用」工場作りに出資していた。それで、別々のＦＤＡ査察官が別々の時期に同一の工場へと戻ってきていただけなのに、おのおのの査察官は、異なる工場を査察していると思い込んでいた。

ベイカーは、しばしば一人で査察をおこなった。だが、アメリカやほかの国の査察官が彼と一緒に仕事をすると、彼らも探偵になった。ベイカーたちは、企業がどこに製品を運んでいるのかを確かめるため、製造場所から続くタイヤの跡を追った。また、あちこちの荒れ果てた工場の窓から内部の写真を撮り、工場内に置かれた箱に貼られているラベルの情報を記録した——それらの工場こそ、実際の製造をおこなっている工場だと証明するために。ベイカーがほかの国の査察官と協力するうちに、彼の評判は世界中に広がっていった。会議（コンファレンス）では、ブラジルのＡＮＶＩＳＡから欧州医薬品庁（ＥＭＡ）まで、さまざまな規制当局が自局の査察官を訓練する目的でベイカーを招待した。

ベイカーの考えでは、どこを見るべきか、何を探すべきかを正確に理解している査察官が最低限必要な人数だけいれば、消費者を本当に保護し、後発品業界をよい方向に変革することが可能だった。二〇一五年一二月、ベイカーはＦＤＡ長官代理との一時間にわたる会合で、データ不正を見破るためのＦＤＡ査察官訓練プログラムを提案した。

ベイカーの提案は、メリーランド州シルバースプリングにあるＦＤＡの本部で、ぐらついているシステムに飛び込んだ格好になった。もし、査察官があまりにも厳密に調査をする、審査官が薬の承認申請書を厳しすぎる目で精査する、それでFDAが十分な数の薬を承認しないということになれば、全体のシステムが崩れかねない。

すでに、ピーター・ベイカーの何事も見逃さない査察によって、いくつもの後発品の輸入が止まっており、医薬品不足がアメリカ中に波及しつつあった。彼の査察結果によって、海外で操業している後発品企業に疑問符がつけられた。後発品の承認も遅くなっていた。それが跳ね返って、FDAの予算が危うくなった。なぜなら、予算は、申請された薬をいくつ承認したかによって決まる面もあるからだ。ベイカーの提案――より厳しく調査して違反をより多く見つけられるように、FDA査察官を訓練すること――は、さらなる混乱を招く恐れがあった。その結果、FDAのなかには、別の問題を標的にする者が現れ始めた。別の問題とはピーター・ベイカー自身だ。

公の場では、FDAはあたかもデータを改ざんした企業に攻撃を仕掛けているような印象を与えた。FDA医薬品評価研究センター（CDER）製造品質部長のトマス・コスグローブは、ある業界誌の記者に、当局は製薬企業が「事実を隠したら……次第に居心地悪く」なるようにする方針だと話した。そしてコスグローブは、そのような企業はさらなる処分を受ける可能性があると述べた。世間には、FDAは全世界でデータ不正の取り締まりに着手しているように見えた。

だがベイカーは、明確な権限やよく練られた法律があるにもかかわらず、FDAが査察の効果を削ぎ、査察官の評価を緩いものに変えるのを見ていた。二〇一二年から二〇一八年のあいだに、FDAはインドで実施した査察のうち一一二件の最終評価を、より甘いものへと変更した。具体的には、この企業でも、あの企業でも――マイラン、シプラ、オーロビンド、ドクター・レディーズ、サン・ファーマ、グレンマークなど――、最低評価の「行政措置が必要（ＯＡＩ）」を一段階上の「自主的な是正を望む（ＶＡＩ）」に上げた。こうした格上げは、現場の査察官がくだした判断を実質的に取り消し、メリーランド州にいる官僚がくだした判断に置き換えるものだ。コスグローブたちは、輸入禁止措置の発動を見送ることもあった。さらに、一部の企業に対しては、世間の目に触れる警告書を送付するのではなく、いわゆる無題の書簡を通じて、ひそかに連絡を取ることを選択した。要するに、政治がＦＤＡの取り締まり活動を主導しているようだった。それについて、元コンプライアンス担当官のダグラス・キャンベルは、こう述べている。「お偉方は医薬品の申請を承認したいがために、ＣＤＥＲのコンプライアンスを無力化したいんです。コンプライアンス重視は、彼らの思惑をぶち壊すだけですから」

ファイザーの関連企業である浙江海正の工場をベイカーが査察したのち、ＦＤＡはこの工場で作られている製品のうち三〇種類の輸入を禁止した。だが、一五種類の有効成分がアメリカで品不足だったことから、その後、白血病、乳がん、卵巣がんの治療に使われる重要な抗がん薬（化学療法薬）の有効成分など、約半数の輸入禁止を解除した。

ベイカーにしてみれば、その決定はまったく筋が通らなかった。規制に照らせば、それらの有効成分がアメリカの医薬品供給に入り込む余地はない。効力も安全性も十分ではないからだ。品不足だからといって、その事実が変わるわけではない。しかし、医薬品不足が政治的な駆け引きの材料になっており、ＦＤＡは利用されていた。結局、不正を働いている企業でも、供給不足の薬を作ることによって最終的な利益を確保できてしまう。そのような薬は、怪しい方法で製造されていようといまいと何ら規制されず、たとえ企業が安全でない薬を作っているのがばれたとしても、安定した収益源になりうるのだ。「企業が基準に満たない製品を輸出していたところで、その責任を取らされるわけではない」とベイカーは、ある同僚に述べ、こうつけ加えた。「これは勝つか負けるかの状況だ——それで［患者が］敗者なんだ」

ベイカーは二〇一八年三月、中国からチリへ転勤になり、サンティアゴに移ってFDAチリ事務所の所長になった。だがFDAは、彼を査察官として派遣しないようにした。これが一つの要因となり、彼は一年後にFDAを退職する。

二〇一八年七月、ある安全上の危機が世界の医薬品供給を揺るがした——そして、ベイカーの主張の正しさが裏づけられたようだった。EMAなどのヨーロッパの規制当局が、恐ろしい事態が判明したと発表した。高血圧治療薬ディオバン（一般名：バルサルタン）の後発品の有効成分であるバルサルタンに、発がん性物質として知られるN－ニトロソジメチルアミン（NDMA、過去には液体ロケット燃料の製造に用いられた）が含まれていたのだ。この広く用いられていた有効成分は、世界最大のバルサルタン製造業者である中国の浙江華海薬業（浙江華海）によって作られたものだった。アメリカでは、浙江華海のバルサルタンを使っていた十数社の製薬企業が自社の後発品をリコールし、世界では、さらに数十社が自社の後発品を市場から回収した。浙江華海は自己弁護しようとし、目的物の収率を上げるために製造工程を二〇一二年に変更したが、変更はさまざまな規制当局から承認されていると説明した。手っ取り早く言えば、その変更は利益を最大化するためにおこなわれたのだ。一部の患者は、六年にわたってNDMAを摂取し続けることになった。

FDAは、この発がん性物質に毎日さらされたとしても、がんになるリスクはきわめて低いと消費者を安心させようとしたが、そうしているときに、バルサルタン中に第二の発がん性不純物が検出された。このバルサルタンの発がん性物質混入事件はFDAに不意打ちを食らわせたように見えたが、本当なら、FDAはこうした事態を予測してしかるべきだった。なぜなら、二〇一七年七月、FDA査察官が浙江省臨海市にある浙江華海の工場で、同社がバルサルタン中の不純物らしき物質――分析試験の結果（クロマトグラム）に未知のピークとして現れていた――について調査していないという証拠を見つけていたからだ。その査察官はこの工場に、不合格を意味するOAIの評価をつけたが、FDAはそれを、条件つき合格にあたるVAIに変えていた。早い話が、この企業は見逃してもらった――だが結局、それから一年もしないうちに、世界的な品質不祥事の渦中に立たされることになった。

二〇一七年、ベイカーは、同僚の査察官向けにときおり講習会を開くことを、ある程度許可された。しかし、彼が査察官たちにデータ不正を見抜く方法を教育していたころ、FDAはすでに、不正を見つけ出す査察のシステムを根底から覆す非常に大きな一歩を踏み出していた。

アルタフ・ラルが立ち上げたインド試験的プログラム――査察の直前にしか通知しない、あるいは通知なしに査察を実施する――のもとでは、査察でOAIという最も厳しい評価がなされる割合は少なくとも五〇パーセント増えた。FDAがこのモデルを拡大し、抜き打ち査察を世界のすべての国で査察の標準のやり方とするのは理にかなっていると思われた。だが、FDAの官僚たちは異なる決定をくだした。

二〇一六年一一月三日の午前中、インドに駐在するFDAの高官たちが、インドの医薬品規制当局の幹部、インドの製薬業界団体のトップ、インドの後発品企業の三人の役員と会合を開いた。そのなかには、工場の査察でFDAの手厳しい指摘に耐えてきた後発品企業のカディラとドクター・レディーズの役員が含まれていた。会合は一時間続き、ＦＤＡインド事務所の運営をアルタフ・ラルから引き継いだマシュー・トマス博士が進行を務めた。

それらの実力者たちは、協力体制、能力開発、ＦＤＡが医薬品の「適正製造基準（ＧＭＰ）」について開催している講習会の今後のスケジュールについて話し合った。インド製薬連盟事務局長のディリップ・シャーが、インドの製薬企業は品質の問題に対応すべく自らの責任を果たしており、自分の業界団体は、データの信頼性を強調した企業向けのガイドラインを発表すると表明した。それから、マシュー・トマスが会合の出席者に、彼らが聞きたかった言葉を告げた。実験は終わった。今後は、通常のすべての査察について、ＦＤＡはインドの企業に事前通知をおこなう、と。

謝辞

本書の執筆は長い道のりであり、その過程で多くの人に助けてもらった。

後発品について私が初めて書いた記事は、二〇〇九年に『セルフ』誌に掲載された。そのときはありがたいことに、今は『リアルシンプル』誌の編集長を務めているサラ・オースティンが編集を担当してくれた。本書への出発点になったのは、『フォーチュン』誌に二〇一三年五月に掲載されたランバクシーについての記事「汚れた医薬品（Dirty Medicine）」だが、その記事を書いたときは、担当の編集者ニック・バーチャバーの並外れた技量、判断力、熱心さがおおいに頼りになった。ちなみに彼は現在、『プロパブリカ』誌の編集主任だ。

二〇一四年、本書に取りかかると、調査取材に関する助けが世界各地で必要になった。グローバル調査報道ネットワーク（GIJN）事務局長のデイビッド・カプランには、インド、ガーナ、中国などの有能なジャーナリストに私を紹介してくれたことに感謝している。GIJNの会議は、勇敢で才能あるジャーナリストで構成された国際的なコミュニティへの扉を開けてくれ、それに加わっているジャーナリストたちは、本書のプロジェクトを通じて私を鼓舞し、助けてくれた。ストーリー・ベースド・インクワイアリー・アソシエイツ（調査ジャーナリストの研究教育団体）のマーク・リー・ハンターには、行き詰まりを感じていたころ、何年にも及ぶ調査取材で得た資料や山のような情報をどのようにして実際のストーリーに組み立てるかについて助言してもらい、恩義を感じている。

国際調査報道ジャーナリスト連合（ＩＣＩＪ）では、副事務局長のマリナ・ウォーカー・ゲバラが「パナマ文書」や「パラダイス文書」のオフショア金融取引に関する記録へのアクセスを気前よく認めてくれた。ＩＣＩＪのエミリア・ディアス・ストゥルークは、記録のなかからほしい情報を見つける方法をじっくりと説明してくれた。報道の自由財団では、ニュース編集室デジタルセキュリティ担当ディレクターのハルロ・ホームズと、デジタル保護トレーナーのオリビア・マーティンから、デジタルファイルの暗号化、リスクアセスメント、情報源との安全な通信について貴重な助言をもらった。

調査取材のあいだは、FDAzillaというデータベースをずっと利用した。そこにはＦＤＡが世界各地で実施してきたすべての査察の情報が集められており、重要な付随データもそのデータベースから提供されている。取材の経費がかさんで予算的に苦しくなったとき、このサイトの共同設立者の一人であるトニー・チェンとＣＥＯのマイケル・デ・ラ・トーレは、このサイトを引き続き利用する許可を与えてくれたうえ、私のニーズに合わせたデータまで提供してくれた。ほかの外部組織も、計り知れないほどの援助をしてくれた。統計評価サービスSTATS.orgの理事、レベッカ・ゴールディン博士は、統計概念を平易な英語に置き換えるのを助けてくれた。ソレンソン法律事務所のピーター・ソレンソンとストッター・アンド・アソシエイツＬＬＣのダニエル・Ｊ・ストッターは、「情報自由法」（アメリカの情報公開法）に関する情報開示の遅延に対して訴訟を起こすことを得意としており、私がＦＤＡから記録を入手するのを手助けしてくれた。

そのほか、取材旅行中に泊めてくれたり、地元の情報を教えてくれたりした多くの人にも感謝している。特に、ソフィー・バーナム、キャシー・スリードハー、ビビアン・ウォルト、アントン・ハーバー、リムジム・デイにはお世話になった。

本書に関する調査取材は、多くの組織から手厚い支援を受けたおかげで達成できた。ニューヨーク・カーネギー財団は二〇一五年のアンドリュー・カーネギー・フェローに私を選出してくれ、相当な額の助成金を提供してくれた。アルフレッド・P・スローン財団は、「科学・技術・経済学に対する一般の理解」プログラムを通じて助成金を出してくれた。特に、同財団の副理事長でプログラムディレクターを務めるドロン・ウェーバーには、本書のプロジェクトに信頼を寄せてくれたことに感謝している。ニューヨーク市立大学クレイグ・ニューマーク・ジャーナリズム大学院のマグロー・ビジネスジャーナリズムセンターには、ビジネスジャーナリズムに対するマグロー・フェローシップ（助成金）を提供してもらった。センターの事務局長のジェーン・サシーンは、寛大にも時間を割いて助言をしてくれた。ジョージ・ポルク賞（調査報道部門）も不可欠なサポートを与えてくれた。

本書のプロジェクトでは、何人もの非常にすばらしいジャーナリストが力を尽くしてくれた。アリエル・ブライヒャーは本書の研究員として一年間働いてくれ、洗練された文章力と報告書作成技能を発揮してくれた。インドでは、サイエド・ナザカットがインドのビジネスネットワークや政府の官僚制度の複雑な世界の案内役になってくれた。ケント・メンサーには、ガーナの現場取材で助けてもらった。サニー・ヤンは中国で手助けしてくれた。ドリス・バークとアンドリュー・ゴールドバーグは、法廷記録や財務記録を詳細に調べてくれた。データの分析に熟達した科学ジャーナリストのソニー・サルズマンは、私のそばで三年間働いてくれた。彼の手腕と多大な努力なしには、本書のプロジェクトはゴールに到達できなかっただろう。ケルシー・クダックは、優れた能力で本書の事実確認をしてくれた。もし本書に間違いが残っていたら、私自身の責任である。

多くの一流編集者にも感謝の意を表したい。現在はペンギン・ランダムハウスに在籍しているヒラリー・レドモンは、エコー／ハーパーコリンズのために本書の出版権を取得し、初期に重要なアドバイスを与えてくれた。ストーリー仕立てのノンフィクションの編集に精通しているドメニカ・アリオトは、本書の構造を作りあげるのを助けてくれた。エコー（ハーパーコリンズの出版レーベル）では、本書を巧みに編集して制作へと進めてくれたエマ・ジャナスキーに感謝している。以下にあげるエコーのすばらしいチームのメンバーたちにも、お礼を言いたい。ダニエル・ハルパーン、ミリアム・パーカー、ガブリエラ・ドゥーブ、メーガン・ディーンズ、ケイトリン・マルルーニー＝リスキ、レイチェル・マイヤーズ。法的な側面を着実にチェックしてくれ、不断の忍耐力を示してくれたハーパーコリンズのウィリアム・S・アダムズには特に感謝している。

本書のプロジェクトは、私の出版エージェントにして友人のティナ・ベネットが惜しげなく与えてくれた知識、激励、それに彼女の洞察力がなければ実現しなかっただろう。特に大変な時期でも、彼女のサポートはけっして揺るがなかった。

友人、同僚、家族にも感謝している。彼らが本書を念入りに読み、相談に乗ってくれ、優れた意見を述べてくれたおかげで、本書はあらゆる面で改善された。以下に彼らの名前をあげておく。ニック・バーチャバー、ジェニファー・ゴナーマン、私の兄弟であるマシュー・ドルトン、フィリップ・フリードマン（本書のタイトルも考案してくれた）、ソニー・サルズマン、そして母のエリナ・フックスと父のマイケル・O・フィンケルシュタイン。彼らはみな、本書をいち早く読んで鋭いコメントをしてくれた。

マリアム・モヒトとエリック・ブラッチフォードは、財務記録を読み解くのを手伝ってくれた。ブライアン・クリスティは先見性のある編集上の助言をしてくれた。モーリーン・N・マクレーンは言葉を操ることが抜群にうまいので、本書のプロジェクトへの協力を依頼した。義母のビビアン・バーガーは、論争の解決に関して専門的なアドバイスをしてくれた。

友人や家族――リンディー・フリードマン、トレーシー・ストラウス、姉妹のクレア・フィンケルシュタインなど――には、本書の執筆中、継続的に支援してくれたことにお礼を言いたい。ジュリア・フリードソンと日々話をしたことは、私の支えになった。大切な友人カレン・アベノソ（一九六七～一九九八）の魂は、本書のすべてのページに宿っている。

最愛の娘たち、アメリアとイソベルは、私が本書以外の世界との接点を失わないようにしてくれた。本書のプロジェクトはいつまでも終わらないように思えるほどだったが、娘たちはその期間を通して辛抱強く待ってくれ、応援してくれ、笑わせてくれた（二人から、次は児童書を書いたらどうかと勧められた）。夫のケン・レベンソンは、すべての面で助けてくれた。どの段階でも励ましてくれ、私が長期間の取材旅行に出ているときは家族の世話を引き受けてくれた。それだけでなく、調査取材や執筆の困難な問題に対して賢明な助言をしてくれたうえ、多くの草稿を読んでくれた。

最後に、多くの情報提供者に心から感謝を申しあげる。彼らは、私たちが使う薬の信頼性や患者の福利のことを非常に気にかけ、知っている情報を私に託してくれた。それに、彼らの多くが、時間をかけて――何年間もかけて――私の質問に根気よく答えてくれ、私が複雑な各種のプロセスを理解できるように助けてくれた。彼らがいなければ、本書は誕生しなかっただろう。

アキュテイン（先発品）／ソトレット（後発品）：
ニキビ治療薬。ＦＤＡはロシュの先発品アキュテインを一九八二年に承認した。二〇〇二年、ＦＤＡはランバクシー・ラボラトリーズ製の後発品ソトレットを承認した［訳注：日本では未承認。ソトレットは後発品の商品名（企業独自の名称）。後発品の販売名称は、アメリカでは一般名でも商品名でもよいが、日本では現在、原則として一般名を基本とした名称を用いることとされている］。有効成分はイソトレチノイン。

アメリカ食品医薬品局（ＦＤＡ）：
アメリカの食品、医薬品、医療機器の安全性や品質を規制する連邦政府機関。

アメリカ大統領エイズ救済緊急計画（ＰＥＰＦＡＲ）：
二〇〇三年に当時の大統領ジョージ・Ｗ・ブッシュが立ち上げたもので、今日も続いている。このプログラムでは資金を出し、低価格の後発品を購入してアフリカなどのエイズ患者に提供する。

アメリカ薬局方協会（ＵＳＰ）：
処方薬の品質についての世界的な基準の設定や調整をおこなう独立した非営利組織。

医薬品簡略承認申請（書）（ANDA）：
後発品企業が後発品の製造販売承認を求めるため、必要な資料をまとめてFDAに提出するもの。ANDAの承認申請書一式は、業界用語で「ジャケット」と呼ばれる。

医薬品評価研究センター（CDER）：
先発品および後発品を規制するFDAの組織。新薬の承認申請を審査するとともに、承認後に薬の安全性を監視する。

ウェルブトリンXL（先発品）／ブデプリオンXL（後発品）：
うつ病の治療に用いられる長時間作用型の薬。FDAは、グラクソ・スミスクラインの先発品ウェルブトリンを一九八五年に承認し、徐放性製剤であるウェルブトリンXLを二〇〇三年に承認した［訳注：日本未承認］。当局はのちに、イスラエルの製薬企業テバの後発品ブデプリオンXLを承認した。有効成分はブプロピオン。

ガバペンチン（後発品）：
てんかんの治療に用いられる薬の後発品。名前は有効性分のガバペンチンに由来する。ファイザーが開発した先発品のニューロンチンは、一九九三年に承認された［訳注：先発品は、日本ではガバペンという商品名で流通］。

行政措置が必要（OAI）：
製造施設の査察後にFDA査察官がくだす三段階の評価の一つ（最低の評価）。OAIは、査察で重大なcGMP違反が見つかり、その施設に対して是正措置をただちに取るよう勧告するもの。是正措置を取らなければ、その施設はさらなる規制上の処分を受けることになる。

クロマトグラム：

高速液体クロマトグラフィー（HPLC）装置などを用いて薬の試料を分析したときに得られる図。試料に含まれる各成分を分離した結果が示される。

警告書：

FDAが発出する公式の通知。製薬企業に対し、製造施設がFDAの規制に違反しており、警告書に詳述されている問題にすぐさま対処しなければならないこと、対処しなければさらなる強制措置を受けることになることを警告する。

血中濃度曲線下面積（AUC）：

薬の血中濃度の時間経過を表したグラフにおいて、血中濃度の曲線と横軸（時間軸）で囲まれた部分の面積。AUCは、患者の血液中に吸収された総薬物量を示す指標として用いられる。

現行適正製造基準（cGMP）：

医薬品の「製造管理および品質管理に関する基準（適正製造基

薬の血中濃度

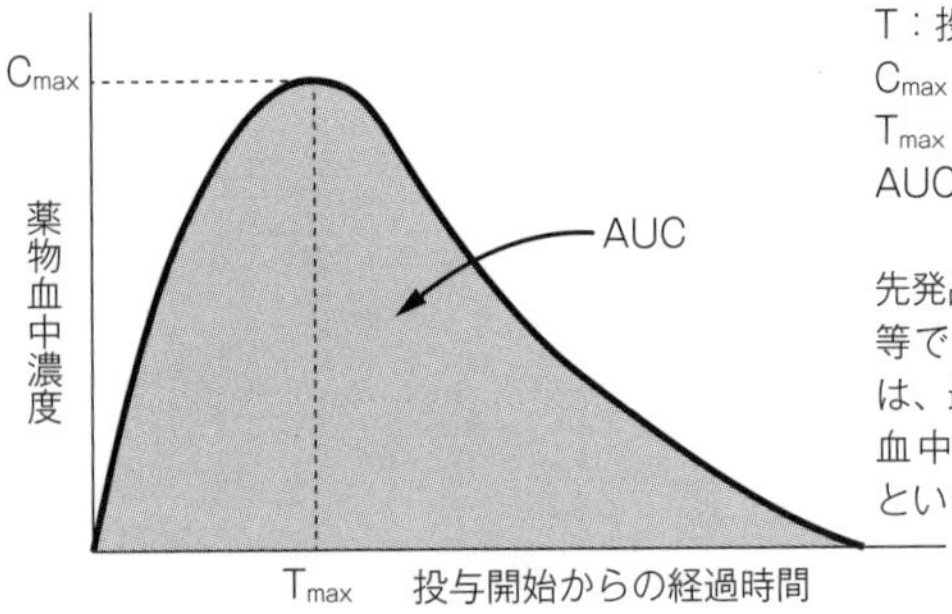

C：薬物血中濃度
T：投与開始からの経過時間
C_{max}：最高血中濃度
T_{max}：最高血中濃度到達時間
AUC：血中濃度曲線下面積

先発品と後発品が生物学的に同等であることを調べるためには、最高血中濃度（C_{max}）や血中濃度曲線下面積（AUC）といった指標が用いられる。

準、GMP)」の現行基準のこと。医薬品の製造時に守るべきこととして製造施設がFDAから求められている要件のことで、連邦規則集第二一巻にまとめられている。

原薬：
薬の有効成分のこと。最終製剤を作るのに用いられる主要な成分。

高速液体クロマトグラフィー（HPLC）：
薬の試料中の成分を分離し、各成分の量を測定するためによく利用される分析方法。製薬企業はHPLC装置を用いて、薬に含まれている不純物を特定し、その量を測定する。

後発品（後発医薬品、ジェネリック医薬品）：
体内で先発品と同じように働くように作られた薬。通常、先発品の特許が切れてから発売される。FDAによれば、後発品が先発品と同等の薬として承認されるためには、先発品と同じ「剤形、安全性、有効成分の含量、投与経路、品質、作用特性、用法」でなければならない。

コレグ（先発品）／カルベジロール（後発品）：
高血圧や心不全の治療に用いられる薬（ベータ遮断薬）。FDAは、グラクソ・スミスクライン製の先発品コレグを一九九七年に承認した［訳注：先発品は、日本ではアーチストという商品名で流通］。のちに発売された後発品は、カルベジロールという有効成分の名前（一般名）で知られている。

自己評価報告書（SAR）：
ランバクシー・ラボラトリーズの内部で二〇〇四年に作成された機密文書。同社の大規模なデータ不正について詳細に説明されている。

自主的な是正を望む（VAI）：
製造施設の査察後にFDA査察官がくだす三段階の評価の一つ（二番目の評価）。VAIは、査察でいくつかのcGMP違反が見つかり、その施設に対して自主的な是正措置を取るよう勧告するもの。

申請データの完全性に関する方針（AIP）：
企業の申請内容に不正があると疑われたときにFDAから科される罰則。AIPのもとでは、企業側がデータの正確さを証明できるまで、FDAは企業から提出されている承認申請の審査を停止する。

生物学的同等性：
後発品が体内で先発品と同じように作用するかどうかを判断するためにFDAが用いる基準。後発品が先発品と生物学的に同等と判断されるためには、FDAの統計公式によれば、九〇パーセント信頼区間法を用いて、最高血中濃度が先発品の最高血中濃度の八〇～一二五パーセントに収まらなくてはならない。

先発品（先発医薬品）：
ある製薬企業が発見して開発した薬。多くの場合、特許によって保護されている。先発品を作ったメーカーは、先発品企業と呼ばれることがある。

デマデックス（先発品）／トラセミド（後発品）：
うっ血性心不全患者の体にたまった余分な水分を減らすために用いられる薬。FDAは、ロシュが開発した先発品のデマデックスを一九九三年に承認した〔訳注：先発品は、日本ではルプラックという商品名で流通〕。後発品の名前は、有効成分のトラセミドに由来する。

添加剤：
製剤に含まれている生物学的に不活性な成分。着色剤、保存剤、賦形剤〔訳注：服用や取り扱いが容易な大きさ（嵩（かさ）や重量）の製剤を作る目的で加えられる物質〕などがある。

特段の措置は必要なし（NAI）：
製造施設の査察後にFDA査察官がくだす三段階の評価の一つ（一番上の評価）。NAIは、査察でcGMP違反は見つからず、その製造施設は特に是正措置を取る必要がないことを意味する。

トプロールXL（先発品）／メトプロロール徐放性製剤（後発品）：
胸痛や高血圧を治療するための長時間作用型ベータ遮断薬。FDAはアストラゼネカの先発品トプロールXLを一九九二年に承認した〔訳注：メトプロロールは、海外ではメトプロロールコハク酸塩、日本ではメトプロロール酒石酸塩が用いられており、日本でも高血圧治療薬としての徐放性製剤は販売されている〕。その後発売された後発品は、メトプロロールという有効成分の名前で呼ばれる。

プラバコール（先発品）／プラバスタチン（後発品）：

血中のコレステロール値を下げるために使われる薬。ＦＤＡはブリストル・マイヤーズスクイブの先発品プラバコールを一九九一年に承認した。後発品の名前は、有効成分のプラバスタチンに由来する。

不良医薬品：

ＦＤＡなどのしっかりした医薬品規制当局が定めた品質基準を満たしていない薬。

フロセミド（後発品）：

うっ血性心不全患者の体にたまった余分な水分を減らすために用いられる後発品（有効成分はフロセミド）。先発品のラシックスは一九六〇年代に承認された。

プログラフ（先発品）／タクロリムス（後発品）：

移植を受けた患者の臓器拒絶反応を防ぐために免疫系を抑制する薬。ＦＤＡはアステラス製薬の先発品プログラフを一九九四年に承認した。後発品は、タクロリムスという有効成分の名前で呼ばれる。

ヘパリン：

血液が固まるのを防ぐために使われる抗凝固薬。

有効成分：

薬の成分のうち、生物学的に活性な成分（薬としての効果を示す成分）のこと。最終製剤の最も重要な成分であり、価格も成分のなかで最も高い場合が多い。

輸入警告：

ＦＤＡが、安全ではないと考えられる製品を輸入港で留置してアメリカ国内への出荷を停止するようＦＤＡの担当官に通知する文書。公表される。輸入警告は、特定の種類の製品や、特定の製造工場で作られた製品を対象として出されることもある。

リピトール（先発品）／アトルバスタチン（後発品）：

血中のコレステロール値を下げるために使われる薬。ＦＤＡはファイザーの先発品リピトールを一九九六年に承認し、その後、ランバクシーの後発品アトルバスタチンを承認した。後発品の名前は、有効成分のアトルバスタチンに由来する。

ＦＤＡ査察官：

製造工場を査察するための訓練を受けたＦＤＡの職員。「消費者安全担当官」とも呼ばれる。

ＦＤＡ四八三：

ＦＤＡ査察官が製造施設の査察でｃＧＭＰ違反を見つけた場合、それらの指摘事項が記載される報告書のこと。

訳者あとがき

本書で語られているように、ジェネリック医薬品の登場は、公衆衛生上の大きなイノベーションといわれています。ジェネリック医薬品が高価な先発医薬品による治療を受けられなかった貧しい人々を救うとともに、日本においても、拡大を続ける医療費への対策として欠かせない存在になっていることは、疑いようのない事実です。また、ここで取り上げている事例は、倫理観の欠如した一部の企業の話であり、本書の内容が、今までの公衆衛生上の貢献や日本におけるジェネリック医薬品の意義を否定しているわけではない、ということも念のため申し上げておきたいと思います。

それではどうして私が本書の邦訳を熱望したのかというと、「世界一厳しいといわれている米国食品医薬品局（FDA）をもってしても、なぜ、『嘘』でつくられた薬が消費者の手に届いてしまったのか」。その事実を知ることは、これからの日本の医療安全を考えるうえで重要なことであると確信したからです。医薬品業界は、すでに高度にグローバル化しており、海外企業の存在なくしては日本の医薬品業界も立ち行かない状況になっています。そして、たびたびニュースにもなっていますが、残念ながら、日本においても医薬品メーカーの不正はゼロではありません。

「なぜ、不正に手を染める医薬品メーカーがあらわれるのか」「なぜ、国の審査は不正を追及しきれないのか」「消費者は不正に対してどのように声をあげるべきなのか」。本書を教訓として、必要とするすべての人に正しく医薬品の恩恵が行き渡るようになることを願ってやみません。

訳者代表　丹澤 和比古

【著者紹介】

Katherine Eban（キャサリン・イーバン）

調査ジャーナリスト。『バニティ・フェア』誌の寄稿編集者であり、優れた著述家として出版活動への支援を受けられるアンドリュー・カーネギー・フェローに選出されている。偽造医薬品、銃の違法取引、CIAによる強制的な尋問を取り上げた記事は国際的に注目を集め、多くの賞を獲得している。『フォーチュン』誌や『ニューヨーク・タイムズ』紙などにも寄稿しており、医薬品のデータの完全性保証に関する講演も数多い。

二冊目の著書である本書（原著名"Bottle of Lies: the Inside Story of the Generic Drug Boom"、二〇一九年五月刊行）は『ニューヨーク・タイムズ』紙のベストセラーとなった。初めての著書『危険な投薬』（原著名"Dangerous Doses: a True Story of Cops, Counterfeiters and the Contamination of America's Drug Supply"）は、アメリカの書評誌『カーカス・レビュー』から二〇〇五年の年間ベストブックの一冊に選ばれたほか、アメリカ最大の書店チェーン、バーンズ・アンド・ノーブルが有望な新人作家の第一作に贈る「Discover Great New Writers」の一冊にも選ばれた。

ブラウン大学で教育を受け、ローズ奨学生としてオックスフォード大学で学ぶ。現在、夫、二人の娘、愛犬であるニューファンドランドのロメオとともにニューヨークに在住。

【訳者紹介】

丹澤 和比古（たんざわ・かずひこ）

東京大学農学部農芸化学科卒業。同大学院修士課程修了。理化学研究所 ライフサイエンス基盤技術研究センター コーディネーター等を歴任。農学博士。

寺町 朋子（てらまち・ともこ）

翻訳家。京都大学薬学部卒業。企業で医薬品の研究開発に携わり、科学書出版社勤務を経て現在に至る。訳書にキルシュ&オーガス『新薬という奇跡』（『新薬の狩人たち』改題、早川書房）、スペクター『歪められた食の常識』（白揚社）、トリー『神は、脳がつくった』（ダイヤモンド社）ほか多数。

装丁・本文デザイン　竹内 雄二
DTP　BUCH⁺

ジェネリック医薬品の不都合な真実
世界的ムーブメントが引き起こした功罪

2021年8月26日　初版第1刷発行

著　者　Katherine Eban（キャサリン・イーバン）
訳　者　丹澤 和比古（たんざわ・かずひこ）
　　　　寺町 朋子（てらまち・ともこ）
発行人　佐々木 幹夫
発行所　株式会社 翔泳社（https://www.shoeisha.co.jp）
印刷・製本　株式会社 ワコープラネット

本書へのお問い合わせについては、24ページに記載の内容をお読みください。
造本には細心の注意を払っておりますが、万一、乱丁（ページの順序違い）や落丁（ページの抜け）がございましたら、お取り替えいたします。03-5362-3705 までご連絡ください。

ISBN978-4-7981-6812-8　Printed in Japan